U0275618

黄帝内經

最新整理珍藏版

学术顾问 汤一介 文怀沙

（四）

中国书店

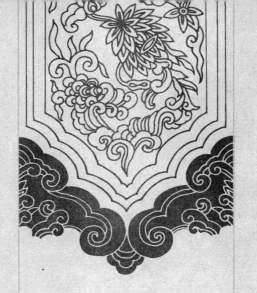

《内经知要》

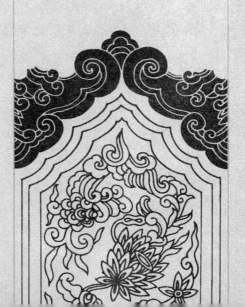

《内经知要》序

古云：为人子者，不可以不知医。此言似乎专指孝友中之一端而言之者也。何也？夫人之禀体毋论，其它六淫戕其外，七情贼其中，苟不知节，鲜不病且殆也。为人子者，可以父母、伯叔、兄弟、妻子及诸眷属付之庸医之手乎？故不可不自知，然知之为知之则可。若强不知以为知，不如无知。从来偾事皆属一知半解之流，而不知奴隶之夫、乳臭之子，一朝而苟得权势，侥幸而世拥多资，便肆其骄慢之气。役医如吏，藐医如工。家有病患，遂促其调治，并以生死之权责成之。初不闻扁鹊有云"臣能使之起，不能使之复生"乎？在医者亦不思往古分医为十四科，使其各治一科为专科，志在济人。今则率皆相习成风，趋炎奔竞，其志不过啖名谋食而已，岂不卑哉？要知此道之源出自轩皇君臣，以羲皇一画之旨，终日详论世人疾病之所以然，垂教天下后世以治法之所当然！而药物则又出乎炎帝，躬行阅历，察四时山川水土之宜，考五金八石之性，尝水陆草木之味，以定其有毒无毒、寒热温平、攻补缓急之用，相传各有遗书，轩皇者曰《素问》、曰《灵枢》，炎帝者曰《本草》。《素问》自王冰注后，嗣出者不下数十余家。

《本草》自陶氏《别录》外，历代以来何止汗牛充栋。无奈时师心喜置身于时路，茫茫然朝值衙门，退候缙绅，第应乡党。惟恐一人不悦，则谤端百出，飞祸无穷，所以无日不卑躬屈节，寝食俱废，岂有余力孳孳于诵读者哉？以故卷帙繁多，如李时珍、张介宾之所集，罔弗望涯而退，奚能念及此言似乎专指孝友中之一端而发者。扪心恓恍，务必旁通一贯，由亲亲而兼及于仁民耶，余久遭老懒，自丙子岁后，竟作退院老僧，绝口不谈此道矣。一日偶然忆及云间李念莪先生所辑诸书，惟《内经知要》比余向日所辑《医经原旨》，尤觉近人。以其仅得上下两卷，至简至要，方便时师之不及。用功于鸡声灯影者，亦可以稍有准则于其胸中也！叩之书贾，佥云其板已没久矣，遂嗾余为之重刊。惜乎书可补读，理可渐明，其如笼中药物，悉非古之道地所产及时采取者矣。医岂易知而易为者哉，然亦不可不知者也！

乾隆甲申夏日，牧牛老朽薛雪书，时年八十又四。

卷上

一、道生

《上古天真论》曰：夫上古圣人之教下也，皆谓之虚邪贼风，避之有时（教下者，教民避害也，风从冲后来者，伤人者也，谓之虚邪贼风。如月建在子，风从南来，对冲之火反胜也。月建在卯，风从西来，对冲之金克木也。月建在午，风从北来，对冲之水克火也。月建在酉。风从东来，对冲之木反胜也，必审其方，随时令而避之也），恬澹虚无，真气从之，精神内守，病安从来（恬者，内无所营。澹者，外无所逐，虚无者，虚极静笃，即恬澹之极，臻于自然也。真气从之者，曹真人所谓神是性兮气是命，神不外弛气自定。张虚静曰：神一出便收来，神返身中气自回。又曰：人能常清静，天地悉皆归，真一之气皆来从我矣。精无妄伤，神无妄动，故曰内守。如是之人，邪岂能犯，病安从生乎）。

有真人者，提挈天地，把握阴阳，呼吸精气，独立守神，肌肉若一（真，天真也。不假修为，故曰真人；心同太极，德契两仪。提挈，把握也。全真之人，呼接天根，吸接地脉，精化为气也，独立守神，气化为神也。精气皆化，独有神存，故曰独立。肌肉若一者，神还虚无，虽有肌肉而体同虚空也。仙家所谓抱元守一，又曰了得一，万事毕。即形与神俱之义也）。故能寿敝天地，无有终时，此其道生（天地有质，劫满必敝。真人之寿，前乎无始，后乎无终。天地有敝，吾寿无终矣。此非恋于形生，盖形神俱微妙，与道合真，故曰此其道生者，明非形生也）。

有至人者，淳德全道，和于阴阳，调于四时（至者，以修

中華藏書 《内经知要》 中国书房

为而至者也；淳者，浓也。德浓道全，不恣于阴阳，不逆于四时，庶几奉若天时者矣），去世离俗，积精全神（去世离俗，藏形隐迹也。积精全神者，炼精化气，炼气化神也），游行天地之间，视听八远之外（全神之后，便能出隐显之神，故游行天地之间；尘纷不乱，便能彻耳目之障，故视听八远之外）。此盖益其寿命而强者也，亦归于真人（前之真人，则曰道生。此言至人，则曰寿命、曰强，但能全角而已。亦归于真人者，言若能炼神还虚，亦可同于真人，此全以修为而至者也）。

有圣人者，处天地之和，从八风之理（圣者，大而化之，亦人中之超类者，与天地合德，四时合序，故能处天地之和而气赖以养，从八风之理而邪弗能伤也。八风者，《灵枢·九宫八风篇》云：风从所居之乡来者为实风，主生长，养万物，从其冲后来者为虚风，伤人者也，主杀主害。从南方来，名曰大弱风。从西南方来，名曰谋风。从西方来，名曰刚风。从西北方来，名曰折风。从北方来，名曰大刚风。从东北方来，名曰凶风。从东方来，名曰婴儿风。从东南方来，名曰弱风），适嗜欲于世俗之间，无恚嗔之心，被服章，举不欲观于俗（饮食有节，起居有常，适嗜欲也。摄情归性，无恚嗔也。和光混俗，不离世也。被服章者，皋陶谟曰天命有德，五服五章哉。圣人之心，不磷不淄，虽和光混俗，而未尝观效于俗也），外不劳形于事，内无思想之患。以恬愉为务，以自得为功。形体不敝，精神不散，亦可以百数（外不劳形则身安，内无思想则神静。恬愉者，调服七情也。自得者，素位而行，无人不自得也。如是者，形不受贼，精神不越而寿可百矣）。

有贤人者，法则天地，象似日月，辨列星辰，逆从阴阳，分别四时（贤人者，精于医道者也。法天地阴阳之理，行针砭药石之术，智者能调五脏，斯人是已），将从上古协议于道，亦可使益寿而有极时（将从者，有志慕古，未能与之同其归也，合同于道者，医道通仙道也！调摄营卫，培益本元，勿干天地之和，自无夭札之患，故曰亦可益寿。亦者，次别上文之圣人也！有极时者，天癸数穷，形体衰惫，针砭药饵无可致力矣！真人者，无为而成，至人者，有为而至。圣人治未病，贤人治已病。修诣虽殊，尊生则一也。按有物浑成，先天地生，强名曰道，无迹象之可泥，岂形质之能几？白玉蟾所以有四大一身皆属阴，不知何物是阳精之说也。返本还元，湛然常寂，名之曰道。积精全神，益寿强命，名之曰术，《文始经》云忘精神而超生，见精神而久生是也，忘精神者，虚极静笃，精自然化气，气自然化神，神自然还虚也，见精神者，虚静以为本，火符以为用，炼精成气，炼气成神，炼神还虚也。

嗟！吾人处不停之运，操必化之躯，生寄死归，谁其获免？贪求者妄殆，自弃者失时。即有一二盲修瞎炼，皆以身内为工夫。独不闻《胎息经》云胎从伏气中结，气从有胎中息、气入身来谓之生、神去离形谓之死、知神气者可以长生。气有先天后天之别，后天者，呼吸往来之气也；先天者，无形无象，生天生地，生人生物者也。康节云：干遇巽时观月窟，地逢雷处见天根。天根月窟间来往，三十六宫都是春，真既醉于先天之说也。惜乎下手无诀，讹传错教。妄以两目为月窟，阳事为天根，令人捧腹。若得诀行持，不过一时辰许，先天祖气忽然来归，鼻管如迎风之状，不假呼吸施为，不事闭气数息，特须一言抉破，可以万古长存。若非福分深长，鲜不闻而起谤，甚有俗医笑其迂妄。不知医道通仙，自古记之，亦在乎人而已矣）。

《四气调神大论》曰：春三月，此谓发陈（发，生发也。陈，敷陈也，发育万物，敷布寰区，故曰发陈）。天地俱生，万物以荣（敷和之纪，木德周行。俱生者，氤氲之气也。天地氤氲，万物化醇。荣者，显也。发也）。夜卧早起，广步于庭（此言在天主发生之令，在人须善养之方。夫人卧与阴俱，起与阳并，卧既夜矣，起复早焉，令阳多而阴少，以象春升之气也。广步者，动而不休，养阳之道也）。被发缓形，以使志生（被发者，舒在头之春气也。缓者，和缓以应令也，如是则神志调适，肖天气之生矣）。生而勿杀，予而勿夺，赏而勿罚（《尚书纬》曰：东方青帝，好生不贼。禹禁云：春三月，山林不登斧。管子云：解怨赦罪，皆所以奉发生之德也）。此春气之应，养生之道也（四时之令，春生夏长，秋收冬藏。以上诸则，乃养生气之道也），逆之则伤肝，夏为寒变，奉长者少（逆者，不能如上养生之道也。奉者，禀承也。肝木旺于春，春逆其养则肝伤，而心火失其所奉，故当夏令火不足而水侮之，因为寒变，寒变者，变热为寒也。春生之气既逆，夏长之气不亦少乎）。

夏三月，此谓蕃秀（布叶曰蕃，吐华曰秀，万物亨嘉之会也）。天地气交，万物华实（即司天在泉，三四气之交。《六元正纪大论》所谓上下交互，气交主之是也。阳气生长于前，阴气收成于后，故万物华实）；夜卧早起，毋厌于日（卧起同于春令，亦养阳之物也。按荀子云：夏不宛。言当避赫曦之，毋为日所厌苦），使志无怒，使华英成秀，使气得泄，若所爱在外（怒则气上，助火亢炎，故使志无怒，则生意畅遂，譬如华英渐至成秀也。气泄者，肤腠宣通，法畅遂之时令也。发舒之极，遍满乾坤，其用外而不内，人奉之以养生，故所爱若在外，不知正所以调其中也）。此夏气之应，养长之道也。逆之则伤心，秋为痎疟，奉收者少（夜卧以下皆顺夏令养长之道也，否则与令为逆，乘时秉政之心主不亦拂其性乎？心伤则暑乘之，秋金收肃，暑邪内郁，必为痎疟。夏长既逆，则奉长气而秋收者少矣），冬至重病（心火受伤，绵延至冬，则水来克火，病将重矣）。

秋三月，此谓容平（阴升阳降，大火西行，万物之容，至此平定，故曰容平）。天气以急，地气以明（风气劲疾曰急，物色清肃曰明）。早卧早起，与鸡俱兴（早卧以避初寒，早起以从新爽）。使志安宁，以缓秋刑（阳德日减，阴惨日增，故须神志安宁，以缓肃杀之气），收敛神气，使秋气平。无外其志，使肺气清。此秋气之应，养收之道也（曰收敛、曰无外，皆秋气之应，养收之道。）逆之则伤肺，冬为飧泄，奉藏者少（肺金主秋，秋失其养，故伤肺。肺伤则肾失其主。故当冬令而为飧泄。飧泄者，水谷不分，肾主二便，失封藏之职故也）。

冬三月，此谓闭藏（阳气伏藏，闭塞成冬也）。水冰地坼，无扰乎阳（阴盛阳衰，君子固密，则不伤于寒，即无扰乎阳也）。早卧晚起，必待日光（所以避寒也，即养藏也）。使志若伏若匿，若有私意，若已有得（曰伏、曰匿、曰私、曰得，皆退藏于密，法闭藏之本也）。去寒就温，无泄皮肤，使气亟夺（去寒就温，所以养阳。无使泄夺，所以奉藏。真氏曰：闭藏不密，温无霜雪，则来年阳气无力，五谷不登。人身应天地，可不奉时耶）。此冬气之应，养藏之道也。逆之则伤肾，春为痿厥，奉生者少（水归冬旺，冬失所养，则肾伤而肝木失主。肝主筋，故当春令筋病为痿，冬不能藏，则阳虚为厥。冬藏既逆，承气而为春生者少矣）。

天气清静，光明者也。静当作净。清阳之气，净而不杂，天之体也；居上而不亢，下济而光明，天之用也。

藏德不止，故不下也（藏德者，藏其高明而不肯自以为高明也。不止者，健运不息也。惟藏而不止，虽下降而实不之下，曷尝损其居上之尊乎，故曰不下也）。天明，则日月不明，邪害空窍（惟天藏德，不自为用，故日月显明，以表造化。使天不藏德而自露其光明，则日月无以藉之生明，大明见者小明灭矣。此喻身中元本不藏，发皇于外，明中空而邪凑也）。阳气者闭塞，地气者冒明（天气自用，则孤阳上亢而闭塞乎阴气，地气隔绝而冒蔽乎光明矣）。

云雾不精，则上应白露不下（地气上为云雾，天气下为雨露。上下痞隔，则地气不升，而云雾不得输精于上；天气不降，而雨露不得施布于下。人身上焦如雾，膻中气化则通调水道，下输膀胱。气化不及州都，则水道不通，犹之白露不降矣）。交通不表，万物命故不施，不施则名木多死（独阳不生，独阴不成。若上下不交，则阴阳乖而生道息，不能表见于万物之命，故生化不施而名木多死）。恶气不发，风雨不节，白露不下，则菀稿不荣（恶气不发，浊气不散也。风雨不节，气候乖乱也，白露不下，阴精不降也，即不表不施之义也。菀稿不荣，言草木抑菀枯槁，不能发荣，即名木多死之义也。上文言天地不交。此则专言天气不降也）。

贼风数至，豪雨数起，天地四时不相保，与道相失，则未央绝灭（阴阳不和，贼风豪雨，数为侵侮，生长收藏不保其常，失阴阳惨舒自然之道矣。央，中半也。未及中半而早已绝灭矣）。惟圣人从之，故身无奇病，万物不失，生气不竭（从之者，法天地四时也，存神葆真以从其藏德，勇猛精勤以从其不止，收视返听以从其不自明，通任会督以从其阴阳之升降，则合乎常经，尚安得有奇病？万物不失，与时偕行，生气满乾坤也。不竭者，无未央绝灭之患也。愚按：四时者，阴阳之行也；刑德者，四时之合也。春凋秋荣，冬雷夏雪，刑德易节，贼气至而灾。夫德始于春、长于夏、刑始于秋、流于冬。刑德不失，四时如一。刑德离乡，时乃逆行，故不知奉若天时，非尊生之典也。是以《天真论》曰调于四时，曰分别四时。四气者，天地之恒经；调神者，修炼之要则。故春夏养阳，秋冬养阴，以从其根。根者，人本于天，天本于道，道本自然，此皆治未病之方，养生者所切亟也）。

《阴阳应象大论》曰：能知七损八益，则二者可调，不知用此，则早衰之节也（二者，阴阳也。七为少阳之数，八为少阴之数。七损者，阳消也。八益者，阴长也。阴阳者，生杀之本始。生从乎阳，阳惧其消也。杀从乎阴，阴惧其长也。能知七损八益，察其消长之机，用其扶抑之术，则阳常盛而阴不乘，二者可以调和，常体春夏之令，永获少壮康强，是真把握阴阳者矣。不知用此，则未央而衰，用者，作用也。如复卦一阳生，圣人喜之，则曰不远复，无祗悔，元吉。姤卦一阴生，圣人谨之，则曰系于金，贞吉，有攸往，见凶，羸豕孚蹢躅，此即仙家进阳火、退阴符之妙用也。

朱紫阳曰：老子言治人事天莫若啬。夫惟啬，是谓早服，早服是谓重积德。早服者，言能啬则不远，而复便在此也。重积德，言先有所积，而复养以啬，是又加积之也。此身未有所损，而又加以啬养，是谓早服而重积。若损而后养，仅足以补其所损，不得谓之重积矣。知此，则七阳将损，八阴将益，便早为之所。阳气不伤，阴用不张。庶调燮阴阳，造化在手之神用也，华元化曰：阳者生之本，阴者死之基。阴宜常损，阳宜常益，顺数者生，顺阴者灭。数语可作七损八益注疏）。年四十，而阴气自半也，起居衰矣（二十为少阳，三十为壮阳。

东垣云：行年五十以上，降气多而升气少。降者阴也，升者阳也。由是则四十之时，正升阳之气与降阴之气相半，阳胜阴则强，阴胜阳则衰，阴阳相半，衰兆见矣），年五十，体重，耳目不聪明矣（阳气者，轻而善运。阴气者，重而难舒。五十阴盛，故体重也。阳主通达，阴主闭塞，故耳不聪；阳为显明，阴为幽暗，故目不明），年六十，阴痿，气大衰，九窍不利，下虚上实，涕泣俱出矣（阳气大衰，所以阴痿也，九窍不利者，阳气不充，不能运化也，下虚者，少火虚也，上实者，阴乘阳也，涕泣俱出，阳衰不能摄也）。

故曰：知之则强，不知则老（知七损八益而调之，则强；不知，则阴渐长而衰老）。故同出而名异耳（同出者，阴与阳也，名异者，强与老也）。智者察同，愚者察异（智者洞明阴阳之故，故曰察同。愚者徒知强老之形，故曰察异）。愚者不足，智者有余。有余则耳目聪明，身体轻强，老者复壮，壮者益治（愚者阴长，日就衰削，故不足；智者阳生，日居强盛，故有余。有余则聪明轻健，虽既老而复同于壮，壮者益治，即老子早服重积之说也）。是以圣人为无为之事，乐恬憺之能（无为者。自然之道也。恬憺者，清静之乐也。老子之无为而无不为，庄子之乐全得大是也）。从欲快志于虚无之守，故寿命无穷，与天地终（从欲者，如孔子之从心所欲也。快志，即《大学》之自慊也。至虚极，守静笃，虚无之守也。天下之受伤者。实也，有也。与虚无同体，不受坏矣。故寿命无穷，与天地终。

愚按：阳者轻清而无象，阴者重浊而有形。长生之术必曰虚无，得全于阳也。故仙真之用在阴尽阳纯，仙真之号曰纯阳全阳，皆以阳为要也。《中和集》云：大修行人，分阴未尽则不仙；一切凡人，分阳未尽则不死。明乎此，而七损八益灼然不疑矣）。

遗篇《刺法论》曰：肾有久病者，可以寅时面向南，净神不乱思，闭气不息七遍，以引颈咽气顺之，如咽甚硬物，如此七遍后，饵舌下津令无数（肾为水脏，以肺金为母。肺金主气，咽气者，母来顾子之法也。咽津者，同类相亲之道也。人生于寅，寅为阳旺之会，阳极于午，午为向明之方。神不乱思者，心似太虚，静定凝一也。闭气不息者，止其呼吸，气极则微微吐出，不令闻声。七遍者，阳数也。引颈者，伸之使直，气易下也。如咽甚硬物者，极力咽之，汩汩有声，以意用力送至丹田气海，气为水母，气足则精自旺也。饵舌下津者，为命门在两肾之间，上通心肺，开窍于舌下，以生津。古人制活字，从水从舌者，言舌水可以活人也。舌字从千从口，言千口水成活也。

津与肾水，原是一家，咽归下极，重来相会，既济之道也。《仙经》曰：气是添年药，津为续命芝，世上漫忙兼漫走，不知求我更求谁。气为水母，水为命根，勤而行之，可以长生。《悟真篇》曰：咽津纳气是人行，有药方能造化生，炉内若无真种子，犹将水火煮空铛。此言虚极静笃，精养灵根气养神，真种子也）。

愚按：《素问》、《灵枢》各九卷，何字非尊生之诀。兹所摘者，不事百草而事守一，不尚九候而尚三奇。盖观天之道，执天之行，进百年为万古尊生之道，于是为大矣！因知不根于虚静者，即是邪术；不归于易简者，即是旁门，诚能于此精求，则道德五千，丹经五卷，岂复有余蕴哉？

二、阴阳

《阴阳应象大论》曰：阴阳者，天地之道也（太极动而生阳，静而生阴，天主于动，地主于静。《易》曰：一阴一阳之谓道。阴阳者，本道体以生，道者，由阴阳而显），万物之纲纪（总之为纲，大德敦化也；纷之为纪，小德川流也），变化之父母（经曰：物生谓之化，物极谓之变。《易》曰：在天成象，在地成形，变化见矣。朱子曰：变者化之渐，化者变之成。阴可变为阳，阳可变为阴，然变化虽多，靡不统于阴阳，故为父母），生杀之本始（阴阳交则物生，阴阳隔则物死，阳来则物生，阴至则物死，万物之生杀。莫不以阴阳为本始也），神明之府也（变化不测之谓神，品物流形之谓明。府者，言变化流形，皆从此出也）。治病必求于本（人之疾病，虽非一端，然而或属虚、或属实、或属寒、或属热、或在气、或在血、或在脏、或在腑，皆不外于阴阳，故知病变无穷，而阴阳为之本。经曰：知其要者，一言而终是也。但明虚实，便别阴阳，然疑似之间大难剖别。如至虚有盛候，反泻衔冤。大实有羸状，误补益疾。阴症似阳，清之者必败。阳症似阴，温之者必亡。气主煦之，血主濡之，气药有生血之功，血药无益气之理。病在腑而误攻其脏，谓之引贼入门；病在脏而误攻其腑，譬之隔靴搔痒。洞察阴阳，直穷病本，庶堪司命。若疑似之际，混而弗明，攻补之间，畏而弗敢，实实虚虚之祸尚忍言哉）。

故积阳为天，积阴为地。阴静阳躁（积者，汇萃之称也。合一切之属于阳者，莫不本乎天；合一切之属于阴者，莫不本乎地。阴主静，阳主躁，其性然也），阳生阴长，阳杀阴藏（阳之和者为发育，阴之和者为成实，故曰阳生阴长，此阴阳之治也。阳之亢者为焦枯，阴之凝者为封闭，故曰：阳杀阴藏，此阴阳之乱也。《天元纪大论》曰：天以阳生阴长，地以阳杀阴藏。夫天为阳，阳主于升，升则向生，故曰：天以阳生阴长，阳中有阴也。地为阴，阴主于降，降则向死，故曰：地以阳杀阴藏，阴中有阳也，此言岁纪也。上半年为阳升，天气主之，故春生夏长；下半年为阴降，地气主之，故秋收冬藏。阳不独立，得阴而后成，如发生赖于阳和，而长养由乎雨露，故曰：阳生阴长。阴不自专，因阳而后行，如闭藏因于寒冽，而肃杀出乎风霜，故曰阳杀阴藏。按：三说俱通，故并存之。第二则本乎经文，尤为确当。愚意万物皆听命于阳，而阴特为之顺承者也。阳气生旺，则阴血赖以长养。阳气衰杀，则阴血无由和调，此阴从阳之至理也），阳化气，阴成形（阳无形，故化气。阴有质，故成形）。寒极生热，热极生寒（冬寒之极，将生春夏之热，冬至以后，自复而之干也。夏热之极，将生秋冬之寒，夏至以后，自而之坤也）。

寒气生浊，热气生清（寒属阴，故生浊；热属阳，故生清），清气在下，则生飧泄，浊气在上，则生 胀（清阳主升，阳陷于下而不能升，故为飧泄，完谷不化也；浊阴主降，阴逆于上而不能降，故为 胀，胸膈胀满也）。

清阳为天，浊阴为地，地气上为云，天气下为雨（此以下，明阴阳之升降，天人一理也。阴在下者为精，精即水也，精升则化为气，云因雨而出也。阳在上者为气，气即云也，气降即化为精，雨由云而生也。自下而上者，地交于天，故地气上为云；自上而下者，天交于地，故天气下为雨。就天地而言，谓之云雨。就人身而言，谓之精气，人身一小天地，讵不信然）。

故清阳出上窍，浊阴出下窍（上有七窍，耳目口鼻也。下有二窍，前阴、后阴也），清阳发腠理，浊阴走五脏；清阳实四肢，浊阴归六腑（阳位乎外，阴位乎内，腠理四肢皆在外者，故清阳居之，五脏六腑皆在内者，故浊阴居之）。

水为阴，火为阳（水润下而寒，故为阴；火炎上而热，故为阳。炎上者，欲其下降；润下者，欲其上升，谓之水火交而成既济。火不制其上炎，水不禁其就下，谓之水火不交而成未济。肾者水也，水中生气，即真火也。心者火也，火中生液，即真水也。阴中有阳，阳中有阴，水火互藏，阴阳交体，此又不可不知者也）。阳为气，阴为味。味归形，形归气（气无形而升，故为阳；味有质而降，故为阴。味归形者，五味入口，生血成形也。形归气者。血皆倚赖于气，气旺则自能生血，气伤而血因以败也）。气归精，精归化（气者，先天之元气与后天之谷气并而充身者也。肺金主之，金施气以生水，水即精也。精者，坎府之真铅，天一之最先也。精施则能化生，万化之本元也）。精食气，形食味（气为精母，味为形本。食者，子食母乳之义也）。化生精，气生形（万化之生必本于精，形质之生必本于气）。味伤形，气伤精（味本归形，味或不节，反伤形也。气本归精，气或不调，反伤精也）；精化为气，气伤于味（气本归精，气为精母也。此云精化为气者，精亦能生气也。如不好色者，气因以旺也。水火互为之根，即上文天地云雨之义也。味不节则伤形，而气不免焉。如味过于酸，肝气以津，脾气乃绝之类）。阴味出下窍，阳气出上窍（味为阴，故下。气为阳，故上），味浓者为阴，薄为阴之阳。气浓者为阳，薄为阳之阴（味属阴，味浓为纯阴，味薄为阴中之阳。气属阳，气浓为纯阳，气薄为阳中之阴）。味浓则泄，薄则通。气薄则发泄，浓则发热（阴味下行，味浓者能泄于下，味薄者能通利也，阳气上行，故气薄者能泄于表，气浓者能发热也）。壮火之气衰，少火之气壮；壮火食气，气食少火。壮火散气，少火生气（火者，阳气也。天非此火不能发育万物，人非此火不能生养命根，是以物生必本于阳。但阳和之火则生物，亢烈之火则害物，故火太过则气反衰，火和平则气乃壮。壮火散气，故云食气。少火生气，故云食火，阳气者，身中温暖之气也。此气绝，则身冷而毙矣。营运三焦，熟腐五谷，畴非真火之功，是以《内经》谆谆反复，欲人善养此火，但少则壮，壮则衰，特须善为调剂。世之善用苦寒、好行疏伐者，讵非岐黄之罪人哉）。

阴胜则阳病，阳胜则阴病。阳胜则热，阴胜则寒（阴阳和则得其平，一至有偏胜，病斯作矣），重寒则热，重热则寒（阴阳之变，水极则似火，火极则似水，阳盛则隔阴，阴盛则隔阳，故有内真寒而外假热，内真热而外假寒之症。不察其变，妄轻投剂，如水益深，如火益热。虽有智者，莫可挽救矣）。寒伤形，热伤气（寒属阴，形亦属阴，故寒则形消也，热为阳，气亦为阳，故热则气散也），气伤痛，形伤肿（气喜宣通，气伤则壅闭而不通，故痛；形为质象，形伤则稽留而不化，故肿）。故先痛而后肿者，气伤形也；先肿而后痛者，形伤气也（气先伤而后及于形，气伤为本，形伤为标也；形先伤而后及于气，形伤为本，气伤为标也）。喜怒伤气，寒暑伤形（举喜怒而悲恐忧统之矣。内伤人情，如喜则气缓，怒则气上，悲则气消，恐则气下，忧则气结，故曰伤气。举寒暑而风湿燥统之矣。外伤天气，如风胜则动，热胜则肿，燥胜则干，寒胜则浮，湿胜则泻，故曰伤形）。

天不足西北，故西北方阴也，而人右耳目不如左明也。地不满东南，故东南方阳也，而人左手足不如右强也（天为阳。西北阴方，故天不足西北，地为阴，东南阳方，故地不满东南，日月星辰，天之四象，犹人之有耳目口鼻，故耳目之左明于右，以阳胜于东南也。水火金木，地之四体，犹人之有皮肉筋骨，故手足之右强于左，以阴强于西北也）。

阳之汗，以天地之雨名之（汗出从表，阳也，而本于阴水之属，故以天地之雨应之。雨虽属阴，非天之阳气降，则不雨也。知雨之义者，知汗之故矣）；阳之气，以天地之疾风名之（气为阳，阳胜则气逆喘急，如天地之疾风，阳气鼓动也）。

《金匮真言论》曰：平旦至日中，天之阳，阳中之阳也。日中至黄昏，天之阳，阳中之阴也。合夜至鸡鸣，天之阴，阴中之阴也。鸡鸣至平旦，天之阴，阴中之阳也（子、午、卯、酉，天之四正也，平旦至日中，自卯至午也；日中至黄昏，自午至酉也；合夜至鸡鸣，自酉至子也；鸡鸣至平旦，自子至卯也。以一日分四时，则子、午当二至，卯酉当二分，日出为春，日中为夏，日入为秋，夜半为冬也）。

夫言人之阴阳，则外为阳，内为阴（以表里言）。言人身之阴阳，则背为阳，腹为阴（以前后言）；言人身之脏腑中阴阳，则脏者为阴，腑者为阳，肝、心、脾、肺、肾五脏皆为阴，胆、胃、大肠、小肠、膀胱、三焦，六腑皆为阳（五脏属里，藏精气而不泻，故为阴。六腑属表，传化物而不藏，故为阳）。

故背为阳，阳中之阳，心也。背为阳，阳中之阴，肺也。腹为阴，阴中之阴，肾也。腹为阴，阴中之阳，肝也。腹为阴，阴中之至阴，脾也（老子曰，负阴而抱阳，是以腹为阳、背为阴也。（《内经》乃以背为阳、腹为阴，何也？邵子曰：天之阳在南，故日处之；地之刚在北，故山处之，然则老子之说言天象也，《内经》之说言地象也，况阳经行于背，阴经行于腹，人身脏腑之形体，本为地象也，第考伏羲六十四卦方圆二图，其义显然，夫圆图象天，阳在东南，方图象地，阳在西北，可以洞然无疑矣。心肺为背之阳，肝脾肾为腹之阴，何也？

心肺在膈上，连近于背，故为背之二阳脏。肝脾肾在膈下，附近于腹，故为腹之三阴脏。然阳中又分阴阳者，心象人身之日，故为阳中之阳。肺象人身之天，天体虽阳，色玄而不自明，包藏阴德，比之太阳有间。故肺为阳中之阴。阴中又分阴阳者，肾属水，故为阴中之阴。肝属木，故为阴中之阳。脾属坤土，故为阴中之至阴也）。

六十四卦、方圆二图

圆图象天，干居东南，坤居西北。

方图象地，干居西北，坤居东南。

《生气通天论》曰：阳气者，若天与日，失其所，则折寿而不彰。故天运当以日光明（此明人生全赖乎阳气也。日不明，则天为阴晦，阳不固，则人为夭折，皆阳气之失所者，故天不自明，明在日月。月体本黑，得日乃明。此天运当以日光明也。太阳在午，则为昼，而日丽中天，显有象之神明，离之阳在外也。太阳在子，则为夜，而火伏水中，涵无形之元气，坎之阳在内也。天之营运，惟日为本，天无此日，则昼夜不分，四时失序，晦冥幽暗，万物不彰矣。在于人者，亦惟此阳气为要。苟无阳气，孰厘清浊？孰布三焦？孰为呼吸？孰为营运？血何由生？食何由化？与天之无日等矣。欲保天年，其可得乎？《内经》一百六十二篇，惟此节发明天人大义，最为切要，读者详之）。

凡阴阳之要，阳密乃固。两者不和，若春无秋，若冬无夏，因而和之，是谓圣度（阴主内守，阳主外护，阳密于外，则邪不能侵，而阴得以固于内也。不和者，偏也，偏于阳；若有春而无秋；偏于阴，若有冬而无夏。和之者，泻其太过，补其不足，俾无偏胜，圣人之法度也）。故阳强不能密，阴气乃绝（阳密则阴固，阳强而亢，岂能密乎？阴气被扰，将为煎厥而竭绝矣），阴平阳秘，精神乃治（阴血平静于内，阳气秘密于外。阴能养精，阳能养神，精足神全，命之曰治）。

《五常政大论》曰：阴精所奉其人寿，阳精所降其人夭（岐伯本论东南阳方，其精降下而多夭，西北阴方，其精向上而多寿。余尝广之，此阴阳之至理，在人身中者亦然。血为阴，虽肝藏之，实肾经真水之属也。水者，先天之本也。水旺则阴精充而奉上，故可永年，则补肾宜急也。气属阳，虽肺主之，实脾土饮食所化也，土者，后天之本也。土衰则阳精败而下陷，故当夭折，则补脾宜亟也。先哲云，水为天一之元，土为万物之母，千古而下，独薛立斋深明此义，多以六味地黄丸壮水，为奉上之计，兼以补中益气汤扶土，为降下之防，盖洞窥升降之微，深达造化之旨者欤）。

愚按：医经充栋，不越于阴阳。诚于体之脏腑腹背、上下表里，脉之左右尺寸。浮沉迟数，时令之春夏秋冬，岁运之南政北政，察阴阳之微而调其虚实，则万病之本咸归掌握，万卷之富只在寸中，不亦约而不漏，简而可据乎？

三、色诊

《脉要精微论》曰：夫精明五色者，气之华也（精明见于目，五色显于面，皆气之华也，言气而血在其中矣），赤欲如白裹朱，不欲如赭。白欲如鹅羽，不欲如盐，青欲如苍璧之泽，不欲如蓝。黄欲如罗裹雄黄，不欲如黄土。黑欲如重漆色，不欲如地苍（五色之欲者，皆取其润泽。五色之不欲者，皆恶其枯槁也）。五色精微象见矣，其寿不久也（此皆五色精微之象也，凶兆既见，寿不久矣）。夫精明者，所以视万物，别白黑，审长短，以长为短，以白为黑，如是则精衰矣（脏腑之精气，皆上朝于目而为光明，故曰精明；若精明不能上奉，则颠倒错乱，岂能保其生耶）。

《灵枢·五色篇》曰：明堂者鼻也，阙者眉间也，庭者颜也，蕃者颊侧也，蔽者耳门也。其间欲方大，去之十步，皆见于外，如是者寿必中百岁（庭者，天庭也，俗名额角，蕃蔽者，屏蔽四旁也。十步之外而部位显然，则方大可知，故寿可百岁也）。

明堂骨高以起，平以直，五脏次于中央，六腑挟其两侧，首面上于阙庭，王宫在于下极，五脏安于胸中，真色以致，病色不见，明堂润泽以清（五脏之候皆在中央，六腑之候皆在四旁。次者，居也。挟者，附也。下极，居两目之中，心之部也。心为君主，故称王宫。若五脏安和，正色自显，明堂必清润也）。五色之见也，各出其色部。部骨陷者，必不免于病矣。其色部乘袭者，虽病甚不死矣（五色之见，各有部位。若有一部骨弱陷下之处，则邪乘之而病。若色部虽有变见，但得彼此生王，有乘袭而无克贼者。病虽甚不死矣）。青黑为痛，黄赤为热，白为寒（此言五色之所主也）。

其色粗以明，沉夭者为甚，其色上行者病益甚，其色下行如云彻散者病方已（粗者，明爽之义；沉夭者，晦滞之义；言色贵明爽，若晦滞者为病甚也；色上行者，浊气方升，故病甚。下行者，浊气已退，故病已）。五色各有藏部，有外部，有内部也。色从外部走内部者，其病从外走内。其色从内走外者，其病从内走外。病生于内者，先治其阴，后治其阳，反者益甚。其病生于阳者，先治其外，后治其内，反者益甚（五色各有藏部，言脏而腑在其中矣。外部者，六腑之表，六腑挟其两侧也。内部者，五脏之里，五脏次于中央也。凡病色先起外部，而后及内部者，其病自表入里，是外为本而内为标，当先治其外，后治其内；若先起内部，而后及外部者，其病自里出表，是阴为本而阳为标，当先治其阴，后治其阳；若反之者，皆为误治，病必转甚矣）。

常候阙中，薄泽为风，冲浊为痹，在地为厥，此其常也，各以其色言其病（阙中，眉间也，肺之部也。风病在阳，皮毛受之，故色薄而泽。痹病在阴，肉骨受之，故色冲而浊。厥逆为寒湿之变，病起于下，故色之先于地。地者，相家所谓地阁，即巨分巨屈之处也）。

大气入于脏腑者，不病而卒死（大气者，大邪之气也，如水色见于火部，火色见于金部之类。此元气大虚，贼邪已至，虽不病，必卒然而死矣）。

赤色出两颧，大如拇指者，病虽小愈，必卒死。黑色出于庭，大如拇指，必不病而卒死（形如拇指，最凶之色。赤者出于颧，颧者应在肩。亦为肺部，火色克金，病虽愈必卒死。天庭处于最高，黑者干之，是肾绝矣。虽不病，必卒死也）。

庭者，首面也（天庭处于最高，应首面之有疾）；阙上者，咽喉也（阙上者，眉心之上也，应咽喉之有疾）。阙中者，肺也（阙中者，正当两眉之中也，色见者，其应在肺）；下极者，心也（下极者，眉心之下也，相家谓之山根，心居肺下，故下极应心）；直下者，肝也（下极之下为鼻柱，相家谓之年寿。

肝在心之下，故直下应肝）；肝左者，胆也（胆附于肝之短叶，故肝左应胆，而在年寿之左右也）；下者，脾也（年寿之下，相家谓之准头，亦名土星，本经谓之面王，又名明堂。准头居面之中央，故属土应脾）；方上者，胃也（准头两旁为方上，即迎香之上，鼻隧是也。相家谓之兰台廷尉，与胃为表里，脾居中而胃居外，故方上应胃）；中央者，大肠也（人中外五分迎香穴，大肠之应也，亦在面之中，故曰中央）；挟大肠者，肾也（挟大肠迎香穴者，颊之上也。四脏皆一，惟肾有两，四脏居腹，惟肾附脊，故四脏次于中央，而肾独应于两颊）；当肾者，脐也（肾与脐对，故当肾之下应脐）；面王以上者，小肠也（面王，鼻准也，小肠为腑，应挟两侧，故面王之上，两颧之内，小肠之应也）；面王以下者，膀胱子处也（面王以下者，人中也，乃膀胱子处之应。子处者，子宫也。凡人人中，平浅而无髭者，多主无子。妇人亦以人中深长者，善产育。此以上皆五脏六腑之应也）；颧者，肩也（此下皆言肢节之应也。颧为骨之本，居中部之上，故以应肩）；颧后者，臂也（臂接于肩，故颧后以应臂）；臂下者，手也；目内上者，膺乳也（目内上者，阙下两旁也。胸两旁高处为膺，膺乳者，应胸前也）；挟绳而上者，背也（颊之外曰绳，身之后曰背，故背应于挟绳之上）。循牙车以下者，股也（牙车，牙床也。牙车以下主下部，故以应股）；中央者，膝也（中央者，牙车之中央也。）；膝以下者，胫也；当胫以下者，足也（胫次于膝，足接于胫，以次而下也）；巨分者，股里也（巨分者，口旁大纹处也，股里者，股之内侧也）；巨阙者，膝膑也（巨阙，颊下曲骨也。膝膑者，膝盖骨也，此盖统指膝部而言）。

各有部分，有部分，用阴和阳，用阳和阴，当明部分，万举万当（部分既明，阴阳不爽，阳亢则滋其阴，谓之用阴和阳。阴寒则补其火，谓之用阳和阴。故明部分而施治法，万举万当也），能别左右，是谓大道；男女异位，故曰阴阳，审察泽夭，谓之良工（阳左阴右。左右者，阴阳之道路也，故能别左右，是为大道。男女异位者，男子左为逆、右为从，女子右为逆、左为从，故曰阴阳。阴阳既辨，然后审其色之润泽枯夭，以决死生，医之良也）。沉浊为内，浮泽为外（色之沉浊晦滞者为里，色之浮泽光明者为表）。黄赤为风，青黑为痛，白为寒，黄而膏润为脓，赤甚者为血。痛甚为挛，寒甚为皮不仁（凡五色之见于面者，可因是而测其病矣。痛甚即青黑之极也，寒甚即白之极也），五色各见其部，察其浮沉，以知浅深。察其泽夭，以观成败。察其散抟（音团）。以知远近。视色上下，以知病处（色之浮者病浅，色之沉者病深。润泽者有成，枯夭者必败。散而不聚者病近，抟而不散者病远。上下者，即前脏腑肢节之见于面者也）。

色明不粗，沉夭为甚；不明不泽，其病不甚（粗者，显也。言色之光明不显，但见沉滞枯夭，病必甚也。若虽不明泽，而不至于沉夭者。病必不甚也）。其色散，驹驹然未有聚，其病散而气痛，聚未成也（驹，马之小者，未装鞍辔，散而不聚也。譬色之散而无定者，病亦散而无坚积聚也，即有痛者，不过因无形之气耳）。肾乘心，心先病，肾为应，色皆如是（肾乘心者，水邪克火也。心先病于内，而肾之色则应于外，如黑色见于下极是也。不惟心肾，诸脏皆然，此举一以例其余也）。男子色在于面王，为小腹痛，下为卵痛，其圜直为茎痛，高为本，下为首，狐疝　阴之属也（面王上，应有上字。面王上为小肠，下为膀胱子处。卵者，睾丸也。圜直，指人中水沟穴也，人中有边圜而直者，故人中色见主阴茎作痛。在人中上半者曰高，为茎根痛，在人中下半者为茎头痛，凡此皆狐疝阴之病也。即也）。女子在于面王，为膀胱子处之病，散为痛、抟为聚、方圆左右，各如其色形。其随而下至胝为淫，有润如膏状，为暴食不洁（面王下，宜有下字。面王下为人中。主膀胱子处。色散为痛，无形之气滞也，色抟为聚，有形之血凝也。积之或方或圆，或左或右，各如其外见之形，若其色从下行而至尾，则为浸淫带浊，有润如膏之物，此症多因暴食不洁所致；不洁犹言不节，非污秽之谓也。或多食冷物，或多食热物，一切非宜之物皆是也）。

色者，青黑赤白黄，皆端满有别乡。别乡赤者，其色亦大如榆荚，在面王为不日（五色皆宜端满。端者，正色也，满者，充润也。别乡犹言它乡，即别部位也。如赤者心色，应见于两目之间，是其本乡。今见于面王，是别乡矣。不日者，不日而愈也。火色见于土位，是其相生之乡也。此举赤色为例，而五色缪见者，皆可类推矣）。其色上锐，首空上向，下锐下向，在左右如法（邪色之见，各有所向。其尖锐之处是乘虚所犯之方，故上锐者以首虚，故上向也。下锐亦然，其在左右者皆同此法）。

《五脏生成论》曰：面黄目青、面黄目赤、面黄目白、面黄目黑者，皆不死（黄者，中央土之正色，五行以土为本，胃气犹在，故不死也）。面青目赤，面赤目白，面青目黑，面黑目白，面赤目青，皆死也（色中无黄，则胃气已绝，故皆死也）。

愚按：望闻问切，谓之四诊，而望色居四诊之先，未有独凭一脉，可以施疗者。经曰：切脉动静而视精明，察五色，观五脏有余不足、六腑强弱，形之盛衰，以此参伍，决死生之分。又曰：形气相得，谓之可治。色泽以浮，谓之易已。又曰：能合色脉，可以万全。仲景尝以明堂阙庭尽不见察，为世医咎。好古尝论治妇人不能行望色之神，为病家咎，则色固不要欤，而医顾可忽欤？

四、脉诊

《脉要精微论》曰：诊法常以平旦，阴气未动，阳气未散，饮食未进，经脉未盛，络脉调匀，气血未乱，故乃可诊有过之脉（人身营卫之气，昼则行于阳分，夜则行于阴分，至平旦皆会于寸口，故诊脉当以平旦为常也。

阴气正平而未动，阳气将盛而未散，饮食未进。虚实易明、经脉未盛、络脉调匀，气血未常因动作而扰乱，乃可诊有过之脉。过者，病也）。切脉动静而视精明，察五色，观五脏有余不足、六腑强弱，形之盛衰，以此参伍，决死生之分（切者，切近也，手按近体也。切脉之动静，诊阴阳也；视目之精明，诊神气也，察五色以观脏腑之虚实，审形体以别病势之盛衰。以此数者，与脉参伍推求，则阴阳表里、虚实寒热自无遁状，可以决死生之分矣。不齐之谓参，剖其异而分之也。相类之谓伍，比其同而合之也。脉唯一端，诊有数法，此医家之要道也）。

尺内两傍，则季胁也（关前曰寸，关后曰尺。季胁，小胁也，在胁之下，为肾所近，故有季胁之下，皆尺内主之）；尺外以候肾，尺里以候腹（尺外，尺脉前半部也。尺里，尺脉后半部也。前以候阳，后以候阴，人身以背为阳，肾附于背，故外以候肾。腹为阴，故里以候腹，而大小肠、膀胱、命门皆在其中矣。诸部言左右，此独不分者，以两尺皆主乎肾也）。中附上，左外以候肝，内以候膈（中附上者，言附尺之上而居乎中，即关部也。左外言左关之前半部。内者，言左关之后半部也。肝为阴中之阳，而亦附近于背，故外以候肝。内以候膈，举膈而中焦之膈膜、胆腑，皆在其中矣）。右外以候胃，内以候脾（右关前半候胃，右关后半候脾，脾胃皆处中州，而以表里言之，则胃为阳，脾为阴，故外以候胃，内以候脾）。上附上，右外以候肺，内以候胸中（上附上者，上而又上，则寸部也。五脏之位，肺处至高，故右寸前以候肺。右寸后以候胸中，言胸中而膈膜之上皆是矣）。左外以候心，内以候膻中（左寸之前以候心，左寸之后以候膻中。膻中者，即心胞络也。按：《灵兰秘典》有膻中而无胞络，以膻中为臣使之官，喜乐出焉。《灵枢》叙经脉，有胞络而无膻中，而曰动则喜笑不休，正与喜乐出焉之句相合。夫喜笑属火之司，则知膻中与心应，即胞络之别名也）。

《平人气象论》曰：人一呼脉再动，一吸脉亦再动，呼吸定息脉五动，闰以太息，命曰平人。平人者，不病也（动，至也。一呼再功、一吸再动，一呼一吸，合为一息，是一息四至也。呼吸定息脉五动者，当其闰以太息之时也。历家三岁一闰，五岁再闰，人应天道，故三息闰一太息，五息再闰一太息。太息者，长息也。此言平人无病之脉。当以四至为准。若五至便为太过，惟当闰以太息之时，故得五至，苟非太息，仍四至也）。

人一呼脉一动，一吸脉一动，曰少气（呼吸各一动，是一息二至也；二至为迟，迟主寒疾。夫气为阳，气虚则阳虚，故曰少气）；人一呼脉三动，一吸脉三动而躁，尺热曰病温，尺不热、脉滑曰病风，脉涩曰痹（呼吸各三动，是一息六至也。六至为数，躁者数之义也。尺热者，尺中六至也。病温犹言患热，非伤寒之温病也。左尺为水，而数则水涸而热也；右尺为火，而数则火炎而热也，故咸曰病温。尺不数而诸脉滑者，阳邪盛也，故当病风。涩为血凝气滞，故当病痹也）；人一呼脉四动以上曰死，脉绝不至曰死，乍疏乍数曰死（一呼四动，则一息八至矣，况以上乎，故知必死。脉绝不至，则营卫已绝。乍疏乍数，则气血溃乱，不死安待）。

《灵枢·根结》篇曰：一日一夜五十营，以营五脏之精，不应数者，名曰狂生（营者，运也。人之经脉营运于身者，一日一夜凡五十周，以运五脏之精。凡周身上下、前后左右计二十七脉，共长十六丈二尺。人之宗气积于胸中，主呼吸而行经络，一呼气行三寸，一吸气行三寸，呼吸定息，脉行六寸。以一息六寸推之，则一昼一夜凡一万三千五百息，通计五十周于身，脉八百一十丈，其有太过不及，则不应此数矣。狂生者，妄生也，其生未可保也）。所谓五十营者，五脏皆受气。持其脉口，数其至也（五十营者，五脏所受之气。持寸口而数其至数，则虚实可考也）。

五十动而不一代者，以为常也，以知五脏之期（当作气）。予之短期者，乍数乍疏也（以为常者，经常之脉也，可因以知五脏之气也。若乍数乍疏，则阴阳乖乱，死期近矣。短者，近也）。

《三部九候论》曰：独小者病、独大者病、独疾者病、独迟者病、独热者病、独寒者病、独陷下者病（此言七诊之法也。独者，谓于三部九候之中，以其独异于诸部者，而推其病之所在也）。

《方盛衰论》曰：形气有余，脉气不足，死、脉气有余，形气不足，生（此言脉重于形气也。形气有余，外貌无恙也。脉气不足，五内已伤也，故死。若形虽衰而脉未败，根本犹存，尚可活也。故《三部九候论》曰：形肉已脱，九候虽调，犹死，盖脱则大肉去尽，较之不足，殆有甚焉。脾主肌肉，肉脱者脾绝，决无生理）。

《脉要精微论》曰：持脉有道，虚静为保（虚者，心空而无杂想也；静者，身静而不喧动也。保而不失，此持脉之道也）。春日浮，如鱼之游在波（春阳虽动，而未全彰，故如鱼之游在波也）。夏日在肤，泛泛乎万物有余（夏气畅达，万物皆备而无亏欠也。泛泛，盛满之貌）。秋日下肤，蛰虫将去（秋金清肃，盛者渐敛，如蛰虫之将去而未去也）。冬日在骨，蛰虫周密，君子居室（冬令闭藏，沉伏在骨，如蛰畏寒，深居密处。君子法天时而居室，退藏于密也）。故曰：知内者按而纪之，知外者终而始之。此六者，持脉之大法（内言脏气，脏象有位，故可按而纪也。外言经气，经脉有序，故可终而始也。明此四时内外六法，则病之表里阴阳，皆可灼然明辨，故为持脉之大法）。

《玉机真藏论》曰，春脉者肝也，东方木也，万物之所以始生也，故其气来，软弱轻虚而滑，端直以长，故曰弦，反此者病（端直以长，状如弓弦，则有力矣。然软弱轻虚而滑，则弦不至于太劲，宛然春和之象也）。

其气来实而强，此谓太过，病在外；其气来不实而微，此谓不及，病在中（实而强大，则不能软弱轻虚矣，不实而微，不能端直以长矣，皆弦脉之反也。故上文曰反此者病。外病多有余，内病多不足，大抵然也）。

太过则令人善忘，忽忽眩冒而巅疾。其不及则令人胸痛引背，下则两胁胠满（忘，当作怒。《本神》篇曰：肝气虚则恐，实则怒。《气交变大论》曰：岁木太过，忽忽善怒，眩冒巅疾。眩者，目花也。冒者，神昏也。足厥阴之脉会于巅，贯膈布胁，故见症乃尔）。

夏脉者心也，南方火也，万物之所以盛长也，故其气来盛去衰，故曰钩，反此者病（钩义如木之垂枝，即洪脉也。其来则盛。其去则衰，阳盛之象）。

其气来盛去亦盛，此谓太过，病在外。其气来不盛去反盛，此谓不及，病在中（来盛去盛，钩之过也。来不盛去反盛，钩之不及也。去反盛者，非强盛也。凡脉自骨出肤谓之来，自肤入骨谓之去）。太过则令人身热而肤痛，为浸淫。其不及则令人烦心，上见咳唾，下为气泄（太过则阳有余而病在外，故身热肤痛。浸淫者，湿热之甚也。不及则君火衰而病在内，故为心不足而烦，火乘金而咳。气泄者，阳气下陷也）。

秋脉者肺也，西方金也，万物之所以收成也，故其气来轻虚以浮，来急去散，故曰浮，反此者病（浮者，轻虚之别名也。来急去散，亦是状浮之象也，即毛也）。

其气来毛而中央坚，两旁虚，此谓太过，病在外；其气来毛而微，此谓不及，病在中（毛而有力为中央坚，毛而无力为微）。

太过则令人逆气而背痛，愠愠然；其不及则令人喘，呼吸少气而咳，上气见血，下闻病音（肺主气，故太过则气逆背痛。愠愠者，气郁貌。不及则气短而咳。气不归原，故上气。阴虚内损，故见血；下闻病音者，肠鸣泄气也）。

冬脉者肾也，北方水也，万物之所以合藏也，故其气来沉以搏，故曰营，反此者病（营者，退藏于密之义也，即沉石之义也）。其气来如弹石者，此谓太过，病在外。其去如数者，此谓不及，病在中（弹石者，坚强之象也，如数者，非真数也，言去之速也）。

太过则令人解㑊，脊脉痛而少气不欲言，其不及则令人心悬如病饥，中清，脊中痛，少腹满，小便变（解者，懈怠而肢体不收也。㑊者，形迹困倦也。脊痛者，肾脉所过也。邪气太过，则正气少而不欲言矣。心肾不交，故心中如饥。中者，季胁下空软处，肾之所居也。肾脉贯脊属肾络膀胱，故为脊痛、腹满、便变诸症）。

脾脉者，土也，孤脏以灌四旁者也（脾属土，土为万物之母。营运水谷，变化精微，以灌溉于南心北肾、东肝西肺，故曰四旁。孤脏者，位居中央，寄旺四时之末各十八日，四季共得七十二日。每季三月，各得九十日。于九十中除去十八日，则每季只七十二日，而为五行分旺之数，总之五七三百五，二五一十，共得三百六十日以成一岁也）。

善者不可得见，恶者可见（善者，脾之平脉也。脾何以无平脉可见乎？土无定位，亦无定象，古人强名之曰不浮不沉，不大不小，不疾不徐。意思欣欣，悠悠扬扬，难以名状。此数语者，未尝有定象可指、定形可见也。不可得见者，即难以名状也。恶者，即太过不及之病脉也）。

其来如水之流者，此谓太过，病在外。如乌之喙者，此谓不及，病在中（按《平人气象论》曰：坚锐如乌之喙，如水之流，故脾死。夫如乌之喙者，硬而不和，如水之流者，散而无纪，土德有惭，病在不治，即所谓恶者可见也）。

《平人气象论》曰：夫平心脉来，累累如连珠，如循琅玕，曰心平，夏以胃气为本（连珠、琅玕，喻其盛满温润，即微钩之义也，即胃气之脉也，故曰心平）。病心脉来，喘喘连属，其中微曲，曰心病（喘喘连属，急数之象也。其中微曲，钩多胃少之义也）。死心脉来，前曲后居，如操带钩，曰心死（前曲者，轻取之而坚大，后居者。重取之而牢实，如持革带金钩，而冲和之意失矣，故曰心死）。

平肺脉来，厌厌聂聂，如落榆荚，曰肺平，秋以胃气为本（厌厌聂聂，涩之象也，如落榆荚，毛之象也。轻浮和缓，为有胃气。此肺之平脉也）。病肺脉来，不上不下，如循鸡羽，曰肺病（不上不下，亦涩也。如循鸡羽，亦毛也，但毛多胃少，故曰肺病）。死肺脉来，如物之浮，如风吹毛，曰肺死（如物之浮，则无根矣。如风吹毛，则散乱矣。但毛无胃，故曰肺死）。

平肝脉来，软弱招招，如揭长竿末梢，曰肝平，春以胃气为本（招招，犹迢迢也。揭，高举也。高揭长竿，梢必和软，和缓弦长，弦而有胃气者也，为肝之平脉）。病肝脉来，盈实而滑，如循长竿，曰肝病（盈实而滑，弦之太过也。长竿无梢，则失其和缓之意，此弦多胃少，故曰肝病）。死肝脉来，急益劲，如新张弓弦，曰肝死（劲，强急也。新张弓弦，弦而太过，但弦无胃者也，故曰肝死）。

平脾脉来，和柔相离，如鸡践地，曰脾平，长夏以胃气为本（和柔者，悠悠扬扬也。相离者，不模糊也。如鸡践地，缓而不迫。胃气之妙也，是为脾平）。病脾脉来，实而盈数，如鸡举足，曰脾病（实而盈数，强急不和也。如鸡举足之象，此即弱多胃少，为脾之病）。死脾脉来，锐坚如乌之喙，如鸟之距，如屋之漏，如水之流，曰脾死（如鸟之喙，硬也。如鸟之距，急也。如屋之漏，乱也。如水之流，散也。脾气已绝，见此必死）。

平肾脉来，喘喘累累如钩，按之而坚，曰肾平，冬以胃气为本（喘喘累累如钩，皆心脉之阳也。兼之沉石，则阴阳和平，肾脉之有胃气者）。病肾脉来，如引葛，按之益坚，曰肾病（引葛者，牵连蔓引也。按之益坚，石多胃少也）。死肾脉来，发如夺索，辟辟如弹石，曰肾死（索而曰夺，则互引而劲急矣。辟辟如弹石，但石无胃矣，肾死之诊也）。

《脉要精微论》曰：夫脉者，血之府也（营行脉中，故为血府。然行是血者，是气为之司也。《逆顺》篇曰：脉之盛衰者，所以候血气之虚实，则知此举一血而气在其中，即下文气治、气病，义益见矣）。长则气治，短则气病（气足则脉长，气虚则脉短），数则烦心，大则病进（心为丙丁之原，故数则烦心。邪盛则脉满，故大则病进）；上盛则气高（上盛者，寸脉盛也。气高者，火亢气逆也）；下盛则气胀（下盛者，关尺脉盛也。邪入于下，故为胀满），代则气衰，细则气少（代脉见而气将绝，细脉见而气不充。曰衰，则少之甚者也），涩则心痛（血凝气滞则脉涩，故主心痛），浑浑革至如涌泉，病进而色弊；绵绵其去如弦绝，死（浑浑者，汹涌之貌。革脉之至，如皮革之坚急也，涌泉，状其盛满也。见此脉者，病渐增进而色夭不泽也。绵绵弦绝，则胃气绝无，真脏脉见，故死）。

《大奇论》曰：脉至浮合，浮合如数，一息十至以上，是经气予不足也，微见九十日死（此以下皆定死期也。浮合者，如浮波之合，后浪催前，泛泛无纪；如数者，似数而非数也。数太过为血热也。如数者血败也，浮合者气败也。一息十至以上，死期大迫。此云九十日者，误也，十字直衍。微见者，初见也。初见此脉，九日当死）。脉至如火薪然，是心精之予夺也，草干而死（脉如火然，是火旺过极之脉，心经之精气夺尽矣。夏令火旺，尚可强支，水令草干，阳尽而死矣）。脉至如散叶，是肝气予虚也，木叶落而死（散叶者，浮泛无根，肝气虚极也。木叶落则金旺而木绝，其死宜也）。脉至如省客，省客者，脉塞而鼓，是肾气予不足也，悬去枣华而死（省客，省问之客，时来时去者也。塞者，涩而代也；鼓者，坚且搏也。涩代为精败，坚搏为胃少，至于枣华吐，则土旺水衰立尽矣）。脉至如泥丸，是胃精予不足也，榆荚落而死（泥丸者，泥弹之状，动短之脉也。主胃中精气不足。榆荚至春深而落，木旺之时，土必败矣）。脉至如横格，是胆予不足也，禾熟而死（横格者，长大坚劲，木之真脏脉也，胆之衰败也。禾熟于秋，金王而木乃绝矣）。脉至如弦缕，是胞精予不足也。病善言，下霜而死，不言，可治（弦者，喻其劲急。缕者，喻其细小；胞者，心胞络也。舌为心苗，火动则善言。冬月飞霜，水来克火而死矣。不言则所伤犹浅，故可救也）。脉至如交漆，交漆者，左右傍至也，微见三十日死（交漆者，模糊而大，即泻漆之义也。左右傍至，大可知也。微者，初也，月令易而死期至矣）。

　　脉至如涌泉，浮鼓肌中，太阳气予不足也，少气，味韭英而死（涌泉者，如泉之涌，有升无降，而浮鼓于肌表之间，是足太阳膀胱气不足也。膀胱为三阳而主表也，今表实里虚，故为少气。韭英，韭花也。发于长夏，土克水，故死）。脉至如颓土之状，按之不得，是肌气予不足也。五色先见黑，白垒发死（上下虚则颓。脉来虚大，按之不可得，正下虚之象也。脾主肌肉，肌气即脾气也。黑为水色，土败而木反侮之。垒同，即莲也。有五，而白者发于春，木旺之时，土其绝矣）。脉至如悬雍，悬雍者，浮揣切之益大，是十二俞之予不足也，水凝而死（悬雍者，喉间下垂肉乳也，俗名喉咙花。浮揣之而大，是有阳无阴，孤阳亢上之象。十二俞者，脏腑十二经所输也，水凝而死者，阴气盛而孤阳绝也）。脉至如偃刀，偃刀者，浮之小急，按之坚大急，五脏菀热，寒热独并于肾也。如此其人不得坐，立春而死（偃刀，卧刀也。浮之小急，如刀口也。按之坚大急，如刀背也。重按之肾之应也，肾虚则阴消，而五脏咸热，虽五脏有郁菀之热而发为寒热，其原则独归并于肾也。

肾因亏损，腰脊　疼，不能起坐。冬令水旺，未即败绝，遇春乃死也）。脉至如丸滑不直手，不直手者，按之不可得也，是大肠气予不足也。枣叶生而死（如丸者，流利之状，正滑脉也。不直手者，滑而不应手，按之则无也。大肠与肺金相为表里，枣叶生于初夏，火盛则金绝，故当死）。脉至如华者，令人善恐，不欲坐卧，行立常听，是小肠气予不足也，季秋而死（如华者，盛满而轻浮也。小肠与心相为表里，小肠虚则心亦虚，故善恐、不得坐卧也。行立常听，恐惧多而狐疑也。丙火墓于戌，故当季秋死）。

《三部九候论》曰：形盛脉细，少气不足以息者死（形盛者，脉亦盛，其常也。形盛脉细，脉不应形矣，甚而少气难以布息，死不旋踵）。形瘦脉大，胸中多气者死（形小脉小，其常也。形瘦脉大，既不相应，甚而胸中多逆上之气，阴败阳孤，不死安待），形气相得者生（身形与脉气相得，如形小脉小、形大脉大是也），参伍不调者病（三以相参，伍以相类。谓之不调者，或大或小、或迟或疾、或滑或涩，不合常度，皆病脉也），三部九候皆相失者死（三部者，上中下三部，分天地人，分胸膈腹也；九候者，每部有浮中沉三候，三部各三，合而为九候也。或应浮大而反沉细，应沉细而反浮大，谓之相失，而不合于揆度也）。

形肉已脱，九候虽调犹死（脾主肌肉，为脏之本。若肌肉脱则脾绝矣，九候虽调无益也）。七诊虽见，九候皆从者不死（七诊者，独大、独小、独疾、独迟、独热、独寒、独陷下也。从，顺也，合也。脉顺四时之令及合诸经之体者，虽见七诊之脉，不至于死）。

《阴阳别论》曰：凡持真脏之脉者，肝至悬绝，十八日死（悬绝者，真脏脉见，胃气已无，悬悬欲绝也，十八日者，为木金成数之余，金胜木而死也）。心至悬绝，九日死（九日者，为火水生成数之余，水胜也）。肺至悬绝，十二日死（十二日，为金火生成数之余，火胜金也）。肾至悬绝，七日死（七日者，为水土生数之余，土胜水也）。脾至悬绝，四日死（四日者，为木生数之余，木胜土也）。

《平人气象论》曰：妇人手少阴脉动甚者，妊子也（手少阴，心脉也。动甚者，流利滑动，血旺而然也，故当妊子）。

《阴阳别论》曰：阴搏阳别，谓之有子（阴搏阳别，言阴脉搏动，与阳脉迥别也。阴阳二字所包者广，以左右言，则左为阳、右为阴。以部位言，则寸为阳、尺为阴。以九候言，则浮为阳、沉为阴。旧说以尺脉洪实为阴，与阳脉迥别似矣，然则手少阴脉动甚亦在寸也，何取于阳别之旨乎，故因会通诸阴阳而后可决也）。

《征四失论》曰：诊病不问其始，忧患饮食之失节，起居之过度，或伤于毒，不先言此，卒持寸口，何病能中，妄言作名，为粗所穷（此言临脉者，必先察致病之因，而后参之以脉，则阴阳虚实不致淆讹。若不问其始，是不求其生也。如忧患饮食，内因也；起居过度，外因也；伤于毒者，不内外因也。不先察其因而卒持寸口，自谓脉神，无假于问，岂知真假逆从？脉病原有不合者，仓卒一诊，安能尽中病情？妄言作名，欺世卖俗，误治伤生，损德不小矣）。

愚按：脉者，血气之征兆也。病态万殊，尽欲以三指测其变化，非天下之至巧者，孰能与于斯？许叔微云：脉之理幽而难明，吾意所解，口莫能宣也，可以笔墨传、口耳授者，皆粗迹也。虽然，粗者未谙，精者从何而出？析而言之，二十四字犹嫌其略。约而归之，浮沉迟数已握其纲，所以脉不辨阴阳，愈索而愈惑也。阴阳之义已见于前阴搏阳别之条。又。滑伯仁曰：察脉须辨上、下、来、去、至、止，不明此六字，则阴阳不别也。上者为阳，来者为阳，至者为阳，下者为阴，去者为阴，止者为阴。上者，自尺上于寸，阳生于阴也。下者，自寸下于尺，阴生于阳也。来者，自骨肉而出于皮肤，气之升也。去者，自皮肤而还于骨肉，气之降也。应曰至，息曰止。此义至浅而至要，行远自迩，登高自卑；请事斯语矣。

五、藏象

《灵兰秘典论》曰：心者，君主之官，神明出焉（心者一身之主，故为君主之官。其藏神，其位南，有离明之象，故曰神明出焉）。肺者，相傅之官，治节出焉（位高近君，犹之宰辅，故为相傅之官，肺主气，气调则脏腑诸官听其节制。无所不治，故曰治节出焉）。肝者，将军之官，谋虑出焉（肝为震卦，壮勇而急，故为将军之官。肝为东方龙神，龙善变化，故为谋虑所出）。胆者，中正之官，决断出焉（胆性刚直，为中正之官。刚直者善决断，肝虽勇急，非胆不断也）。膻中者，臣使之官，喜乐出焉（《胀论》云：膻中者，心主之宫城也。贴近君主，故称臣使。脏腑之官，莫非王臣，此独泛言臣。又言使者，使令之臣，如内侍也。按十二脏内有膻中而无胞络，十二经内有胞络而无膻中，乃知膻中即胞络也。况喜笑属火，此云喜乐出焉，其配心君之府，较若列眉矣）；脾胃者，仓廪之官，五味出焉（胃司纳受，脾司运化，皆为仓廪之官。五味入胃，脾实转输，故曰五味出焉）；大肠者，传道之官，变化出焉（大肠居小肠之下，主出糟粕，是名变化传导）；小肠者，受盛之官，化物出焉（小肠居胃之下，受盛胃之水谷而厘清浊，水液渗于前，糟粕归于后，故曰化物）；肾者，作强之官，伎巧出焉（肾处北方而主骨，宜为作强之官。水能化生万物，故曰：伎巧出焉）；三焦者，决渎之官，水道出焉（上焦如雾，中焦如沤，下焦如渎。三焦气治，则水道疏通，故名决渎之官）。膀胱者，州都之官，津液藏焉，气化则能出矣（膀胱位居卑下，故名州都之官。《经》曰：水谷循下焦而渗入膀胱。盖膀胱有下口而无上口，津液之藏者，皆由气化渗入，然后出焉。旧说膀胱有上口而无下口者，非也）。

凡此十二官者，不得相失也（失则不能相使，而疾病作矣）。故主明则下安，以此养生则寿，殁世不殆，以为天下则大昌（主明则十二官皆奉令承命，是以寿永。推此以治天下，则为明君而享至治）。主不明则十二官危，使道闭塞而不通，形乃大伤，以此养生则殃，以为天下者，其宗大危，戒之戒之（君主不明，则诸臣旷职或谋不轨，自上及下。相使之道皆不相通，即不奉命也。在人身则大伤而命危，在朝廷则大乱而国丧矣。心为阳中之阳，独尊重之者，以阳为一身之主，不可不奉之，以为性命之根蒂也）。

《六节藏象论》曰：心者，生之本，神之处也；其华在面，其充在血脉，为阳中之太阳，通于夏气（根本发荣之谓生。变化不测之谓神。心为太阳，生身之本也。心主藏神，变化之原也。心主血，属阳而升，是以华在面，充在血脉也。心居上为阳脏，又位于南离，故为阳中之太阳而通于夏也）。肺者，气之本，魄之处也。其华在毛，其充在皮，为阳中之太阴，通于秋气（肺统气，气之本也。肺藏魄，魄之舍也。肺轻而浮，故其华其充乃在皮毛也。以太阴之经居至高之分，故为阳中之太阴而通于秋气也）。肾者，主蛰，封藏之本，精之处也。其华在发，其充在骨，为阴中之少阴，通于冬气（位居亥子。职司闭藏，犹之蛰虫也。肾主水，受五脏六腑之精而藏之，精之处也。发色黑而为血之余，精足者血充，发受其华矣。肾之合，骨也，故充在骨。以少阴之经居至下之地，故为阴中之少阴，通于冬也）。肝者，罢极之本，魂之居也；其华在爪，其充在筋，以生血气，其味酸，其色苍，此为阳中之少阳，通于春气（筋劳曰罢，主筋之脏是为罢极之本。肝主藏魂，非魂之居乎。爪者筋之余，充其筋者，宜华在爪也。肝为血海，自应生血，肝主春升，亦应生气。酸者木之味，苍者木之色，木旺于春，阳犹未壮，故为阳中之少阳，通于春气）。脾、胃、大肠、小肠、三焦、膀胱者，仓廪之本，营之居也，名曰器，能化糟粕，转味而入出者也；其华在唇四白，其充在肌，其味甘，其色黄，此至阴之类，通于土气（六经皆受水谷，故均有仓廪之名。血为营，水谷之精气也，故为营之所居。器者，譬诸盛物之器也，胃受五谷，名之曰入。脾与大小肠、三焦、膀胱，皆主出也。唇四白者，唇之四围白肉际也。唇者脾之荣，肌者脾之合，甘者土之味，黄者土之色，脾为阴中之至阴，分旺四季，故通于土。六经皆为仓廪，皆统于脾，故曰至阴之类）。凡十一脏取决于胆也（五脏六腑，其为十一脏，何以皆取决于胆乎？胆为奇恒之府，通全体之阴阳，况胆为春升之令，万物之生长化收藏，皆于此托初禀命也）。

《灵枢·本输》篇曰：肺合大肠，大肠者，传道之府。心合小肠，小肠者，受盛之府。肝合胆，胆者，中清之府。脾合胃，胃者，五谷之府；肾合膀胱，膀胱者，津液之府也；少阳属肾，肾上连肺，故将两藏（此言脏腑各有所合，为一表一里也。将，领也。独肾将两藏者，以手少阳三焦正脉指天，散于胸中，而肾脉亦上连于肺。三焦之下属膀胱，而膀胱为肾之合，故三焦者亦合于肾也。夫三焦为中渎之府，膀胱为津液之府，肾以水藏而领水府，故肾得兼将两藏。《本藏》论曰肾合三焦、膀胱是也）。三焦者，中渎之府也，水道出焉，属膀胱，是孤之府也（中渎者，身中之沟渎也。水之入于口而出于便者，必历三焦，故曰中渎之府，水道出焉。在本篇曰属膀胱，在《血气形志篇》曰少阳与心主为表里，盖在下者为阴，属膀胱而合肾水，在上者为阳，合胞络而通心火，三焦所以际上极下，象同六合，而无所不包也。十二脏中惟三焦独大，诸脏无与匹者，故称孤府。《难经》及叔和、启玄皆以三焦有名无形，已为误矣。陈无择创言三焦有形如脂膜，更属不经。《灵枢》曰：密理浓皮者，三焦浓。粗理薄皮者，三焦薄。又曰：勇士者，三焦理横。怯士者，其焦理纵。又曰：上焦出于胃上口，并咽以上贯膈而布胸中；中焦亦并胃中，出上焦之后，泌糟粕，蒸精液，化精微而为血；下焦者，别回肠，注于膀胱而渗入焉，水谷者，居于胃中，成糟粕，下大肠而成下焦。又曰：上焦如雾，中焦如沤，下焦如渎。既曰无形，何以有浓薄，何以有纵有横，何以如雾如沤如渎，何以有气血之别耶）。

《金匮真言论》曰：东方青色，入通于肝，开窍于目，藏精于肝，其病发惊骇，其味酸，其类草木，其畜鸡（《易》曰，巽为鸡，东方风木之畜也），其谷麦（麦成最早，故应东方春气），其应四时，上为岁星，是以春气在头也（春气上升），其音角，其数八（《易》曰：天三生木，地八成之），是以知病之在筋也，其臭臊（《礼·月令》云其臭膻，膻即臊也）。

南方赤色，入通于心，开窍于耳（《阴阳应象大论》曰心在窍为舌，肾在窍为耳。此云开窍于耳，则耳兼心肾也），藏精于心，故病在五脏（心为五脏之君，心病则五脏应之），其味苦、其类火、其畜羊（《五常政大论》曰其畜马，此云羊者，或因午未俱在南方耳），其谷黍（黍色赤，宜为心家之谷。《五常政大论》云其谷麦。二字相似疑误也），其应四时，上为荧惑星，是以知病之在脉也，其音征，其数七（地二生火，天七成之），其臭焦（焦为火气所化）。

中央黄色，入通于脾，开窍于口，藏精于脾，故病在舌本（脾之脉连舌本，散舌下），其味甘，其类土，其畜牛（牛属丑而色黄。《易》曰：坤为牛），其谷稷（稷，小米也，粳者为稷，糯者为黍，为五谷之长，色黄属土），其应四时，上为镇星，是以知病之在肉也，其音宫、其数五、其臭香。

西方白色，入通于肺，开窍于鼻，藏精于肺，故病在背（肺虽在胸中，实附于背也），其味辛，其类金，其畜马（肺为干象。《易》曰干为马），其谷稻（稻色白，故属金），其应四时，上为太白星，是以知病之在皮毛也，其音商，其数九（地四生金，天九成之）。其臭腥。

北方黑色，入通于肾，开窍于二阴，藏精于肾，故病在溪（《气穴论》云：肉之大会为谷，肉之小会为溪。溪者，水所流注也），其味咸、其类水、其畜彘（《易》曰，坎为水）、其谷豆（黑者属水），其应四时，上为辰星，是以知病之在骨也，其音羽，其数六（天一生水，地六成之），其臭腐（腐为水气所化，《礼·月令》云，其臭朽。朽即腐也）。

《阴阳应象大论》曰：东方生风、风生木、木生酸、酸生肝、肝生筋、筋生心（木生火也）、肝主目。其在天为玄（玄者，天之本色，此总言五脏，不专指肝也），在人为道（道者，生天生地生物者也。肝主生生之令，故比诸道），在地为化（化，生化也。自无而有，自有而无，总名曰化。肝主春生，故言化耳）。化生五味，道生智（生意不穷智所由出），玄生神（玄冥之中，不存一物，不外一物，莫可名状，强名曰神。按：在天为玄至此六句，以下四脏皆无，独此有之，以春贯四时，元统四德，盖兼五行六气而言，非独指东方也。观《天元纪大论》有此数语，亦总贯五行，义益明矣），神在天为风（飞扬散动，周流六虚，风之用也，六气之首也），在地为木、在体为筋、在脏为肝、在色为苍、在变动为握（握者，筋之用也）、在窍为目、在味为酸、在志为怒。怒伤肝，悲胜怒，悲为肺志，金胜木也；风伤筋，燥胜风（燥为肺气，金胜木也）；酸伤筋，辛胜酸（辛为肺味，金胜木也）。

南方生热、热生火、火生苦、苦生心、心生血、血生脾（火生土也）、心主舌（舌为心之官也）。其在天为热、在地为火、在体为脉、在脏为心、在色为赤、在音为征、在声为笑、在变动为忧（心有余则笑，不足则忧）、在窍为舌、在味为苦、在志为喜。喜伤心，恐胜喜（恐为肾志，水胜火也）；热伤气（壮火食气），寒胜热（水胜火也）；苦伤气（苦为心味，气属金家，火克金也。苦为大寒，气为阳主，苦则气不和也），咸胜苦（咸为肾味，水克火也）。

中央生湿、湿生土、土生甘、甘生脾、脾生肉、肉生肺（土生金也）。脾主口，其在天为湿、在地为土、在体为肉、在脏为脾、在色为黄、在音为宫、在声为歌、在变动为哕、在窍为口、在味为甘、在志为思。思伤脾，怒胜思（木胜土也）；湿伤肉，风胜湿（木胜土也）；甘伤肉，酸胜甘（木味胜土）。

西方生燥、燥生金、金生辛、辛生肺、肺生皮毛、皮毛生肾（金生水也）。肺主鼻，其在天为燥、在地为金、在体为皮毛、在脏为肺、在色为白、在音为商、在声为哭（悲哀则哭，肺之声也）、在变动为咳、在窍为鼻、在味为辛、在志为忧（金气燥凄，故令人忧，忧甚则悲矣）。忧伤肺（悲忧则气消），喜胜忧；热伤皮毛，寒胜热（水制火也）；辛伤皮毛，苦胜辛（火制金也）。

北方生寒、寒生水、水生咸、咸生肾、肾生骨髓、髓生肝（水生木也）。肾主耳，其在天为寒、在地为水、在体为骨、在脏为肾、在色为黑、在音为羽、在声为呻、在变动为栗（寒则战栗，恐则战栗，肾水之象也）、在窍为耳、在味为咸、在志为恐。恐伤肾（恐则足不能行，恐则遗尿，恐则阳痿，是其伤也），思胜恐。（土制水也），寒伤血（《阴阳应象大论》云：寒伤形，血为有形，形即血也），燥胜寒（燥则水涸，故胜寒。若五行之常，宜土湿胜水寒，然湿与寒同类，不能制也），咸伤血，甘胜咸（土胜水也。《新校正》云：在东方曰风伤筋，酸伤筋。中央曰湿伤肉，甘伤肉，是自伤也，南方曰热伤气，苦伤气，北方曰寒伤血，咸伤血，是伤我所胜也。西方云热伤皮毛，是所不胜伤己也，辛伤皮毛。是自伤也。五方所伤，有此三例不同）。

《灵枢·本神篇》曰：天之在我者德也，地之在我者气也，德流气薄而生者也（理赋于天者德也，形成于地者气也，天地氤氲，德下流而气上薄，人乃生焉）。故生之来谓之精（来者，所从来也。生之来，即有生之初也。阴阳二气各有其精；精者即天一生水，地六成之，为五行之最初，故万物初生，其来皆水。《易》曰男女媾精，万物化生是也），两精相搏谓之神（两精者，阴阳也。相搏者，交媾也。《易》曰：天数五，地数五，五位相得而各有合。周子曰：二五之精，妙合而凝，即两精相搏也。神者，至灵至变，无形无象，奈何得之精搏之后乎？《天元纪大论》曰：阴阳不测之谓神。《易》曰，知变化之道者，其知神之所为乎。神者，即虚极之本，生天生地者也。弥满乾坤，无之非是，故《易》曰神无方，即天之所以为天，地之所以为地者。二五妙合之后，宛然小天地矣，故云），随神往来者谓之魂，并精而出入者谓之魄（阳神曰魂，阴神曰魄。人之生也，以气养形，以形摄气，气之神曰魂，形之灵曰魄，生则魂载于魄，魄检其魂。死则魂归于天，魄归于地。魂喻诸火，魄喻诸镜。火有光焰，物来便烧。镜虽照见，不能烧物。夫人梦有动作，身常静定，动者魂之用，静者魄之体也。夫精为阴，神为阳，魂为阳，魄为阴，故随神往来、并精出入，各从其类也），所以任物者谓之心（神虽藏于心，神无形而体虚，心有形而任物，君主之官，万物皆任也），心有所忆谓之意（心已起而未有定属者，意也），意之所存谓之志（意已决而确然不变者，志也），因志而存变谓之思（志虽定而反复计度者，思也）。

因思而远慕谓之虑（思之不已，必远有所慕。忧疑辗转者，虑也），因虑而处物谓之智（虑而后动，处事灵巧者，智也。五者各归所主之脏，而统于心，故诸脏为臣使，而心为君主）。

心怵惕思虑则伤神，神伤则恐惧自失，破䐃脱肉，毛悴色夭，死于冬（神藏于心，心伤则神不安，失其主宰也。心者脾之母，心虚则脾亦薄，肉乃消瘦也。毛悴者，憔悴也。色夭者，心之色赤，赤欲如白裹朱，不欲如赭。火衰畏水，故死于冬）。

脾愁忧而不解则伤意，意伤则悗乱，四肢不举，毛悴色夭，死于春（忧本伤肺，今以属脾者，子母相通也。忧则气滞而不运。故悗闷也。四肢禀气于胃，而不得至经，必因于脾乃得禀也，故脾伤则四肢不举。脾之色黄，黄欲如罗裹雄黄，不欲如黄土。土衰畏木，故死于春）。肝悲哀动中则伤魂，魂伤则狂忘不精，不精则不正，当人阴缩而挛筋，两胁骨不举，毛悴色夭，死于秋（悲哀亦肺之志，而伤肝者，金伐木也。肝藏魂，魂伤则或为狂乱，或为健忘。不精者，失见精明之常，则邪妄而不正也。肝主筋，故阴缩挛急。两胁者肝之分，肝败则不举。肝色青，青欲如苍璧之泽，不欲如蓝。木衰畏金，故死于秋）。

肺喜乐无极则伤魄，魄伤则狂，狂者意不存人，皮革焦，毛悴色夭，死于夏（喜乐属心，而伤肺者，火乘金也。肺藏魄，魄伤则不能镇静而狂。意不存人者，旁若无人也，肺主皮，故皮革焦也，肺色白，白欲如鹅羽，不欲如盐。金衰畏火，故死于夏）。

肾盛怒而不止则伤志，志伤则喜忘其前言，腰脊不可以俯仰屈伸，毛悴色夭，死于季夏（怒者肝志，而伤肾者，子母相通也。肾藏志，志伤则喜忘其前言。腰为肾之府，脊为肾之路，肾伤则不可俯仰屈伸。肾色黑，黑欲如重漆色，不欲如地苍。水畏土，故死于季夏）；恐惧而不解则伤精，精伤则骨痠厥，精时自下（此亦肾伤也，特伤于本脏之志，为异于前耳。恐则气下，故精伤。肾主骨，精伤则骨痠厥。痠者阳之痿，厥者阳之衰。闭藏失职，则不因交感，精自下矣）。

《经脉别论》曰：食气入胃，散精于肝，淫气于筋（精者，食之轻清者也。肝主筋，故胃家散布于肝，则浸淫滋养于筋也）。食气入胃，浊气归心，淫精于脉（浊者，食之浓浊者也。心主血脉，故食气归心，则精气浸淫于脉也），脉气流经，经气归于肺，肺朝百脉，输精于皮毛（淫于脉者，必流于经，经脉流通必由于气，气主于肺，而为五脏之华盖，故为百脉之朝会。皮毛者，肺之合也，是以输精）。毛脉合精，行气于府（肺主毛、心主脉、肺藏气、心生血，一气一血奉以生身，一君一相皆处其上，而行气于气府，即膻中也），府精神明，留于四脏，气归于权衡（膻中即心胞络，为心之府，权所受之精，还禀命于神明，神明属心，五脏之君主。留当作流。流其精于四脏，则四脏之气咸得其平，而归于权衡矣。权衡者，平也，故曰主明则下安，主不明则十二官危），权衡以平，气口成寸，以决死生（脏腑既平，必朝宗于气口，成一寸之脉，以决死生也）。

饮入于胃，游溢精气，上输于脾，脾气散精，上归于肺（水饮入胃，先输于脾，是以中焦如沤也。脾气散精，朝于肺部，象地气上升而蒸为云雾，是以上焦如雾也），通调水道，下输膀胱（肺气营运，水随而注，故通调水道，下输膀胱，是以下焦如渎也。若气不能下化，则小便不通，故曰膀胱者，州都之官，津液藏焉，气化则能出矣）。水精四布，五经并行，合于四时五脏阴阳，揆度以为常也（脉化气以行水，分布于四脏，则五脏并行矣。合于四时者，上输象春夏之升，下输象秋冬之降也。五脏阴阳者，即散精、淫精、输精是也。如是则不愆于道揆法度矣，故以为常也）。

《五营运大论》：帝曰：病之生变何如？岐伯曰：气相得则微，不相得则甚（相得者，彼此相生，则气和而病微。不相得者，彼此相克，则气乘而病甚）。帝曰：主岁何如？岐伯曰：气有余，则制己所胜而侮所不胜；其不及，则己所不胜侮而乘之，己所胜轻而侮之（主岁，谓五运六气各有所主之岁也。己所胜，我胜彼也。所不胜，彼胜我也。假令木气有余，则制己所胜，而土受其克，湿化乃衰。侮所不胜，则反受木之侮也。木气不足，则己所不胜者，金来侮之。己所胜者，土亦侮之）。侮反受邪，侮而受邪，寡于畏也（恃我能胜，侮之太甚，则有胜必复，反受其邪。如木来克土，侮之太甚，则脾土之子，实肺金也，乘木之虚，来复母仇。如吴王起倾国之兵，与中国争，越乘其虚，遂入而灭吴矣。此因侮受其邪，五行胜复之自然者也)。

《灵枢·决气》篇曰：两神相搏，合而成形，常先身生，是谓精（两神相搏，即阴阳交媾，精互而成形，精为形先也。《本神》篇曰：两精相搏谓之神。此又曰两神云云者，盖神为精宰，精为神用，神中有精，精中亦有神也。盖以见神之虚灵，无在不有，精且先身而生，神复先精而立，前乎无始，后乎无终。知此者可与言神矣)。上焦开发，宣五谷味，熏肤，充身泽毛，若雾露之溉，是谓气（气属阳，本乎天者亲上，故在上焦开发宣布，上焦如雾者是也。《邪客》篇云：宗气积于胸中，出于喉咙，以贯心肺而行呼吸焉。《刺节真邪论》曰：真气者，所受于天，与谷气并而充身也。《营卫生会》篇曰：人受气于谷，谷入于胃，以传于肺，五脏六腑皆以受气。故能熏肤、充身、泽毛)。腠理发泄，汗出溱溱，是谓津（津者，阳之液；汗者，津之发也)。谷入气满，淖泽注于骨，骨属屈伸。泄泽，补益脑髓，皮肤润泽，是谓液（液者，阴之精；谷入于胃，气满而化液，故能润骨。骨受润，故能屈伸。经脉流，故能泄泽。内而补脑髓，外而润皮肤，皆液也)。中焦受气取汁，变化而赤，是谓血（水谷必入于胃，故中焦受谷，运化精微，变而为汁，又变而赤，以奉生身，是名为血)。壅遏营气，令无所避，是谓脉（壅遏者，堤防也，犹道路之界，江河之岸也，俾营气无所避而必行其中者，谓之脉。脉者，非气非血，所以行气行血者也)。

精脱者，耳聋（耳为肾窍，精脱则耳失其用矣)，气脱者，目不明（脏腑之阳气皆上注于目，气脱则目失其用矣)。津脱者，腠理开，汗大泄（汗，阳津也。汗过多则津必脱，故曰汗多亡阳)。液脱者，骨属屈伸不利，色夭，脑髓消，胫酸，耳数鸣（液脱则骨髓枯，故屈伸不利。脑消胫酸、色亦枯夭也。耳鸣者，液脱则肾虚也)。血脱者，色白，夭然不泽（色之荣者，血也。血脱者，色必枯白也)。

愚按：脏腑攸分，固微渺也，指而列之，则有象可按矣。古之至神者，若见垣，若内照，咸用此耳。然变变化化有不可以常法律者，则象也而神矣，故曰废象者暗行，胶象者待兔。

卷下

一、经络

《灵枢·经脉》篇曰：肺手太阴之脉，起于中焦（手之三阴，从脏走手，故手太阴肺脉起于中焦，当胃之中脘也。十二经者，营也，故曰营行脉中。首言肺者，肺朝百脉也，循序相传，尽于肝经，终而复始，又传于肺，是为一周）；下络大肠（肺与大肠为表里，故络大肠。凡十二经相通，各有表里，在本经者曰属，他经者曰络）；还循胃口（还，复也。循，绕也。下络大肠，还上循胃口）；上膈属肺（身中膈膜，居心肺之下，前齐鸠尾，后齐十一椎，周遭相着以隔浊气，不使熏于肺也），从肺系横出腋下（肺系，喉咙也。腋下者，膊下胁上也）；下循臑内（臑者，膊之内侧，上至腋，下至肘也），行少阴心主之前（少阴者，心也。心主者，胞络也。手之三阴，太阴在前，厥阴在中，少阴在后）；下肘中，循臂内（膊与臂之交曰肘。内者，内侧也）上骨下廉，入寸口（骨，掌后高骨也。下廉，骨下侧也。寸口。即动脉也），上鱼，循鱼际（手腕之上，大指之下，肉隆如鱼，故曰鱼。寸口之上，鱼之下曰鱼际穴），出大指之端（端，指尖也，手太阴肺经止于此）。其支者，从腕后直出次指内廉，出其端（支者，如木之枝也。正经之外，复有旁分之络。此本经别络，从腕后直出次指之端，交商阳穴，而接手阳明经也）。

大肠手阳明之脉，起于大指次指之端（次指，食指也。手之三阳，从手至头），循指上廉，出合谷两骨之间（上廉，上侧也。凡诸经脉，阳行于外，阴行于内，后诸经皆同。合谷，穴名。两骨，即大指次指后岐骨也，俗名虎口），上入两筋之中（腕中上侧两筋陷中，阳溪穴也），循臂上廉，入肘外廉，上　循臑外前廉，上肩，出髃骨之前廉（肩端骨罅为髃骨），上出于柱骨之会上（背之上颈之根，为天柱骨。六阳皆会于督脉之大椎，是为会上），下入缺盆络肺，下膈属大肠（自大椎而前，入缺盆络肺，复下膈，当脐旁，属于大肠）。其支者，从缺盆上颈贯颊，入下齿中（耳下曲处为颊），还出挟口，交人中，左之右，右之左，上挟鼻孔（人中。即督脉之水沟穴。由人中而左右互交，上挟鼻孔，手阳明经止于此，自山根交承泣而接足阳明经也）。

胃足阳明之脉，起于鼻之交頞中（頞，鼻茎也，又名山根。足之三阳，从头走足），旁纳太阳之脉（纳，入也。足太阳起于目内，与頞交近），下循鼻外，入上齿中，还出挟口环唇，下交承浆（环，绕也。承浆，任脉穴），却循颐后下廉，出大迎（腮下为颔，颔下为颐），循颊车，上耳前，过客主人，循发际，至额颅（颊车在耳下，本经穴也。客主人在耳前，足少阳经穴也。发之前际为额颅），其支者，从大迎前下人迎，循喉咙，入缺盆，下膈属胃络脾（络脾者，胃与脾为表里也）。其直者，从缺盆下乳内廉，下挟脐，入气街中（气街，即气冲也，在毛际两旁鼠鼷上一寸）。其支者，起于胃口，下循腹里，下至气街中而合（胃口者，胃之下口，即幽门也。支者与直者，会合于气街），以下髀关，抵伏兔，下膝膑中，下循胫外廉，下足跗，入中指内间（抵，至也。髀关、伏兔，皆膝上穴也。膝盖曰膑，骨曰胫，足面曰跗。由跗而入足之中指内间，足阳明经止于此），其支者，下廉三寸而别，下入中指外间；其支者，别跗上，入大指间，出其端（阳明别络，入中指外间。又其支者，别行入大指间，斜出足厥阴行间之次。循大指出其端，而接足太阴经也）。

脾足太阴之脉，起于大指之端（足之三阴，从足走腹，故足太阴脉发于此），循指内侧白肉际，过核骨后，上内踝前廉（核骨，在足大指本节后圆骨也，滑氏误作孤拐骨），上腨内，循胫骨后，交出厥阴之前（足肚曰腨。交出厥阴之前，即地机、阴陵泉也），上膝股内前廉（股，大腿也。前廉者，上侧也，当血海、箕门之次），入腹属脾络胃（脾胃为表里，故属脾络胃），上膈挟咽，连舌本，散舌下；其支者，复从胃别上膈，注心中（足太阴外行者，由腹上府舍、腹结等穴，散于胸中而止于大包。其内行而支者，自胃脘上膈注心而接手少阴经也）。

心手少阴之脉，起于心中，出属心系（心当五椎之下，其系有五，上系连肺、肺下系心、心下三系连脾、肝、肾，故心通五脏而为之主也），下膈络小肠（心与小肠为表里，故下膈当脐上二寸，下脘之分络小肠也），其支者，从心系上挟咽，系目系。其直者，复从心系却上肺，下出腋下（出腋下，上行极泉穴，手少阴经行于外者始此），下循臑内后廉，行太阴、心主之后（内后廉，青灵穴也。手之三阴，少阴居太阴、厥阴之后），下肘内，循臂内后廉，抵掌后锐骨之端（手腕下踝为锐骨，神门穴也）。入掌内后廉，循小指之内，出其端（手少阴经此于此，乃交小指外侧，而接手太阳经也。滑氏曰：心为君主，尊于他脏，故其交经授受，不假支别云）。

小肠手太阳之脉，起于小指之端，循手外侧上腕，出踝中（前谷，后溪、腕骨等穴），直上循臂骨下廉，出肘内侧两筋之间（循臂下廉、阳谷等穴。出肘内侧两骨尖陷中，小海穴也），上循臑外后廉（行手阳明、少阳之外），出肩解，绕肩胛，交肩上（肩后骨缝曰肩解。肩胛者、、天宗等处。肩上者，秉风、曲垣等穴，左右交于两肩之上，会于督脉之大椎），入缺盆络心（心与小肠为表里）。循咽下膈，抵胃属小肠（循咽下膈抵胃，当脐上二寸，属小肠，此本经之行于内者），其支者，从缺盆循颈上颊，至目锐　却入耳中（其支行于外者，出缺盆，循颈中之天窗，上颊后之天容，由颧髎以入耳中听宫穴也，手太阴经止于此）；其支者，别颊上颐抵鼻，至目内眦，斜络于颧（目下为颐，目内角为内眦。颧，即颧髎穴，手太阳自此交目内眦而接足太阳经也）。

膀胱足太阳之脉，起于目内眦，上额交巅（由攒竹上额，历曲差、五处等穴。自络却穴左右斜行，而交于巅顶之百会）；其支者，从巅至耳上角（支者，由百会旁行，至耳上角，过足少阳之曲鬓、率谷、天冲、浮白、窍阴、完骨，故此六穴者皆足太阳、少阳之会）；其直者，从巅入络脑（自百会、通天、络却、玉枕，入络于脑），还出别下项，循肩髆内，挟脊抵腰中（脑后复出别下项，由天柱而下会督脉之大椎。陶道，却循肩内作四行而下，挟脊抵腰），入循膂，络肾属膀胱（肾与膀胱为表里也。夹脊两旁之肉曰膂），其支者，从腰中下挟脊，贯臀，入腘中（尻旁大肉曰臀。膝后曲处曰）；其支者，从膊内左右，别下贯胛。挟脊内（此支言肩膊内，大杼下，外两行也。左右贯胛，去脊各三寸别行，历附分、魄户、膏肓等穴，挟脊下过髀枢），过髀枢，循髀外从后廉下合腘中（会于足少阳之环跳，循髀外后廉，去承扶一寸五分之间下行，复与前之入腘中者相会合）。以下贯踹内，出外踝之后，循京骨，至小指外侧（小指本节后大骨曰京骨，足太阳经穴止此，乃交于小指之下，而接足少阴经也）。

肾足少阴之脉，起于小指之下，邪走足心，出于然谷之下，循内踝之后，别入跟中（然谷，在内踝前，大骨下。内踝之后，别入跟中，即太溪、大钟等穴），以上踹内，出腘内廉，上股内后廉，贯脊属肾络膀胱（上股内后廉，结于督脉之长强。以贯脊而后属于肾，前当关元、中极，而络于膀胱，相为表里也）；其直者，从肾上贯肝膈，入肺中，循喉咙，挟舌本（其直行者，从肓俞属肾处上行，循商曲、石关、阴都、通谷诸穴，贯肝上循幽门上膈，历于步廊入肺中，循神封、灵墟、神藏、中、俞府，而上循喉咙，并人迎挟舌本而终）；其支者，从肺出络心，注胸中（支者，自神藏之际，从肺络心至胸，以上俞府诸穴，足少阴经止于此，而接手厥阴经也）。

心主手厥阴心包络之脉，起于胸中（心主者，心之所主也。胞络为心之府，故名），出属心胞络，下膈，历络三焦（胞络为心君之外卫，三焦为脏腑之外卫，故为表里而相络，诸经皆无历字，独此有之，达上中下也），其支者，循胸出胁，下腋三寸（腋下三寸天池，手厥阴经穴始此）。上抵腋，下循臑内，行太阴少阴之间（上抵腋下之天泉，循臑内行太阴少阴之间，以手之三阴，厥阴在中也）。入肘中，下臂行两筋之间（入肘中，曲泽也，下臂行两筋之间，门、间使、内关、大陵也），入掌中，循中指出其端（掌中，劳宫也。中指端，中冲也，手厥阴经止于此）；其支者，别掌中，循小指次指出其端（次指者，无名指也。支者自劳宫别行无名指端，而接乎手少

中華藏書

黄帝内经·最新整理珍藏版

中国书店

阳经也）。

三焦手少阳之脉，起于大指次指之端，上出两指之间（即小指次指之间，液门、中渚穴）。

循手表腕，出臂外两骨之间（手表腕，阳池也。臂外两骨间，外关、支沟等穴），上贯肘，循臑外上肩，而交出足少阳之后（上贯肘之天井，循臑外历清冷渊、消泺、会，上肩，自天　而交出足少阳之后也），入缺盆，布膻中，散络心包，下膈，循属三焦（内行者入缺盆，复由足阳明之外下布膻中，散络心包。相为表里。自上焦下膈，循中焦以约下焦）。其支者，从膻中上出缺盆，上项，系耳后直上，出耳上角以屈下颊至（其支行于外者，自膻中上缺盆，会于督脉之大椎，循天牖，系耳后之翳风、脉、颅息，出耳上角，过足少阳之悬厘、颔厌，下行耳颊至）。其支者，从耳后入耳中，出走耳前，过客主人前，交颊，至目锐（此支从耳后翳风入耳中，过手太阳之听宫，出走耳前，过足少阳之客主人，交颊上丝竹空，至目锐，会于瞳子，手少阳经止于此，而接足少阳经也）。

胆足少阳之脉，起于目锐，上抵头角，下耳后（由听会、客主人抵头角。下耳后，行天冲、浮白、窍阴、完骨），循颈行手少阳之前，至肩上，却交出手少阳之后，入缺盆（循颈过手少阳之天牖，行少阳之前，下至肩上，循肩井，复交出手少阳之后，过督脉之大椎，而入于足阳明缺盆之外），其支者，从耳后入耳中，出走耳前，至目锐　后（从耳后颞，过手少阳之翳风，过手太阳之听宫，出走耳前，复自听会至目锐），其支者，别锐，下大迎，合于手少阳，抵于（支者，别自目外，下足阳明大迎，由手少阳之丝竹、和　而抵于），下加颊车，下颈合缺盆（自颊车下颈，循本经之前，与前之入缺盆者会合），以下胸中，贯膈络肝属胆，循胁里，出气街，绕毛际，横入髀厌中（下胸当手厥阴天池之分贯膈，足厥阴期门之分络肝，本经日月之分属胆而相为表里，乃循胁里由足厥阴章门下行，出足阳明气街。绕毛际，合于足厥阴以横入髀厌中环跳穴）。其直者，从缺盆下腋，循胸过季胁，下合髀厌中（直而行于外者，从缺盆下行，复与前之入髀厌者会合），以下循髀阳，出膝外廉，下外辅骨之前（髀阳，髀之外侧也。辅骨，膝两旁高骨也。由髀阳历中渎、阳关，出膝外廉，下外辅骨之前，自阳陵泉以下阳交等穴），直下抵绝骨之端，下出外踝之前，循足跗上，入小指次指之间（外踝上骨际曰绝骨，阳辅穴也。下行悬钟，循足面入小指次指之间，至窍阴穴，足少阳经止于此）；其支者，别跗上，入大指之间，循大指岐骨内出其端。还贯爪甲，出三毛（足大指次指本节后骨缝为岐骨。大指爪甲后二节间为三毛，自此接足厥阴经）。

肝足厥阴之脉，起于大指丛毛之际（丛毛，即三毛也），上循足跗上廉，去内踝一寸（足面上，行间、太冲也。内踝一寸，中封也），上踝八寸，交出太阴之后，上腘内廉（上踝过足太阴之三阴交，历蠡沟、中都，交出太阴之后，上腘内廉，至膝关、曲泉也），循股阴，入毛中，过阴器（股阴，内侧也。循股内之阴包、五里、阴廉，上会于足太阴之冲门、府舍，入阴毛中急脉，左右相交，环绕阴器而会于任脉之曲骨），抵小腹，挟胃属肝络胆（入小腹会于任脉之中极、关元，循章门至期门挟胃属肝，下足少阳日月之所络胆，肝胆相为表里也），上贯膈，布胁肋（贯膈行足太阴食窦之外，大包之里布胁肋，上足少阳渊腋、手太阴云门，足厥阴经穴止此），循喉咙之后，上入颃颡，连目系，上出额，与督脉会于巅（颃颡，咽颡也。目内深处为目系。其内行而上者，循喉咙后入颃颡，行足阳明大迎、地仓、四白之外，内连目系，上出足少阳阳白之外，临泣之里，与督脉会于巅之百会穴），其支者，从目系下颊里；环唇内，（从目系下行任脉之外，本经之里，下颊环唇）。其支者，复从肝别贯膈，上注肺（从前期门属肝之所，行足太阴食窦之外，本经之里，别贯膈上注肺。下行挟中脘之分，复接手太阴肺经，十二经一周已尽也）。

《骨空论》曰：任脉者，起于中极之下，以上毛际，循腹里，上关元，至咽喉，上颐循面入目（以下任、督、冲、跷皆奇经也，无表里配合。故谓之奇。中极，任脉穴也，在曲骨上一寸。中极之下为胞宫，任、督、冲三脉皆起于胞宫而出于会阴。任由会阴而行腹，督由会阴而行背。冲由会阴出并少阴而散胸中）。

冲脉者，起于气街，并少阴之经，挟脐上行，至胸中而散（起者，外脉所起，非发源也。气街，即气冲，在毛际两旁；起于气街，并足少阴之经；会于横骨、大赫等十一穴，挟脐上行，至胸中而散，此冲脉之前行者也。然少阴之脉上股内后廉，贯脊属肾，冲脉亦入脊内伏冲之脉。然则冲脉之后行者，当亦并少阴无疑也）。

任脉为病，男子内结七疝，女子带下瘕聚（任脉自前阴上毛际，行腹里，故男女之为病若此也）。冲脉为病，逆气里急（冲脉挟脐上行至胸，气不顺则逆，血不和则急也）。督脉为病，脊强反折（督脉贯脊，故病如此）。

督脉者，起于少腹以下骨中央，女子入系廷孔（少腹乃胞宫之所居。骨中央者，横骨下近外之中央也，廷，正也，直也。廷孔，溺孔也），其孔，溺孔之端也（女人溺孔在前阴中横骨之下，孔之上际谓之端。乃督脉外起之所。虽言女子，然男子溺孔亦在横骨下中央，第为宗筋所函，故不见耳）。其络循阴器，合篡间，绕篡后（篡者，交篡之义，即前后二阴之间也），别绕臀，至少阴与巨阳中络者合，少阴上股内后廉，贯脊属肾（足少阴之脉，上股内后廉；足太阳之脉，外行者过髀枢，中行者挟脊贯臀，故此督脉之别，绕臀至少阴之分；与巨阳中络者，合少阴之脉并行，而贯脊属肾也）。与太阳起于目内，上额交巅，上入络脑，还出别下项，循肩内，挟脊抵腰中，入循膂络肾（此亦督脉之别络，并足太阳经上头下项，挟脊抵腰，复络于肾。其直行者，自尻上脊下头，由鼻而至人中也），其男子循茎下至篡，与女子等，其少腹直上者，贯脐中央，上贯心，入喉上颐还唇，上系两目之下中央（此自小腹直上者，皆任脉之道，而此列为督脉，启玄子引古经云：任脉循背谓之督脉。自少腹直上者，谓之任脉，亦谓之督脉）。此生病，从少腹上冲心而痛，不得前后，为冲疝（此督脉自脐上贯心，故为病如此。名为冲疝，实兼冲、任而为病也）。其女子不孕，癃痔、遗溺、嗌干（女子诸症，虽由督脉所生，实亦任、冲之病。王氏曰：任脉者，女子得之以任养也。冲脉者，以其气上冲也。

督脉者，督领诸脉之海也，三脉皆由阴中而上，故其病如此）。督脉生病治督脉，治在骨上，甚者在齐下营（骨上，谓曲骨上毛际中。齐下营，谓脐下一寸阴交穴也，皆任脉之穴，而治督脉之病，正以脉虽有三，论治但言督脉，而不云任、冲，所用之穴亦以任为督，可见三脉同体，督即任、冲之纲领，任、冲即督之别名耳）。

《灵枢·脉度》篇曰：跷脉者，少阴之别，起于然骨之后（跷脉有二，曰阴跷、曰阳跷。少阴之别，肾经之别络也。然谷之后，照海也。此但言阴跷，未及阳跷，惟《缪刺论》曰：邪客于足阳跷之脉，刺外踝之下半寸所。盖阳跷为太阳之别，故《难经》曰：阳跷脉起于跟中，循外踝上行入风池。阴跷者，亦起于跟中，循内踝上行至咽喉，交贯冲脉。故阴跷为足少阴之别，起于照海。阳跷为足太阳之别，起于申脉，庶得其详也），上内踝之上，直上循阴股入阴，上循胸里入缺盆，上出人迎之前，入顽，属目内眦，合于太阳、阳跷而上行，气并相还则为濡目，气不荣则目不合（自内踝直上，入阴循胸，皆并足少阴上行也。然足少阴之直者，循喉咙而挟舌本，此则入缺盆，上出人迎之前，入顽属目内眦，以合于足太阳之阳跷。是跷脉有阴阳之异也，阴跷、阳跷之气并行回还而濡润于目，若跷气不荣，则目不能合）。

按：阴维脉起于诸阴之交，其脉发于足少阴筑宾穴，为阴维之郄，在内踝上五寸踹肉分中。上循股内廉，上行入少腹，会足太阴、厥阴、少阴、阳明于府舍，上会足太阴于大横、腹哀，循胁肋会足厥阴于期门，上胸膈挟咽，与任脉会于天突、廉泉，上至前顶而终。

阳维脉起于诸阳之会，其脉发于足太阳金门穴，在足外踝下一寸五分，上外踝七寸，会足少阳于阳交，为阳维之郄。循膝外廉，上髀厌，抵小腹侧，会足少阳于居，循胁肋，斜上肘，上会手阳明、足太阳于臂，过肩前，与手少阳会于臑会、天，却会手足少阳、足阳明于肩井，入肩后，会手太阳、阳跷于俞，上循耳后。会手足少阳于风池，上脑空、承灵、正营、目窗。临泣，下额与手足少阳、阳明五脉会于阳白，循头入耳，上至本神而止。

带脉起于季胁足厥阴之章门穴，同足少阳循带脉，围身一周如束带然，又与足少阳会于五枢、维道。

二跷为病，苦癫痫寒热，皮肤淫痹，少腹痛，里急，腰及髋窌下相连阴中痛，男子阴疝，女子漏下。二维为病，阴阳不能相维，则怅然失志，溶溶不能自收持。阳维为病苦寒热，阴维为病苦心痛。阳维主表，阴维主里。带脉为病，腹满，腰溶溶如坐水中，妇人小腹痛，里急后重，瘕疝，月事不调，赤白带下。

李濒湖云：奇经八脉者，阴维也、阴维也、阴跷也、阳跷也、冲也、任也、督也，带也。阳维起于诸阳之会，由外踝而上行于卫分。阴维起于诸阴之交，由内踝而上行于营分，所以为一身之纲维也。阳跷起于跟中，维外踝上行于身之左右。阴跷起于跟中，循内踝上行于身之左右，所以使机关之跷捷也。督脉起于会阴，循背而行于身之后，为阳脉之总督，故曰阳脉之海；任脉起于会阴，循腹而行于身之前，为阴脉之承任，故曰阴脉之海。冲脉起于会阴，夹脐而行，直冲于上，为诸脉之冲要，故曰十二经之海；带脉则横围于腰，状如束带，所以总约诸脉者也；是故阳维主一身之表，阴维主一身之里，以乾坤言也。阳跷主一身左右之阳，阴跷主一身左右之阴，以东西言也。督主身后之阳，任、冲主身前之阴，以南北言也。带脉横束诸脉，以六合言也。是故医而知乎八脉，则十二经十五络之大旨得矣。

愚按：直行曰经，旁支曰络。经有十二，手之三阴三阳、足之三阴三阳也。络有十五者，十二经各有一别络，而脾又有一大络，并任、督二络，为十五络也，合计二十七气，如泉之流不舍昼夜，阴脉营于五脏，阳脉营于六腑，终而复始，如环无端。其流溢之气，入于奇经，转相灌溉，八脉无表里配合，不成偶。故曰奇也。正经犹沟渠，奇经犹湖泽，譬之雨降沟盈，溢于湖泽也。脏腑者，经络之本根。经络者，脏腑之枝叶，谙于经络，则阴阳表里、气血虚实了然于心目。初学人必先于是，神良者亦不外于是。第粗工昧之，诋其迂远不切，智士察之，谓其应变无穷耳。

二、治则

《阴阳应象大论》曰：阴阳者，天地之道也，万物之纲纪，变化之父母，生杀之本始，神明之府也。治病必求其本（此明天地万物，变化生杀，总不出于阴阳，察乎此者可以当神明矣。故治病者万绪纷然，必求于本。或本于阴、或本于阳，阴阳既得，病祟焉逃。芩连姜附，尽可回春，参术硝黄，并能起死。此之未辨，畏攻畏补，忧热忧寒，两岐必至于误生。广络遗讯于圣哲，本顾可弗求乎哉）。

《至真要大论》曰：谨守病机，各司其属，有者求之，无者求之，盛者责之，虚者责之，必先五胜，疏其血气，令其调达而致和平。此言病状繁多，各宜细察，然总不外于虚实也。谨守者，防其变动也；病而曰机者，状其所因之不齐，而治之不可不圆活也；属者，有五脏之异、六腑之异、七情之异，六气之异、贵贱之异、老少之异，禀界有虚实之异，受病有标本之异，风气有五方之异，运气有胜复之异，情性有缓急之异，有尝贵后贱之脱营，尝富后贫之气离守，各审其所属而司其治也。有者求之二句，言一遇病症，盒饭审其所属之有无也。

盛者责之二句是一章之大纲，于各属有无之间分别虚实而处治也。然至虚似实，大实似虚，此又不可不详为之辨也。必先五胜者，如木欲实，金当平之之类是也。疏其血气，非专以攻伐为事。或补之而血气方行，或温之而血气方和，或清之而血气方治，或通之而血气方调，正须随机应变，不得执一定之法，以应无穷之变也。此治虚实之大法，一部《内经》之关要也。

君一臣二，奇之制也；君二臣四，偶之制也。君二臣三，奇之制也。君二臣六，偶之制也（君者，品味少而分两多。臣者，品味多而分两少。奇制从阳，偶制从阴）。故曰：近者奇之，远者偶之；汗者不以偶，下者不以奇（病在上者为近，属阳，故用奇方，取其轻而缓也。病在下者为远，属阴，故用偶方，取其重而急也。汗者不以偶，阴沉不能达表也。下者不以奇，阳升不能降下也）。补上治上制以缓，补下治下制以急，急则气味浓，缓则气味薄。适其至所，此之谓也（上药宜缓，欲其曲留上部。下药宜急，欲其直达下焦。欲急者，须气味之浓，欲缓者，须气味之薄。缓急得宜，浓薄合度，则适其病至之所，何患剂之弗灵乎）；病所远而中道气味之者，食而过之，无越其制度也（病之所在远，而药则必由于胃，用之无法则未达病所，则中道先受其气味矣。当于食为度，而使远近适宜，是过之也，过，犹达也。欲其近者，药在食后，则食载药而留止于上，欲其远者，药在食前，则食坠药而疾走于下。服药有疾徐，根梢有升降，气味有缓急，药剂有汤丸膏散，各须合法，无越其度也）；是故平气之道，近而奇偶，制小其服也。远而奇偶，制大其服也。大则数少，小则数多，多则九之，少则二之（近病远病，各有阴阳表里之分，故远方近方，各有奇偶相兼之法，或方奇而分两偶，或方偶而分两奇，此奇偶互用也；近而奇偶，制小其服，小则数多而尽于九。盖数多则分两轻，性力缓而仅及近病也。远而奇偶，制大其服，大则数少，而止于二。盖数少则分两重，性力专而直达远病也。是皆奇偶互用法之变也），奇之不去则偶之，是谓重方。偶之不去，则反佐以取之，所谓寒热温凉，反从其病也（此变通之法也。始用药奇而病不去，变而为偶，奇偶迭用，是曰重方。重者，复也。若偶之而又不去，则当求其微甚真假，反佐以取之。反佐者，顺其性也，如以热治寒而寒拒热，则反佐以寒而入之；以寒治热而热格寒，则反佐以热而入之。又如寒药热服，热药冷服，皆变通之妙用也。王太仆曰：热与寒背，寒与热违，微小之热为寒所折，微小之冷为热所消，大寒大热必能与违性者争，与异气者格，是以圣人反其佐以同其气，令声应气求也）。

辛甘发散为阳，酸苦涌泄为阴，咸味涌泄为阴，淡味渗泄为阳，六者或收或散，或缓或急，或燥或润，或软或坚，以所利而行之，调其气使其平也（涌，吐也；泄，泻也；渗泄，利小便也；辛主散主润，甘主缓，酸主收主急，苦主燥主坚，咸主软，淡主渗泄，各因其利而行之，气可平矣）。

寒者热之，热者寒之，微者逆之，甚者从之（义见上），坚者削之，客者除之，劳者温之，结者散之，留者攻之，燥者濡之，急者缓之，散者收之，损者益之，逸者行之，惊者平之，上之下之，摩之浴之，薄之劫之，开之发之，适事为故（温之，甘温能除大热也，逸，即安逸也。饥饱劳逸皆能成病，过于逸则气脉凝滞，故须行之。上者，吐也；摩者，按摩也；薄者，即薄兵城下之义。适事为故，犹云中病为度，适可而止，毋太过以伤正，毋不及以留邪也）。

逆者正治，从者反治，从少从多，观其事也（从少谓一从而二逆，从多为二从而一逆也。事即病也，观其病之轻重，而为之多少也）。

热因寒用，寒因热用，塞因塞用，通因通用，必伏其所主，而先其所因，其始则同，其终则异，可使破积、可使溃坚、可使气和、可使必已（寒病宜热，然寒甚者格热，须热药冷服。此热因寒用也，热病宜寒，然热甚者格寒，须寒药热服，此寒因热用也。塞因塞用者，如下气虚乏，中焦气壅，欲散满则更虚其下，欲补下则满甚于中，治不知本而先攻其满，药入或减，药过依然，气必更虚，病必转甚，不知少服则壅滞，多服则宣通，峻补其下则下自实，中满自除矣。通因通用者，或挟热而利，或凝寒而泄，寒者以热下之，热者以寒下之，伏其所主，利病之本也。先其所因者，求病之由也。其始则同，言正治也。其终则异，言反治也，明于反治，何病不愈）。

诸寒之而热者取之阴，热之而寒者取之阳，所谓求其属也（用寒药治热病，而热反增，非火有余，乃阴不足也，阴不足则火亢，故当取之阴，但补阴则阳自退耳。用热药治寒症，而寒反增，非寒有余，乃阳不足也，阳不足则阴寒，故当取之阳，但补水中之火，则寒自消耳。求其属者，求于本也。一水一火，皆于肾中求之，故王太仆曰：益火之源以消阴翳，壮水之主以制阳光，六味、八味二丸是也）。

夫五味入胃，各归所喜攻，酸先入肝、苦先入心、甘先入脾、辛先入肺、咸先入肾。久而增气，物化之常也，气增而久，夭之由也（增气者，助其气也。如黄连之苦，本入心泻火，多服黄连，反助心火。故五味各归，久而增气，气增必夭折，可不慎欤）。

《阴阳应象大论》曰：因其轻而扬之，因其重而减之，因其衰而彰之（轻者在表，宜扬而散之。重者在内，宜减而泻之。衰者不补，则幽潜沉冤矣，补则再生，故曰彰）。形不足者，温之以气；精不足者，补之以味（此彰之之法也。阳气衰微则形不足，温之以气，则形渐复也。阴髓枯竭则精不足，补之以味，则精渐旺也）。其高者，因而越之（高者，病在上焦。越者，吐也，越于高者之上也），其下者，引而竭之（下者，病在下焦；竭者，下也，引其气液就下也，通利二便皆是也。或云引者，蜜导、胆导之类。竭者，承气、抵当之类），中满者，泻之于内（中满，非气虚中满也，如胀满而有水有积，伤寒而结胸便闭是也，内字与中字照应）。其有邪者，渍形以为汗（渍，浸也，如布桃枝以取汗，或煎汤液以熏蒸，或表清邪重，药不能汗，或冬月天寒，发散无功，非渍形之法不能汗也）。其在皮者，汗而发之（邪在皮则浅矣，但分经汗之可也）；其慓悍者，按而收之（慓者，急也。悍者，猛也，怒气伤肝之症也，按者，制伏酸收，如芍药之类是也），其实者，散而泻之（阴实者，以丁、姜、桂、附散其寒。阳实者，以芩、连、栀、柏泻其火），审其阴阳，以别柔刚（审病之阴阳，施药之柔刚），阳病治阴，阴病治阳（阳胜者阴伤，治其阴者，补水之主也；阴胜者阳伤，治其阳者，补水中之火也），定其血气，各守其乡（或血或气，用治攸分，各不可紊也）。血实宜决之（导之下流，如决江河也），气虚宜掣引之（提其上升，如手掣物也）。

《五常政大论》曰：病有久新，方有大小，有毒无毒，固宜常制矣（病久者，宜大剂；病新者，宜小剂。无毒者，宜多用；有毒者，宜少用）。大毒治病，十去其六，常毒治病，十去其七，小毒治病，十去其八，无毒治病，十去其九（药不及则病不痊，药太过则正乃伤，大毒治病。十去其六，盒饭止矣。毒轻则可任，无毒则可久任也），谷肉果菜，食养尽之，无使过之，伤其正也（病虽去而有未尽去者，当以饮食养正，而余邪自尽。若药饵太过，便伤正气）。必先岁气，毋伐天和（五运有纪，六气有序，四时有令，阴阳有节，皆岁气也。人气应之以生长收藏，此天和也。于此未明，则犯岁气、伐天和矣）。

《六元正纪大论》黄帝问曰：妇人重身，毒之何如？岐伯曰：有故无殒，亦无殒也（有孕曰重身。毒之，用毒药也，故者，如下文大积大聚之故。有是故而用是药，所谓有病则病当之。故孕妇不殒，胎亦不殒也）。

帝曰：愿闻其故何谓也？岐伯曰：大积大聚，其可犯也，衰其大半而止（大积大聚，非毒药不能攻，然但宜衰其大半，盒饭禁止，所谓大毒治病，十去其六者是也）。

愚按，论治之则，载由经籍，圆通之用，妙出吾心，如必按图索骥，则后先易辙，未有不出者矣。子舆氏曰：梓匠轮舆，能与人以规矩，不能使人巧。故夫揆度阴阳，奇恒五中，决以明堂，审于终始，其亦巧于规矩者乎。

三、病能

《至真要大论》曰：诸风掉眩，皆属于肝（诸风者，风病不一也。掉，摇动也。眩，昏花也。风木善动，肝家之症也，掉眩虽同，而虚实有别，不可不察焉）；诸寒收引，皆属于肾（收，敛束也。引，牵急也。筋脉挛急本是肝症，而属于肾者，一则以肾肝之症同一治，一则肾主寒水之化，肾虚则阳气不充，营卫凝泣；肢体挛。所谓寒则筋急也），诸气膹郁，皆属于肺（膹者，喘急上逆。郁者，痞塞不通。肺主气，气有余者，本经自伏之火。气不足者，则火邪乘之。虚实之分，极易淆误，所当精辨。近世庸者。概指为肺热而攻其有余，虚虚之祸，良可嗟悼）。诸湿肿满，皆属于脾（脾司湿化，又主肌肉，内受湿淫，肌体肿满，故属于脾，土气太过，则湿邪盛行，其病骤至。法当分疏。土气不及，则木乘水侮，其病渐成，法当培补，二者易治，比于操刃）。诸热瞀瘈，皆属于火（昏闷曰瞀，抽掣曰瘈，邪热伤神则瞀，亢阳伤血则瘈，虽皆属火，亦有虚实之分。丹溪曰：实火可泻，岑连之属；虚火可补，参芪之属。仁人之言哉），诸痛痒疮，皆属于心（热甚则疮痛，热微则疮痒，心主热火之化，故痛痒诸疮，皆属于心也），诸厥固泄，皆属于下，（厥者，自下而逆上也，阴衰于下，则为热厥，阳衰于下，则为寒厥。固者，二便不通也。阳虚则无气，而清浊不化，寒也。火盛则水衰，而精液干枯，热也。泄者，二便不固也。命门火衰则阳虚失禁，寒也。肾宫水衰则火迫注泄，热也。肾开窍于二阴，肾主二便，居下故也）。诸痿喘呕，皆属于上（痿废应属下部而属于上者，何也？肺热叶焦，发为痿。气急曰喘，病在肺也。有声无物曰呕，肺胃司之，总属在上之症）；诸禁鼓栗，如丧神守，皆属于火（禁，即噤也，寒厥切牙曰噤。鼓，鼓颔也。栗，战栗也。寒战而神不自持，如丧神守，皆火也。心火亢极，反兼胜己之化，此火实也，阳虚阴盛，气不卫外而寒战者，此火虚也）。诸痉项强，皆属于湿（痉者，风湿而屈伸不利也。项属足太阳寒水，水即湿也，故皆属于湿）。诸逆冲上，皆属于火（喘咳呕吐，气满逆急。皆冲逆之症，火性炎上，故皆属于火）。诸胀腹大，皆属于热（热气内淫，变为烦满，故曰皆属于热。近世执此一句，因而误人不可胜数，独不闻经曰：岁水太过，腹大胫肿。岁火不及，胁满腹大。流衍之纪，病胀。水郁之发，善胀。太阳之胜，腹满。阳明之复，腹胀。又曰：适寒凉者胀。又曰：藏寒生满病。又曰，胃中寒则胀满。此九者，皆言寒胀也。故东垣曰，大抵寒胀多，热胀少，良有本矣），诸躁狂越，皆属于火（躁者，烦躁也；狂者，妄乱也，越者，如登高而歌之类。火入于肺则烦；火入于肾则躁。又有阴盛发躁。成无己曰：阴躁欲坐井中，但欲饮水、不得入口。东垣曰：阴躁欲坐井中，阳已先亡，医犹不悟，重以寒药投之，其死何疑？故曰内热而躁者，有邪之热也，属火，外热而躁者，无根之火也，属寒。经之论狂屡见，属虚寒者凡四条，是狂亦有寒热之辨矣）。诸暴强直，皆属于风（暴，猝也。强者，筋强。直者，体直而不能屈伸也。肝主筋，其化风，故曰属风，非天外入风也。内风多燥，若用风剂则益燥，故有治风先治血，血行风自灭之说也。

轻与疏风则益燥，且腠理开张，反招风矣）。诸病有声，鼓之如鼓，皆属于热（有声，谓肠鸣也，鼓之如鼓，谓腹胀也，皆阳气逆壅，故曰属热。二症多有属于寒者，尽信不如无书，其是之谓耶）。诸病胕肿，疼酸惊骇，皆属于火（肿者，浮肿也。疼酸者，火在经也。惊骇者，火在脏也。然。肿酸疼，属于寒湿者不少，惊骇不宁，属于不足者常多也），诸转反戾，水液混浊，皆属于火（转筋挛，燥热所致，小便混浊，清化不及，故皆属热，然而寒则筋急，喻如冬月严寒，则角弓增劲。心肾不足，多有便浊。经云：中气不足，溲便为之变。读者盖通之可耳）。诸病水液，澄澈清冷，皆属于寒（澄澈清冷者，寒水之本体，故皆属寒），诸呕吐酸，暴注下迫，皆属于热（呕逆者，火炎之象；吐酸者，肝木之实；暴注者，火性疾速；下迫者，火能燥物。此特道其常耳，虚寒之变，数症常作，不可不知也）。

按：经言十九条，道其常也。余每举其反者，尽其变也，王太仆深明病机之变，其所注疏，真《内经》画龙点睛手也。启玄曰：如大寒而甚，热之不热，是无火也，当助其心。又如大热而甚，寒之不寒，是无水也。热动复止，倏忽往来，时动时止，是无水也，当助其肾。内格呕逆，食不得入，是有火也。病呕而吐，食入反出，是无火也。暴速注下，食不及化，是无水也，溏泄而久。止发无恒，是无水也。故心盛则热，肾盛则寒，肾虚则寒动于中，心虚则热收于内。又热不得寒，是无水也。寒不得热，是无火也，夫寒之不寒，责之无水，热之不热，责其无火。热之不久，责心之虚，寒之不久，责肾之少。方有治热以寒，寒之而火食不入，攻寒以热，热之而昏躁以生，此为气不疏通，壅而为是也。余以太仆此语为岐黄传神，常自诵忆，并勉同志。

《生气通天论》曰：因于寒，欲如运枢，起居如惊，神气乃浮（阳气不固，四时之邪乃能干之。经曰：冬三月，此谓闭藏。水冰地坼，无扰乎阳。又曰：冬日在骨，蛰虫周密，君子居室。皆言冬令宜闭藏也。因者，病因也。因寒而动者，内而欲心妄动，如运枢之不停，外而起居不节。如惊气之震动，则与天令相违，神气不能内敛，皆浮越于外矣）。因于暑，汗，烦则喘喝，静则多言（此言动而得之，为中热之候也。炎蒸劳役。病属于阳，故多汗而烦，气高喘喝。即感之轻而静者，亦精神内乱，言语无伦也），体若燔炭，汗出而散（此言静而得之。为中暑之候也。纳凉饮冷，病属于阴，热气抑遏，体如燔炭，必得发汗，而阴郁之气始散也。香薷一味为夏月发汗之要药，其性温热，止宜于中暑之人。若中热者误服之，反成大害，世所未知）。因于湿，首如裹，湿热不攘，大筋软短，小筋弛长；软短为拘，弛长为痿（土旺四季之末，发无常期。首如裹者。湿伤则头面壅重也。湿久成热，须药以攘夺之，苟为不夺，则热伤阴血，筋无以荣，大筋拘而不伸，小筋弛而无力矣）。因于气，为肿，四维相代，阳气乃竭（肺金主气，病因于气者，秋令之邪也。肿者，气化失宜，乃为肿胀也。四维者，四肢也。相代者，言足肿不能行，手代之以扶倚也，气不能治，终归于竭矣）。

阳气者，烦劳则张，精绝，辟积于夏，使人煎厥（阳春主生发之气，此言春令之邪也。气方生而烦劳太过，则气张于外，精绝于内。春令邪辟之气，积久不散，至夏未痊，则火旺而真阴如煎，火炎而虚气逆上，故曰煎厥。按《脉解篇》曰肝气失治，善怒者名曰煎厥。则此节指春令无疑。旧疏从未及之，岂非千虑一得）。

大怒则形气绝；而血菀（菀，茂也，结也）于上，使人薄厥（怒气伤肝，肝为血海，怒则气上，气逆则绝，所以血菀上焦，相迫曰薄，气逆曰厥，气血俱乱，故为薄厥。盖积于上者，势必厥而吐也。薄厥者，气血之多而盛者也）。有伤于筋，纵，其若不容（怒伤而至于血厥，则筋无以荣，缓纵不收，若不能容矣）。汗出偏沮，使人偏枯（偏者，或左或右，止出半边也。沮者。言此既偏出，彼即阻滞矣。久则卫气不固，营气失守，当为偏枯，即半身不遂也）。汗出见湿，乃生痤痱（痱音沸，汗出则玄府开张，若凉水浴之，即见湿矣。留于肤腠，甚者为痤，微者为痱。痤。小疖也。痱，暑疹也）。高粱之变，足生大疔，受如持虚（高粱，即肥甘也；变，病也；足，能也。浓味不节，蓄为灼热，能生大疔。日积月累，感发最易，如持虚之器以受物也）。

劳汗当风，寒薄为皶。郁乃痤（形劳汗出，坐卧当风，寒气薄之，液凝为，即粉刺也。若郁而稍重，乃若小疖，其名曰痤）。

开阖不得，寒气从之，乃生大偻（夏则腠理开而发泄，冬则腠理阖而闭藏，与时偕行也。若当开不开，当闭不闭，不得其宜，为寒所袭，留于筋络之间，软急不舒，形为俯偻矣）。陷脉为瘘，留连肉腠（陷脉者，寒气自筋络而陷入脉中也。瘘，鼠瘘之属，邪久不散，则渐深矣）。俞气化薄，传为善畏，及为惊骇（寒气渐深，自脉而流于经俞，侵及脏腑，故为恐畏惊骇也）。营气不从，逆于肉理，乃生痈肿（营行脉中，邪气陷脉，则营气不从，故逆于肉而痈肿生焉）。魄汗未尽，形弱而气烁，穴俞已闭，发为风疟（肺主皮毛，汗之窍也，肺实藏魄，故名魄汗。汗出未透，则热郁于内，形气俱烁，俞穴以闭，留止之邪必为风疟矣）。

春伤于风，邪气留连，乃为洞泄（春伤于风，则肝木侮土，故为洞泄），夏伤于暑，秋为痎疟（夏伤于暑，伏而不发，秋气收束，寒郁为热，故寒热交争而成痎疟。痎者，疟之通称，非有别义）。秋伤于湿，上逆而咳，发为痿厥（土旺于四季之末，秋末亦可伤湿，秋气通于肺，湿郁成热，上乘肺金，气逆而咳，曰上逆者，湿从下受故也）。冬伤于寒，春必温病（冬伤于寒，寒毒藏于阴分，至春始发。名为温病，以时令得名也。春不发而至于夏，即名热病矣）。

味过于酸，肝气以津，脾气乃绝（曲直作酸，肝之味也。过于食酸，久而增气，木乘土位，脾气乃绝）；味过于咸，大骨气劳，短肌，心气抑（咸为肾味，过食则伤肾，肾主骨，故大骨气劳。咸走血，血伤故肌肉短缩，咸从水化，水胜则火囚，故心气抑），味过于甘，心气喘满，色黑，肾气不衡（甘归土味，过食则缓滞上焦，故心气喘满。甘从土化，土胜则水病，故黑色见而肾气不衡矣。衡，平也），味过于苦，脾气不濡，胃气乃浓（苦味太过，则心伤而脾失其养，且苦者性燥，故不濡也。《五味论》曰：苦入于胃，谷气不能胜苦，苦入下脘，三焦之道闭而不通，故变呕。可见苦寒损中，令脾之正气不濡，胃之邪气乃浓。浓者，胀满之类也）。味过于辛，筋脉沮弛，精神乃央（味过于辛，则肺气乘肝，肝主筋，故筋脉沮弛。辛味多散，则精耗神伤，故曰央。央当作殃）。

《阴阳别论》曰：二阳之病发心脾，有不得隐曲，女子不月（阳明为二阳，胃伤而心脾受病者，何也？脾与胃为夫妻，夫伤则妻亦不利也。心与胃为子母，子伤则母亦不免焉。不得隐曲，阳事病也，胃为水谷气血之海，化营卫而润宗筋。《厥论》曰：前阴者，宗筋之所聚，太阴，阳明之所合也。《痿论》曰：阴阳总宗筋之会，而阳明为之长，故胃病则阳事衰也。女子不月者，心主血，脾统血，胃为血气之海，三经病而血闭矣），其传为风消，其传为息贲者，死不治（胃家受病，久而传变，则肝木胜土，风淫而肌体消削，胃病则肺失所养，故气息奔急。隐曲害者精伤，精伤则火亢乘金，元本败而贼邪兴，死不治矣）。

三阳为病发寒热，下为痈肿，及为痿厥，其传为索泽，其传为㿗疝（太阳为三阳，属表，故发寒热与痈肿。足太阳之脉从头下背，贯臀入腘，循踹抵足，故足膝无力而痿，逆冷而厥，足肚酸疼曰踹渊也。表有寒热，则润泽之气必皆消索。㿗疝者，小腹控引睾丸而痛也）。

一阳发病，少气，善咳，善泄，其传为心掣，其传为隔（少阳为一阳，胆与三焦也。胆属木，三焦属火，壮火食气，相火刑金，故少气善咳。木旺则侮土，故善泄。三焦火动，则心掣而不宁。胆气乘脾，则隔塞而不利）。二阳一阴发病，主惊骇、背痛、善噫、善欠，名曰风厥（二阳，胃与大肠也。一阴，肝与心主也，肝胃二经皆主惊骇，经曰：东方通于肝，其病发惊骇。又曰足阳明病，闻木音则惕然而惊是也。手阳明之筋皆挟脊，故背痛，噫，嗳气也，其主在心。经曰：上走心为噫者，阴盛而上走于阳明，阳明络属心也。欠虽主于肾，而经云足阳明病为数欠，则胃亦病欠也。肝主风，心包主火，风热相搏，故病风厥）。二阴一阳发病，善胀、心满、善气（二阴，心与肾也。一阳，胆与三焦也。胆乘心则胀，肾乘心则满，三焦病则上下不通，故善气）。三阳三阴发病，为偏枯痿易，四肢不举（三阳，膀胱。小肠也。三阴，脾、肺也，膀胱之脉自头背下行两足，小肠之脉自两手上行肩胛，且脾主四肢，肺主气，四经俱病，当为偏枯等症。易，变易也。强者，变而为痿也）。

所谓生阳、死阴者，肝之心谓之生阳（得阳则生，失阳则死，故曰生阳、死阴也，自肝传心，以木生火，得之生气，是谓生阳，不过四日而愈），心之肺谓之死阴（心传肺者，为火克金，故曰死阴，不过三日死），肺之肾谓之重阴（肺金肾水，虽曰子母相传，而金水俱病，则重阴而阳绝矣）。肾之脾谓之辟阴，死不治（土本制水，而水反侮脾，是谓辟阴。辟者，放僻也）。

结阳者，肿四肢（阳，六阳也，四肢为诸阳之本，故云）。结阴者，便血一升，再结二升，三结三升（阴，六阴也。阴主血，邪结阴分，故当便血。病浅者，一升即愈。若不愈而再结，邪甚于前矣，故便血二升。更不愈为尤甚，故便血三升）。阴阳结斜，多阴少阳，曰石水，少腹肿（斜，当作邪。六阴六阳诸经皆能结聚水邪，若多在阴经，少在阳经，病生石水。沉坚在下，症则少腹肿也）；二阳结谓之消（胃与大肠经也，阳邪结于肠胃，则成三消之症，多饮而渴不止为上消，多食而饥不止为中消。多溲而膏浊不止为下消）；三阳结谓之隔（膀胱、小肠二经也。邪结膀胱，则气化不行，津液阻绝。小肠居大肠之上、胃之下，盛水谷而厘清浊者也。邪乘之则水液不前，糟粕不后，二者皆痞隔之象也），三阴结谓之水（脾肺二经也。脾土制水，土受邪则水反侮之，肺金生水，金气病则水不能输，故寒结三阴而水胀之症作矣）。一阴一阳结谓之喉痹（一阴，肝与心主也，一阳，胆与三焦也。肝胆属木，心主三焦属火，四经皆亢上，其脉并络于喉，阳邪内结，痹症乃生。痹者，闭也）。

《灵枢·经脉》篇曰：〔肺，手太阴也〕是动则病肺胀满膨膨而喘咳（动者，变也，变常而病也。肺脉起中焦，循胃上膈属肺，故病如此），缺盆中痛，甚则交两手而瞀，此谓臂厥（缺盆近肺，肺病则痛。瞀，麻木也。肺脉出腋下行肘臂，故臂厥）。是主肺所生病者，咳，上气喘渴，烦心胸满，臂内前廉痛厥，掌中热（喘者，气上而声粗息急也。渴者，金令燥也。太阴之别，直入掌中。故为痛厥掌热）。气盛有余，则肩背痛，风寒，汗出中风，小便数而欠（肺之筋结于肩背，故气盛则痛。肺主皮毛，风寒在表，故汗出中风。母病传子，故肾病而小便数且欠也）。气虚则肩背痛寒，少气不足以息，溺色变（肩背处上焦为阳分，气虚则阳病，故为痛为寒为少气。金衰则水涸，故溺色变为黄赤）。

〔大肠，手阳明也〕是动则病齿痛颈肿（阳明支脉从缺盆上颈贯颊，入下齿中）。是主津液所生病者（大肠或泄或闭，皆津液病也）。目黄、口干、鼽衄、喉痹，肩前臑痛，大指次指痛不用（皆本经之脉所过，故如此）。气有余则当脉所过者热肿，虚则寒栗不复（不复，不易温也）。

〔胃，足阳明也〕是动则病洒洒振寒，善伸数欠，颜黑（振寒者，肝风胜也。伸者，胃之郁也。欠与颜黑，肾象也，土虚水侮，故肾之象见），病至则恶人与火，闻木音则惕然而惊，心欲动，独闭户塞牖而处，甚则欲上高而歌，弃衣而走（阳明热甚，则恶人与火。惊闻木音者，土畏木也。欲闭户者，火动则畏光明也。上高而歌者，火性上越且阳盛，则四肢实也。弃衣而走者，中外皆热也）。贲响腹胀，是为骭厥（贲响者，腹如雷鸣也。骭，足胫也。阳明之脉，自膝下胫，故胫骭厥逆）。是主血所生病者（阳明为受谷而多血之经），狂疟温淫汗出、鼽衄、口㖞唇胗，颈肿喉痹（热甚则狂，风甚则疟，且汗出衄血、口　唇疮等症，皆本经经脉之所过也），大腹水肿，膝膑肿痛，循膺、乳、气街、股、伏兔、外廉、足跗上皆痛，中指不用（阳明脉从缺盆下乳挟脐腹、前阴，由股下足，以入中指，故病状如上）。气盛则身以前皆热，其有余于胃，则消谷善饥，溺色黄（此阳明实热，在经在脏之辨也）。气不足则身以前寒栗，胃中寒则胀满（此阳明虚寒在经在脏之辨也）。

〔脾，足太阴也〕是动则病舌本强，食则呕（脉连舌本故强，脾虚不运故呕），胃脘痛，腹胀善噫（脾脉入腹络胃，故为痛为胀。阴盛而上走阳明，故气滞为噫），得后与气则快然如衰（后，大便也。气，转失气也，气通故快），身体皆重（脾主肌肉，脾主湿，湿伤则体重）。是主脾所生病者，舌本痛，体不能动摇，食不下、烦心、心下急痛、溏、瘕泄、水闭、黄胆、不能卧，强立股膝内肿厥，足大指不用（支者，上膈注心，故为烦心与痛。溏者，水泄也。瘕者，痢疾也。水闭者，土病不能治水也，水闭则湿热壅而为疸，为不卧。脾脉起于足拇，以上膝股，肿与厥之所由生也）。

〔心，手少阴也〕是动则病嗌干心痛，渴而欲饮，是为臂厥。是主心所生病者（支者，从心系上咽，故嗌干心痛，火炎故渴，脉循臂内，故为臂厥），目黄胁痛，臂内后廉痛厥，掌中热痛（脉系目系，故目黄。出腋下，故胁痛。循臂入掌，故有热痛等症）。

〔小肠，手太阳也〕是动则病嗌痛颔肿，不可以顾，肩似拔，似折（经脉循咽下膈，支者循颈上颊，循绕肩，故为病如上）。是主液所生病者（小肠分水谷，故主液），耳聋、目黄、颊肿，颈颔肩臑肘臂外后廉痛（皆经脉所及也）。

〔膀胱，足太阳也〕是动则病冲头痛（本经脉上额入脑，故邪气冲而头痛）。目似脱、项如拔、脊痛腰似折，髀不可以曲，如结，如裂，是为踝厥（皆经脉所及之病也）。是主筋所生病者（周身之筋，惟足太阳至多至大，故凡筋症，皆足太阳水亏也），痔疟狂癫疾（脉入肛，故为痔；经属表，故为疟。邪入太阳，故为狂癫），头囟项痛，目黄泪出鼽衄，项背腰尻，腘踹脚皆痛，小指不用。（皆本经所过之症）。

〔肾，足少阴也〕是动则病饥不欲食（水中有火，为脾之母。真火不生土则脾虚，虽饥不能食矣），面如漆柴，咳唾则有血，喝喝而喘（肾之本色见者，精衰故也，吐血与喘，水虚而火刑金也）。坐而欲起，目䀮䀮如无所见（坐而欲起，阴虚则不能静也，肾虚则瞳神昏眩，故无所见也），心如悬若饥状（相火不宁，君主亦不自安也。如悬若饥，心肾不交也），气不足则善恐，心惕惕如人将捕之，是为骨厥（肾志恐，故如捕

中華藏書

黄帝内经·最新整理珍藏版

中国书房

也，肾主骨，故为骨厥）。是主肾所生病者，口热舌干、咽肿上气、嗌干及痛、烦心心痛（经脉之病也），黄胆肠（黄胆肠，咎由湿热，水虚者多有之），脊股内后廉痛，痿厥嗜卧，足下热而痛（皆经脉所及之病，精竭者神疲，故嗜卧，身半以下，肾所主也，故足痛）。

〔心主，手厥阴心包络也〕是动则病手心热，臂肘挛急，腋肿，甚则胸胁支满，心中大动（皆经脉之所及），面赤目黄，喜笑不休（心之华在面，在声为笑，故见症如此）。是主脉所生病者（心主血脉），烦心心痛，掌中热（经脉病也）。

〔三焦，手少阳也〕是动则病耳聋，浑浑，嗌肿喉痹（经脉所过之病）。是主气所生病者（三焦为水府，水病必由于气），汗出，目锐痛，颊痛，耳后肩、肘臂外皆痛，小指次指不用（三焦出气，以温肌肉，充皮肤，故为汗出诸病，皆经脉所过也）。

〔胆，足少阳也〕是动则病口苦，善太息（胆病汁溢，故口苦。胆郁则太息），心胁痛不能转侧（别脉贯心循胁），甚则面微有尘，体无膏泽（别脉散于面，胆受金残，则燥症见矣），足外反热，是为阳厥（本经脉出外踝之前，故足外反热，热上逆，名阳厥）。是主骨所生病者（胆而主骨病者，乙癸同元也），头痛颔痛，目锐痛，缺盆中肿痛，腋下肿，马刀侠瘿（马刀，瘰也。侠瘿，侠颈之瘤也），汗出振寒，疟（少阳居三阳之中，半表半里，故阳胜则汗出，风胜则振寒而为疟也），胸胁肋髀膝外至胫绝骨外踝前及诸节皆痛，小指次指不用（皆经脉所过之病）。

〔肝，足厥阴也〕是动则病腰痛不可以俯仰（支别者，与太阴、少阳之脉同结腰踝，故腰痛），丈夫 疝，妇人少腹肿（脉绕阴器，故控睾而痛为疝症。妇人少腹肿，亦疝也），甚则嗌干，面尘脱色（脉循喉上额，支者从目系下颊，故其病如此）。是肝所生病者，胸满呕逆飧泄，狐疝遗溺闭癃（上行者挟胃贯膈，下行者过阴器，故为是诸病）。

《通评虚实论》曰：邪气盛则实，精气夺则虚（此二语为医宗之纲领，万世之准绳。其言若浅而易明，其旨实深而难究。夫邪气者，风、寒、暑、湿、燥、火。精气，即正气，乃谷气所化之精微。盛则实者，邪气方张名为实症，三候有力名为实脉。实者泻之，重则汗吐下，轻则清火降气是也。夺则虚者，亡精失血，用力劳神，名为内夺。汗之下之，吐之清之，名为外夺。气怯神疲名为虚症，三候无力名为虚脉。虚者补之，轻则温补，重则热补是也。无奈尚子和、丹溪之说者，辄曰泻实，尚东垣、立斋之说者，辄曰补虚，各成偏执，鲜获圆通，此皆赖病合法耳，岂所为法治病乎？精于法者，止辨虚实二字而已。其中大实大虚、小实小虚、似实似虚，更贵精详。大虚者，补之宜峻宜温，缓则无功也。大实者，攻之宜急宜猛，迟则生变也；小虚者，七分补而三分攻，开其一面也。小实者，七分攻而三分补，防其不测也。至于似虚似实，举世淆讹，故曰至虚有盛候，反泻衔冤。大实有羸状，误补益疾，辨之不可不精，治之不可不审也，或攻邪而正始复，或养正而邪自除，千万法门，只图全其正气耳。嗟乎？实而误补，固必增邪，尚可解救，其祸犹小；虚而误攻，真气立尽，莫可挽回，其祸至大。生死关头，良非渺小，司命者其慎之哉）。

《调经论》：帝曰：阳虚则外寒，阴虚则内热，阳盛则外热，阴盛则内寒……不知其所由然也，岐伯曰：阳受气于上焦，以温皮肤分肉之间，令寒气在外，则上焦不通，上焦不通，则寒气独留于外，故寒栗（阳气者，卫外而为固者也。阳虚则无气以温皮肤，命曰无火。上焦所以不通，独有寒气而已矣）。帝曰：阴虚生内热，奈何？岐伯曰：有所劳倦，形气衰少，谷气不盛，上焦不行，下脘不通，胃气热，热气熏胸中，故内热（阴气营于内者也，有所劳倦，则脾胃受伤。脾主肌肉，亦主运化，谷气以生真气，土衰则形肉与中气俱衰，谷气减少，脾虚下陷则上焦不行，下脘不通矣。脾阴不足则胃热，肺居胸中，热上熏肺则内热也。此言劳倦伤脾，故见症如上。若色欲所伤，真水耗竭，火无所畏，亢而刑金，此之内热，尤为难疗）。帝曰：阳盛生外热，奈何？岐伯曰：上焦不通利，则皮肤致密，腠理闭塞，玄府不通，卫气不得泄越，故外热（阳主在上，又主在表，故阳亢则上壅而表热，此伤寒之候也）。帝曰：阴盛生内寒，奈何？岐伯曰：厥气上逆，寒气积于胸中而不泻，不泻则温气去，寒独留，则血凝泣，凝则脉不通，其脉盛大以涩，故中寒（寒气入脏，则阳气去矣。寒独留者，如冬令严寒，万物闭蛰之象，故脉不通而涩。此内伤之候也）。

《调经篇》云：因饮食劳倦，损伤脾胃，始受热中，末传寒中（始受者，病初起也。末传者，久而不愈也。初起病时，元气未虚，邪气方实，实者多热，及病之久、邪气日退、正气日虚、虚者多寒。古人立法，于始受热中者，实则泻其子。夫肺金为脾土之子而实主气，气有余便是火，故凡破气清火之剂皆所以泻其子也，于末传寒中者，虚则补其母。夫少火为脾土之母而实主营运三焦，熟腐五谷，故凡温中益火之剂皆所以补其母也。每见近世不辨虚实，一遇脾病，如胀满、如停滞，如作痛、如发热之类，概以清火疏气之药投之，虚虚之祸可胜数哉）。

《玉机真藏论》曰：脉盛，皮热，腹胀，前后不通，闷瞀，此谓五实（实者，邪气实也。心受邪则脉盛，肺受邪则皮热，脾受邪则腹胀，肾受邪则前后不通，肝受邪则闷瞀。肝脉贯膈，气逆上也）。脉细、皮寒、气少，泄利前后，饮食不入，此谓五虚（虚者，正气虚也。心虚则脉细，肺虚则皮寒，肝虚则气少，肾虚则泄利前后，脾虚则饮食不入。五实五虚，皆死候也）。

浆粥入胃，泄注止，则虚者活（治虚之法，先扶根本。浆粥入胃则脾土将复，泄注既止则肾水渐固，虽犯虚死，自可回生也），身汗得后利，则实者活（治实之法，汗下为要，身既得汗则表邪解，后既得利则里邪去，虽犯实死之条，邪退则活矣）。

《举痛论》：帝曰：余知百病生于气也，怒则气上，喜则气缓，悲则气消，恐则气下，寒则气收，热则气泄，惊则气乱，劳则气耗，思则气结，九气不同，何病之生？岐伯曰：怒则气逆，甚则呕血及飧泄，故气上矣（肝木主春升之令，怒伤之，如雷奋九天，故气逆也。血属阴，主静定而润下，肝逆而上。

且为血海，则阴血不得安其静定之常，故呕逆也。木旺侮脾，脾伤则不化谷而飧泄，是以气逆而上也）。喜则气和志达，荣卫通利，故气缓矣（和达通利，若不为病矣。不知大喜则气散而不收，缓慢不能摄持，故《本神》篇曰喜乐者神惮散而不藏是也）。悲则心系急，肺布叶举，而上焦不通，荣卫不散，热气在中，故气消矣（悲生于心，故心系急。并于肺则肺叶举，不通不散则气壅而为火，火主刑金，金主气，故气消也）。恐则精却，却则上焦闭，闭则气还，还则下焦胀，故气不行矣（恐伤肾则精却，却者，退而不能上输也。上焦闭则失上升之路，还而下陷，夫气以上升为行，下陷则不行矣）。寒则腠理闭，气不行，故气收矣（寒束其外，则腠理闭密，阳气不舒，冻而收敛矣）。炅则腠理开，营卫通，汗大泄，故气泄矣（炅者，热也，如天行夏令，腠理开通，气从汗散，故曰气泄）。惊则心无所倚，神无所归，虑无所定，故气乱矣（卒然惊骇则神志飘荡，动而不宁，主不明则天下乱，即气乱之旨也）。劳则喘息汗出，外内皆越，故气耗矣（用力太过，则疲劳而气动，内则奔于肺而为喘，外则达于表而为汗，故曰外内皆越，而气自耗矣）。思则心有所存，神有所归，正气留而不行，故气结矣（思则志凝神聚，气乃留而不散，故名为结）。

《风论》曰：风者，善行而数变，腠理开则洒然寒，闭则热而闷（风属阳而性动，故善行数变），其寒也，则衰食饮，其热也，则消肌肉，故使人怢栗而不能食（寒则胃气不能健运，故食衰；热则津液润泽，故消瘦。栗，即战栗也）。

风气与阳明入胃，循脉而上至目内眦，其人肥则风气不得外泄，则为热中而目黄；人瘦则外泄而寒，则为寒中而泣出（风气入胃，胃脉上行目系，人肥则腠密而邪不得泄。故热中而目黄。人瘦则腠疏而邪气易泄，故寒中而泣出）。风气与太阳俱入，行诸脉俞，散于分肉之间，与卫气相干，其道不利，故使肌肉愤膹而有疡。卫气有所凝而不行，故其肉有不仁也（五脏六腑之俞，皆附于背，故风由太阳经入者，邪必行诸脉俞而散于分肉。分肉者，卫气之所行也，卫气昼行于阳，自太阳始，风与卫相薄，故气道涩而不利。风气凝结，故愤膹肿胀而为疮疡。卫气因风时或不行，则痹而不仁也）。疠者，有营气热，其气不清，故使鼻柱坏而色败，皮肤疡溃。

风寒客于脉而不去，名曰疠风（风寒客于血脉，则营气热而溃。气者，肺所治也，不清则金化不行，鼻与皮毛皆肺主之，故鼻柱坏，色败者，皮毛槁也。《脉要精微论》曰脉风或为疠也。疠者，恶也）。

风中五脏六腑之俞，亦为脏腑之风，各入其门户所中，则为偏风（风入于脏腑之俞，随俞左右而偏中之，则为偏风，即偏枯也）。风气循风府而上，则为脑风（风府，督脉穴名）。风入系头，则为目风，眼寒（太阳之脉起于目内，故目风眼寒）；饮酒中风，则为漏风；（酒性温散，善开玄府，故醉后易于中风。漏者，言汗漏而风客也）。入房汗出中风，则为内风（内耗其精，外开腠理，风乘虚犯，名为内风）；新沐中风，则为首风；久风入中，则为肠风、飧泄（风久而传入肠胃。热则肠风下血，寒则飧泄泻利）；外在腠理，则为泄风（偶当汗泄，而风客于腠，名为泄风）。故风者风病之长也，至其变化，乃为他病也，无常方，然致有风气也（长者，始也。《骨空论》曰风为百病之始，风之始入，自浅而深，至于变化，乃为他病，故为百病之长。无常方者，言风病变化，无常方体，而其致之者，则皆因于风耳）。

《评热病论》曰：邪之所凑，其气必虚（元气充周，病无从入。气虚则不能卫外而为固，玄府不闭，风邪因而客焉）。

《厥论》曰：阳气衰于下，则为寒厥；阴气衰于下，则为热厥（厥音，逆也。下气逆上，忽眩仆不知人事，轻者渐苏，重则即死。阴阳之气衰于下，则寒热二厥由之而生也）。前阴者，宗筋之所聚，太阴、阳明之所合也（宗筋者，众筋之所聚也，足之三阴、阳明、少阳及冲，任、督、跷筋脉皆聚于此，独言太阴、阳明之合，重水谷之脏也。胃为水谷之海，主润宗筋，又阴阳总宗筋之会，会于气街，而阳明为之长也）。春夏则阳气多而阴气少，秋冬则阴气盛而阳气衰。此人者质壮，以秋冬夺于所用，下气上争不能复，精气溢下，邪气因从之而上也（秋冬之令，天气收藏，恃壮而喜内，则与令违，此夺于所用也。精竭于下，必上争而求救于母气，肾所去者太过，肺所生者不及，故不能复也！既已不足，精气复下，则阳虚而阴邪胜之，故寒气逆上也）。气因于中（上则肺主气，下则肾纳气，上下之气皆因谷气所化，水谷在胃，土居中州，故曰气因于中）。阳气衰，不能渗营其经络，阳气日损，阴气独在，故手足为之寒也（四肢皆禀气于胃，胃中之阳气衰，不能充满其经络，阳败则阴胜，故手足寒也）。

酒入于胃，则络脉满而经脉虚（经脉在内深而不见，属阴者也。络脉在外浮而可见，属阳者也。酒者，熟谷之液，其气悍疾，为阳，故先充络脉。酒热伤阴，故阳脉满而经脉虚也），脾主为胃行其津液者也，阴气虚则阳气入，阳气入则胃不和，胃不和则精气竭，精气竭则不营其四肢也（胃受水谷，脾则行其津液，湿热伤脾，则阴虚阳亢，胃乃不和，水谷之精气竭矣，岂能营四肢乎）。此人必数醉若饱以入房，气聚于脾中不得散，酒气与谷气相薄，热盛于中，故热遍于身，内热而溺赤也。夫酒气盛而慓悍，肾气日衰，阳气独胜，故手足为之热也（醉饱入房，脾肾交伤，阴日竭而阳日亢，故手足热也。按：厥有寒热，未有不本于酒色，故知慎饮食、远房帏者，厥其免夫）。

《刺热篇》曰：肝热病者，左颊先赤。心热病者，额先赤；脾热病者，鼻先赤。肺热病者，右颊先赤。肾热病者，颐先赤（肝应东方，故左颊先赤。心应南方，故额庭先赤。脾应中央，故鼻先赤。肺应西方，故右颊先赤。肾应北方，故两颐先赤）。

《热论篇》帝曰：今夫热病者，皆伤寒之类也。或愈或死，其死皆以六七日间，其愈皆以十日以上者何也（伤寒者，受冬月寒邪也。冬三月者为正伤寒，至春变为温病，至夏变为热病，不曰至秋变为凉病者，太阳寒水之邪，遇长夏之土而胜也）？岐伯对曰：巨阳者，诸阳之属也（巨阳者，太阳也，太阳为六经之长，总摄诸阳），其脉连于风府，故为诸阳主气也。人之伤于寒也，则为病热，热虽盛不死（寒郁于内，皮肤闭而为热，寒散即愈，故曰不死），其两感于寒而病者，必不免于死（两感者，一日太阳与少阴同病，在膀胱则头痛，在肾则口干烦满。二日，阳明与太阴同病，在胃则身热谵语，在脾则肢满不欲食。三日，少阳与厥阴同病，在少阳则耳聋，在厥阴则囊满。三日传遍，再三日则死不待言矣）。

伤寒一日，巨阳受之，故头项痛，腰脊强（太阳为三阳之表，而脉连风府，故伤寒多从太阳始。太阳经脉从头项下肩，挟脊抵腰，故其病如此）。二日，阳明受之，阳明主肉，其脉挟鼻络于目，故身热目疼而鼻干，不得卧也（胃不和则卧不安是也）。三日，少阳受之，少阳主胆，其脉循胁络于耳，故胸胁痛而耳聋（邪传少阳者，三阳已尽，将传太阴，故为半表半里，邪在阴则寒，在阳则热，在半表半里，故寒热往来也）。三阳经络皆受其病，而未入于脏者，故可汗而已（三阳为表，属腑，故可汗而愈也。未入于脏者，深明入脏则不可轻汗也）。四日，太阴受之，太阴脉布胃中络于嗌，故腹满而嗌干（邪在三阳，失于汗解，则传三阴，自太阴始也）。五日，少阴受之，少阴脉贯肾络于肺，系舌本，故口燥舌干而渴（肾本属水，而热邪耗之，故燥渴也）。六日，厥阴受之，厥阴脉循阴器而络于肝，故烦满而囊缩（传至厥阴而六经遍矣，邪热已极，故为烦满）。三阴三阳，五脏六腑皆受病，荣卫不行，五脏不通，则死矣（六经传遍而邪不解，脏腑皆受病矣。气血乏竭，营卫不行，则五脏之经脉不通，不死安待）。其未满三日者，可汗而已。其满三日者，可泄而已（已者，愈也。未满三日，其邪在表，发汗则病已。

满三日者，邪已传里，攻下则病已。此言大概也。日数虽多，脉浮而有三阳证者，当汗之。日数虽少，脉沉而有三阴证者，当下之，此至要之法也）。

《疟论》：帝曰：夫痎疟皆生于风，其蓄作有时者，何也（凡秋疟皆名，即其皆生于风，皆字知诸疟之通称也）？岐伯对曰：疟之始发也，先起于毫毛，伸欠乃作，寒栗鼓颔，腰脊俱痛；寒去则内外皆热，头痛如破，渴欲冷冻饮料。……阴阳上下交争，虚实更作，阴阳相移也（阳主上行，阴主下行，邪乘之则争矣；阳虚则外寒，阴虚则内热，阳盛则外热，阴盛则内寒；邪入于阴，则阴实阳虚，邪入于阳，则阳实阳虚，故曰更

中華藏書 《內經知要》

作，曰相移也）。阳并于阴，则阴实而阳虚，阳明虚则寒栗鼓颔也（阳明虚则阴虚而阴实，故寒栗也。脉循颐颊，故鼓颔也）。巨阳虚则腰背头项痛。三阳俱虚则阴气胜，阴气胜则骨寒而痛（《终始》篇曰，病痛者，阴也，阴盛故头痛，骨亦痛也），寒生于内，故中外皆寒。阳盛则外热，阴虚则内热，外内皆热，则喘而渴，故欲冷冻饮料也（邪在阳分，则内外皆热。故喘渴而冷冻饮料）。此皆得之夏，伤于暑，热气盛，藏于皮肤之内，肠胃之外，此营气之所舍也（夏暑汗泄，何病之有？或凄怆水寒，或乘风纳凉，是热大盛，不能发越，邪气以营为舍矣）。此令人汗空疏，腠理开（此明风邪易客也），因得秋气，汗出遇风，及得之以浴，水气舍于皮肤之内，与卫气并居（暑邪既伏，秋风收之，又因浴水而疟作矣）。卫气者，昼日行于阳，夜行于阴，此气得阳而外出，得阴而内薄，内外相薄，是以日作（卫气之行于身也，一日一周。邪气与卫气并居，与卫气同行，故疟亦一日一作，此卫受邪浅而易治也）。

其气之舍深，内薄于阴，阳气独发，阴邪内着，阴与阳争不得出，是以间日而作也（邪之所居者，深入于脏，是内薄于阴分矣。阳气独发者，卫阳之行犹故也，而邪之薄于阴者，迟而难出，故间日而作）。

邪气客于风府，循膂而下（风府，督脉穴也；膂者，脊两旁也；下者，下行至尾；也），卫气一日一夜大会于风府，其明日下一节，故其作也晏（卫气之行也。每日一会于风府。若邪客风府必循膂而下，其气渐深，则日下一节，自阳就阴，其会渐迟，故其作渐晏也）。

其出于风府，日下一节，二十五日下至骶骨，二十六日入于脊内，注于伏膂之脉（项骨三节，脊骨二十一节，共二十四节。邪自风府日下一节，故二十五日下至尾，复自后而前，二十六日入于脊内，注伏膂之脉），其气上行，九日出于缺盆之中，其气日高，故作日益早也（邪在伏膂，循脊而上，无关节之阻，故九日而出缺盆。其气日高，则自阴就阳，其邪日退，故作渐早也）。

夫寒者阴气也，风者阳气也，先伤于寒而后伤于风，故先

中国书店

寒而后热也，病以时作，名曰寒疟。

先伤于风，而后伤于寒，故先热而后寒也，亦以时作，名曰温疟（时作者，或一日，或间日。不愆其期也）。

其但热而不寒者，阴气先绝，阳气独发，则少气烦冤，手足热而欲呕，名曰瘅疟。

邪气与卫气客于六腑，有时相失，不能相得，故休数日乃作也（此即三日疟也，邪气深重，病在三阴，邪气不能与卫并出，故休数日乃发。数字当作三字）。

温疟者，得之冬，中于风寒，气藏于骨髓之中，至春，则阳气大发，邪气不能自出，因遇大暑，脑髓烁，肌肉消，腠理发泄，或有所用力，邪气与汗皆出，此病藏于肾，其气先从内出之于外也（肾主冬令，其应在骨，故冬受风寒，邪伏骨髓，至春夏，有触而发，自内而达于外者也）。如是者，阴虚而阳盛，阳盛则热矣，衰则气复反入，入则阳虚，阳虚则寒矣，故先热而后寒，名曰温疟（此冬受寒邪，至春发为温疟，即伤寒也。故《伤寒论》有温疟一症，盖本诸此）。

瘅疟者，肺素有热气盛于身，厥逆上冲，中气实而不外泄，因有所用力，腠理开，风寒舍于皮肤之内、分肉之间而发，发则阳气盛，阳气盛而不衰，则病矣。其气不及于阴，故但热而不寒，气内藏于心，而外舍于分肉之间，令人消烁脱肉，故命曰瘅疟（肺素有热，气藏于心，即此二语，火来乘金，阴虚阳亢，明是不足之症挟外邪而然，故温疟、瘅疟皆非真疟也）。

《咳论》曰：皮毛者，肺之合也，皮毛先受邪气，邪气以从其合也。其寒饮食入胃，从肺脉上至于肺则肺寒，肺寒，则内外合邪，因而客之，则为肺咳；五脏各以其时受病，非其时，各传以与之。

人与天地相参，故五脏各以治时。感于寒则受病，微则为咳，甚则为泄为痛。乘秋则肺先受邪，乘春，则肝先受之，乘夏，则心先受之，乘至阴，则脾先受之，乘冬，则肾先受之（五脏六腑皆能成咳，然必肺先受邪而传之于各经也。邪，寒邪也。所谓形寒饮冷则伤肺是也。五脏各以其时受病，轻者浅而在皮毛，重者深而在肠胃。故咳，外症也。泄，里症也。寒在表则身痛，寒在里则腹痛，曰先受之者，次必及乎肺而为咳也）。

肺咳之状，咳而喘息有音，甚则唾血（肺主气而司呼吸，故喘息有音）。心咳之状，咳则心痛，喉仲介介如梗状，甚则咽肿喉痹（心脉上挟于咽，故喉中如梗，至于痹则痛矣）；肝咳之状，咳则两胁下痛，甚则不可以转，转则两胠下满（肝之脉布胁肋，故胁下痛。胠，胁之下也）；脾咳之状，咳则右胁下痛，阴阴引肩背，甚则不可以动，动则咳剧（脾脉上膈挟咽，其支者复从胃别上膈，脾处右，故右胁下痛，痛引肩背也。脾土喜静，动则违其性，故增剧也）。肾咳之状，咳则腰背相引而痛，甚则咳涎（肾脉贯脊，系于腰背。故相引而痛。肾属水，主涎，故为咳涎也）。

五脏之久咳，乃移于六腑。脾咳不已，则胃受之，胃咳之状，咳而呕，呕甚则长虫出（胃者，脾之妻也，故脾咳必传于胃而为呕唾。长虫处于胃，呕甚则随气而出也）。肝咳不已，则胆受之，胆咳之状，咳呕胆汁（胆汁者，苦汁也）。肺咳不已，则大肠受之。大肠咳状，咳而遗矢（遗矢者，大便不禁也）。心咳不已，则小肠受之。小肠咳状，咳而失气，气与咳俱失（大肠之气由于小肠之化，故小肠咳则气达于大肠，而转失气也）。

肾咳不已，则膀胱受之，膀胱咳状，咳而遗溺（膀胱为津液之府，故遗溺）。久咳不已，则三焦受之，三焦咳状，咳而腹满，不欲食饮（久咳，则上中下三焦俱病，一身之气皆逆，故腹满不能食饮也）。此皆聚于胃，关于肺，使人多涕唾而面浮肿气逆也（聚于胃者，胃为五脏六腑之本也。关于肺者，肺为皮毛之合也。涕唾者，肺与胃司之。面浮肿者，气上逆而急也）。

《经脉别论》曰：夜行，则喘出于肾，淫气病肺（夜属于阴，行则劳，其身半以下，且夜行多恐，故喘出于肾也。肾水伤，则无以禁火之炎，而肺金受贼矣）。有所堕恐，喘出于肝，淫气害脾（堕而恐者，伤筋损血，故喘出于肝，肝木伐土，故害脾也)。有所惊恐，喘出于肺，淫气伤心（且惊且恐，则气衰而神乱。肺主气，心藏神，故二脏受伤也）。度水跌仆，喘出于肾与骨（水气通于肾，跌仆伤其骨，故喘出焉）。当是之时，勇者，气行则已，怯者，着而为病也（勇者气足神全，故一时所动之气，旋即平复，不足之人随所受而成病矣）。

《腹中论》曰：心腹满，旦食则不能暮食……名为鼓胀（胀甚则腹皮绷急，中空无物，鼓之如鼓，故名鼓胀）……治之以鸡矢醴，一剂知，二剂已（鸡胃能消金石，其矢之性等于巴豆，通利二便，消积下气。但宜于壮实之人，虚者服之，祸不旋踵。即经云一剂便知其效，二剂便已其病。亦状其猛利也。用干羯鸡矢一升，炒微焦，入无灰酒三碗，煎至减半，取清汁，五更热饮即腹鸣，辰巳时行二三次，皆黑水也。饮一剂，觉足有皱纹，饮二次即愈矣）。

《灵枢·胀论》曰：夫心胀者，烦心短气，卧不安。肺胀者，虚满而喘咳。肝胀者，胁下满而痛引小腹。脾胀者，善哕，四肢烦，体重不能胜衣、卧不安。肾胀者，腹满引背央央然，腰髀痛（此五脏之胀也。闷乱曰，央央者，困苦之貌）。

胃胀者，腹满，胃脘痛，鼻闻焦臭，妨于食，大便难。大肠胀者，肠鸣而痛濯濯，冬日重感于寒，则飧泄不化。小肠胀者，小腹㤖胀，引腰而痛。膀胱胀者，少腹满而气癃。三焦胀者，气满于皮肤中，轻轻然而不坚；胆胀者，胁下痛胀，口中苦，善太息（此六腑之胀也。濯濯，肠鸣水声也。飧泄，完谷不化也。气癃者，小便不利也）。

厥气在下，营卫留止，寒气逆上，真邪相攻，两气相搏，乃合为胀也（厥逆之气自下而上，则营卫之行失其常度，真气与邪气相攻，合而为胀也）。

《灵枢·水胀》篇曰：目窠上微肿，如新卧起之状（目之下为目窠，如新卧起者，形如卧蚕也），其颈脉动，时咳（颈脉。足阳明人迎也。阳明之脉自人迎下循腹里，而水邪乘之，故为颈脉动，水之标在肺，故时咳），阴股间寒，足胫肿，腹乃大，其水已成矣。以手按其腹，随手而起，如裹水之状，此其候也（此上皆言水肿之候）。

肤胀者，寒气客于皮肤之间。然不坚、腹大、身尽肿、皮浓（鼓声也。寒气客于皮肤，阳气不行，病在气分，故有声如鼓。气本无形，故不坚。气无所不至。故腹大、身尽肿而皮浓也）。按其腹，而不起，腹色不变，此其候也（气在肤间，按散者不能猝复，故而不起。皮浓，故腹色不变也）。

〔鼓胀者〕腹胀身皆大，大与肤胀等也，色苍黄，腹筋起，此其候也（鼓胀、肤胀，大同小异，只色苍黄、腹筋起为别耳）。

〔夫肠覃者〕寒气客于肠外，与卫气相搏，气不得荣，因有所系，癖而内着，恶气乃起，肉乃生（覃之为义，延布而深也。寒气薄卫，滞而不行，留于肠外，故癖积起、肉生也）。其始生也，大如鸡卵，稍以益大，至其成如怀子之状，久者离岁，按之则坚，推之则移，月事以时下，此其候也（离岁，越岁也。邪在肠外，不在胞中，故无妨于月事。皆由汁沫所聚，非血病可知也）。

石瘕生于胞中，寒气客于子门，子门闭塞，气不得通，恶血当泻不泻，衃以留止，日以益大，状如怀子，月事不以时下，皆生于女子，可导而下（衃，败血凝聚也。子门闭塞，血留止，其坚如石，故名石瘕。月事不以时下，无经可至也，可以导血之剂下之。按肠覃、石瘕皆言月事，则此二症惟女人有之，故曰皆生于女子也）。

《平人气象论》曰：颈脉动，喘疾咳。曰水（颈脉，乃结喉旁动脉，足阳明之人迎也。水气上逆，则侵犯阳明，故颈脉动。水溢于肺，则喘而咳）。目裹微肿，如卧蚕起之状，曰水（目之下胞曰目裹，胃脉之所至，脾脉之所主。若微肿如卧蚕状，是水气犯脾胃也）。溺黄赤安卧者，黄胆（溺色黄赤而安卧自如，必成黄胆也）。

已食如饥者，胃疸（胃热善消谷，故虽食常饥，此名胃疸），面肿曰风（风为阳邪，故曰高巅之上，惟风可到，此面肿所以属风也），足胫肿曰水（水为阴邪，润下之品，故足肿，肿者为水也），目黄者黄胆（诸经有热皆上熏于目，故黄胆者目黄）。

《举痛论》曰：经脉流行不止，环周不休，寒气入经而稽迟，泣而不行，客于脉外则血少，客于脉中则气不通，故卒然而痛（泣者，涩而不利也）。

寒气客于脉外则脉寒，脉寒则缩蜷，缩蜷则脉绌急，绌急则外引小络，故卒然而痛，得炅则痛立止（经脉受寒则缩，缩则急，故卒痛。然客于脉外者，其邪浅，故才得炅气则立止也）。因重中于寒，则痛久矣（重者，重复受寒也。伤之深，故不易愈也）。寒气客于经脉之中，与炅气相薄，则脉满，满则痛而不可按也。营行脉中，血不足者，脉中常热，新寒与故热相薄，则邪实而脉满，按之则痛愈甚，故不可按也。……寒气客于肠胃之间，膜原之下，血不得散，小络急引故痛。按之则血气散，故按之痛止（膜，脂膜与筋膜也。原者，肓之原，即腹中空隙之处；血凝则小络急痛，按着空处，则寒散络缓，故痛止；非若经脉之无罅隙者，按之愈痛也）。寒气客于挟脊之脉则深，按之不能及，故按之无益也（挟脊者，足太阳经也。其最深者。则伏冲、伏膂之脉；故手按不能及其处也）。寒气客于冲脉，冲脉起于关元，随腹直上，寒气客则脉不通，脉不通则气因之，故喘动应手矣（冲脉起于胞中，即关元也，其脉并足少阴，肾经夹脐上行，会于咽喉，而肾脉上连于肺，犯寒则脉不通，而气因以逆，故喘。曰应手者，动之甚也）。寒气客于背俞之脉脉泣，脉泣则血虚，血虚则痛，其俞注于心，故相引而痛。按之则热气至，热气至则痛止矣（背俞，五脏俞也，皆足太阳经穴。太阳之脉循膂当心，上出于项，故寒气客之则脉泣血虚，背与心相引而痛，因其俞注于心也。血虚而痛，故按之而痛止）。寒气客于厥阴之脉，厥阴之脉者，络阴器，系于肝，寒气客于脉中，则血泣脉急，故胁肋与少腹相引，痛矣（少腹，胁肋，皆肝之部分也）。厥气客于阴股，寒气上及少腹，血泣在下相引，故腹痛引阴股（厥气，寒而上逆之气也。阴股、少腹，乃足三阴。冲脉所由行也）；寒气客于小肠膜原之间，络血之中，血泣不得注于大经，血气稽留，不得行，故宿昔而成积矣（小肠为受盛之府，化物出焉，寒气客于膜原及小络，则血涩不得注于大经，化物失职，久而成积矣）；寒气客于五脏，厥逆上泄，阴气竭，阳气未入，故卒然痛死不知人，气复反则生矣（五脏皆受邪，厥逆而泄越于上，阴气暴竭，阳气未能遽入，故卒然痛死，或得灵，则气复反而生矣），寒气客于肠胃，厥逆上出，故痛而呕也（胃为水谷之海，肠为水谷之道，皆主行下者也。寒邪伤之，则逆而上出，故痛而呕）；寒气客于小肠，小肠不得成聚，故后泄腹痛矣（小肠与丙火为表里，成聚，即受盛之义也。则失其受盛之常，故泄而腹痛。）

热气留于小肠，肠中痛，瘅热焦渴则坚干而不得出，故痛而闭不通矣（大抵营卫脏腑之间，得热即行，遇冷即凝，故痛皆因于寒也。此一条独言热痛。却由于便闭不通，故痛。仍非火之自为痛也，故曰通则不痛，痛则不通）。

《痹论》曰，风寒湿三气杂至。合而为痹也（痹者，闭也，不仁也。六气之中，风寒湿为阴邪。阴气合病，则闭塞成冬之象。故血气不流。经络壅闭而痹斯作矣）。其风气胜者为行痹（风属阴中之阳，善行而数变，故为行痹。凡走注历节疼痛之类，俗名流火是也），寒气胜者为痛痹（阴寒之气乘于肌肉筋骨，则凝泣稽留，闭而不通，故为痛痹，即痛风也）。湿气胜者为着痹也（着痹者，重着不移，湿从土化，故病在肌肉，不在筋骨）。

肺痹者，烦满喘而呕（肺在上焦，脉循胃口，故为烦满，喘而且呕）。心痹者，脉不通，烦则心下鼓，暴上气而喘，嗌干善噫，厥气上则恐（脉者，心之合也，心受病则脉不通，心脉支者上挟咽，直者却上肺，故其病如此，厥逆则水邪侮火，故神伤而恐。恐者，肾志也）；肝痹者，夜卧则惊，多饮数小便，上为引如怀（肝受邪则魂不安宁，故夜卧多惊，闭而为热，故多饮数小便也。上为引者，引饮也。如怀者，腹大如怀物也。木邪侮土，故为病如此）；肾痹者，善胀，尻以代踵，脊以代头（肾者胃之关，肾痹，则邪并及胃，故腹善胀，尻以代踵者，足不能伸也。脊以代头者，身偻不能直也）。脾痹者，四肢解惰，发咳呕汁，上为大塞（脾主四肢，又主困倦，故为解惰，土伤则金亦伤，故咳，妻病故夫亦病，故呕。坤已不

中華藏書

黄帝内经·最新整理珍藏版

中国书店

升，干金不降，大塞之象也）。肠痹者，数饮而出不得，中气喘争，时发飧泄（肠痹则下焦之气闭而不行，故数饮，而溺不得出，气化不及州都，返而上逆，故喘争也。小便不利，则水液混于大肠，故飧泄也）；胞痹者，少腹膀胱按之内痛，若沃以汤，涩于小便，上为清涕（胞，溺之脬也。膀胱气闭则水液壅满，故按之内痛也，气闭，则热如汤之沃也。膀胱之脉从，巅络脑，故小便下涩，清涕上出也）。

痛者，寒气多也，有寒故痛也（寒则血气凝泣，故痛。《终始》篇曰：病痛者，阴也）。……病久入深，营卫之行涩，经络时疏，故不痛（此言病则营卫涩而必痛，其不痛者经络有疏散之时，则不涩，故不痛也）。皮肤不营，故为不仁（皮肤之间，无血以和之，故不仁也）。……阳气少，阴气多，与病相益，故寒也（痹病本属阴寒，若阳气不足之人，则寒从内起，与外病相助益，故寒也）。阳气多、阴气少、病气胜、阳遭阴，故为痹热（其人阳气素盛，而遭阴寒之气，病气反为阳气胜矣，故为热痹）。其多汗而濡者，此其逢湿甚也，阳气少，阴气盛，两气相感，故汗出而濡也（两气者，身中之气与外客之气。两气皆阴，互相感召，故汗出。《脉要精微论》曰阴气有余为多汗身寒是也）。

凡痹之类，逢寒则急，逢热则纵（寒则筋挛，故急。热则筋弛，故纵）。

《痿论》曰：肺热叶焦，则皮毛虚弱急薄，着则生痿躄也（火来乘金，在内为肺叶焦枯，在外为皮毛虚薄。热气着而不去，则为痿躄者，足不能行也）。心气热，则下脉厥而上，上则下脉虚，虚则生脉痿，枢折挈，胫纵而不任地也（心火上炎，则三阴在下之脉，亦厥逆而上，上盛则下虚，乃生脉痿。四肢关节之处如枢纽之折，而不能提挈。足肿纵缓而不能任地也）。肝气热，则胆泄口苦，筋膜干，筋膜干则筋急而挛，发为筋痿（肝热则胆亦热，故汁溢而口苦。血海干枯，筋无以荣，则挛急而痿）。脾气热，则胃干而渴，肌肉不仁，发为肉痿（脾与胃为夫妻，而开窍于口，故脾热，则胃干而渴，脾主肌肉，热淫于内，则脾阴耗损，故肉不仁而为痿）。肾气热，则腰脊不举，骨枯而髓减，发为骨痿（腰者肾之府，脊者肾之所贯也，肾主骨。故骨枯为痿）。

肺者，脏之长也，为心之盖也（肺位至高，故谓之长。覆于心上，故谓之盖），有所失亡，所求不得，则发肺鸣，鸣则肺热叶焦（有志不遂，则郁而生火。火来乘金，不得其平，则自鸣，肺鸣者，其叶必焦）。

大经空虚，发为肌痹，传为脉痿（血不足则大经空虚，无以充养肌肉，故先为肌痹，而后传于心为脉痿也）。

思想无穷，所愿不得，意淫于外，入房太甚，宗筋弛纵，发为筋痿，及为白淫（思而不得，则意淫于外，入房太过，则精伤于内，阴伤而筋失所养，故为纵为痿。火动于中，水亏于下，乃为白淫，白淫者，男浊女带也）。

有渐于湿，以水为事，若有所留，居处相湿，肌肉濡渍，痹而不仁，发为肉痿（渐，染也。以水为事，常近水也，久于水则有所留矣。居处之地，又当卑湿，则肌肉受湿而濡渍，故顽痹而成肉痿也）。

有所远行劳倦，逢大热而渴，渴则阳气内伐，内伐则热舍于肾，肾者水脏也，今水不胜火，则骨枯而髓虚，故足不任身，发为骨痿（远行劳倦，则所伤在骨，逢大热者，或逢天令之热，或阴不足而本热。火则气太过，水液必耗，故骨枯髓虚而为痿也）。

治痿者独取阳明，何也？阳明者，五脏六腑之海，主润宗筋，宗筋主束骨，而利机关也（足阳明胃主纳水谷，变化气血。以充一身，故为五脏六腑之海而下润宗筋。宗筋者，前阴所聚之筋，为诸筋之会，一身之筋皆属于此，故主束骨而利机关）。冲脉者，经脉之海也，主渗灌溪谷，与阳明合于宗筋（冲脉为十二经之血海，故主渗灌溪谷，冲脉起于气街，并少阴之经，夹脐上行，阳明脉亦夹脐旁下行，故皆合于宗筋。）阴阳总宗筋之会，会于气街，而阳明为之长，皆属于带脉，而络于督脉（宗筋聚于前阴，前阴者，足之三阴及阳明、少阳、冲、任、督、跷九脉之所会也。九脉之中，惟阳明为脏腑之海，冲脉为经脉之海，此一阴一阳总之，故曰：阴阳总宗筋之会。会于气街者，气街为阳明之正脉，故阳明独为之长。带脉起于季胁，围周一身。督脉起于会阴，分三歧为任、冲而上行腹背，故诸经皆联属于带脉，支络于督脉也）。故阳明虚则宗筋纵，带脉不引，故足痿不用也。

《逆调论》曰：不得卧而息有音者，是阳明之逆也，足三阳者下行，今逆而上行，故息有音也（足之三阳，其气皆下行；足之三阴，其气皆上行。此天气下降，地气上升之义，故阳明以上行为逆，逆则冲肺，故息有音也）。阳明者胃脉也，胃者六腑之海，其气亦下行，阳明逆不得从其道，故不得卧也。胃不和则卧不安，此之谓也（凡人之寤寐，由于卫气，卫气者，昼日行于阳，则动而为寤，夜行于阴，则静而为寐。胃气逆上，则卫气不得入于阴，故不得卧）。

《灵枢·邪客》篇曰：厥气客于五脏六腑，则卫气独卫其外，行于阳，不得入于阴。行于阳则阳气盛，阳气盛则阳跷陷；不得入于阴，阴虚，故目不瞑。调其虚实，以通其道而去其邪，饮以半夏汤一剂，阴阳已通，其卧立至（不卧之病，有心血不足者，法当养阴；有邪气逆上者，法当祛邪。半夏汤者，去邪之法也）。

以流水千里以外者八升，扬之万遍，取其清五升煮之，炊以苇薪（千里流水，取其流长源远，有疏通下达之义也。扬之万遍，令水珠盈溢，为甘澜水，可以调和阴阳。炊以苇薪者，取其火烈也），火沸，置秫米一升，治半夏五合，徐炊，令竭为一升半（火沸，言未投药，而水先沸也。秫米，糯小米也，北人呼为小黄米，味甘性平，能养胃和中，用以为君。治半夏，犹言制过半夏也，味辛性温，能下气化痰，用以为臣）。去其滓，饮汁一小杯，日三稍益，以知为度（知者，病愈也）。故其病新发者，复杯则卧，汗出则已矣。久者，三饮而已也。

《方盛衰论》曰：肺气虚，则使人梦见白物，见人斩血籍籍，得其时，则梦见兵战（金色本白，故梦白物，斩者，金之用也。虚者多畏怯，故见斩血籍籍也。得其时者，得金旺之时也）。肾气虚则使人梦见舟船溺人，得其时，则梦伏水中，若有畏恐（肾属水，故梦应之，得水旺之时，梦水益大也，恐，肾之志也）。肝气虚，则梦见菌香生草，得其时，则梦伏树下不敢起（肝之应在木，虽当木旺之时，亦梦伏树下也）。心气虚则梦救火阳物，得其时则梦燔灼（心合火，阳物即火之属也。得火旺之令，梦火益大也）。

脾气虚，则梦饮食不足。得其时，则梦筑垣盖屋（仓廪空虚，故思饮食，得土旺之令，则梦高土也）。

《灵枢·淫邪发梦》篇曰：阴气盛，则梦涉大水而恐惧，阳气盛，则梦大火而燔，阴阳俱盛，则梦相杀（俱盛则争）。上盛则梦飞，下盛则梦堕（本乎天者亲上，本乎地者亲下），甚饥则梦取，甚饱则梦予。肝气盛则梦怒，肺气盛则梦恐惧、哭泣、飞扬（肺主气，故梦飞扬），心气盛，则梦善笑恐畏，脾气盛，则梦歌乐、身体重不举，肾气盛，则梦腰脊两解不属。

厥气客于心，则梦见丘山烟火。客于肺，则梦飞扬，见金铁之奇物。客于肝，则梦山林树木。客于脾，则梦见丘陵大泽，坏屋风雨。客于肾，则梦临渊，没居水中。客于膀胱，则梦游行。客于胃，则梦饮食。客于大肠，则梦田野（大肠曲折纳污，类田野也）。客于小肠，则梦聚邑冲衢（小肠为受盛之官，类冲衢也）。客于胆，则梦斗讼自刳（胆性刚猛。自刳者，自剖其腹也）。客于阴器，则梦接内。客于项，则梦斩首。客于胫，则梦行走，而不能前，及居深地窌苑中。客于股肱，则梦礼节拜起。客于胞殖，则梦溲便（胞，即脬也，殖，大肠也。在前则梦溲，在后则梦便）。

《脉要精微论》曰：短虫多则梦聚众，长虫多则梦相击毁伤。

《灵枢·痈疽》篇曰：夫血脉营卫，周流不休，上应星宿，下应经数。寒邪客于经络之中，则血泣，血泣则不通，不通则卫气归之，不得复反，故痈肿。寒气化为热，热胜则腐肉，肉腐则为脓，脓不泻则烂筋，筋烂则伤骨，骨伤则髓消，不当骨空，不得泄泻，血枯空虚，则筋骨肌肉不荣，经脉败漏，熏于五脏，脏伤故死矣（始受寒邪，血脉凝泣，久而不去。寒化为热，痈疽乃成。伤于脏者，死不治）。

中華藏書 《内经知要》 中国书房

痈发于嗌中，名曰猛疽，猛疽不治，化为脓，脓不泻，塞咽半日死。其化为脓者，泻则合豕膏，冷食，三日而已（猛疽，言其凶恶猛厉也。若脓已泻溃，当服豕膏，即猪脂之炼净者也，万氏方：治肺热暴喑，用猪脂一斤，去筋，入白蜜一斤，再炼少顷，滤净，冷定，不时挑服一匙，即愈）。发于颈，名曰夭疽，其痈大以赤黑，不急治。则热气下入渊腋，前伤任脉，内熏肝肺，十余日而死矣（夭疽者，在天柱也，俗名对口。赤者，心之色，黑者，热极反兼胜己之化也。急须治之可活，若治之稍迟，或治之失宜，则毒流肺肝而死矣）。阳气大发，消脑留项，名曰脑烁。其色不乐，项痛而如刺以针，烦心者死不可治（阳大发者，毒太甚也。色不乐者，神伤而色变，即所谓色夭也。毒深，故痛如针刺。邪犯心君，故烦心而死）。发于肩及，名曰疵痈，其状赤黑，急治之，此令人汗出至足，不害五脏，痈发四五日逞之（肩髆下软白肉曰腝。此肺脉之病，肺主玄府，故遍身得汗也。毒从汗减，且非要害之所，故不害五脏也。逞者，急也。者，艾炷也，言宜急灸也）。发于腋下赤坚者，名曰米疽，治之以砭石，欲细而长，疏砭之，涂以豕膏，六日已，勿裹之（砭石欲细者，恐伤肉也，欲长者，用在深也，故宜疏不宜密。勿裹之者，欲其气疏泄也。豕膏者，即猪油煎当归，以蜡收者也）。其痈坚而不溃者，为马刀挟缨，急治之（挟当作侠，缨当作瘿。马刀者，瘰也。侠瘿者，侠颈之瘤属也）。发于胸，名曰井疽，其状如大豆，三四日起，不早治，下入腹，不治，七日死矣（井者，喻其深而恶也，发于胸者，近犯心主，治之宜早，下入腹，则五脏俱败，死期速矣）。

发于膺。名曰甘疽，色青，其状如谷实瓜蒌，常苦寒热，急治之，去其寒热，十岁死，死后出脓（膺在胸旁高肉处，逼近在乳上也。穴名膺窗，足阳明胃之脉也。土味甘，故曰甘疽，色青者，肝木克土也。层房累累，状如谷实瓜蒌，软而不溃，中有所蓄如瓜子也。十岁死者，绵延难愈也）。发于胁，名曰败疵。败疵者女子之病也，灸之，其病大痈脓，治之，其中乃有生肉，大如赤小豆。锉薢、薤草根各一升，以水一斗六升煮之,竭为取三升,则强饮浓衣,坐于釜上,令汗出至足已(胁者,肝之部也,妇人多郁怒,故患此疮。蔆,芰也。䓞,连翘也。二草之根俱能解毒,强饮者乘其热而强饮之,复浓衣坐于热汤之釜,熏蒸取汗,汗出至足乃透,已者,愈也)。发于股胫,名曰股胫疽。其状不甚变,而痈脓搏骨,不急治,三十日死矣(股胫,大股也。状不甚变,外形不显也。痈脓搏骨,即所谓,贴骨痈也。毒盛而深,能下蚀三阴,阳明之大经,故不为急治。法当三十日死矣)。发于尻,名曰锐疽,其状赤坚大,急治之,不治,三十日死矣(尻,尾骶骨也。穴名长强,为督脉之络,一名气之阴,故不治则死)。发于股阴。名曰赤施,不急治,六十日死。在两股之内,不治,十日而当死(股阴,大股内侧也,当足太阴箕门、血海及足厥阴五里,阴包之间,皆阴气所聚之处,故不治则死,若两股俱病,则伤阴之极,其死尤速,赤施者,想其当血海,故名)。发于膝,名曰疵痈。其状大痈,色不变,寒热,如坚石,勿石之,石之者死,须其柔,乃石之者生(石之者,砭也。色不变者,不红赤也。硬者禁用砭,软者方可用砭也)。诸痈之发于节而相应者,不可治也。发于阳者,百日死,发于阴者,三十日死(诸节者,神气所游行出入也。相应者,发于上而应于下,发于左而应于右,法在不治。发于三阳之分,毒浅在腑,其死缓,发于三阴之分者,毒深在脏,不出一月也)。发于胫,名曰兔啮。其状赤至骨,急治之,不治害人也(胫,足胫也,兔啮,如兔所啮伤也,为其在下,高低等于兔也)。发于内踝,名曰走缓。其状痈也,色不变,数石其输,而止其寒热,不死(数石者,屡屡砭之也。其输,即肿处也)。发于足上下,名曰四淫。其状大痈,急治之,百日死(阳受气于四末,而大痈淫于其间,阳毒之甚也,时气更易则真阴日败,逾三月而死矣)。发于足旁,名曰厉痈。其状不大,初如小指发,急治之去其黑者,不消辄益,不治,百日死(去其黑者而犹不消,反益大焉,则百日必死矣)。发于足指,名曰脱痈,其状赤黑,死不治;不赤黑,不死。不衰,急斩之,不则死矣(六经原腧,皆在于足,所以痈发于足者,多为凶候。至于足指又皆六井所出,色赤黑

中華藏書

《内经知要》

中国书店

者，其毒尤甚。若不衰退，急斩去其指，庶可保生。若稍缓，毒发伤脏而死）。

营卫稽留于经脉之中，则血泣而不行，不行，则卫气从之而不通，壅遏而不得行，故热。大热不止，热胜则肉腐，肉腐则为脓。然不能陷，骨髓不为焦枯，五脏不为伤，故命曰痈。……热气淳盛，下陷肌肤，筋髓枯，内连五脏，血气竭，当其痈下，筋骨良肉皆无余，故命曰疽（痈字从壅，疽字从阻，总是气血稽留，营卫不通之症。大而浅者为痈，六腑受伤，可无大患。深而恶者为疽，五脏受伤，大可忧畏，治之者顾可缓乎，顾可忽乎）。疽者，上之皮夭以坚，上如牛领之皮。痈者，其皮上薄以泽（夭者，色枯暗也。牛皮，喻其浓也。泽者，光亮也）。

《灵枢·玉版》篇曰：白眼青黑，眼小，是一逆也。内药而呕者，是二逆也。腹痛渴甚，是三逆也。肩项中不便，是四逆也。音嘶色脱，是五逆也。

《灵枢·寒热病》篇曰：身有五部：伏兔一，腓二，背三，五脏之腧四，项五。此五部有痈疽者死（伏兔者，胃之穴名，在膝上六寸，阴市上五寸。腓者，足肚也，即也。肾之脉上内之筑宾穴。背者，五脏之所系也。腧者，五脏之所主也。项者，诸阳之要道也。犯此五者亦名五逆）。

《灵枢·玉版》篇曰：腹胀，身热，脉大，是一逆也（身热脉大而又腹胀，表里之邪俱盛也），腹鸣而满，四肢清，泄，其脉大，是二逆也（腹满而清、泄，阴症也，脉大者，是脉与症反也）。衄而不止，脉大，是三逆也（鼻衄在阴，脉大为阳，阳实阴虚，死不治）。咳且溲血脱形，其脉小劲，是四逆也（咳而溲血脱形，正气伤也。脉虽小而劲，邪仍在也）。咳，脱形身热，脉小以疾，是谓五逆也（脱形，真气已衰。身热，邪气未化。细小疾数，气血两败之诊也）。如是者，不过十五日而死矣（十五日交一节，言不能逾节也）。

其腹大胀，四末清，脱形，泄甚，是一逆也（腹大胀者，邪正甚也。四肢冷而脱形泄甚，脾已绝矣），腹胀便血，其脉大时绝，是二逆也（腹胀便血，阴脱也。脉大时绝；阳脱也）。

咳，溲血，形肉脱，脉搏，是三逆也（咳而溲者，气血俱损。形肉脱者，脾已绝。脉搏者，真脏见矣）。呕血，胸满引背，脉小而疾，是四逆也（呕血而至胸满背曲。病已极矣。脉小属气败，脉疾属血败），咳呕腹胀且飧泄，其脉绝，是五逆也（上为咳呕，中为胀满，下为飧泄。三焦俱病，六脉已绝）。如是者，不及一时而死（不及一时者，不能周一日之时也）。

《标本病传论》曰：夫病传者，心病先心痛（病在心者先心痛），一日而咳（心病传肺，火克金也），三日胁支痛（肺复传肝，金克木也，故胁支痛），五日闭塞不通，身痛体重（肝传脾，木克土也，脾病则闭塞不通。脾主肌肉，故身体重痛），三日不已，死（再三日不已，则脾又传肾，土克水也，五脏俱伤故死），冬夜半，夏日中（冬月夜半，水旺之极也。夏月日中，火旺之极也。火畏水，故冬则死于夜半。阳邪亢极，故夏则死于日中。盖衰极亦死，盛极亦死也）。

肺病喘咳（肺主息，故病喘咳）。三日而胁支满痛（三日而之肝，金克木也）。一日身重体痛（一日之脾，木克土也）。五日而胀（五日而之胃，脏传腑也），十日不已，死（十日不已，胃复传肾，五行之数已极，故死）。冬日入，夏日出（此卯、酉二时，属燥金之化）。肝病头目眩，胁支满（肝开窍于目，而经脉布于胁肋），三日体重身痛（三日传脾），五日而胀（脾传胃也），三日腰脊少腹痛，胫（三日传肾也），三日不已，死（三日不已，肾复传心，故死），冬日入。夏早食（亦卯、酉时也，燥金主之，木所畏也）。

脾病身痛体重（脾主肌肉），一日而胀（脾传胃也），二日少腹腰脊痛，胫（胃传肾也），三日背膂筋痛，小便闭（三日而胃传膂膀胱也），十日不已，死（十日不已，复传于心，故死）。冬人定，夏晏食（此巳、亥时也，司风木之化，脾病畏之）。

肾病少腹腰脊痛，（肾主下部，经脉行于少腹，腰脊，骨之间），三日背膂筋痛，小便闭（三日而传膂膀胱也），三日腹胀（三日而传小肠），三日两胁支痛（三日而上传心，手心主之正，别下渊腋三寸入胸中，故两胁支痛），三日不已，死

（夏伤肺金也），冬大晨，夏晏晡（此辰、戌时也。土旺四季，为水所畏，故肾病绝焉）。胃病胀满，五日少腹腰脊痛，（五日之肾也），三日背脊筋痛，小便闭（三日之脊膀胱也），五日身体重（《病传论》曰五日而上之心。此云体重疑误），六日不已、死（心复传肺），冬夜半后，夏日昳（丑、未司湿土之化，气通于胃，失守则死）。

膀胱病，小便闭，五日少腹胀，腰脊痛，（五日而之肾也），一日腹胀（一日而之小肠），一日身体痛（一日而之心，腑传脏也。心主血脉，故为身体痛），二日不已，死（心病不已，必复传金，故死），冬鸡鸣，夏下晡（丑、未时也，土能制水，故膀胱畏之，相传死期，各有远近，脏有要害不同也，以次相传者必死，间一二脏，或三四脏者，可以治矣）。

《灵枢·经脉》篇曰：手太阴气绝则皮毛焦，太阴者行气温于皮毛者也、故气不荣则皮毛焦、皮毛焦则津液去皮节，津液去皮节者则爪枯毛折，毛折者毛先死，丙笃丁死，火胜金也（肺属金主气，为水之母，故其气绝则津液去，而爪枯毛折也）。手少阴气绝，则脉不通，脉不通，则血不流，血不流，则髦色不泽，故其面黑如漆柴者，血先死，壬笃癸死，水胜火也（心主血脉，故心绝，则血先死，其症在髦色不泽，面黑如漆，水化见也）。

足太阴气绝则脉不荣肌肉，唇舌者，肌肉之本也，脉不荣则肌肉软，肌肉软则舌萎人中满，人中满则唇反，唇反者肉先死，、甲笃乙死，木胜土也（脾主肌肉，故脾绝则肉先死，其症在舌萎、人中满，唇反也）。足少阴气绝，则骨枯，少阴者冬脉也，伏行而濡骨髓者也，故骨不濡，则肉不能着也，骨肉不相亲则肉软却，肉软却故齿长而垢发无泽，发无泽者骨先死，戊笃已死，土胜水也（肾属水，故为冬脉。肾主骨，故肾绝则骨先死。其症在骨肉，不相亲附，则齿长而垢，精枯发无泽也）。足厥阴气绝则筋绝，厥阴者肝脉也，肝者筋之合也，筋者聚于阴气（当作器）。而脉络于舌本也，故脉弗荣，则筋急，筋急，则引舌与卵，故唇青舌卷卵缩，则筋先死，庚笃辛死，金胜木也（肝绝者筋先死。其症在唇青舌卷而卵缩囊蜷也)。五阴气俱绝，则目系转，转则目晕，目晕者，为志先死，志先死，则远一日半死矣（五脏之精上注于目，故五阴气绝则目转而晕，志先死矣。志藏于肾，真阴已竭，死在周日间耳）。六阳气绝则阴与阳相离，离则腠理发泄，绝汗乃出，故旦占夕死，夕占旦死（阳气不能卫外，而为固，则汗泄，绝汗者，其形如珠，凝而不流，或气喘不休，汗出如洗者，是也）。

《阴阳类论》曰：冬三月之病，病合于阳者，至春正月脉有死征，皆归出春（冬三月阴盛之时，而见阳病者，至春初阳气发动之令，脉必有死征矣。出春者，交夏也，阳病当阳盛，则亢极而不可免矣）。冬三月之病，在理已尽，草与柳叶皆杀（在理已尽，谓色脉形症，皆无生理，则交春草色青、柳叶见，皆其死期也）。春阴阳皆绝，期在孟春（冬月之病，甫交春而阴阳皆绝，则不待仲季，即于孟春是其死期矣。阴绝者，脉形不至，阳绝者，脉形微细，或上不至关为阳绝，下不至，关为阴绝）。春三月之病，曰阳杀（杀音赛，阳气衰也，阳气方生之令，而阳气衰败，不能应令也），阴阳皆绝，期在草干（春令木旺之症，而阴阳俱绝，至秋令草干之时，金胜木而死矣）。夏三月之病，至阴不过十日（《金匮真言论》曰脾为阴中之至阴，五脏六腑之本也。以至阴之脏，而当阳极之时，苟犯死症，期在十日），阴阳交，期在溓水（阴阳交者。阴脉见于阳，则阳气失守，阳脉见于阴，则阴气失守。夏月而见此逆象，则仲秋溓水之期，不能保其生矣），秋三月之病，三阳俱起，不治自已（秋时阳气渐衰。阴气渐长，虽三阳之病俱起，而阳不胜阴，故自已）。阴阳交合者，立不能坐，坐不能起（阴阳交合者，阴阳合病也。起坐不能者，屈伸不利也）。三阳（阳当作阴）独至，期在石水（阴病而当阴盛，则孤阴不生矣。冰坚如石之候，不能再生，即上文三阳俱起，不治自愈。下文二阴，期在盛水，则此为三阴无疑）。二阴独至，期在盛水（二阴病比之三阴病者差缓焉、故期在盛水。盛水者，正月雨水也）。

《诊要经终论》曰：太阳之脉，其终也戴眼反折瘈疭，其色白，绝汗乃出，出则死矣（戴眼者，目睛仰视而不能转也。

反折者，腰脊反张也，筋急曰瘛，筋缓曰疭。绝汗者，汗出如油也，足太阳之脉起于目内，上额交巅入络脑，下项夹脊抵腰中，下至足之小指。手太阳之脉，起于小指之端，循臂上肩，其支者循颈上颊，至目之外，故其病如此。又太阳为三阳之表，故主色白汗出）。少阳终者，耳聋，百节皆纵，目寰绝系，绝系一日半死，其死也色先青白，乃死矣（手足少阳之脉，皆入于耳中，亦皆至于目锐，故为耳聋目寰也，者，直视如惊也，因少阳之系绝，不能旋转也，胆应筋，故百节纵也。木之色青，金之色白，金木相贼，则青白先见矣）。阳明终者，口目动作，善惊妄言，色黄，其上下经盛，不仁则终矣（手足阳明之脉，皆挟口入目，故口目动作也。闻木音，则惕然而惊，是阳明善惊也。骂詈不辨亲疏，是阳明妄言也。黄者，土色外见也。上下经盛、谓头、颈、手、足，阳明之脉皆躁动而盛，是胃之败也。不知痛痒，谓之不仁，是肌肉之败也）。少阴终者，面黑齿长而垢，腹胀闭，上下不通，而终矣（手少阴气绝则血败，足少阴气绝则色如，故面黑也。肾主骨，齿者骨之余，故齿不固而垢也。手少阴之脉，下膈络小肠，足少阴之脉，络膀胱贯肝膈，故为腹胀闭、上下不通，是心肾不交也）。太阴终者，腹胀闭不得息，善噫善呕，呕则逆，逆则面赤，不逆则上下不通，不通则面黑皮毛焦而终矣（足太阴脉入腹属脾，故为腹胀闭。手太阴脉，上膈属肺而主呼吸，故不得息、惟胀闭不得息，故为噫为呕。气逆于上，故面赤。不逆，则脾之地气不上升，肺之天气不下降。上下不通者，天地不交也。脾败无以制水，故面黑。肺败不能主气，故皮毛焦也）。厥阴终者，中热嗌干，善溺心烦，甚则舌卷卵上缩而终矣（手厥阴心，主之脉起于胸中，出属心包络，下膈，历络三焦。足厥阴肝，脉循喉咙之后。上入颃颡，其下者循股阴，入毛中过阴器，故为中热嗌干、善溺心烦等症。舌者心之官也，肝者筋之合也，筋者聚于阴器，而脉络于舌本，故甚则舌卷卵缩也）。

愚按：人之有病，犹树之有蠹也。病之有能，犹蠹之所在也。不知蠹之所在，遍树而斫之，蠹未必除，而树先槁矣。不知病之所在，广络而治之，病未必去，而命先尽矣。故病能至颐，即较若列眉，犹惧或失之，病能未彰，而试之药饵，吾不忍言也。世医矜家传之秘，时医夸历症之多，悴悴卖俗而不知其非。叩之三因之自与其所变，翻以力赘，是不欲知蠹之所在，而弟思斫树以为功者，嘻！亦惨矣！

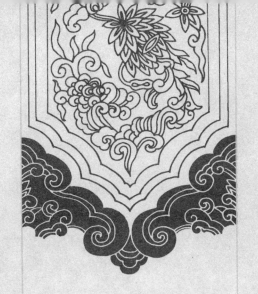

《内经博议》

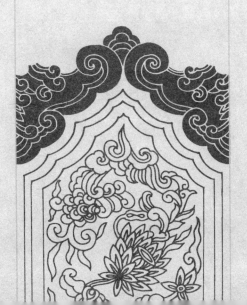

《内经博议》题辞

儒可无用乎！耳目心思等之木石，百年为可悼也。儒可有用乎！兵刑钱谷绍之职司，一时为可鄙也。居今之世，志古之道，求所谓卓然自命。上不溷君王而下不委诸草莽者，其在岐黄之业乎！夫岐黄之业，谈何容易。不知阴阳消长之理者，不可与言医；不知死生变化之故者，不可与言医；不知草木虫鱼邱陵牝牡之性情者，不可与言医；不知古今异宜刚柔互用应变合于秒忽者；不可与言医。若是则五经四子之书，医之宗旨也。二十一史前后成败君臣兴废之所由，医之证据也。与夫诸子百家零星传记，杂出于饮食药石之书医之杂俎也。宰相须用读书人，国医须用读书人。如是而儒之一生，无用不等之木石。有用不缀之职司，休德令闻而擅其美。岂不重赖夫医也耶！医之不可易言，儒之不可易言也。余性鄙寡交，不乐轻与人，人不屑吾与。犹忆总角时，郡中得交罗君淡生，即今之东逸也。探所得细绎胸中经史衮衮可听，旁及古文本学，皆可法知其非常人。未几陵谷变迁，隐见于烟雨蓬茨之下，名可得闻，迹不可得见。如是者三十年，君之读书乐道，视壮年又何如？而内经博议诸书出矣，人谓与东逸先生同时朝夕讨论不倦。所重岂在区区？余曰：儒之无用者如彼，有用者又如此。百岁而后，其欲尚有东逸者，非博议诸书。又焉足千古哉？

友弟石年赵汝揆拜书

卷之一　天道部

天地阴阳大论

或问于余曰：轩岐述天地之道，明阴阳之本，终以三合为治。帝臣若鬼臾区，犹曰上候而已，未能明其事也！今二千年来，学人如众盲摸象。纷纷以运气治病，卒无一验。而粗心守陋之传，谓此且置之高阁。略无省思，不知乾坤鼓铸万类，人在气交，如鱼在水。民知所生，而不知所以生。今子沉潜内经，发愤而欲明之。其于造物生天生地生人生物之本，不可不挈其要领。而为后学一明之乎！余曰唯唯。经曰其生五，其气三。三而成天，三而成地，三而成人，三而三之，合为九气。九气具，而天地人三才之体用备矣。夫所谓其生五者，合天地人万类，皆生于五行之气也。乃不曰其气五，而曰其气三，则所谓一阴一阳之谓道。以一阴一阳而营运之，鼓舞之。其间阴阳各一，而所以能营运鼓舞者，则又有一也。此一合二以成三，而始布五行于阴阳刚柔之间，人在气交而两受之，此所以三而成天。三而成地，三而成人也。三才既立，五常备行。而天地人之体用遂分。立天之道，曰阴与阳。则日月四时，营运不息，此其大运也。而又有其总持者，复列五运。首土以持岁功，本六元于司天，以正六次。于以主时主岁主次，各不同也，此天之分用也。立地之道，曰柔与刚。则山川水土，五方阴阳各奠，此其定体也。而又有其迁次者。三阴三阳，各以司年。奉六元司天在泉，各以上下正岁气。于以纪方纪步纪岁，各不同也，此地之分用也。由是而天地之气，必三合为用矣。然其间气化分行，其体则奠定而不移。其事则博济而不杂，其神则妙用而无方，其道则循环而补救。是故阴阳之气，有所为各止。而不相凌躐者，如大气之举。风寒在下，燥热居上，湿气居中，火游行于其间。是以少阴厥阴在下，太阳阳明在上，太阴居中，少阳通乎上下。于人禀之为体，亦犹是也。此虽六气交互布之相输，而上中下之定位不移也。又有夹辅而行，参伍为用者。少阳之上，火气治之。中见厥阴，阳明之上，燥气治之。中见太阴之类，原其然者，三阳悉起于三阴。阳之所起，阴亦从之而见。少阳起于厥阴，乃中见厥阴。阳明起于太阴，乃中见太阴。以其根底所在，恒相比而不离。故参伍以为用也，又有亢害承制者，相火之下，水气承之。水位之下，土气承之，六者皆有承制。阴为循环相救，以消弥其亢甚。而不至于毁裂，是则三合之内。三合之外，又有妙用如此者。无非其气三之为用，而鼓舞营运于天地人之间。乃天地造物之根，而非人之所能为也。盖天地之气，无不有分，亦无不有合。此天地之本，阴阳之朕也。

其气三论

天地阴阳一气而已，自太虚而有太乙之生气。由是动静焉而阴阳分，阴阳分而五行具。是五行之生者，不离阴阳之一气也。而经曰其气三，且曰三而成天。三而成地，三而成人，是三气者，天地人之本始也。试明之。太极无形，静则为阴，动则为阳，易曰一阴一阳之谓道。此一阴一阳者，非各一之一。乃道之妙用，而合一之一也。唯其合一。乃能各一。则是其本一而已。有三气存乎其间矣。是故动与静各一也。而所以能动静者又一也。由此观之，太乙之所施生，造化之所鼓铸，必得三而成物。气不得三，则无以布行于五。而五非得三，又不能各合夫一也。三者一之用也，五者三之成也。故三而成天，立天之道。曰阴与阳，天总阴阳，而又积阳以自刚也。三而成地，立地之道。曰柔与刚，地具刚柔，而又积阴以自奠也。三而成人，立人之道。曰仁与义，然理以宰气。而气以载理，故人之成也。本乎气交，禀天之阳动为气，本地之阴静为精，而有神存乎其间。以立性命之基，是精气神三者。合而不离也，此所谓三而成人也，且太极用此三气以生五行。而五行之生，又莫不各用夫三气，试就人之五脏言之。心为太阳，而主血脉，是合阴阳而自为阳也。肾为太阴，而涵命门真火，是合水火而本为阴也。肺主治节，而水出高源，是合金木水以行气也。肝为血海，而生一阳以升太冲，是合水木火而总于厥阴也。脾上承火，而下涵水。以奠乎中，火以腐熟，水以滋灌。而土以归藏，是合水火土而养四脏也。是知阴阳之功，相待为用。阴阳之根，互藏其宅。而五行之变化，皆非一气偏至之所成。盖一有偏至，而合三则无偏。至一无鼓动，而合三则能鼓动。人徒知为三，而不知合三，而后致夫一也。徒知生于一，而不知用三，而后全夫生也。自轩岐指出三气，而造化之妙用始彰，故三五与一。太上之玄阃，养生之奥关也。

六节五制生五论

天以六为节，地以五为制，其生五。（天元纪大）

河图之教五十有五，而总其数为天五地六。分其数为天五地五。天五者、一三五七九。五奇也。地五者、二四六八十，五耦也。奇以五乘五，五五二十五。耦以六乘五，五六三十，此所以天五地六也。然而阴阳交互，气运相乘，则天气反以六，地气反以五。此六节五制之旨，轩岐所述也。盖两仪既奠，而后天以阳而化气。气本无形，凡六合无形化气之阴阳，皆本于天气。以阴而成质，质处有形。凡六合有形成质之阴阳，皆本于地气。所谓五者，生长化收藏。而成木火土金水是也，所谓六者。少阳阳明太阳厥阴少阴太阴，以奉寒暑燥湿风火是也。所谓六为节者，天以一元布行于地。即本地之六位以分化气，是天以六为节也。所谓五为制者，地以坤顺承之化。即本天之五行以作成物，是地以五为制也。总之天以五而干生，地以六而支生，以五加六而甲子生。天以五用六，地以六承五，此天施地生之大致，而六节五制之妙义也。其生五者，原其初则五行实生于一气，由其后则万类皆生于五行，故五行有本生之理。有制用之道，其始也天一生水。天一者纯刚之气也，纯刚之气为全体，故生水。水之为物，一阳居二阴之间。由静而动，由阴而阳。动而之阳，故地二生火。水火既济，则形成而物畅，故天三生木。阳既畅发，则阳后生阴。自舒而敛，故地四生金。土居中位，成乎四气，而成功位次反居其后者。土为万物之母，奉天而不居，故必于四气之既成，而后见之也。然土为中宫，为炉鼎。能以水火为用，水火不得则相射。是以戊己之位，藏于水火。此坎纳六戊，离纳六己，所自来也，故戊己中宫为最尊。布气育灵，为生物元始，所谓资生于坤也，故以是为南政。君临于上，而水木火金四脏之气环拱之。以其环拱，故谓之北政，如臣面君也。至其地支辰戌丑未，居四余之偏，兼为四库者，盖以奠定四气，所以始万物终万物而告成功于物后也。故天虽以五生土，而常以一先四，而首万物。一先四者，即五数之一。而首以土运之义也，此万物

中華藏書

《内经博议》

所以资始也。地虽以十成土，而恒以二居五而终阴阳。二居五者，戊癸化火。而适终于地二之数也，此万物所以资生也。生生之本，制用之道尽矣。

正六气说

初气厥阴风木，大寒、立春、雨水、惊蛰。二气少阴君火，春厘、清明、谷雨、立夏。三气少阳相火，小满、芒种、夏至、小暑。四气太阴湿土，大暑、立秋、处暑、白露。五气阳明燥金，秋分、寒露、霜降、立冬。六气太阳寒水。小雪、大雪、冬至、小寒。各至六十日，显明之右，君火之位也。君火之右，退行一步。相火治之，相火之右。复行一步，土气治之。复行一步，金气治之。复行一步，水气治之。复行一步，木气治之。(六微旨大论)

六气内经无正文，而于加临明明见之本文者。止有六节气位一章，发明司节之位，而于六节之阴阳上下未之详也。故后学每以六气一气呼之，又不辨司天六元不同。一概改着，为说以详之。夫天气之行于地，既布之以五行，分之以四时。历以日月之行，而成岁功。此万古不易，所谓天地合气也。然为气行其间，每不得与日月朔望相齐。故古圣更以斗杓纪气于十二宫，而祀之以二十四以会周天，后分统以六气。凡六十日以分一气，周而复始，所谓四时之止也。然其为气上下不同，标本各异。初气为厥阴风木者，一阳也。于卦为复，复在九地之下。正当两阴交尽之时，是以上为厥阴。下为风木，故风木本阳而标阴也。二气为少阴君火，君火见于卯。所谓显明之位，其时为春厘清明。正三阳出地之时，乃不名之少阳，而号之为少阴，不名风木。而名以君火者，以此时三阳虽出地，而其上仍属三阴春寒犹属是气。尚为阴之少，故曰少阴。君火见于此者，易所谓帝出乎震也。帝主十二辰，于时无所不统。而于此分时者，前此一阳尚在九地之下。而人历于显明，则圣作物睹，是以首出之于此也。其火主照临，不主热物，亦不夺春令，故曰君火不用。君火之右，即为夏令，为三气之阳相火。相火当巳午为南离君位，非相火之所当。唯君火不用。故退行一步。使相火当之。俾为夏官。以供臣职。故名以相火。明其无犯上之嫌也。相火当六阳之盛。正为太阳，乃不曰太，而曰少者。以阳虽盛，而尚在地上。未亢未高，故犹曰少阳也。四气为太阴湿土，湿土在未坤也。坤为太阴，位在未上。又当未月，坤正临事，故以太阴名之。又其时自大寒一阳生，以及于六阳，为上半年干之行事。自夏至一阴生，至亥以尽于六阴，为下半年坤之行事。阳以顺行，阴以逆行，故一阴之生。不名一阴，以其生由太阴坤德，故即以太阴名之。时虽溽暑酷烈，六阳极盛，而总曰太阴者，以阳已退职也。且当此之时，使非土润溽暑，则南离火旺。燥金安生，唯坤居其间。以土合火，而腾其湿气，则大雨时行，而得以御火。使金气生，而气进与六阳代禅，非太阴之为而谁为耶？五气为阳明燥金。阳明者，以其时去溽蒸而清明。退蒙昧而口敛，坚洁清肃。阳在上而方明，故曰阳明。金气坚而且洌，是以为燥。六气为太阳寒水，寒水于时为亥。水属三阴，乃其上为太阳者，此时阳退而在上。为亢为高，在五阴之上。于卦为剥，居停而不用事，故以太阳名。而纳之寒水也，寒水本阴，而标阳者，以此总之。正六气进气居下，退气居上。春夏阳自下升，故厥阴少阴在上。秋冬阴亦自下而上，故阳明太阳在上。在下者为进气，在上者为成功。而进退之气，标本之说，于是可见矣。此为主气司天，所加为客气，主客之分以此。

为运为气五六说

自阴阳二气交易鼓舞，以化生五行为万物，而三才之成全奠其中。然所谓阴阳交易鼓舞者，二而已矣。二而有无息之用，万而仰致一之道。以譬明之，五行为铜。二气为炭，此生生之本。由于交易鼓舞之妙，从无而有，从有而生也。乃五行者，不明所自，请得言之。天一生水，阳始交于阴也。地二生火，阴始交于阳也。得阳而生火，得阴而生水，此阴阳定交之始。故所生二子，仍肖父母。是以干道成男，坤道成女，道本斯矣。然以二气之鼓舞言之，则水火生而万类之胚胎具也，故曰水火者。阴阳之征兆也，自兹而天三生木。地四生金，则阴阳既交。而互生互长，万类成形而坚定。成形为木，坚定为金，生矣成矣，故曰金木者。生成之终始也，然而能终之始之，必有为之先者。而使二气为之鼓之舞之，则造化之藏用自成炉。非中宫奠其元气，曷能不渝。此土之庞浓，为天五而居中。天五者，非以次而为五，乃摄四而为五也，地之十承焉者耳。由斯言之，天地之施生，定于五行。盈天地之物生，莫非五行。四时之更，莫非五行。五方之位，莫非五行。而五者之运，行于天地之间。为天为地，为人为物，为形为气。有一不在运中者乎？至于所以为六者，亦自有说，本然二气三分而六。因阴阳之气，有国中末。有少壮老，其气各有盛衰。故各分而为三，是以为六也。以六乘五，以五成六，于是五行物类之生成消杀。恒乘于六气之进退盛衰。故六气者，所以节宣五运。而成其化育者也，无一物不成于六气之中，无一时不被六气之化，岂止五运六气为加临之说乎？

是以帝问，而岐伯曰：五运阴阳者，天地之道也，万物之纲纪，变化之父母，生杀之本始，神明之府也。又曰阴阳之气，各终期日，非独主时也。今观于甲子，而阴阳之纪以立。于是岁立，而年月日时阴阳之气各立。无非五六者，请更言之。时一日有十二，十二者，阴阳两从六也。以五乘六，故五日一周甲子为一候也。一周甲子，气亦一周矣，故可以为候。此小周也，推之为七十二。而大周矣，此从时而起者也。日者，甲乙至癸为旬日。天数五，故二五为小周。以五加六，故六十日为备一周。又历六甲子，为大一周成岁矣。此以日为起者也，月者，历十二辰恒主。今以纪时，又用五行以纪六气，而四时始备。凡五岁一周，历三十年而备周，此以日为起者也。岁者，十二年一纪，六十岁一周。此一周者，又合年月之大而周之也。以五加六，小者为小周，大者为大周。然应天之气，动而不息，故五气而右迁。应地之气，静而守位，故六期而环会。此五运六气，主岁之常期，起于天地之自为六气也，由日时月而言，为阴阳生物之合气。由五运六气主岁而言，为阴阳成物之分气。有分有合，有从合而分，有从分而合，此之所谓必以三合为治也。然而天主动，为五行之主，故运居其中而常先。地主静，六气以不迁为会。故司天在泉，各有其故。要而言之，合气以专生物。分气以节成物，三合为治。人在气交之中，内禀其合气。而尝外应其交气，此岁气五运之加临，何时而可废之也？其未可验者，南北刚柔，阴阳向背，未可一齐。岐伯亦列其如是焉耳。使后之学人，通天地之秘，而行其活法，未尝印板文也。至后世加临寻病，而又不能知三合相交所乘临之盛衰，而为铃法，贻笑千古耳！

五运说

五运以土为首，而加甲终复加己。循环十干，而不用正干之本气。说者谓甲己合土，此为化气。夫所谓化者，逢合乃化，不逢合则不化。五运之加，甲己相去五岁，岂有逢合而化之理？又曰此本天气定位非加临也。经曰丹天之气，经于斗牛女戊分。天之气，经于心尾己分。苍天之气，经于危室柳鬼。素天之气，经于亢氐毕昴。玄天之气，经于张翼娄胃。其戊己分者，则奎壁角轸也。五天五行之守气，各有所横以加于宿度。临于十干之上，如气经于心尾己分。心尾当甲，角轸当己，故土位甲己也，以下皆然。此说最为近似，而其实不然。盖天动而虚，其气圆通。而初无定气，其临御五行。自有本然当然之则，而初非有守气以期之也。

岐伯述天元册曰：大虚寥廓，肇基化元，万物资始，五运始终，布气育灵，总统坤元。夫肇基化元，而布气育灵，乃云总统于坤元，是坤元为万物之母也。坤元既为万物之母，而总统之，则天亦必有以先用之。天之十干，以代戊己居中宫。而先用水火，然后成于木金，岂非总统坤元？而以土为首之义乎？是以天之御化，首以土为甲。而甲遂为土，仍顺布五行于乙丙丁戊之上。而以本气化之，遂以金加乙。水加丙、木加丁、火加戊，毕又再传。而土加己、金加庚、水加辛、木加壬、火加癸，而其本气之阴阳，仍有不能从化。而根据之以为用者，如加阳干为气有余。加阴干为气不足，又未尝不因值年以佐用也。五运立，则年气有所统，故运之所临。每居中而常先，如土运之岁。上见太阴，则其气先。而与司天会，是谓天符。与岁支同气，则先而与岁会。是谓岁会与天符，岁会三合。是谓太乙天符，所谓贵人者，司天与值岁朝拱之所在也。是以恶所不胜，归所同和。随运归从，而生其病，故五运为该年之根本也。

司天说

天有六气，寒、暑、燥、湿、风、火，即四时之主气，候至而布之，以分六气也。至于司天，则从地上六位之专精，而正对以居之。以主期年，而名之为司天者。根据于甲子值岁之气，仍以地上不迁之气。会天之元，而立为监司也。其为六气，一以甲子为序。而异于地上之四时，盖既以主持一岁，则自当以甲子为序也。其三阴三阳，上奉之者。六元在天，则三阴三阳不自主气，所以正对皆奉之也。首少阴君火者，君火位午对子。令甲始子，与君为对，故遂名君火。尊君之出令也，其令主热，不与显明卯位之君火同。彼以方春行令，止以照临。此在午宫，所对本属夏令也。次丑未为太阴湿土，太阴在地。每与厥阴少阴合三阴而不离，故其位必次少阴。又坤土位未对丑，为土之官旺，是以上奉湿令也。又次寅申为少阳相火，火之精。本生于寅，寅对于申。申尚有余暑，故以寅申奉火令。不当午者，午当君火，不敢侵也。又次卯酉，为阳明燥金之临，旺于酉对卯，故奉燥令也。又次辰戌，为太阳寒水。寒水本位亥子，而亥属风木。子为午对，唯辰为水库。戌当水冠带，为进气，故即以辰戌奉寒令。终巳亥为厥阴风木，风木于正六气。本在丑子及寅司天，移位于巳亥者。木长生在亥，其对巳，故即以此奉风令也。盖其所司以为一岁之令，唯六元主之。三阴三阳不能尽合，故唯上从而奉之。唯带有本位本气，则有本标太过不及之说。

经曰少阴所为标也，厥阴所为终也。是巳有其所司，即有其在泉者，以天包地下。地在天中，地居天之半。而天气之行于地者，亦半行于地上。半抑于地下，在前三气行于地上，故属司天。后三气抑于地下，故属在泉。在泉之气沉而不上，故前扬后抑，前宣后郁。恒与司天为对，司天子午，则在泉卯酉。司天丑未，则在泉辰戌。司天寅申，则在泉巳亥。恒相对而输转之，故有在天在泉之异也。司天极于三气，以天施之至也。在泉居于六气，以地沉之至也。然总以司天为本，故本文不设在泉之岁，以司天统之也。

地上三阴三阳说

司天以地上三阴三阳，奉天六元。然上下不类，而以奉之，未解何义。又不解地上三阴三阳，何以定位？内经未之发明，请试论之。予前既明六元之着，盛于三阴三阳之定位矣，此六元之正义也。乃于其对，亦必三阴三阳奉之，岂三阴三阳未有定义定位乎？夫天地之大气涵于宇宙，大概藏于北，生于东，长于南，收于西。则三阴在北，三阳在东，三阴在南，三阳在西。可知也。在易东北俱为阳方，而此北阴东阳，西南俱为阴方。而此南阴西阳者，要此即两仪四象之义。所谓天以阳生阴长，地以阳杀阴藏者也，盖气必先藏而后生，此乃静藏之地。故三阴先奠位于亥子丑，而太少厥皆聚者，所以全乎阴以为藏也。藏而后生，而生必于东。故三阳遂正位于寅卯辰，而少明太皆聚者，亦所以全乎阳而为生也。至于南离阳位，君火居之。而又总为三阴者，盖巳午未皆长气也。有生则必有长，长者实气也阴也。北阴无以实长，故三阴亦聚于南，所谓天以阳生阴长者此也。西为蓐收正位，燥金居之，故西为阴方。为成为收，而三阳又居之者，盖藏物必自下。收物必自上，生物必自下，杀物必自上。且自暑而凉，自秀而实，皆自上而下。上者阳也，而其时之肃杀者、亦阳也。申酉戌为肃杀之方，故三阳亦聚于此，所谓地以阳杀阴藏者此也。盖天之二气，分为四象。北为阴，西为阴中之阳，此地之二象。东为阳，南为阳中之阴，此天之二象。而生长收藏之理，备着于此矣。

天道或问五则

问曰：五行各有正气，天地所合，干支所同，而阴阳之用，各有变迁，又参错不同何也？曰：此正所谓三合之治也。三合而治，必将合气，必为主用。或从本气，或从标气，或因乎其盛，或由乎其化。虽有不同，要皆取用以崇体，而不以体劳物也。如五运以土为首而加甲，自甲为土以下，皆不用干矣。而甲丙戊庚壬值年，仍为气太过。乙丁巳辛癸值年，仍为气不及。其干虽变，而阴阳不变，则原非不用干也，司天亦变支矣。而火当午，土当丑未。金当酉，与岁为会，则为当其位而合其气。是皆不变本位，亦不废本支也。大约阴阳之用，合两而成，以三为用，故阴阳之行。虽一体，而动变则各由其道。各由其道者，所以妙阴阳之用也。一切三合变气皆如此，知其用则不疑其变矣。

问曰：司天运气合用，而有天符岁会，乃有小五运。复参于司天在泉，运气之间，则又何也？曰：五行三合之治。无往而不用，亦无往而不三合也。如辰戌太阳司天矣，而辰戌备历甲丙戊庚壬之五位，则五运亦尽历寒水之一位矣。寒水唯一，而有五变。五变之中，所营运以周一岁者，亦各有五运，犹司天之间立纪步也。既以大五运与司天为乘临，则亦有小五运与间步为乘临，此亦阴阳自然之道也。岁气必以木为主，故以太少角为初。以太少羽为终，五运之生序不可紊也。然其用微，不及间步之剧，故经不着病，要使人知之尔。

问曰：五行五用，而各为首。六气首风木，司天首火，五运首土。五行本生首水，其成首金。循环而能为首者，岂有义乎？曰：此阴阳造化之妙用，不可思议者也。由其初而言生物之始，始于天一，天一水也。水得暖而升，故火继之。火水鼓荡而形成，故木继之。木长而坚，故金继之。四者非土不成，故成必以土也。洪范之序如此，盖生物之原也。若四时六气，必以岁德为首。岁德在木，故木起厥阴。而临官于寅，所以达生气通人事也。自木而火，而土而金。以止于水，四时之序。生长化收藏之事，五运之首土者。天之气自中而运，而戊己居中以生养万物，故即此中宫推之。以四正环而拱之，以行其生生之用，此在天之事也。若司天以火为首者，少阴君火，有帝之尊。于以出治，孰不归仰焉？然唯斗杓初指，帝乃临之。帝出乎震，故以火为首。而以厥阴为终，盖三阴为朋。今少阴居中，而厥阴在前，则必俟历三阳，而厥阴为后矣。厥阴位亥，亦终之义也。由其成功而言，金木者生成之终始也。显万类之成，而列万形之质。此不唯其始，而唯其终，故必见其坚成，而后水木火土四形备具也。此成物之序，以其致用而言之也。

问曰：四时阴阳顺逆之行，有左右之辨何也？曰：阳自下而上，故左旋而为春夏。阴自上而下，故右旋而为秋冬。是以春为生气而西行，变其收气而为暄。夏为长气而北行，变其脏气而为热。秋为收气而东行，敛其生气而为凉。冬为藏气而南行，敛其长气而为寒。西北行为顺，东南行为逆。春夏日躔北陆而长，秋冬日躔南陆而短。亦阴阳顺逆之序也。

问曰：经谓阴中有阳，阳中有阴，何也？曰：阴阳本合一者也，自太极动而生阳。静而生阴，立之以两。而相为对待，此各一之一，人所易知也。以动静为鼓舞，以阴阳为妙用。无形而致有形，同体而立异体。阴阳合作，而鼓化机，此合一之一，人所难知也。是故本其太始而言，阴阳之原，由于一机，静极而阳生，动极而阴生，阴阳互相生也。本其成位而言，阴阳之根，互藏其宅，火胎子中，水胎午中，阴阳互相宅也。人能悟阴阳之本一，乃能知阴阳之能两也。

天道六气中见论

帝曰：愿闻天道六气之节盛何也？岐伯曰：上下有位，左右有纪。故少阳之右，阳明治之。阳明之右，太阳治之。太阳之右，厥阴治之。厥阴之右，少阴治之。少阴之右，太阴治之。太阴之右，少阳治之。此所谓气之标，盖南面而待之也。少阳之上，火气治之。中见厥阴，阳明之上，燥气治之。中见太阴，太阳之上，寒气治之。中见少阴，厥阴之上，风气治之。中见少阳，少阴之上，热气治之。中见太阳，太阴之上，湿气治之。中见阳明，所谓本也，本之下。中之见也，见之下，气之标也。本标不同，气应异象。（六微旨大论）

天以五行降行于地，因用地之三阴三阳。推移治节，而为六位。于是天之五行，亦分之六气。六气者、寒暑燥湿风火，为天之六元也。南面而阅地之六位，则六元为本，六位为标。其标本之从，有正对之化，有根源之治，故本标不同。气应异象，所谓不同者。如少阴君火在午，太阴湿土在未，厥阴风木在亥，少阳相火在寅，阳明燥金在酉，太阳寒水在戌，此为旺气。其冲为对化，而三阴三阳。又随而上奉之，故本标不同。予于司天，已推言之矣。此章明天地本然之六位，于三阳之定位。则始少阳，中阳明，终太阳。三阳合为初终而不离，于三阴之定位，则始厥阴，中少阴，终太阴。三阴亦合为初终而不离，此阴阳之定气也。原其根本，则三阴在北，亥子丑为正位，三阳在东，寅卯辰为正位。然以此气奉天，而历其生长收藏。则其气之承天者，三阴亦在南之阳。故临乎巳午未，三阳亦在西之阴，故加乎申酉戌。凡地之三阴三阳，其气有本有从天之六元，其化有正有对，于以历十二宫而合之。此所以标本不同，气应异象也。今曰中见者，则于其本气标气之间，合而有之，故曰中见。所以节宣本气，而参和标气也。然此气为天地本来之元气，自有之而本不相离。故条理有自，而不妄参合。何以言之？三阳皆起于三阴，三阴固为三阳之根也。而各有义焉，厥阴阴尽而生一阳。于阳为少，而成风木之气。是少阳生于厥阴，而合为一体也。太阴以湿土孕金，而为阳明。虽为二阳而成燥金之用，是阳明生于太阴，而合为一体也。太阳由于少阴，本以秋金而生寒水，是太阳生于少阴，而合为一体也。盖阴阳之相随，必以其气之相次，故相贯而不离也。然其正对不同之间，更有参和之妙，又不可不察也。少阳之上，火气治之。相火烈矣，而见厥阴纯阴，此上下相济也。阳明之上，燥气治之。燥亦亢矣，而中见太阴湿土，既能生金，亦能治燥也。太阳之上，寒气治之。而中见少阴金水和调，不使太阳亢也，而三阴又异焉者。厥阴之上，风气治之。而中见少阳天和，不使厥阴蔽也。少阴之上，热气治之，此少阴乃奉天之君火也。中见太阳君火，为太阳之主，不得有杂也。然其间有寒水，亦既济之理也。太阴之上，湿气治之。中见阳明，前以湿治燥，兹以燥胜湿也。其参和节宣如此，是则所谓本也！

地理六节位下六承论

相火之下，水气承之。水位之下，土气承之。土位之下，风气承之。风位之下，金气承之。金位之下，火气承之。君火之下，阴精承之。亢则害，承乃制。制则生化，化则盛衰。害则败乱，生化大病。（六微旨大论）

此章王马滑张诸家，寻其说而不得，乃以气交之变释之。谓少阳火生，终为溽暑。不知此专气之次，非承制之的义。夫承制者，皆元气之所本有。即其所生之理，备有生化之道，初非矫强挽回也。阴阳动静，皆涵天地之元贞，故其生物也。贵其专精，尤忌其一往。是以阴中有阳，阳中有阴。如易卦之飞伏，飞下即伏，伏上即飞。故干卦六阳，其下皆坤。坤卦六阴，其下皆干。阴阳之精义，本是如此。吾故于天道之六气，各有中见，而知地节之六位，自亦有为之内者。以为参和，是故位之下即内之义也。相火于节，主四五月。为六阳之元，而其时之水气正盛。前为谷雨，后及芒种，皆有水泽流溢，以助调相火，是水承之义也。至于水位，则大雪、冬至、小寒之日矣。时当寒，而正为物所归藏，其所以归藏者土也。有藏而后有生，故有下起元。而得回地中之一阳，是土承之义也。若夫土生万物，而亢则有水火二至。亢于湿，则水至而流。亢于燥，则火至而坚。苟非风木和柔之气，内居其间，何以使土脉和动？故土旺长夏，而木正向荣，是其义也。风为春木，由甲坼条舒，以至于长茂坚成，必有金气以收之。是以榆荚之落，见于春时，亦其义也。金位兑说，而神主蓐收。若无火气之微布，则凄冽之气，即申酉而寒矣。乃由白露方凉，渐于寒露。暨于霜降，于时生物。及多至于成，但火犹有存者，此知金下有火也。至若君火所承，则不曰水气，而独曰阴精。阴精者，生气之华也，地上三阴之全气也。其火不主夏令，而首出显明。当三月之和，地气腾上。阴精所奉，莫备于此。是犹众职效用，而君自端拱也。盖亢者专气之一往，承者相济之参和，非以其相反而相犯为制也。唯其内有以相承相济则元气足，而生生浓，故曰制。生则化，盖生而无制则化偏。生而有制则化备也，自此而列一任加临交变。有余不足，至与未至。虽外有此列，以乘除其间。而其本生之气，自不败不乱，故曰外列盛衰也。若专气一往而之厥所，承则本气已见败乱，安得不为生化大病乎？

辨君火以明兼退行一步不司气化论

火性炎上，次列五行之一。初无君相之名，唯主宰之帝。以神明为居，以照临为用，而同于炎上高明之施，此君之所以为体也。然君虽以火为体，而火非君德。故君火不用，要其为不用者。以君有君之德以为用，而非以火用也。经曰：君火以明。以明者，谓其照临之不爽也。诸家循其不用，见为徒立空名，遂改其文曰。君火以名，岂知此义者哉？地节六位章曰：显明之右，君火之位也。君火之右，退行一步，莫知其故，此有说焉。显明之右，在卯辰之间。辰为天门，乃帝之明堂，布政宣化之所，易所谓出震齐巽者也。凡帝之施化其德为大生，其用为太和，其体为纯干。备元亨利贞之四德，以体元首出。虽主气于春分之一时，而终不夺春之施，此君之所以不用也，况以火用乎？然既不用矣，而曰退行一步何也。少阴君火之后，为巳午之火令。使君以火用，则复行一步。巳午正当其令，岂复有相火之令，唯君不以火用，而敛藏以退行于位前之寅。因起长生之丙火，使主巳午夏令，为夏官而治之。此相火所以欲其不愆于位，而代君之行事也。自是而下，凡诸复行一步。悉皆臣职，则悉皆效用于君，此君之始终不以火用也。若夫司天，则君火既首出于甲子，而该年则曰在天为热化。在地为苦化，居气为灼化，此既司化矣。而又曰不司气化，亦未有明其说者，岂知君火虽属子午，而所谓热化苦化，一皆子午之化，而总非君主之司此气化也。君自穆清耳，岂遽改其德而司热令乎？所云灼化者，君德在步而不宣。然威行自近而不可犯，故当其居气则有步逼之。逼之既近，安有不灼者耶？然此要非君火之用也。

卷之一 人道部

人道大阴阳疏

人道大阴阳有六。以立人纪。其一为先天奠位立体之阴阳。经曰。圣人南面而立。前曰广明。后曰太冲。太冲之地。名曰少阴。少阴之上。名曰太阳。广明之下。名曰太阴。太阴之前。名曰阳明。少阴之前。名曰厥阴。厥阴之表。名曰少阳。夫人以神立以精存。而行之以气。是以神为大君。精为储养。而气充以辅立神。必有建极之处。广而明者。所以立极也。前之者。神君以临照接物。故前之也。后为太冲。冲以升腾为义。升其精气以济乎上。以奉神君。故即以为后。后之者。此气从乎水位。故后之也。由太冲之地。即为少阴。少阴水位也。为藏精之腑。既藏精以自固。复升阳以腾骧。故其上为太阳。太阳居上，充乎巅顶。为阳之极盛。要即冲脉而上之。故同冲脉。俱从少阴也。而前广明之下。复次太阴。其前为阳明者。阳明太阴同为中土。定为国储仓廪。以赋中邦。是以太阴次广明也。少阴之前。即为厥阴。厥之云者。绝尽之义也。厥阴居少阴之前。当太阴之下。两阴交尽而厥。而一阳即来复于此。故其表即为少阳。此少阳生九地之下也。先立前后者。奠水火之位也。于是终太阴以司会。后少阴以宅精。底厥阴以成终成始。此三阴之正也。太阳居华盖之上。阳明充中土之贡。少阳起太和之气于绝苏之会。此三阳之正也。三阳皆三阴者。阴为阳宅也。

其二为形气致用之阴阳。经曰：三阳为经，二阳为维，一阳为游部。三阴为表，二阴为里一阴绝作朔晦。夫阳有气而无质，阴有质而有部。故阳能主阴，而阴得奉阳，阳者人之生气也。生气莫盛于三阳，三阳为生人之大主。其气能贯脏腑，而立十二经，故三阳为经。所谓经者，大经大本也。二阳充满在中，所以会肌肤。束筋体，扼四关，缴四末，故为维。维，维系之也。游部者，初阳起下，其气轻柔，升其和德，进临诸经。而无所不达，故为游部。盖阳以气为主，而其用则自下而上。分为三部，少阳自下，阳明在中，太阳尊盛在上，其体用如是也。三阴则有形质矣。外而官体，内而脏腑，以及精液血肉骨脉。凡属有形质者，皆阴为之，是以得分表里焉。阴之大总为三阴，宅中而主形躯肌肉，故为表。二阴为受精之宅，受五脏六腑之精而藏之，是以得主脏腑而主内，故为里。一阴绝者，在下之穷阴也。阴尽则阳生，象晦而复朔，故云作晦朔也。三阴既有质有部，则其形层如是。盖三阳为纵，三阴为横。合之形气，所以致用也。

其三为上下倡和，雌雄相应之阴阳。经曰：三阳为父，三阴为母，二阳为卫，二阴为雌，一阳为纪一阴为独使。易曰：一阴一阳之谓道。夫阴阳必两相倡和而能鼓舞。一则神，两故化也。是以言三阳之尊，必及三阴之亲者，有其尊必不容废其亲也。二阳二阴，言卫与雌者，卫以营其外，雌以缮其内。其居中用事譬犹处家之道，必夫妇亲之也。纪与独使者，游缴之任。在一阳罢极之肩，在一阴相合而始。备行役传宣之用，譬之行旅，有车骑必给刍荽也。此阴阳之输应，不可不合两也。

其四为自相鼓荡，以各成一致之阴阳。经曰：太阳为开，阳明为阖，少阳为枢太阴为开。厥阴为阖，少阴为枢，阴阳既以合两为功。又以一致为和，合两则共为开阖。各一则自为开阖，盖阴阳之用，总以鼓铸为事。三阴三阳，虽各处形层部位。而要其共气，则阳与阳对。阴与阴伍，必自相得以为和，故亦自为开阖，各有枢以持其间者，所以致开阖之用也。太阳盛于卫外，故为开。阳明充于营中，故为阖。少阳能与之参和，故为枢。必三者备而合为阳之用，乃以成其一致，而其脉乃搏而勿浮也。太阴健运，而其气不藏，故主开。厥阴潜藏，而其气不扬，故主阖。少阴蓄水藏火，独兼二气，故主枢。有枢而两阴始不迫促，是以能合而致一阴之用。而其脉乃搏而勿沉也，其五为脏腑立职之阴阳。先天阴阳既有部位，则设官分职以守之脏腑者以五。五行部署，应天之官，而分之以职者也。脏以藏神，腑以备器。其贵贱相使，各殊其位。

经曰：心为君主，为阳中之太阳。肺为相傅之官，为阳中之少阴。心主夏，肺主秋，二脏位胸中膻中。所谓阳而在上，即应天之燥热在上者也。脾胃者，仓廪之官，为阴中之至阴，主季夏。阴中者，脾属足部。至阴者中土坤德，以顺天承，而不以阳居也。胃为水谷之海，当两阳合明，以合乎太阴，故亦同居中土，即应天所谓土居其中也。肾为蛰藏之官，为阴中之太阴。肝为将军之官，为阴中之少阳。一主冬，一主春。肾既藏精，为先天寒水，与心太阳为对，故即名太阴。肝从一阳来复，而起风木主令，故为少阳。二脏居足阴部，而又在下，即应天之风寒在下也。胆为中正之官，十一脏皆取决焉。以一阳之生气，为太和之元神。而游部三焦，出入经络，即应天所为大游行其间者也。外此则膀胱为州都，大小肠为传送，以备器致用。经云：此皆至阴之类，通乎土气，而不得以应天矣。前广明章，阴阳奠其地分。而此脏腑分其守职，故谓五脏能立阴阳则可，谓地分阴阳即五脏则非也。凡内经论阴阳病，不拈脏腑，职是故耳。其六为营气隧道，并行出入之阴阳，此为经络也。经络者，以其经连属五络，以通部分，为隧道以出阴入阳，出阳入阴。

总为通衢，而每经隧道，又各交属互络，通乎上下，所以各经有表里之名，此表里要非太阴阳所主之表里也。足三阴从足入腹，手三阴从腹出手。六阴皆以次相接于腹中，手三阳从手走头。足三阳从头走足，六阳皆以次相接于头上。腹中者，以阴接阴。头上者，以阳接阳。其至于手，则以内阴接外阳。其至于足，则以外阳接内阴。所谓隧道也，而各经并行者，在手则太阴肺，出臂内上廉。阳明大肠，即出臂外上廉。少阴心，出臂内下廉。太阳小肠，即出臂外下廉。厥阴心包，出臂内中道。少阳三焦，即出臂外中道。足三阴三阳亦然。兹则以其隧道并行，所谓表里也。若不识脏腑阴阳体用，又不知经络，此表彼里。是犹众盲摸象也，是以得条列而着之。

心肾论

经曰：心者，生之本，神之变也。肾者，主蛰封藏之本，精之处也。夫神精之用，为人身之大主。精以养神，神藏于精。而以气行乎其间，惟其有以居之，有以藏之。而人道以立，此心肾所以为人之大主也。阴阳离合论曰：圣人南面而立。前曰广明，后曰太冲。广明者，心也，居心必于开广之地。清明之座，所以建极也。前之者，神君坐照向明接物也。然其用为火，火之体亢而不下。若以昭明为事，而无真精真气以养之济之，则必有自焚之患。此太冲之由，未有不能不为之后焉者也。太冲者、生气之所由来，起升之而不息者也。太冲之地，即为少阴。少阴肾之宅也，肾为先天之根。藏精之腑，天根之处，乃生气之原。其精内蕴，则其气上腾。故圣人首揭之。以此为养心存神之物，而特云后者，唯此可奉于前也。然则以精养神，真道自主于肾。而凡储精之处，以为养神者。抑又无所不备，不特太冲之下。脏为精海以汇之，而又于六阳华盖之上。以太冲之精，结为泥丸髓海，而为玄珠以覆之。又于任处地道之道，复有关元黄庭。孕结金水之气以蕴之，此正所谓君火之下，阴精承之者也。顾人之心为神之主，前后上下，既能积精以养神，而归于太冲所起之肾矣。又谓肾为蛰藏之本，惟甚吝啬，此何以言之？盖人之阴精，藏气于肾。而其精泉难充，最后成女子必二七，男子必二八，而后天癸至。天癸者，非精非血，天乙之真气也，故其至也必久。养之而精血充，充则男子始泻。女子始月，至其盈数，女子不过七七，男子不过八八，故精难成而易亏。此肾所为蛰藏之官而吝啬也。若使肾家无主，不蛰不藏，命门水火两亡，则精衰而神耗。精已而神去矣，不特此也。肾之所主，受五脏六腑之精而藏之。必五脏盛乃能泻，是肾主人身一盘五行之全局，而合之以为精者也，故五脏若有一衰。则肾精即已不茂，盖肾精所以养神而藏气，实以化精。故曰精食气，气归精也。

君相二火论

火于八卦居一，于六气司天独居二，人之脏腑亦二。盖天之帝人之心，皆以照临为德。其居神之物，有火象焉，此所谓君火也。是故在天之君火，本不以火用，特以明乎帝德。故主十二辰而首出之。在人之君火，亦非以火用。特以建极广明，故主十二官而临照之，初非以灼燔为令也。经曰：君火以明，明者，明其为照也。天之君火，临于卯，位于午，而于司火不无热人者，以午在夏，正令自热也。人之君火，正于广明。广明之地膻中也，膻中为神明喜乐之官。清明广大之地，为生之本，营之居。唯无精以养，则或有神飞而自焚之患。否则，清静宁谧。何爆之有？而君火之不用，从可知矣。相火者、在天则生巳午。其官为火，正奉行天职以立暑令，不得同于君火，故谓之相火。相火虽烈，实为万物盛长之气。若无相火，是在天之六化废其长令也。于人亦然，心胞代君行事。在三焦之中，处两阳合明之地。以应天之夏令，而主腐熟水谷。经曰：阳明者，午也。盖以阳明当相火夏令，不言心胞。而心胞在其中，今言心胞，而不言胃。以胃归土也，而相火之义，亦从可识矣。盖人之相火，起少阳胆，游行三焦，督署于心胞。为阳明胃腐熟水谷之功。是火之能相在少阳耳，先辈丹溪诸公。倡言厥阳五志之火为五火，而无其名。遂以龙雷之阴火为相火，而起其说。承讹至今，至赵献可又为相火说。喻如鳌山之灯，人物跳掷。皆赖中心之火，而大七节之旁。中为小心，为火之主。而十二官以听命焉，不知七节之旁。中有小心者，非当肾之命门。乃心俞之出背，不可针灸。故内经提出以戒学人，非谓相火也。且鳌山之火，本以出风，故必取之于焰。以转其轮，若据此为论，非惟不知相火，并亦不知真火矣。昺氏曰：性火真空，性空真火。阴符曰：火生于木，祸发必克。盖阳燧真形，即在阴阳奠宅之中。而此火又在君相有形之外，于人则隐胎坎水。朕兆风木，是谓龙雷。无事则不现，而亦不用，故水濡木柔。虽激之而不起，唯水涸木枯。气逆血沸，则势遂焚巢燎原而不可止。此火若起，是犹反君灭相。岂君相治平之火哉？缘此火不起于子半，不循行于少阳胆，猝犯之而猝起。正所谓火生于木，祸发必克者也，相火云乎哉！

卫气论

有问于予曰：卫气昼行阳夜行阴，其行皆以传经行度，此义不疑乎？曰：有。轩岐本经本无误诠之文，独于论卫气，远引宿度，别列其所行之经络，若犹然营气行度者。然于气之剽悍不循经之说不合。而诸家未能洞悉其故，泥以行度为二十五周，是不可以不辨。盖卫气者，即太阳之盛气，所以卫外而为固。其气则剽悍不循经隧，内熏肓膜，外溢皮毛，其所出入阴阳皆满，所以名卫。若待以次而行阳行阴，则已有不卫者矣。要其气为纯阳之大气，半入经隧之中以和营。而半溢经隧之外以为卫，是即所谓体之充也。经衣冠文物言其出下焦，而人言为水谷之悍气。盖谓水谷之气能出卫犹去脉，得食则高。而要非所以为卫之由也，唯其为下焦先天之本，故能出入阴阳，而无所不至。

经曰：平旦阴尽而阳受气，日入阳尽而阴受气。则常从足少阴入，其于阳目张。则气上行于头，以下六阳。入足心以下阴分，复合于目。于阴则从少阴内注六阴，是以昼行阳二十五度，夜行阴亦二十五度。此若以经度分之，则卫将为一路之路。抑其未至而不卫者多矣，故言五十度者。尽昼夜十二时而言也，行阳二十五。极昼六时也，行阴二十五。极夜六时也，平旦阳动而动，即与阳俱出于目。以下六阳，然非不下阴分也。日入阴静而静，即与少阴同息于诸阴。以遍六阴，然非舍阳而去也。及夜半而大会于子中者，以肾气动少阳于子，故阴阳相见而会也。总之其气为太阳有余之气，阳明溢满之气，而一本于下焦，故于太阳阳明之守气外。更有此剽悍以常护于脉外，日得以效用于阳，夜得以效用于阴，其行阳而卫于阳也。如列营然，卒乘居前，非谓中军无卫也，其行阴而亦为阴之卫也。如宿值然，戒严肘腋。非谓壁垒无军，要其昼夜二十五，各尽六时言之耳。必若循次而传，何谓之剽气？又何以名卫乎？

五脏五主论

心之合脉也，其荣色也。其主肾也，肺之合脉也，其荣毛也。其主心也，肝之合脉也，其荣爪也。其主肺也，脾之合肉也，其荣肌也。其主肝也，肾之合骨也，其荣发也。其主脾也，五脏藏神主用，而职有贵贱。事有相使，内经明之矣。而

中華藏書

《内经博议》

中国书房

一五七五

于五行之相克，脏之受制。经反以为主而用之，则何也？盖五行之妙，每以相制为生，故内经于此特明五脏之养。受生之本，其道固有以逆而不以顺者，乃非以为克而以为生也。夫心藏血脉，自当以合脉为主，而偏主于所畏之水，此养心之法也。何则？心以神用，则必取金多而用物宏。苟非太冲之精腾上而调护之，则神空而无所丽，是神之所丽。唯有阴精承之，以为之济也。所以然者，心本纯阳。而其象反为□女。内自含阴，故其象又为月窟。参同为□女之性冤而最神，得火则飞。不见埃尘，必使清静有匹以镇之。俾婴儿谐于□女，而后月窟天根通其往来也。天使□女之有匹者，非其主之者耶。老氏云：上善若水，水善下而不争，此持心之道也。天根月窟之往来，女婴儿之谐偶，此养心之妙也。此可知肾之为心主矣。肺主气，而其象应秋。敛清肃，肺之性与用也。若寒凉过甚，则太和失而元气遂伤。此必有所相济以生其和，而后元气得行。能生其和者，非心德之暖乎？唯有火德之暖，以益金体之清，是以金为丽泽，而沛雨露于天河之上。凡金之不燥不溢，得以治节体元加于众物之表。而不若气上逆者，此物此志也。肝厥阴，而职风木，其气兆甲于艮，而凋落于兑，则燥金固所畏也。然肝之少阳，其少也苦稚，其盛也苦怒，其横溢也苦逆。调之者唯在其金，而轻重治之。使稚者渐坚，怒者遽平。逆者敛缉，而后乃成其为少阳之盛德，故其主肺也。至若太阴脾土，以浓德载物，而育之长之。尝苦于木之克制，是木为脾□也。然土泽而滞，每有水火二窒。水湿则土泥而不生，火燥则土坚而不荣。唯有厥阴之气，以疏通之。而达其升德，则水不为濡。火不为燥，而后能奔走诸经。以行津液，是脾不可一日不主肝也。至于土为肾主，则更有妙于此者。夫水由地中行者也，以流为性，以险为习，惟是生于天，而涵于土。故源泉不竭，而泛溢无虞。是土能制水，正土能养水也。知乎此，则知肾之所以能蛰藏者。固非土莫主也，由是言之。养心者莫若补肾，保肺者莫若宁心调肝者在于敛肺。扶脾者在于达肝，而滋肾者在于葆脾。相克之道，转而相生，此五行五德之妙也。

五脏苦欲论

肝苦急，急食甘以缓之。欲散，急食辛以散之。用辛补之，酸泻之。心苦缓，急食酸以收之。欲急食咸以软之。用咸补之，甘泻之，脾苦湿，急食苦以燥之。欲缓，急食甘以缓之。而苦泻之，甘补之。肺苦气上逆，急食苦以泄之。欲收，急食酸以收之。用酸补之，辛泻之，肾苦燥，急食辛以润之。欲坚，急食苦以坚之，用苦补之，咸泻之。

五脏苦欲药味补泻，前人王好古有论。然凿住药味，胶柱鼓瑟。其于五脏之性情，五味之即泻即补未之知也。夫肝为少阳木，其性疏达而不能屈抑。故常过中而苦急，急则以刚乘刚。其发暴怒，故不耐郁而欲散。苦急欲散者，肝之性情也。甘味性和而缓，肝急得之。可以平其中，而制其有余，故当甘以缓之。辛味发散，与肝同性。为肝之所欲，故当辛以散之。然肝既欲散，而辛适投其所欲，是不唯散之。正以补之矣，故曰以辛补之也。酸为木之本味，而云泻之者。盖以酸先入肝，故即借其先入之势。以巽入而渐以敛焉，则木不急而肝可和，故谓之泻也。甘缓酸泻者，皆以制其有余。甘以缓其前，酸以泻其后。辛散辛补者，皆以益其不足。散以充其力，而去其郁，补以顺其性，而养其神，此调肝之法也。心为太阳火，其用则明，其官则思。而每苦离照之不充，是以病常苦缓。治之者，以酸味饮之，使安于内而不外驰也欲者。思虑之极，猝难安妥，每喜和靖以镇之。咸，水味也。能济火之有余。故当咸以□之。心□，而后心不虚，是即咸能补之也。甘泻者，以其神用不休。乃以甘性之和缓，即用其神而休之，故曰甘能泻之也。盖神明之用，常见不足。苦缓欲者，皆不足之为也。酸收咸者，皆补心之法也。故即甘之为泻，亦不过少为缓之。以使神明之克安，而要非实有事于泻也。脾为土德喜燥，而主乎健运，故常苦湿。苦能下滞，滞去则湿去也。

土性乎奠而和缓故欲缓，维稼穑作甘。是其本性，故甘可用以缓，亦可用以补也。甘以益其元，苦以散其滞，是之谓苦泻甘补也。肺主治节，得职则其气下行。失职则其气上行，故苦气上逆为火。苦性清寒而能下，故泻之以苦。肺金居上，其性常散而不能聚，故欲收。惟酸味能收，以此收之。自使清肃之令，底于容平。此以酸收，即以酸补也。盖苦气上逆，为肺气上不足。苦泻其火，所以制外来之侮。酸收且补，所以益不敛之金。若本家自壅，则直以本金之辛味而泻之可也。肾主藏真水，而行客水。燥则真水自病，故苦燥。辛以润之者，辛为金味。金能生水而兼溢，又能活水也。然肾虽得润，而或肾气不坚，则与客水相汩。势必使相火煽，而精不守，此蛰藏之本，所以必欲其坚也。苦之性味寒而且清，寒能静龙火之出入，清能别淄渑之本源，故苦之味可以坚可以补也。王氏谓无泻法，则本经以咸泻之之谓。何不知肾司行水？客水不行，则真水不藏。古方补肾填精，必兼行水之品。有补必有泻也，唯不护其精而泻之，乃为不可耳。但肾家有水火二守。水减则火炎，火衰则水泛。燥与不坚，两病俱甚。则壮水之主，与益火之源，乃治肾之要也。

六腑说

六腑皆以出入名阳，而有重轻之别。其得与于三阳者，唯阳明胃。与少阳胆，连及三焦。他若大小肠膀胱，皆使器传道受盛之官，不得列于阳数。其以六腑名者，以其同为形脏。同有出入，故名之耳。后学不察，以为生人之阳在此，而加诸五脏之上，以经络表里之故。遂从而夫妻之，此大谬不然。试明之，夫阳明胃能合于二阳者，以胃为水谷之海，六腑之大源也。五味入口，以养五脏气，是以五脏六腑之气，皆出于胃。而即为五脏之藏耳，五脏不得胃气，则不能至于手太阴。与胃气，肾能为营卫周身脏腑之主。而其脉同变见于气口，故阳明独得列一位于五阴之间。

本经曰：气口亦太阴也。诊胃气者，亦得以右寸与关上。当肺气宁静，而右寸独盛者，此胃脉之盛也。且胃腑之位，为两阳合明。其经属相火，夏气当乎二阳。经为二阳为卫，二阳为维。以其气用之大也，知气用之大，则知阳明之大矣。次则少阳胆，胆列中正之官，决断出焉。又指为中精之腑，则其所主已异乎形脏。而其腑之气，直得先天甲气。而起于少阴，发于厥阴。是二阴之真精所生，以为一阳之妙也。经曰：少阳连肾，肾上连肺。夫少阳起于夜半之子，为肾之天根。其气上升，以应肺之治节，是所谓中和。极通之上下，故得游行于三焦。而即三焦之所治，以致用于阳明。凡诸腑脏不得此气，则不能以为和。是胆之为用，能起九地。而升其地德，亦能出三阳。而布其天德，不止为中正之官，五神之决断。凡十一脏皆取决于胆，经之所谓谓此也。要其为腑，虽微有出入。劳则有之，而其体则独居于清静之腑。以冲和之气，温养诸脏。故有中精之目也。若膀胱者，其邪虽大。而其本则州都之官，津液藏焉。待气化而后能出，夫州都之下邑。绝远京师，且津液必待化而出。则膀胱之为器，绝不得与诸阳并。而其经反纳太阳者，以太阳起于少阴。今归之以阳，故借纳之于此也。其实太阳为三阳之主，为经为父。膀胱虽其本脏，而要不得竟以为父之太阳目之也。后学不详本经，皆谓膀胱为太阳寒水。以主寒令，岂知六气寒水之所主？本为少阴肾，人身太阳之经。实非寒令，而膀胱之水，亦非寒水也。二肠者，受盛传化之官，为胃之器使，亦供役动用之物耳。其腑无灵，其经亦非当阳之用。要以营气之隧道与心肺相接，故经络得与心肺为表里，非曰此二物能与心肺为互用也。脉经以其络列寸口心肺之上。其说遗误后学，莫此为甚。夫心肺为阳，在上主诸关前。以主夏秋，此岂可使二肠当之？即脉经伪撰种种，竟无二肠脉状，知其无以加心脉之浮大。肺脉之浮涩，而别撰二肠络矣。经又曰：脾胃大小肠三焦膀胱者，仓廪之本。营之居也，名曰器，能化糟粕转味而出入者也。此皆至阴之类，通乎土气。内经明指其阴，叔和以其为阳，读书无眼耳。

太冲三焦论

太冲三焦，内经之论备矣。后世知冲督任分三脉，而不知后曰太冲之义。知中焦起营卫，而不知其为匡济于阳明。必欲求其为腑之形，以为三焦无状，空有名。是以其说纷纷，皆拘文牵义之徒也。经曰：冲脉者，五脏六腑之海也。五脏六腑皆禀焉，夫为五脏六腑之海。而脏腑皆禀焉者，岂为一线之冲？而与督脉无关哉。至论三焦。则经曰上焦出于胃口，并咽之上。贯膈而布胸中，中焦亦并胃中出上焦之后，下焦别回肠注于膀胱。而于阳明胃之经络，则曰循喉咙入缺盆，下膈属胃。其直者，缺盆下乳内廉。其支者，起胃口下循腹里。下至气街，此与三焦同行在前。故知三焦者，特胃部上下之匡廓。三焦之地，皆阳明胃之地。三焦之所主，即阳明胃之所施。其气为腐熟水谷之用，与胃居太阴脾之前，实相火所居所游之地也，故焦者以熟物为义。上焦如雾者，状阳明化物之升气也。中焦如沤者，状化时沃溢之象也。下焦如渎者，状济泌分别流水之象也。是以名为三焦者，特为两阳合明之胃。与相火之所职言之耳，其为后天谷神。出化之本，以出营卫，以奉生身，使肾之气上升于肺。下输膀胱，后天之能事毕矣。然人受生以来，其真元一由先天而起。则少阴为之根柢，厥阴为之冲发。其气皆挟津液以上，历五脏而上之。其气在中后之间，渗灌脊肠，名为太冲。实居阳明三焦之后，故云后为太冲。太冲之太者，其盛为十二经之海。五脏六腑亦皆禀之，与阳明胃，并是脏腑之根柢也内经又谓为血海。与少阴之大络，起于肾下，出于气街，又与阳明会于宗筋。于是其后输出大杼，其前会气街。大杼在督，气街在任，是冲脉之盛。灌三阳，渗三阴，包阳明三焦。凡督任阴阳之会脉，皆冲为之也唯冲为之，故太冲之精气，常得与三焦营卫之行。合行隧道，而绕周身，充微皮毛，而灌脏腑。人知营卫之出于三焦，而不知先天脉气有与之偕行者，日夜五六十周，盖先后之天齐至也。人疑卫为水谷之悍气，决出上焦，而经独云卫出下焦，遂疑为误文。不知前言者，特言饮食之能出卫，而实则卫为真阳，能卫外为固。非可以一时之饮食当之。必先天根柢之盛气，与此为合而当之也，则卫之出下焦何疑。盖知冲之为义，益知卫之为出矣。

奇经八脉原

人身阴阳元气，皆起于下。故内经以广明之后，即为太冲。太冲之地，属之少阴。少阴之前，乃为厥阴。其部为血海，常与太冲腾精气。而上灌渗阴阳，斯则人之元气精气，皆起于下也。而由下而起，则分三道而上。其阳者，从少阴之后，行太阳夹脊之中道，以总统诸阳，其名为督。其阴者，由前阴地道，而上行阳明之表中，以总统诸阴，其名为任。而中央一道，则脉起血海，腾精气而上积于胸中，为宗气以司呼吸，其名为冲。是气则与阳明胃气俱住中州，亦与营俱行十二经者也。盖尝考之督脉起胞中，上巅历百会神庭，任脉起中极之下胞中，循关元历承浆。上与督脉会，冲脉起胞中，上行伏脐，会于咽喉，三脉同起于下极，一源而三歧，故圣人不曰冲督任，而总名曰太冲。是太冲者、以一身之精气上升言之，不独为血海言之也。中外之间，横者为带脉，带脉横于季胁，统于章门五枢。

总束诸脉，使上下有常，而要约营束之，毋令懒散。其脉如人束带而前垂，亦精气关锁也。此处为脊，人之全力出焉。脊力不衰，殆为此也。二维者，维持、维系之义。人身阳脉统于督，阴脉统于任矣。而诸阳诸阴之散见而会，又有所必维系而持之。故有阴维以维于诸阴，阳维以维于诸阳。然而能为维者，必从阴阳之根柢。具盛气之发，而后能维。阳维从少阴至太阳，发足太阳之金门，而与手足少阳阳明，五脉会于阳白。阴维从少阴斜至厥阴，发足少阴之筑宾，至顶前而终。少阴少阳，为阴阳根柢之气。维于阳者，必从少阴以起之，是阴为阳根也。维于阴者，必从少阳而起之，是阳为阴致也。故二脉又为营气之纲领焉。两跷脉者，跷以矫举为义，其脉之剽悍同于卫气，而皆上于目。然有孔道与卫不同，其脉则阴出阳而交于足太阳，阳入阴而交于足少阴。其气其行，每从阴阳根柢和合。以为矫举而上荣，大会于目。故目之瞑开皆宜，其曰阴脉荣其脏。阳脉荣其腑者，入阴则荣脏，入阳则荣腑也。男女脉当其数者，男子阳用事，其跷在阳，故男子数断其阳。女子阴用事，其跷在阴，故女子数断其阴。总之八脉唯带脉横束手脊。而七脉皆自下柱而上，虽有孔道宗众会，然当起于太阳少阴，则皆所谓太冲之义也。故圣人止言太冲，而不及督任维跷。盖有分之而不分者矣！

二十七气疏

十二经十五络经、正六合五、输六原四，关十二经筋所谓经络者，直行为经，旁行为络，直行而通。统内外左右上下通行无滞，如江河之流，而为日夜五十营者，斯为经。其回行交络，互属脏所，不当道行者为络。《灵枢》曰：手之三阴，从腹走手。手之三阳，从手走头。足之三阳，从头走足。足之三阴，从足走腹。腹为阴之会，头为阳之腑。以阴接阴于腹，以阳接阳于头。三阴转而入阳，于手之指。三阳转而入阴，于足之指。此以阴入阳，以阳入阴，无所不到。所谓通行直行为经者也，乃其间有交络者，为支分者。则六阳经之自头，每各下入缺盆。内属以络五脏，而五脏之经。亦每各上行至喉至目系，至舌本，至巅顶。此为属正经之旁行，不当隧道之冲，即所以为络也。然而旁行之络，实交于身。而五脏六腑又有其专精盛气之所会，其会又各有所至。如公孙大包虚里期门等为经，别之五十络。此络之大且盛，未尝不如经。而以其旁行别出，不当隧道。故为经别，亦为络也。

经正六合者，经正以脏腑，各有本经。地方自隧道通行外，其旁地分正自有余，其他更有交流分委。或自属本经，亦自与本经之表里阴阳相接，此自为表里之合。其合凡六，脏腑自会也。此合既不当隧道，特以本经地分壤地。相属而合，故非经别，乃经正也。由前十二经暨十五络，与各经之六相合，共二十七气。以通行周遍于一身，而凡回环之气，盛会之所，皆在斯矣。至于五输六原四关，从其手足正隧道扼要之处，盖十二经原皆起于手足之十指，此皆各脏腑专精之所起所淄所入也，于是各为井荥输经原合，脏五腑六以纪之，而总不出四关。以治脏腑之有疾，则所谓扼要者名关耳。大约经络脉络兼行二义，一以呼行三寸，吸行三寸。其流行日夜为五十营者，法以五十动而不一代者为占，此候其流行者言也。其起发井荥输原者，以五脏六腑之地分为占。此与气口之寸关尺同占其病者，以卜无藏。此候其不流者言也，唯脉之精，是流者与不流者俱见。足以独守经隧，以占百病，固莫精于此矣。此外人有十二经筋者，筋布散于身。而为一身之维系，本皆属肺。以分维各经地分，故为十二经筋。属阳者于外而坚刚，其有病必以在外之风寒湿入之而成痹，故病各以脉序。属阴者于内而柔细，然布散枢要，常与经脉协议，故病或痰滞营阻。则亦能主颠痫瘛疭与外筋不同，此筋病之大较也。张子和谓凡医必明经络根结始终，所环所会所交所过，而后知阴阳脏腑之出入虚实。不知此者，如面墙矣。

十二经不并拈说

十二经络之表里，特以隧道之故。举其并行互络者而言，初不以职列也。人之阴阳皆起于足，故足之六经地分阔。而职司要所，主一身之间，唯足六经也。手六经则地分狭，所行两臂头面之间。其两臂常动，头面肉坚风寒之所不得入，故仲景条贯伤寒。止拈足六经，而无外伤手经之条。正以手经之所合，皆在足六经之中，非谓其不与于斯也，请申之。太阳之经起于足，上于巅脑，以及额颅内，下于膺，中包心肺，皆太阳经也。太阳居六阳之盛，故为巨阳。而为诸阳主气，然以同冲气起于少阴。乃以其阳而借纳膀胱，其下膺中者，少阴心，太阴肺。一君一相，并居其间。而肺主皮毛，心部于表，皆与太阳合。是以寒邪一犯太阳，遂伤肺及心。以犯皮毛血脉，为心肺之所合。若皮毛凛栗，鼻塞声重畏寒无汗，以及心烦，皆太阳症。而心肺为之变，仲景设麻黄汤发汗疏肺。桂枝汤和表止烦宁心，岂非发太阳即发手太阴少阴耶？是手之太阴少阴，已兼于足太阳之一经矣。若手太阳小肠经者，其气用岂能及足。特以与心络并行隧道，表里又与足太阳连经，故亦以三阳归之，非曰其职能与足太阳并列也。后学亦察一拈太阳，使以小肠与膀胱双举，岂知要者哉？足阳明自额颅而下绕夹鼻，口下人迎，下乳内廉，下挟脐，其脉齐太阳，皆五道，至气街中属胃络脾。凡面之全部，膺胸与腹内外，至足胫外廉，皆阳明也。经为两阳合明，合明者，太阳少阳共明于此也。其经气盛血多热甚，其地位阔，其职司要。又主中部谷神之所升，皆卫之所出。若大肠者，为胃化物之器，受盛之官。其络与足阳明接，经故亦谓之手阳明，亦非谓其能有阳明之职事也，故大肠小肠之经。即同于胃，其病与否。皆与胃同，而初无与于肺心。若经络自病延及肺心，亦止在经络，不若伤寒之传经也。足少阳胆之经，由耳颊下胁，下膝外廉，居身之两侧，称身后之太阳，身前之阳明，接壤密布于内，为半表里，故少阳居之，为阳明之次，皆以地分形层分职言也。其经与职游行三焦，摄于心胞，心胞三焦，总同一职，此无复手少阳手厥阴之别矣。三阴正位，唯足太阴脾，为六经之所主，心地德居中而主里。若太阴肺，以其朝百脉主元气故亦有太阴之名，其实为阳中之少阴，初非居三阴之职，而分太阴脾位之司也。三阴之正，惟少阴肾，能正位于坎，配心之离。而心为太阳，故肾亦名阴中之太阴。其实天之少阴从火，人之少阴从水，此少阴心，不夺少阴肾之用也。一阴本厥阴肝，其经胞络亦与并称，然心胞本非交尽之厥。以经相接，故亦名之。心胞则相火，厥阴则风木，所不得混列也总之风寒邪之入三阴者，皆在足三阴。而病在手三阴者，皆在足三阳，故风寒之入与传。止有足六经，而无用手六经。即人身三阴三阳之正病，亦断不以经络手足并拈。凡以为是也。

卷之二　脉法部

脉原

脉为人之神，气血之本。而见于营之行，营之行也。其根原有二：一出于中焦之谷神。化精液以输肺，以治节施之隧道，故营血之能通流，实胃气为之充澈，此脉之本于胃气也；一起于太冲，而出少阴肾，下汇血海于厥阴，上发真阳于太阳，此太冲之精气。能灌溉十二经，得与阳明胃之盛气，同驻中焦，共为宗气，故亦得与营。俱行十二经，而备五十营，脉至五十营，则先后天之气合，而五脏之真备矣。以是上朝于肺，肺统行之，故曰气口成寸。以决死生，决死生者，以气口能显胃气形藏真，占四时度六部。有诸中者，必形诸外，而无差忒。此脉之所以为人之神也。内经论脉必自下而上推，始于季胁，以次附上。定其部位，自肘中曲池，量至神门，得一尺为尺，自尺至寸，得一寸为寸，其诊先尺后寸。先阴后阳者，以人身阴阳，皆起于足下。五脏之气，会于章门。章门在季胁之次，脉从三阴起足三阳而上之，先会于此，故内经诏人以脉必自下而上也。至于诊之精微，其占亦有二，一呼脉行三寸，一吸脉行三寸。呼吸脉行六寸常流无间。昼夜六时，而为五十营，此以流行者占之也。五十动不一代，乃为生人之太和。不及是者，为脏无气，命曰狂生。狂生者，反太和也。左以候左，右以候右。上以候上，下以候下。前以候前，后以候后。六部一定，候之不移。而以五脏为占，此以部位占之也。原其然者，肺统元气，为心血脉之相，非惟能朝百脉，亦能显百脉，脉虽藉营气之行而充满之。而其所以能充满者，皆肺神藏真之所泓，此其中之胎涵映澈。

行者居者，各为充满，非以一流行而尽之也。盖其元神能常照百脉，为五脏镜，以显其纯疵，故太渊一脉。五脏之全体俱现，是以上下左右可占，六部可诊也。然人之阴阳必奉天而应四，故春弦夏钩秋毛冬石。虽六脉各为脏主，而有不得不听令于时者，此由天人葆合，故人气有不离如此也。乃人又有平生之诊者。阴阳之禀，气态各不同，则其脉亦异。如六阴六阳，以至老少肥瘦，脉必不一。善脉者，必先察其本元之候。其胃气藏真，与四时之正反。老少之攸分，而后及其病脉。以兹四诊，兼之望闻问谓之七诊，而脉之道得矣。今世以左手为人迎，此出自难经。叔和祖之，不知人迎者，阳明胃之本。输在结喉两旁动脉者，是此六阳之所迎。古人以候六腑之阳，而察其盛衰。若以左之寸口当之，岂人迎之所候哉？跌阳者，乃穴之动脉。在足跌三寸之间，是胃脉之下行。复上与太冲之脉合，故得先后天并符之气会合于此。为人之根蒂，死生之诊，于是最切，故仲景法跌阳与少阴同诊。一诊先天，一诊后天，每并取以决百病。今人废之，此仲景所斥，为按手不及足之庸工也。

中华藏书

黄帝内经·最新整理珍藏版

中国书店

脉诊总论

经云：微妙在脉，不可不察。今察脉之精，莫过内经。内经于诊法甚详，于脉法甚约。自叔和脉经兴，而脉象繁为二十四，撰出七表八里九道之名，以为诊脉之法，莫尽于此。不知名象愈繁，诊道愈莫准，将求精而愈失之也。夫脉为胃气之本源，其阴阳精要，即相为对待，相去悬绝之间，而有甚精之察，固不必多名象以求之也。且诊脉求病，求其为病之表里、虚实、寒热、顺逆而已。故内经设脉。止于浮沉缓急大小滑涩八脉。特于对待微甚悬绝，着其相去之三等，而脉之情变已察之极精。及仲景又兼以阴阳着脉为十，以浮大滑动数为阳，沉弱涩弦微为阴，而察阴阳之法，莫过于此。于是诊脉之精，至此大备。何以言之？人之先天禀于阴阳，而阴阳复生于胃气。唯谷神兴，而营气足，故脉行焉。中涵先天四时五脏之正，而养于胃气，以微见其间。是以脉常有神，而可诊以阴阳逆从之法，而阴阳逆从之法。必首诊其胃气，以及五脏四时。诊胃气者，诊其力。诊五脏者，诊其神。诊四时者，诊其顺。何谓力？胃之在三阳搏而勿浮，在三阴搏而勿沉，其为洪圆有力，而阴阳两和，是平胃脉也。四至而闰以太息为五至，于何有病，此谓有力。若胃气衰耗，则必先见不搏而浮沉矣。何谓神？五脏以五神而主五行，则恒见微弦微钩微软微毛微石之平衡，所谓藏真也，此谓有神。过则相凌，弱则受克。而脏神失，再过则真藏现矣。何谓顺？五脏以胃气各自主时而奉天令，故春肝夏心秋肺冬肾，如天之被物生长化收藏，以一旺主时，而群藏从，毋得以错迕争见者，此谓以顺反顺则为逆矣。逆时则逆藏，并逆胃矣。是三者病本之诊也，于是审其阴阳以别柔刚，而知其逆顺之所在，是以别于阳者。知病起时，别于阴者。知死生之期，此诊之大源，不可不知也。嗣是乃有相去之三诊，则并于其病情而知之。一法为对待。如浮沉缓急大小滑涩，各为对待，皆两不相侔，判然可识者也。一法为微甚，从对待而推之，或甚浮微浮，甚沉微沉之过不及，可以从容而知之也。一法为悬绝，如太过之三倍四倍，不及之迥绝绝无之殊。此为关格，真藏出见，脉可察而辨也。辨其对待，以察生克。辨其微甚，以察间甚。辨其悬绝，以察死生。而又参仲景之阴阳十脉，合而察之。前三法为经，后四法为纬，不待多脉之名象，而死生顺逆之机，燎若指掌矣。

胃脉论

人之常气禀于胃，胃者平人之常气也。人无胃气曰死，春胃微弦曰平，弦多胃少曰汗腐。但弦无胃曰死，胃而有毛曰秋病，毛甚曰今病。藏真散于肝，肝藏筋膜之气也。（以下五节）

人自有生而后，全藉谷气为养，故一日不再食则饥，七日不食则死。可见平人之常气禀于胃，无胃气则死也。经曰：饮食入胃，脉道乃行。又曰：脉得食即高。故知脉道之行，必待此而起。夫脉者气血之府，精神之舍。而胃气者，乃精气神三宝之神粮，而营卫之渊源也。其气流营溢卫合精，而行神于脉。虽五脏各禀，四时各正，有必见必应之时。而于人之保合太和，必以胃气为本。是五脏四时，皆必待此而得其平也。故辨脉必先辨于胃脉，胃脉者和而大，搏而有力。于三阳则搏而勿浮，三阴则搏而勿沉。虽本五脏应四时，而不受五脏四时之沮抑裁损，此所谓平人之元气元神也。昌大于春夏，收藏于秋冬。使五脏之正气，得以主时而奉令。故肝得主春而脉弦，心得主夏而脉钩。脾得主季夏而脉，肺得主秋而脉毛，肾得主冬而脉石，而皆曰微者。正以明胃气之充壮鼓行，使五脏外循天令，而得以其和者主之也。其于五脏皆曰藏真者，盖谓五脏所藏之本真气也。真气之本，虽起于先天所禀之阴阳，而不得胃气，则不能充之壮之以为真。故五脏所藏，而能散能濡能高能下能通者，皆赖胃气之聚精待用，而五脏始得行其职事也。肝藏筋膜之气，心藏血脉之气，脾藏肌肉之气，肺行营卫阴阳之气，肾藏骨髓之气，其各得赡举以固生身，以奉天令。皆胃气之常充常行耳。故必胃多而微见弦钩软毛石者为无病。稍有衰飒，则弦钩等多见而胃少矣。夫弦钩等脉得四时而见，何尝非五脏之正？而胃气不胜，遂成脏病，况此五脉之单见耶。单见则胃绝，而真脏之脉见，故曰死也。至若春之胃而见毛，毛与弦反，而乃见之于春。是胃不能相为于肝以存弦令，而反受克于毛，则胃之衰败已征矣。而曰至秋病者，前此春夏三阳得令，尚能扶我至秋，则胃不能胜而为病也。若毛甚则胃家之太和已戕。命曰今病。

即今已不能掩其恶也。夫人之生。天地合德。得阴阳五行之全。然自孩提毁齿以来。天癸未至。肾元弗充。要有待于后天之谷神以充之。故持之又久。而后先天之元气以昌。精神之运量以足。皆胃气也。自中焦出营卫以行隧道。谓之经气合元气而积于胸中。谓之宗气。是故巨阳谓之主气。此气之至。能先天而天弗违。故入五脏为藏真。使总摄五官百骸。能后天而奉天时。故历四时五运司天之令。以为之应而无忒。是以胃气之脉。为人之主。自有不为四时五脏之气所掩者。内经首提而言之。此脉家根本第一义。而东垣丹溪诸公。竟谓其和如春风杨柳。不知此特为春胃微弦之一喻耳。若微钩微石。尚有所不能喻也。至于微软。更有妙义。胃本不软。以长夏湿土主政。蒸其溽气。火湿相搏。使正气不能高举。故其象为，然正唯微软。则胃气之壮可知。此正所谓在三阳则搏而勿浮。三阴则搏而勿沉者。胃气之实象也。知此则知真藏见而主死之故矣。

诊法论

经曰：圣人之治病也，必知天地阴阳，四时经纪，五脏六腑，雌雄表里，从容人事，以明经道，贵贱贫富，各异品理，问年少长勇怯之理，审于分部，知病本始。夫内经所贵色脉，而诊法又极详尽如此，盖以人病所属。虽存乎阴阳脏腑表里虚实之间，而致病之由。所病之故，终非一律，故又以内经之十诊论列之。一曰度人，人有五脏六气之分，五形五性，体态各异，浓薄不同。或耐春夏、不耐秋冬、或耐秋冬、不耐春夏、或寿或不寿。又兼六气参差、阴阳不适、其筋骨气血各不相等，于是别其五色。凡形胜色，色胜形。至其胜时，年气加感，则病行矣，是可望而知之者也。二曰度脉，则审其大小浮沉滑涩，别其左右上下前后，以求五脏四时之逆从。得神者昌，失神者亡。故微妙在脉，不可不察，所谓切而知之者也。

三曰度脏，凡五脏之藏神，其性情体用之生气，或不合于四时之理，而有五情伤败之事，是人之大神已不立，而外感内伤皆其后焉者也，是以度脏为亟亟也。四曰度肉，人之形气所呈，肌腠分理，皮肉形质，或相得或不相得，则寿夭判焉，以此察病。则或虽轻而重，或虽重而轻，如薄肤苍理之耐病不耐病，其相去各不同也。五曰度筋，筋有大小坚脆之别，则燔针劫刺之不可不审也。六曰度俞，俞有井荥俞原经合，而又募原之归，此备四时之到。明于五俞疾徐所在，则屈伸出入，皆有条理，岂曰按谱而求，拘执而取乎。七曰度阴阳，阴阳之变，不可胜理，人知经络表里，脏阴腑阳，而不知人有大阴阳。如三阳为经为父，及为部为纪。三阴亦然，而又有奇恒之阴阳。正月二月人气在肝，三月四月人气在脾，五月六月人气在头，七月八月人气在肺，九月十月人气在心，十一十二人气在肾。此先天阴阳之应，恒自下而上，亦自上而下。初未尝失其性理，而于脏腑所主则已不同，而况加以运气之乘除胜复也，此阴阳又在所必讲也。七者诊人备矣，至于从容人事，不失人情。则又有三诊，曰八度君，九度民，十度卿。君者王公大人，其骄恣纵欲，气志之顺逆，各有差等。民则有苦乐暴久贫富之异，卿则有尝贵后贱，败伤脱势，乃欲侯王之类，此谓人情。得其情而从容于其间，亦诊道之在所必备也。

附论一

天藏德，而以日为光明。人心藏神，而以阳气为固密。阴阳之道，必有所先养生之本，亦必有所谨。此内经原病之所起，必眷眷于阴阳之论也。而又曰阴阳之要，阳密乃固。夫人身之阴阳皆欲固也，而必曰阳密乃固。其道维何？盖阳者皆气而近浮，浮则在上，故曰阳因而上。然阳有高明之体，高明在上，此为真阳。而不可谓之浮阳必散而在外，散则周遍，故曰阳以卫外。然阳有纯一之道，纯一而健，此为纯阳。而不可谓之外，非浮与外，则阳有元亨之隆也。不外不浮，则阳有利贞之用也。是故阳之积，运之以生神明，而充奉之，是以精则养神。阳之运，倡之以为物先，而煦妪之，是以柔则养筋，斯则

中華藏書

黄帝内经·最新整理珍藏版

中国书房

阳之所事也。而必以密为固者，阳非不能固也。其失在不密也，致不密者有三。起居如惊，而神气乃浮也。措情躁扰，与物驺宕。阳乃飞越而不归，则内之恬愉失，而元府不闭。风寒暑湿遂乘之以起，故外无御侮。内必受兵，此不密之故一。烦劳则张而精绝也。夫阴为精，藏精而起。亟以赴阳，人若不知节息。每强力用之，且烦且劳。烦则不静，劳则不息，而阳乃张矣。张如弓之久满，而不知弛，则弓力竭而筋干为伤，故精绝。驯致其道，必至目盲耳背，溃若坏都，此不密之故二。大怒则形气绝，而血菀于上也。大怒则伤阳，阳既郁逆，则无所行，而菀于上，故有吐血数升而殒者，有疽发于背者，皆薄厥之至也，此不密之故三。三者一起于外，而外得侮之。一困于内而内竭，为一乘于猝而暴厥焉。则何能精则养神，而柔则养筋哉，然则如何而密，曰阳气者若天与日。天藏德而以日光明，则当清□以宁心。固精以养神，节劳以养筋。而阳倡阴和矣，阳健运则阴奠定，夫是之谓能固。

附论二

人之所以举一身者以气耳，气之所至为运，运气之所煦为和暖。以至腐熟水谷，给散精血。上下之所充，肌肤之所卫。无非是气，然是气者，必有宗主焉，本根焉。以统摄之而不乱，然后能为神明之共给指使而不倾，此气之所以必归于权衡也。本经谓食气入胃，散精于肝，淫气于筋，浊气归心，淫精于脉，脉气流经。经气归于肺，肺朝百脉，输精于皮毛。毛脉合精，行气于腑，腑精神明，留于四脏，气归于权衡，此谓食气之能生气血。赡养脏腑，故肺得其职。而五脏之气齐平，气乃归于权衡也。然大要举其得气之养如是耳，其所以然则犹未之详焉，何则？人身之气，根本于太冲。太冲者，先天之根柢，其气上升而为巨阳，下散于三焦，积于膻中，此元气之本也。原其始则气之未动时，起于先天坎中之阳，而动于子半，以为少阳胆家之气，而游部于胆家之间，此所谓生气，亦所谓和气也。然后胃家以饮食仓廪，积其精华，腾其谷神，于以供给脏腑经络之用，以为之副，此则后天之谷气。于以配先天之生气，而合之为一。先天能始之，后天能终之。其功用未尝有分焉，要其能如是者，殆有权衡存乎其间，所谓权衡者，肺肾是也。肺主上焦，肾主下焦，肺主降，肾主升，肺主呼，肾主吸，肺主出气。肾主纳气。凡一身之气，其经纬本末出纳之序，皆二脏为之。一散气而持其平，若衡然，轻重缓急出入不差累黍，一镇气而归其根。若权然，上下升降不使断续间歇，是二脏权衡之用也。难者曰：营卫本出中焦胃气，卫以充体，营循隧道，脾以□之胆，以行之，亦各举其职以为平耳。何曰气归于权衡？权衡以平，气口成寸，以决死生也。曰：太冲为十二经之海，统十二经以使之皆升。而肺以一脏秉相传之权，持其平而不使之亢而不下。是气升于上者，使非肺为上之衡，则必有愆阳之患矣。手太阴为元气治节之主，亦既指使循环。节宣百节经隧，使非肾脏以纳气之原。藏其用而归于精之宅，不使为无本之施，是无其权。而气不归下，则必有绝阴之事矣。唯其上不愆上，下有守下，而后气归于权衡。权衡以平，则气口成寸以决生死也。是义者实人身之大权，医家之定衡，而养气之旨亦从可知也。

附论三

经曰：出入废则神机化息。又曰阴阳不测之谓神。是神者不测之道，而为阴阳气血出入之主。所谓神也，神不可见。从其机见之，如水之行，如环之转，而莫之所遏。夫唯顺而已矣，唯顺乃转，唯转乃顺。其出入往复皆合于机，而以为人之神。故古人之神，必有妙于其转者焉。然有数大端，不可不察也。一者经络营卫之转。卫，卫外而为固也。平旦目开，而下行六阳，日入注少阴，而夜行六阴。其气与阳俱动，与阴俱静。而不越其候，亦如天地之生息无间。若稍回则滞于阴而阳病，壅于阳而阴病。经所谓谨察卫气，为百病母是矣。营之行，亦自平旦出手太阴。内外次传，日五十营而无回迕，故见之于脉。五十动而无一代者，名曰平人。不满十动一代者，五脏无气予之。短期代者，歇至与更改也，此所谓回矣。

一者脏腑授气，相生之转。脾散精于肝以为血，浊气归心以为脉。脉气流经归肺，肺输精于皮毛。毛脉合精而行气于腑，腑精神明留于四脏，气归权衡以成气口，故脾散精气。肺为行气，肾主纳气。受五脏之精而藏之以养心君，此脏腑相生而转之次也。不转而回，则相克侵陵之祸起矣。一者为四时五行之转，其为天气所在。则正月二月，人气在肝。三四在脾、五六在头、七八在肺、九十在心、十一十二在肾。其气自地气始发，自下而上，故由肝及脾。自脾上头，七八阴气始进。自上而下，故由肺及心。自心归肾，以为终始，其为脉应所在。则当春而弦，当夏而钩，秋毛冬石。而一归于微平者，以胃气先壮，略带令气，乃为相和。而余岁余时，亦无不奉令，此所谓转也。一者回逆，则胃气不营，而脏已病矣。一者为阴阳开辟之转，三阳之开辟枢，合为一阳。阳所以能倡，三阴之开辟枢，合为一阴。阴所以能和，若其次稍失，则阴阳之内神有不和，而太过不及之气见矣。故一身之气，经络之会，四时之应，脏腑之用，皆有神以为之转。如天行之健，地气之生，环不失次，而机之出入乃无或废，故曰神转不回也。回则不转，而神机之化息矣。于此察病，而观其死生间甚，思过半矣。

卷之二　针刺部

十二原脏井木腑井金释

经曰：五脏有六腑，六腑有十二原，十二原主治五脏之有疾，乃其名之为原者。其穴即藏之太渊太陵太冲太溪，属腑而名之为原。而六腑又别有六原，学人蒙昧不识原义。窃尝释之。原者，阳之名也。十二原出于四关，四关属手足踝骨以上。其地各尺，为手足诸阳之本。而阴脏之井营俞经合，从是起焉。以其起于阳不起于阴，则虽五脏之专精，皆可以阳属之。而治五脏之有疾者，必先针此，以候气之阳，而归之阴。此本以阳治阴，以腑治脏。故云五脏有六腑，六腑有十二原也。若六腑之原，则又五之外，别立六名。斯则六腑之正，原以阳治阳者也。至本经释五曰为井木，释六原曰为井金。金木古今未晓，王太仆而下及马元台，皆以乙木庚金。为乙与庚合，而为脏腑之合，殊无义理。滑伯仁又谓阴木生阴火，阴火生阴土，阳金生阳水，阳水生阳木释之，张介宾亦仍其说。

其阴生阴、阳生阳，姑置勿论。亦何见而阴脏起于木，阳腑起于金，且为乙与庚之说耶。如见木之在脏也。以为阴也而乙之。金之在腑也，以为阳也而庚之。而其所以起于木起于金者，则仍蒙然未之辨也。经曰：守经据治，无失俞理。则针有候，俞有理焉。针法以四时各取井俞，是四时之针法，必以木金为候也。而脏腑之本俞，亦各自分金木。夫金木者生成之终始也，五脏藏精，其气皆阴。然化气必生于阳，故五脏虽阴，而其起恒同起于少阳之生木。六腑致用，其气皆阳，然气盛必归于精，故六腑虽阳。而其气为成，皆因于西成，说物之兑金。夫是以脏为井木，腑为井金也。生气在脏，成气在腑，如四时之春秋，此阴阳之定理，针法之所必究也。不失俞理，非是之谓乎？

十干纳脏腑之谬辨

内经针法，必合天地阴阳日月，而同以求于人之部位。以合于天者，着为用针之宜忌，此针道之所在，要非经络之故也。身形应九野篇曰：左足应立春，其日戊寅己丑。左胁应春分，其日乙卯。左手应立夏，其日戊辰己巳。膺喉首头应夏至，其日丙午。于右则手胁足腰尻下窍应秋冬，六腑膈下三脏应中州，大禁太乙所在之日。及诸戊己，以为天忌，此针家之忌所必求也。又以腰以下为地为阴，以足之十二经，以应十二月。腰以上为天为阳，以手之十指应十日，合之于脉。则以寅为正月之生阳，主左足之少阳。未者六月，主右足之少阳。卯者二月，主左足之太阳。午者五月，主右足之太阳。辰者三月，主左足之阳明。巳者四月，主右足之阳明。此两阳合明，故曰阳明。申为七月之生阴，主右足之少阴。丑为十二月，主左足之少阴。酉者八月，主右足之太阴。子者十一月，主左足之太阴。戌者九月，主右足之厥阴。亥者十月，主左足之厥阴。此两阴交尽，故曰厥阴。要此阳明厥阴，又自一说。合十二月为一岁之气，候之于足，此亦为针家而言，非以脏腑体用当如是也。针家候气故不可缺，而最无理者。后世以十干纳脏腑，而为阴阳夫妻。既非针家之所为，又悖脏腑之恒理。其说起于少阳胆，胆诚为东方少阳之初气。然甲气当起于子，临官于寅，兹皆厥阴风木之所起也。盖气虽在胆，而始于厥阴，且乙为柔木居卯位，是正所谓胆气也。而今之纳甲者，以甲刚归胆，乙柔归肝，是何说欤？丙火日也，心之神明也。其主太阳也，丁火日用之火也，相火也。故相火在阳明三焦，丙火在广明之地，今曰丙属小肠。丁属心，岂丁可以属君火乎？

经曰：小肠为心之使，岂使当属丙，而主反属丁乎？且于夫妻之说，又岂主反为妻？而使反为夫乎至若以戊属胃，以己属脾。脾以燥为健运，而反谓为己。胃为水谷之海，而反谓为戊。然犹曰脾为胃行其津液，其于为妻之说。或无辞也，至以庚归大肠，辛归肺。则尤无理之甚者，夫肺居乎上。承心之夏，而立秋又为元气之主，而反属柔金。大肠何物？能主蓐收之令，而当庚金之刚，以主秋之临官也。壬为天源水，癸为江河水。肾为太阴，天水之主也而癸之，膀胱蓄水也而壬之。是杂客之水，反出真元之上矣。不亦颠倒纰谬耶，所以然者。大约以脏阴腑阳误之，不知脏亦何尝不生阳，而必以六腑为夫也。后学不悟，仍其讹舛，曰为从事。吾不知此说倡于何人，缘不读内经故至斯耳。

卷之二　病能部

手太阴肺脏病论

肺居西方金位，上应阳明燥令。其与足太阴脾同名太阴者，以其为一身元气之主，出治节以佐君。其位居华盖之顶，其职与太阴脾，同行气以给众脏，故名之也。而其实为阳中之少阴，主秋令以成万物，秋令清肃敛。肺以丽水之金，生形而居天河之上源，以沛雨露，故尝病躁与寒热，最为娇脏也。其气恒下行，静则下沉于肾宫，而与水相通，所谓母隐子胎也。

以其外应皮毛，皮毛属太阳之部，故太阳之伤风伤寒。与汗出中风，兼形寒饮冷，皆伤肺见症。如鼻塞声重、气逆喘嗽、肩背痛、嚏呕胸满烦心等证，多与太阳同。至若五志之火上炎，阴虚内铄，肝火抉心而刑金，则亦伤肺。其证为肺痈、肺痿、痿蹙、吐血、声嘶、息有音、䏶䐈、掌中热、喘不休、白血出、皮毛焦。此皆火燥焦枯之症。虚则少气，不能报息，耳聋嗌干。治之之法，伤于外者，与足太阳同法。其邪气盛，而闭塞愤郁，必于足太阳泻之。伤于内者，正气衰而金被伤，必于足少阴养之。而于足太阴培之，补水培土，养金之善法也。然以金性下沉，隐于子胎。肾家水火两病，亦能使肺两症同受。故有时水泛而为喘壅，有时水沸而为痰鸣，皆以气上逆，而有水火虚实之不同。而要其治，总不出足太阳及少阴太阴三经之法耳。

手少阴心脏病论

心脏应天少阴君火，为神明之主。生之本，神之居。十二经皆拱向听命，而咸输其气以应之，贡其精以养之。故心为血之主，脉之宗。盖神以气存，气以精宅也。其精常满，故能分神于四脏。其气常充，故能引精于六腑。而肾家一脏，又实为心居之尾闾。经云：心舍脉其主肾也。肾为心主，则必肾水足而后心火融。故养心之法有二，寡思虑，守恬愉。使心无过量之用，无留根之事，此养之以气也。常握固戒多欲，使肾无淫佚之失，无相火之乘，此养之以精也。若用神无方，则伤其气，伤其气并伤其精。而神遂归于空飞，守肾无节，则伤其精。伤其精遂伤其气，而水不能制火。阴不为阳宅，而水气遂至凌心，是心病之始始于此也，是以心气未尝不有余，稍失血则为不足。心之不足有余，皆系乎血之盛衰，血盛则耳目聪明，而神能寂照。血衰则虑易志耗，而昏妄交集。故凡火有余之症，皆为血不足。而血不足之候，又皆能使火不足。其有余不足，皆不得与运气司天之火，淫火郁从乎火者同候。治要在养阴凝神，守精驭气，以匡政其有余不足而已矣。

经曰：心病者，胸中痛，胁支满，胁下痛，肩背胛闷痛，两臂内痛，虚则胸腹大，胁下与腰相引而痛。盖心为血脉之主，其神明不受病，故或实或虚。皆不见本脏，而唯在血脉。其在血脉，必先以在经络者病之。如胸中痛以及腹腰胁之间，皆手少阴手厥阴脉之所及。故先病于本经也。若当其虚则胸腹大，胁下与腰相引而痛，又缘脾胃之不上输气，肾之不上贡精，故病亦相连耳，又非止经脉之故也。若心经络病者，为是动则嗌干心痛，渴而欲饮，以及所生病。目黄胁痛，臂内后廉痛厥，掌中热痛，此皆正经络病也。而其病又能及心，要其本末然也。嗌干者，其支脉挟咽也，心火炎故心痛，火炎则阴耗，而心液干，且心部在阳明，心痛而热及阳明，故渴而欲饮也。目黄以下至掌中热痛，皆心脉热逆也。又精气并于心，则喜惊而夺精，汗出于心。与忧思伤心者，心喜胜而恶负，并于心，则心有余故喜，乃心之浮阳也。若惊者肝胆失不利，能为心捍，而心气内涸，故夺精。神不守营，故汗出。心之官则思，思而不胜则忧。甚而不已则神明内空，空而不已。则神明内乱，故忧思皆足以伤心也。

足阳明胃腑病论

头肿、喉痹、斑黄、狂乱、谵妄、潮热。登高而呼，弃衣而走，骂詈不避亲疏。凡其在经在络在腑，无不以气实血热显症，此仲景所谓胃家实也。然亦有虚与寒者，则必以相火之虚，故胃怯而不支。为病洒洒振寒，善申数欠，颜黑。病至则恶人与火，闻木声则惕。然而惊心欲动，独闭户牖而处，身以前皆寒栗，胃中寒胀，此则阳明之虚。不可不察也。要之胃家为营卫之大主，五脏之宗主。其气腾而上盛，则脉倍见于人迎。其精充以下输，则脉涌盛于趺阳。仲景察病必先诊两夹喉动脉之人迎，及两足跗之冲阳，以知人之死生间甚。盖以足阳明及足少阴为先后天之根本故也。故胃虽与腑为阳明，胃土也。而当相火居止之地，其地为两阳合明，合明者。太阳少阳二部之地分，相合于此而明之也。凡三焦少阳胆之所游部，手心主胞络之所总督，皆与阳明为腐热水谷之用。故本经曰：阳明者午也，午为夏令之中气。而相火之本职，又三阳合之气也。其腑气旺，血多热盛，故能应夏令而主相火。凡心胞络之代心而主相火者，其建功致用，皆以阳明也。仲景曰：阳明之为病，胃家实也。夫胃家之实，非谓大便之硬，与中下焦之燥，阳坚实，盖谓其腑为两阳合明之盛，得病必为气血两实之症耳。是以凡胃病之来，其病气无有不实，而其热甚则为狂，疟、湿淫、汗出、衄蚵、口唇胗。而其脉能大见于寸口，而立一阳藏于五阴之间，凡以此也。

足太阴脾病论

脾位三阴，为六经之内主。以地德而上承乎天，故广明之下。即为太阴太阴掌太仓之出入，为心君储精待用之府，所以散精微赡运用。为胃行精液者也，其职主运，故以升为德。其部当水谷之海，故以湿为苦。若有余不足，而为病淫与郁。则水火二气皆能病之。水病则壅，壅则伤气，虚而不运。腹满胀，胃脘痛，肠鸣飧泄，食不化，身体皆重，上为大寒，火病则不濡，不濡则伤血，血枯而燥，胃气乃浓，善饥肉痿，足不收行。善瘛，脚下痛，舌本强，食则呕，食不下，烦心，水闭黄胆脾约。必也常使少阳和气常动于其中，则土润而升，不伤于燥，土健而运，不伤于湿，斯为得其平矣。然其居中央孤脏，以灌四旁，而主四末，病则必沦于四脏。而四脏有病，亦必待养于脾。若脾绝、则四脏即无以为生，是后天之本绝，较捷于先天之根绝也。故治四脏者，不可以不养脾，调停脾胃，医中之王道也。其曰腹满胀，支膈胁，下厥上冒，以为过在太阴阳明者，太阴土壅，则本经不运。而阳明之气不腾，是以不能出营卫以升达于上下，不达于下，则肾气独沉，故下厥。不升于上，则肺气不行，故上冒。此为中气不足，中州之病，是以甚则入脾也。

足少阴肾脏病论

肾在人身为阴中之少阴，应天时而主冬令。故太阳寒水司气，不归膀胱而归肾，盖以肾之为气。主蛰伏，主归藏，天地敛藏之气，必归于此，是以寒水唯肾得主之也。顾其脏位为先天根柢，与心火为对待，故又为阴中之太阴。而先天真火亦涵于此，是虽各以为体。寒为位，而实以火为用也。易象坎，画一阳入二阴之间，为体阳而用阴，其性流行。又体阴而用阳，人身之肾，其坚滑者水之体，其流动者火之用。得水火两具，而藏命门真火于至阴之中，坎之象也。夫阳气生于阴中，静极而动，能升阴精以上奉离宅，所谓升坎填离之妙，乃先天之大本大源也。以其火藏水中，水升天上，故常以水为海。火为龙，水暖而龙潜，水寒而龙起，是以肾家之病。不止水衰为土所克，而又有水火两病也。如湿淫寒淫所胜，则肿、骨痛、阴痹、头项痛、时眩、饥不欲食。寒气自伤，则清厥，意不乐，腹大胫肿，喘嗽身重，寝汗出。龙火为患，则面如漆紫，咳吐则有血，喝喝而喘，心如悬，口热咽干。烦心之类，皆肾家寒湿之淫，与水空火腾之为患也。至于水藏土中，而所以为蛰藏者，实藉土封之力。经云：肾合精其主脾，是封藏必在脾气，故不曰克而曰生。此前人补肾，用六味入茯苓山药之妙理也。先哲之言曰：肾家水不足，勿熄其火，须滋阴之源以配火。肾家火不足，勿伤其水，须益火之主以配水，有旨哉！

足厥阴肝脏病论

厥阴肝脏，在人身居太阴脾之下，少阴肾之前，为人身下部之中。故其位在少腹，其地为血海，其脏微偏左。故其部在两胁两膈，其经气起足上内廉。循股阴、环阴器、抵小腹、上贯膈、循喉咙之后，上入颃颡，与督脉会于巅，是以厥阴通乎巅顶。然其脏为两阴之交尽，乃阴之绝阴。其表为少阳，绝而复苏。一阳来复，故少阳起于厥阴，一阳发生之气由此而起，故其藏为木德。主春属甲乙，而与胆气为表里。又其脏主藏血，为血家之部，故其职为血脏而摄血。又主筋，在两阴之间为独使，故能任筋骨劳役之事，为罢极之本。其精上荣于目，而旁通于耳。以木为德，故其体柔和而升。以象春，以条达为性，故其气常苦急，而激暴以发怒，及其病也。其症多逆，逆则头痛，耳聋不聪，颊肿，蒙招尤，目瞑，及两胁下痛引少腹，令人善怒。虚则目䀮䀮无所见，耳无所闻，善恐，如人将捕之，以至经病，则腰痛不可俛仰。丈夫寒疝，妇人少腹肿，甚则嗌干面尘脱色，溺道癃闭，其郁与胜。必使及所胜，胜则脾土受邪，故胸满呕逆飧泄，此其大较也。然于其五脏为独使，而合少阳胆为游部，又为将军之官，则于一身上下，其气无所不乘。和则为诸脏之赡养，衰与亢则为诸脏之残贼。凡弦脉所见者皆是也，是以肝家之逆证最多，其与寒热虚实邪气使克。

本经自病，与经气相加。凡三十有余症，要为肝之不足，此不必言也。即肝之有余非有余也，肝之阴不足也，或谓肝无补法，此昔人之谬也。夫肝气之逆，由肝志之郁。经曰：以辛散之，以辛补之，岂曰伐之乎？肝火之实，由肝血之虚。经曰：以酸泻之，以酸收之，岂废滋养乎？至若阴邪犯入，则阴厥。阴厥宜温，是补其气也。阴虚不荣，则阳厥。阳厥宜清，是凉其血也。近代薛立斋立论，清肝火，补肝血，矫前人之弊，其得之矣。

太阳经络及膀胱病论

内经云：太阳者三阳也，其气最尊，唯心君得主之。故心为阳中之太阳，要为元气之极浓。是以为经为父，而为十二经之纲维。人生于阳，阳气一丝未断不死。是以有取于纯阳，而要其所以为阳，即神明之气故也。其气高而在上，故六阳之气，皆从而上于头。自额颅巅顶，及后之风府，皆太阳也。其气本于少阴肾，又自太冲而上，总于督脉，而极于背之五行，故自顶脊及腰背脊，皆太阳也。其气浮而充满与卫气俱。经云：阳因而上，卫外者也。唯其卫外，故主一身之充肤泽毛。凡为外之卫者，皆太阳也。主内而专精，故精则养神。主外而固密，故宜静，而躁则消亡。若此气稍有不精不密，则内外之病皆举矣，内之为病也。发寒热壅肿痿厥痛，及为结隔，亢则如霹雳风雨，外之为病也。风寒袭之，为伤寒中风，其在经络部位受病，则头痛项强，肩背腰脊骨节疼痛，通身发寒热，伤寒畏寒，伤风畏风，寒则伤营，风则伤卫。其所以纳膀胱，而病不归膀胱者，以膀胱为州都之官。主表非其所事，唯日久而行其经尽。则有犯及膀胱，为渴而小便不利，是从其经之本也。乃伤寒诸家竟以脉浮为太阳，膀胱病而绝不计太阳为何物，动指膀胱当之，而抑知膀胱固非病之所主也。

气交外感病论

四时六气，五运司天，是为三合。缘其三合，故为气交。气交则变而人应之，是以外感百病生焉，人在气交之中故也。四时六气之正，内经全不列证。其不列证者，以正六气。本五行四时之顺，阴阳升降之宜。果合气宜，何尝有病？其所以有病者，以其气之至。常有太过不及之差，或有加临乘除，主客胜负。以参合其间，则亦恒能变本气之用。而为太过不及之异，是运气司天。苟相值相加，斯不能无病也。若谓不关于人，则该年之生息凡物类之盛育衰耗。草木之发荣黄落，每年不同，此非其气交而变者乎？人在气交之中，岂无相感之故，盖外有所感，而内之所应。苟失其和，病于是乎作也。夫外之所感，本与内伤七情不同。内伤从素性偏僻，煎迫之有素。脏腑禀受，浓薄之不一而得。然由此而外感，原各有内气之应，非可止以外邪治之也。

内经别有奇恒一门，以收内伤，其法虽与运气之外感霄壤。而观运气七篇，其病丛列。帝以条绪纷纭，复询岐伯，以致一之道。而岐伯答病机十九条以约之，其致病皆由岁气交加，外淫而甚。其中火热独多者，以二火司天故也。岐伯恐帝未得圆通，首戒以无失气宜，而继之以无者求之，虚者责之，盖谓有内证夹之，当更加之意。初不以外感之有余，印定后人眼目也。刘守真高明之士，亦复不察。而执以为脏腑内外百病，皆尽于此。衍为原病式一书，尽以有余属之火甚之症，十恒八九。特信寒凉攻泻之法，立方以误后人。极于张子和儒门事亲一书，专以汗吐下三法。从事峻剂法，以为邪祛正立。否则关门闭盗，后学不察，仍其偏说。由于不读内经，而未揆度奇恒之一门耳。夫人脏腑阴阳之气，有有余不足。邪之所凑，其气必虚。盗乘其虚入劫衄其主，当是之时。攻盗乎，救主乎，若救主而用攻，杀其主而已矣。故要而论之。运气加临为病者，不越运气之有余不足，以补泻之。而必须内固其脏腑，脏腑之有余不足。而内为病者，纵有运气之感，仍当治以脏腑之内伤。而略祛其微邪，以靖内气，所谓养正则邪自去者此也。然则治外感之纯用攻者，要非为善法也。

厥阴岁气病疏

按厥阴本气，为风为木，在岁序为十一月，冬至一阳生之后。于时则两阴交尽于上，于气则风木升动于下。是以风木为本，厥阴为标。标属沉阴，本乃少阳。少阳方起于沉阴而未着，故不曰少阳，而曰厥阴。于时风木而未胜乎阴，而厥阴用事，是以凡厥阴时气，及岁气司天在泉所至。虽属风木，而标之所在，皆风木不足。阴寒有余，在人应之。外动于风，内感于肝，而恒起于阴，故其病在筋，所至为里急。阴乘木而木郁也，为支痛胁痛，阴乘本经络，而木不伸也。为缓戾，风动筋而筋转也。为呕泄，风木上达下克也。此皆所至而病也。然司天恒气，从六元天气司之。若己亥岁，虽厥阴司天，乃风气在上，厥阴下奉之。则风宣而动，风行地上，必脾土受克，势必病脾，是以病胃脘，当心而痛，上支两胁膈咽不通，食饮不下，舌本强，食则呕。此时脾之部位经络，两为所乘，故病如是。至若胃膈如塞、腹胀、溏冷泄水闭瘕之反见者，则又风兼阴寒，阴寒动脾，而厥阴之标见也。然而风气在上，又中见少阳，则风与少阳摇动。当其淫胜，又必本肝先病，故耳鸣头眩，愦愦欲吐。胁气并化而为热，小便黄赤。胃脘当心而痛，肠鸣飧泄，少腹痛，注下赤白，皆风与热并，而摇动肝脾之间也。风木之动必兼寒热二者，是以寒热二症，亦出于肝也。若当不运不及，则恒从金气所化，而为摇动注恐。摇动者筋病，注恐者肝胆俱病。又其病为支废，且壅肿疮疡。木被金刑，清燥伤荣，而壅溪谷关节，故支废且壅肿疮疡也。然以在天之气，岂容尽克？于是有郁，郁与燥伤异，燥伤为乘所胜，郁则为内不伸，盖其气将发而伏也。惟伏而不发，则郁特甚，所以民病亦胃脘当心而痛。上支两胁膈咽不通，饮食不下，症与风胜同。彼以木逆，此以木伏也。抑久而伏，必将上拒于膈，故遂支两胁而鬲咽不通也。甚则耳鸣目眩，转不识人，善暴僵仆，不郁生火。而相煽于心肾之间，使神魂不守，而卒中暴厥也。故所谓郁者，非不及也。受制而莫之发，则怒而自相乘也。此其治必发而伸之乃快耳。

病机曰：诸风掉眩，皆属于肝。诸暴强直，皆属于风。诸风掉眩，皆兼火与寒。诸暴强直，皆兼胜与郁。总之皆厥阴风木外淫之为也。内气不足，而与之逢合者有之。时气太过，而脏气不能御者有之。是以有主客之分治，客以急治，主以缓治，主胜逆，客胜缓，从此治六气之权衡也。

少阴岁气病疏

少阴君火，在正六气居卯辰之位。木方用事，火气方舒。而木出于阴，故君火之出为少阴。然君者帝也，出于显明卯位，所谓帝出乎震者是也。本候为木，主春用事，所以君火不用。其在司天，则当子午，午本南离，故为热化。居气为灼化，灼与热异，热则临之，灼则近之也。天之六元，火在上，少阴在下，火为本，少阴为标，亦本阳而标阴也。是以少阴所至，本标之间。心火与气相乘，或至而不足，或至而有余。凡为惊惑恶寒谵妄，又或悲妄衄蔑，皆火不足。而阴乘之，热收于内也。其为疡疹身热语笑，皆火有余，而自乘于心神，并及血脉也。若在戊癸火运，位戊午戊子。为天符，为赫曦，则火太过动为炎灼妄扰。其病笑疟疮疡血流狂妄，此亦君火自乘，而伤神魄血脉也。鼓行刑金，则金肺受邪。是以民病疟、少气喘咳、血溢、血泄、注下、嗌燥、耳聋、中热、肩背热。盖肺气不行，木火交煽，而寒热争，故疟。壮火食气刑金，故少气喘咳。火逼血妄行，使阴阳两伤，故上嗌口鼻。下泄二阴，火急逼，故奔迫注下。火盛水涸而伤肾，故嗌燥耳聋。火炎上焦，故肩背热。皆金木足而不能救，以致伤及诸脏也。甚则胸中痛，胁支满，胁痛，膺背肩胛间痛，两臂内痛，身热骨痛，而为浸淫，皆心经及手心主所行之处。火盛为邪，而遍及本经也。又值二火司天，则心将自焚而神乱，故谵妄狂乱。以至喘咳息鸣，下甚者金水俱敝，而下元不归也。血溢血泄不已，阴伤尽矣，此太过之病也。若火不及，则火不能施化。少阴标病郁于经络，故于经所行之处皆病此。寒乃大行，阴邪入而营脉伤也。如郁冒蒙昧者，寒湿之气冒明也。心主言，故暴喑也。心为太阳，而主诸阳之气。今寒淫病，火则并纳于寒水，之生阳亦虚，故屈伸不能，髋髀如别也。然至寒淫所胜，则寒临于上，而内阳居中。所谓凡伤于寒，则为病热，寒热更胜，是以痈疡呕血瘀衄腹痛，乃阳热中盛之症。心痛眩仆，面赤目黄，色炲善噫，乃寒凌心火，逼热上炎之故。水火寒热交争，则神门脉绝，而心气灭矣。所谓郁者，火不外发，必将内盛，病为少气，疮疡痈肿，胁腹胸背，面首四肢，膜愤胕胀，疡痱呕逆，瘛疭骨痛。胕胀，呕逆螈，骨节痛，乃有动皆火，实蕴隆而外不得宣，故每见愤盈之症。伤于经及筋，故所过所动如此也。又若火奔迫则注下，与少阳搏则温疟，以至腹中暴痛，血溢流注，精液乃少，目赤心热，黄则瞀闷懊，善暴死。则伤阴之尽，自焚之患，并伤五内矣。此郁与火不足之异状也。

病机曰：诸痛疮疡，皆属于心。诸热瞀闷，诸躁狂越，皆属于火。此即火有余，火郁之症。诸痛肿，疼酸惊骇，诸禁鼓栗，如丧神守，此即火不足。寒气内乘之病，要皆以火之有余。或郁与不足，受乘之至，故皆谓之属火也。刘守真见属火属热诸条，皆以有余释之，岂知病情者哉？

太阴岁气病疏

太阴当溽暑，六阳正盛。而曰太阴者，天道阴阳分治。时值夏至，干之六阳已极，而坤气见，故一阴生，一阴之所以生，赖坤之全体也。又其时溽暑烦蒸，地气溢满，能大雨时行而湿物。是以谓之湿土，湿土为坤之全气，而居于西南，故正位季夏。在司天则丑未主之，上为湿土，下为太阴，标本一同。唯湿之化乘于脾，故太阴所至。则湿重积，为不运，为积饮，痞隔蓄满中，霍乱吐呕为重。肿，及其太过，则懦积并，皆脾气壅而不运。土壅则必水，故其脏脾肾。其病腹满，四肢不举。脾主四肢，壅而不行，故不举也。是以土运太过之岁，肾水受邪。民病腹痛清厥，意不乐，体重烦冤，此水土相汩，湿甚灭火之证也。甚则肌肉痿，足痿不收，行善瘈胁下痛，土湿伤内，并伤于筋也。饮食中满食减，燥则易化，湿则不化也。至其变生得位，则腹满溏泄肠鸣。及下甚，三焦土满，湿火不扬，故内蕴而证如是也，此皆杂伤脾胃。然湿在中宫而已，至湿淫所胜，则微有异。为湿胜则湿之，浸淫所及，亦无不病。故病肿骨痛阴痹，湿伤血也，腰膝头项痛时眩。浸淫之至，木令不行，气与火两壅也。大便难，前云溏，此云难。以肺气阻绝，不得治节大肠也。阴器不用，阴藏精而起亟，湿伤阴不能起亟，故不用也。饮不欲食，为胃有余。而浮火壅，咳唾则有血，为心火郁而刑肺。心如悬，则并伤心之阴矣，此伤肾之至，与肾始受邪微有别耳。若夫土之不及，风乃大行。民病飧泄，霍乱体重腹痛。风能胜湿，宜无飧泄霍乱。然土气为木所克制，风行其间，善行数变，则脾气有不及运者矣。筋骨繇复肌肉善怒，风气专行而燥，脾之散精皆所不及，不及则并不能养肝，故善怒也。至夫土郁，则病心腹胀，肠鸣而为数后。土壅而陷下，气不得伸也。甚则心痛胁膜呕吐土壅而逆上，气不得下也。霍乱饮发注下，胕肿身重，则上之郁也深矣。凡司天在泉，为主为客，观之有余不足。或淫或郁，而其理尽矣。

病机曰：诸湿肿满，皆属于脾。诸痉项强，皆属于湿。夫肿满属太过与郁，则诚然矣。若痉一症，有出于少阴阴虚者，有起于阳明火劫者，今属太阴之湿壅而为痉。是太阳寒水所乘，与厥阴风木所胜。于丑未之岁，土不堪水与木之侵，故有是症。此特从运气言之，而要不可例少阴阳明之痉也。

少阳岁气病疏

相火当乎巳午，巳为五阳，午为六阳，此太阳之正候，所以主夏令者也。而曰少阳者，其时虽六阳出地，而未极乎上，故犹曰少阳，非以春生之少阳为少阳也。在司天则本于寅申，火长生于寅。而六阳极于申，此专以暑热从事者也。暑热为本，少阳为标，少阳所至，为嚏呕疮疡，惊躁瞀昧，暴病，喉痹耳鸣。呕涌暴注，瞤暴死。暑热所乘，必暴速，故其为病暴烈，亦以其为无阴也。若暑乘所胜，则与阳明胃为应，故热客于胃。烦心心痛，目赤欲呕，呕酸善饥，耳痛溺赤，善惊谵妄，暴热销铄，少腹痛，下沃赤白。夫热客于胃，上蒸于心，故烦心心痛，少阳标在胆。起目锐眦，故目赤欲呕，呕酸者，胆亦热也。胃强故善饥，少阳脉入耳，故耳痛。阳明热浸淫水道，故溺赤。阳明当心部，又着入心，故使心惊而语妄。暴热销铄者，溽暑使然矣，少腹痛。下沃赤白者，二肠络为阳明太阳，故俱受暑也。若相火在下而不升，则必内乘三焦。而伤血分，民病注泄赤白，少腹痛溺赤。甚则便血者，即今所谓时行痢也。血便有痢纯血与尿血之证，皆病在中下二焦，而内伤血分使然也，此所谓在泉也。大概热淫所胜，虽肺金受病，而胸中烦热。血干右满，血泄溺色变，腹大满等症，实阳明三焦病。又不止血溢衄嚏，皮肤痛寒热喘咳等为伤肺也。惟其暴速，故其病主掉眩惊骇，上热郁，血溢血泄心痛，而乘于土金水。则又体重肿，痞饮病肩背胸中寒浮肿，是以病机曰：诸腹胀大，皆属于热。

诸病有声，鼓之如鼓，皆属于热。诸转反戾，水液混浊，皆属于热。诸呕吐酸，暴注下迫，皆属于热。由是观之，诸腹胀大，声如鼓，火乘阳明也。诸转反戾，水液混浊，火乘少阳太阳也。诸呕吐酸，奔迫下注，火乘三焦也。盖相火外发，则丹疹丹。疮疡喉痹，嗌肿螈暴死。内淫则腹胀如鼓，水液混浊，诸呕吐酸，暴迫下注。皆火之奔迫，而正气不得行也。然此等症为遇相火所临。水运所□，故有如是。若非司天非值年，而概有是证者，则又系乎内伤脏腑相乘，不可不察也。盖腹胀有寒有热，反转戾有肝寒筋急。水液混浊，有气化不及州都，或由相火之衰，大约相火之部病，初非一定于热。凡此诸条，岐伯特发明运气司天使然耳，可不察而蹈粗工之说乎。

阳明岁气病疏

燥金秋令，属处暑后寒露前。而其上为阳明者，前此湿土溽蒸埃昏。阳而不明，至处暑则气物敛收。阳气已高，天晶地明，故曰阳明，非在人两阳合明于胃之阳明也。胃应相火，旺

中华藏书

黄帝内经·最新整理珍藏版

中国书店

于巳午，故曰阳明者午也。若在主令司天，则为燥金，属七八月，在人属肺，故肺主秋令也。燥金者，生于湿土母腹，至此则出三庚伏后，凉风至而秋敛成，故曰燥金司天。则标本同气，人以手太阴肺应之，故阳明所至为浮虚。金气过敛，阴营不副，外伤表气故也。为鼽肺主鼻也，为尻阴股膝足病，燥伤肾也。为胁痛皱揭，燥伤肝也。自病皮毛，甲错而皱揭，皆燥病也。为鼽嚏，金寒而肃敛也。要以燥胜则干，故诸病起也。是以岁金太过，邪伤肝木。民病两胁下少腹痛，目赤痛眦伤，耳无闻，木不能舒，气敛不营，反生火就燥，劫其本气，故见诸症。甚则体重烦冤，体重者，肃杀之甚，无生动之气也。烦冤者，肝气逆而不舒也。

经曰：肾虚脾虚肝虚，皆令人体重烦冤。又肝不及，令人胸痛引背，两胁满，痛引少腹，前言两胁下少腹痛者，病肝脏之气也。此复言两胁满且痛引少腹者，病肝脏之经也。盖脏气外应运气，故所感必先病脏气，而后及经脉，诸脏皆然。与四时猝然感冒，先皮毛而次入经脉者不同也。甚则喘咳逆气，肃杀太甚，则金气自虚，而火气来复也。肩背痛，尻阴股膝髀皆病。金气虚其经，而又下及所生之水脏也。暴痛䐴胁，不可反侧。金收则木生令收气峻而生气伏，故肝胆病也。至夫燥淫所胜，筋骨肉变。民病左䐴胁痛，伤肝甚也。寒清于中，感而成疟。金木相搏，寒热格拒，故成疟也。咳腹中鸣，注泄鹜溏。咳为肺家自伤，腹鸣为肺气隘。中焦不治，注泄鹜溏，为寒清过甚，而伤中也。心胁暴痛，不可反侧，木干火抑，火木俱损。故痛不可转也。嗌干面尘，燥伤廉泉，故干。血不华色，故尘。腰痛疝，肝感寒清，而下蕴结也。目昧伤疮痤，皆木郁而火遏于经也。盖阳和者物之生，敛者物之死。金燥过，则肺心脾肾皆病。不止肝病矣，若金不及，而火乘之。则又病肩背瞀重鼽嚏，肩背之重，由肺气之失位也。鼽嚏之来，寒乘则见，热乘亦见也。至若血便注下，火伤二肠，金化不能及也。若乃金郁者，咳逆胁满，引小腹，善暴痛，不可反侧，皆肺气自壅也。故满引小腹，脉气不行于下也。痛不可反侧，金不行，则木气不达也。又嗌干面尘色恶，皆燥胜则干也。

中華藏書

《内经博议》

中国书店

一六〇七

中国书店

病机曰：诸气愤郁，皆属于肺。郁者，若咳喘鸣仰息胸胁痛，支满引少腹之类。诸气则诸经之气也。又曰：诸痿喘呕，皆属于上。金燥其荣伤筋，故痿属肺上焦。郁而不通故喘，且呕唯肺气不行，故胃气乃逆，所以属上也。金燥之令，大概如此。司天与此略同，而主客乘除皆可察矣。

太阳岁气病疏

寒水主令，在立冬后冬至前，于时为六阴。故为寒水。太阳为之上者，此时阳退而在上，为卦之剥。老阳在上一画，其下五阴，故太阳之下为寒水也。寒水为冬之正令，在人唯足少阴肾得以应之。而太阳反纳膀胱者，膀胱与肾表里，同主寒水，故太阳以阳从阳，而纳膀胱也。虽纳膀胱，而主令则以少阴为主，故太阳为标。寒水为本，本寒而标热，本胜而标不胜，是以太阳所至。为屈伸不利、腰痛、寝汗、痉流泄禁止、屈伸不利，寒病在骨也，腰痛肾寒也。寝汗寒水凌心，而气微汗不收于阴也。痉病支体强直，筋急反戾，肾虚而寒凝相袭也。三焦寒不化为流泄，阴凝结阳不化，能使二便不通。为禁止，其病即所谓阴结也。夫水太过，其动漂泄沃涌。若水不及，则病痿厥坚下，此即禁止之谓。从土化也，其为岁水太过，邪害心火。民病身热烦心，躁悸阴厥，上下中寒。谵妄心痛身热者，以寒气止迫其火气外炎，故热也。烦心躁悸，水气凌心火，抑而内寇也。阴气寒甚，故厥逆于上，三焦之火衰，故上下中寒。心失其居而不宁，故谵妄。水寒克火，故心痛。甚则水淫而内伤，为腹大胫肿。此寒湿交流，水汨土也，喘嗽寒搏于肺也。寝汗出憎风，卫阳衰，而营不守也。上临太阳，则两寒并至，为腹满肠鸣溏泄。食不化，所谓漂泄沃涌也。渴而妄冒，胆中心愤盈也。若夫寒淫所胜，则流祸更远。

盖太阳为诸阳之首，即君火之阳也。今从在下之寒水寒气，及从上而至足，上下皆寒，而太阳运居于中。是内阳居中，正所谓凡伤于寒，则为病热者也。寒热更胜，是以血变于中。发为痈疡，厥心痛，呕血血泄衄衊，善悲时眩仆运，斯皆阳热中盛之证也。胸腹满手热时挛，寒乘于中而不运，格于外而不荣也。冲心澹澹大动，寒水作逆，并胸胁胃脘不安也。面赤六阳格而不下，目黄脾土湿而不升，善噫心气不昌，嗌干气不上潮，色夭渴而欲饮，皆病本心逼之。故其中虽有与心同病者，要皆心火抑，而失职使然也。至若水不足则湿，乃大行民病腹满身重濡泄。寒疡流水，寒疡者，阴疽也。阴不成脓，故流水。腰股痛发，股膝不便，烦冤足痿，清厥脚下痛，正所谓痿厥坚下，甚则□肿水汩土也。若水郁则又不然，水潴而不流，则上下三焦筋骨，皆水气为患而胜火，故善病寒厥心痛。腰痛，大关节不利，屈伸不便，善厥逆，痞坚腹满，夫动转归火，今火失其居，故病若此。病机曰：诸寒收引，皆属于肾。诸病水液澄澈清冷，皆属于寒。诸寒收引已见前矣。澄澈清冷，此三焦无火，不能摄水也。又曰：诸厥固泄，皆属于下。经曰：少阴不至，则厥阴结下焦为固，寒伤土湿为泄，皆自下焦肾气为之。故曰皆属于下也。

奇恒病论

黄帝问曰：余闻揆度奇恒所指不同。岐伯对曰：揆度者，度病之浅深也。奇恒者，言奇病也。夫恒之为道，谓胃气五脏。各得其所，上顺天时，内调营卫，故神转不回。转、流动也。回、逆曲也。回则不转，乃失其机。于是脏腑曲逆，克制凌犯，神机之运用失矣。失则不循恒道，有非恒道所可得而揆度也。于是岐伯又设奇恒一门，以度奇病。其文本六十首，书阙简脱。今可论者十之二耳，如五脏别论、奇病论、大奇论、脉解篇、气厥论、腹中论、逆调论、病能论诸篇。俱从运气脏腑经络而外，拈其病之厥逆错杂。所谓回则不转，乃失其机者也。此开后世内伤杂证之大经大法也。乃为纲领，其说曰行奇恒之法。以太阴始，夫手太阴为元气之主。足太阴为六经之主，奇病之作。必变于元气神机之失，不失必占于元气，故虽奇病之千变万化，而一以太阴为准。此又治奇恒之大宗也。乃内经又有拈脏腑本来之奇恒者。此原其所以奇之故也。

经曰：脑髓骨脉胆女子胞，此六者地气之所生也。皆藏于阴，而象于地。故藏而不泻，名曰奇恒之府，又曰魄门。为五脏使，与前为七。而唯胆属少阳，特曰中精之府。此七者之有病，其受病不与脏腑之主时者同，是脏腑之一异也。有出于脏腑体要之奇恒者，如腹中论。诸病外不涉于形身，内不关于脏腑。病在宫城空廓之中，或气或血，或风或热，以至女子妊娠，皆在空腹之中。虽胆中三焦督任五脏之散络悉在，而其病止属肝脾，以肝脾为腹中之主故也。此体要之一异也。有脏腑交加之奇恒者，如气厥论，寒热之相移。不论顺传逆传，而以气之所之相并为病。逆调论，寒热阴阳之所相胜而为病。调经论，表里上下阴阳气血之相并，互相胜负而为病。夫阴阳气血寒热之相并相胜，不系四时，不缘感召。要皆积渐之所致，迨病至而相胜相并。此实内伤不足之所由，所以异于恒者也，是病源之一异也。又有脏腑颇僻之奇恒者，如大奇论。脏腑脉各见颇僻以成病，有肿满偏枯痫瘛。风水肠之证，而皆非脏腑主时之恒病。则厥逆之由来既久，必须揆度脉气病由。而治之有别，是又疾病之一异也。又有六气错出，互为体用之奇恒者，如脉解篇。太阳主寅、少阳主戌、厥阴主辰、太阴主子。又云四月五月，人气在头。八月九月，人气在心。原其然者，人身恒常之气。由下而上，由上而下，故正月人气在肝，而三阳初出于寅。故太阳主寅，厥阴木火主气，故厥阴为辰。九月人气在心者，以气由肺而下始，次至心少阳，为心表为相火，故亦次心而主九月戌。太阴为阴中之至阴，十一月阴尽而纯坤见，故太阴主子。此又与本经三月四月人气在脾者不同。凡阴阳乘除，每各一道，并行不悖，俱非恒道。而要不可背之为道，是又阴阳之一异也。又有八奇经见病之奇恒者，如刺腰篇。十二经皆有腰，盖以带脉之为诸经钤束故也。若阴阳两跷，出阳入阴，出阴入阳。而机关于目，阴阳二维，别为部于阴阳之会，而主指之内外。冲督任脉一源而三歧，而各统阴阳之海。所得之病，既非十二经之恒常。而十二经每与之俱病，又奇道之一异也。是故人之一身，其为阴阳脏腑五行恒转，而神机攸序，乃既有前七者。脏腑之孤阴，不伦于恒等，有部位之关要，不涉于众流。又有病源之乘，痼疾之积，阴阳错出之异。奇经为病之别，苟非揆度执之恒理。而不求其所由然，安能使神机之转而不回耶？

冲病论

冲脉为病逆气而里急上冲，作躁热咳吐，手足厥逆，气从少腹上冲胸胺，咽燥面翕然热如醉。下流阴股，小便难持，暑月病甚，则传肾肝为痿厥。四肢如火，或如冰，心烦，寒气客脉不通，气因喘动。应手起关元，随腹直上，疝瘕遗溺胁肢满烦，女子绝孕，运气在上下左右，不可发汗与下。

冲脉病凡数条，散见诸篇。及仲景书，合而观之。冲脉既为十二经之海，而下为血海。又与督脉为十二经之道路，及与任脉阳明会于气冲，则举一身督任二脉皆冲也。要其主血海，是以为先天精气之主。能上灌诸阳。下渗诸阴。以至足。故其治常在血海。唯其阴阳调和。而精气充足。则阳和之精自升，运于一身之间。若稍有不调，即本根不茂，必逆而上僭。其为上僭有二：阴不足者火逆，火逆则咳吐躁热。上抢心眩仆，四肢如火。心烦恍惚狂痴，阳不足者寒逆。寒逆则少腹痛，中满暴胀，瘕疝遗溺，胁支满烦，女子绝孕，而其脉之来也。若火逆则阴阳俱盛，两手浮之俱有阳，沉之俱有阴，气逆则脉来中央实坚劲。至关尺寸俱牢，直上直下，证见胸中寒疝。大约皆冲之病，则见此等脉也。

而仲景云：动气在左右上下，俱不可发汗与下。发汗与下，右则犯肺，于上则气躁而逆，故䘐渴苦烦气喘，饮水即吐。于下则精竭而不止，故头眩咽燥。鼻干心悸，左则犯肝，于上则伤血，而引肝上逆。故头眩，筋惕肉，难治。于下则伤气，腹里拘急不止，动气反剧，虽有热而欲卷。上则犯心，汗之则气上冲在心端。下之则掌握热烦汗泄，欲水自灌。盖汗下则心液泄，故如是也。下则犯肾，故汗之而寒起。且无汗大烦，骨节疼头痛。目眩恶寒，吐谷，太阳虚也。下之而气竭，上下两隔，则腹满卒起。头运清谷，心下痞坚，亦少阴气不足且厥也。所以然者，冲治血海同，治在脐之左右上下。大约冲气不足，则阴精虚。阴精虚则阳气竭，其可发汗与下乎？然其气起少阴，发于厥阴。若三阴之开阖失职，则本源之真水真火两虚。而为患种种，必犯于冲，则又不止痿厥二证为冲之致然矣。

任病论

任脉为病。男子内结七疝，女子带下瘕聚。脉来寸口紧细，实长至关者，任脉也。动苦少腹绕脐下引横骨，阴中切痛，又若腹中有气，如指上抢心，不得俯仰拘急。

任脉为阴脉之海，起于会阴上中极，而同足厥阴太阴少阴并行。循关元历石门气海，而会足少阳冲脉于阴交。历建里而会手太阳，少阳之阳明于中脘，以上喉咙。会阴维于天突廉泉，至目下之中央承泣而终，其脉之起真阴也。地道也，然地道之能通，必由天气之下降。故天癸者，天之元气降而为精气，以充于地，而后真阴生。真阴充，然后地道通。于是太冲脉盛，而月事以时下。若任脉虚，太冲脉衰，天癸竭。而地道不通，则形坏而无子也。然阴在内，虽为阳之守，而真阴之充，必由谷神之满足。年岁之时至，然后天元坚定。所谓天癸至，而地道始通也。是以真阴必由于真阳，及年四十，而阴气自半，则以阳之盛极而衰，为阴所袭，而所袭之阴。乃穷阴而非真阴矣，是虽真阴之衰，而实真阳之衰也。要之任脉之为病，病在阴中无阳，故男子内结七疝，女子带下瘕聚，此为结阴。若夫脉来紧细，实长至关者，则所谓阴气之袭也。故病动苦少腹绕脐下阴中切痛，又苦腹中有气。如指上抢心，拘急不得俯仰。此虽为无阴之症，实为无阳之症。盖阴中苟有真阳，则真阴充满，和顺自得。上会三阴三阳，以至于两目之间，而无病矣。

二维病论

阳维为病，苦寒热。阴维为病，苦心痛。阴阳不能相维，则怅然失志，溶溶不能自收。阳维动苦肌肉痹痒，皮肤痛，下部不仁，汗出而寒。又苦颠仆羊鸣，手足相引，甚者失音不能言，阴维动苦颠痫僵仆。羊鸣失音，肌肉痹痒，应时自发，汗出恶风，身洗洗然，阳维脉浮，暂起目眩。阳盛实者，若肩息洒洒如寒。阴维脉沉大而实者，苦胸中痛，胁下支满心痛，其脉如贯珠者。男子两胁下实，女子阴中痛，如有心状。

阳维维于诸阳。其所谓维者，起于诸阳之交，发于足太阳之金门，而与手足少阳阳明，会于阳白。阴维维于诸阴，起于诸阴之交，发于足少阴之筑宾，上至顶前而终。是二维者，虽有经络之别，而实为阴阳之盛气所持。盖阳莫盛于太阳，是以能维持诸阳，阴莫盛于少阴，是以能维持诸阴。故二维之盛，其盛不在络而在气。二维之病虽在络，而实亦在气。盖唯本阳本阴有衰耗之气，则必至总见于诸阳诸阴。是以阳维为病，必太阳衰于下，失升腾之和气，而先见于少阳。故苦寒热，阴维为病。必少阴竭于里，而见穷阴之厥逆，故苦心痛。若阴阳不能相维，是谓阴阳两虚。其证心肾不交，水火两乖，神明无所主，故怅然失志，溶溶不能自收。以水散涣，无相养之道也。又阳维苦肌肉痹痒者，阳衰则卫不行而气滞，气滞则阳不能率先。而阴行迟。故痹痒。又令人身如虫行。如是则阳气不摄。而阴气独滞。故皮肤痛。阳衰于本起，故下部不仁。并汗出而寒，此阳之不固不至。而营亦不行，是以阴袭之也。他若颠仆羊鸣，手足相引者，阳去则经络凝涩，停湿在经而为痰。异时阴袭之，则经阻而筋掣，故迫而相引。又阻其气道，故声溢而不能发，若羊鸣也。至若阴维之不维，是阴不副阳。而不能为阳守，则阳离而不入于阴。重阴充塞隧道，九窍皆沉故亦病颠痫僵仆羊鸣。或失音也，若肌肉痹痒，汗出恶风，似若稍轻于前症。要亦营虚无阳而畏寒，卫亦不能为之卫，故阴维之虚为阴虚。而实亦无阳之虚，特少异于阳维云耳。

带病论

腹满，腰溶溶如坐水中。妇人小腹痛，里急后重瘕疝。月事不调，赤白带下，左右绕脐腰脊痛，冲心腹。经云：身半已上，天气主之。身半已下，地气主之。中为天枢，天枢则在气交之分，毋论一身二十七气之上下流行。

于此关锁，而又必有气焉以坚持而整束之。以牢持于上下之间，是以能聚而为强有力。故凡人之力出于膂，膂在季胁之下。正所谓带脉也，故冲任二脉，传于气街，即属于带脉。而络于督脉太冲之脉，所以能上养心肺者，亦赖于带脉之持之也。及带之为病，其证皆下而不上者，下之肾肝虚。而真阴不荣，上为心脾之郁。气不上下行而不运，于是停湿而为热。而下注于小肠血海之间，则病作矣。故赤白带者，上为心脾郁抑，下为肾肝阴虚。邪热留连，即为带淫之病也，腹满者中分之不运也。腰溶溶如坐水中者，阴阳两虚，中分弱而力不能镇定也。左右绕脐腰脊痛冲心腹者，阴气袭于下也。阳不能胜，而不能固守于天枢。是以阴得而袭之，为厥逆之事也。盖键束关锁机关，全在于带脉。苟带不能自持其气，其证皆陷下而不上矣。治之有标有本，其升降补泻，在求其本而治之可耳。

卷之三　述病部上

古人察病之源，推病之自，审病之确，莫过内经。后世务为支离，故昧厥所由，而不能知阴阳脏腑之所以然。今聚内经十六卷之文，总其散见，合而述之为病情八章，使后学得所指归焉。

阴阳第一

病之大纲，不外阴阳。阳卫外者也，阳不密则不能卫外而为固，故风寒六淫之邪得以入之，入之则外感之诸症生焉。阴为阳守者也，阴弗营则不能宅阳以藏神，故内伤神志筋骨之病居之。居之则内伤脏气之有余不足种种兴焉，识病必先辨阴阳，阴阳辨而后能察病矣。

所谓阳者，欲如运枢。运枢者，开□和调而不凝滞也。若起居如惊，则自致烦扰，而神气乃浮矣。浮则神内散而出，邪外伺而入，于是有因寒因湿因暑因气之外感。内经先举此四端，而一切外感六淫之邪俱可知也。因于寒者，则为病热。故体若燔炭，必汗以散之。是以外感风寒，必以发表为第一义。盖以风寒之入，始于牢持卫气而不得散。若不发其汗，势且从而犯内也。因暑则别，人伤火热之邪矣。火热入则直入脏腑，而劫心劫肺劫胃，故烦汗喘渴四症。一齐俱见，静则多言者。心主言，心不胜外火，而神不举，故静失其守而多言也。因湿者，湿既从表，先犯太阳，故首如裹。既而入内，必郁于阳明，阳明郁则不能行太阴之气于三阳三阴，此必先病筋膜，故大筋缓短。小筋弛长，为拘为痿之症生矣。若夫因气，气固非外至也。然以内之阳气不能振其纲，则将纽解而失其维。是以四维相代为用，所谓左枝而右梧也。四维如是，内气之馁败可知矣。夫外感之起，千条万绪而内经先揭此四端者，盖以明阳不卫外，遂有外感之患也。

苍天之气清静，顺之则阳气固。若阳不固，不止易于外感，而亦已内伤，故曰阳气者。烦劳则张，精绝，张者如弓之张。精绝者，阴精之绝也。弓矢张则干强筋疲，弓之体必脱。阳之烦劳而张象之，故精绝也。夫阳欲固以卫外，乃以烦劳敝之。阴之起亟者，将何以副？故既失其所以固阳之道，则辟积于夏矣。辟，偏也。阳扰阴亏，已成偏热，故至夏益甚。所谓甚者，五心烦热，如煎如熬，此孤阳外浮而真气内夺也，故曰煎厥。如是则肝血不荣而为目盲，肾精不致而为耳闭。身若坏都，散解而不可凭借。凡此者阳张而至败，斯阴绝而失守也。

阳气者，喜气也，和气也，好和而恶奸。若大怒则形气绝而血菀于上，使人薄厥。大怒者，阳之厉气也，肝寒主之。其横溢之至，能使十二官失职，气窒则菀血，故郁于上也。薄，迫也。厥，逆也。大怒则气遂于上而不下，故薄厥也。且阳气者精则养神，柔则养筋。今薄厥则不精不柔，众祸方起。何以言之？失其柔则伤筋，筋所以束骨而利机关，今有伤于筋则纵缓不收。手足无措，若不客者矣。失其柔则又偏于为刚，而汗出偏沮。偏沮者，半与营和而半否也，偏枯之症起矣。又卫气不固则玄腑方开，寒水乘之。热郁玄腑，甚则痤疿，微亦疹。或膏粱肥甘，刚而伤阴，与阳为亢，则变生大疔。而受如持虚者，以阳不能柔而与阴为刚也。况乃形劳汗出当风，使寒气薄之。自当液凝为鼓急，甚则痤矣。此非阳气之不固使然欤？不特是也。阳不能柔则开合不得，寒气从而陷脉为痿。至于留连肉腠，使经络俞穴合之气化薄，则不精之至。而内传之为善畏惊骇，盖俞有传送之义。今使寒陷经俞，气化为迫，侵及脏腑，所谓气一能动志也。善畏惊骇，非神志之动乎，而不精之至微焉矣。夫阳气被伤而不柔不精，遂至废筋骨，乱神明，皆不密之为也。

所谓阴者，体魄五官、百骇筋骨、血肉津液皆阴也。养阴之道，在和五味。经曰：阴之所本在五味。阴之五官，伤在五味，原其然者。阴食味，阳食气，五味出于地。故能生五脏之阴。然一或偏与不节，则所刺反能伤阴，伤阴亦能病及于阳。何以言之？凡在内者皆阴为之主也，不惟阳密足以固阴，而亦阴强乃能壮阳。故岐伯极言养阳而后。续言养阴，以备阴阳之全义。其言味以养阴，而受伤于偏。至此固其大者矣，而如烦劳大怒，饮食起居之不节。至于煎厥，与形气绝，要岂细故哉。阴不养则不可以扶阳，若其本不和则阳气破散，阴气乃消亡矣，此养阴之义也。

失于阴阳，则四时之气更伤五脏，是以春伤于风。则邪气留连，乃为洞泄。洞泄者，外伤于风，则内之风木亦动。合内风与外风交煽，是以留连至久，必侵脾土而为洞泄也。夏伤于暑，秋为痎疟，夏以凄沧水寒感之而郁热，秋风乘之则疟病成矣。秋伤于湿，上逆为咳，发为痿厥。秋湿者，湿土用事未退，肺金感之，不得清肃。故气逆为咳，肺气不胜不行。则五脏郁热亦不退，必将发为痿厥。冬伤于寒，春必病温，盖冬不脏精，是以寒邪易入。寒气既藏于阴分，至春阳气上升，新邪外应则为温病。夫风暑寒湿，迭相胜负，而皆感之者，内气不守。故外邪皆得以犯之。况病久则传化耶！若阴平阳秘，骨正筋柔，岂至有是？

阴阳不和，阴争阳扰，则害及表里。争者，五脏气争也。阴气营于五脏，而九窍皆禀五脏之气。争则阴邪独盛，所谓阴无阳则战者是也。扰者，魄汗不藏也。阳气起于四末，阳扰则四逆而起，盖阴争则必阳扰也。一为脏病于内，一为经病于外。内外交病，而肺为五脏六腑之长。元气之主，内外两非，则必肺独受之。故喘鸣之候兴焉，皆以营卫下竭。孤阳独浮，斯不能克耳。后学不辨其疾在阴阳，而动以发肺治肺朦矣。

有三阴三阳之气各病者，内经不拈脏腑络经。缘三阴三阳，先天各有分部位次所由。以立脏腑，而要非脏腑经络之所出。故病止从阴阳气血生，不因经络脏腑生也。然其间有单病，有合病、有并病、单病、一气病也。合病，阴阳齐病也。并病，此胜而并其负也。此皆人之大阴阳病，其病未尝不及脏腑，而要非经络脏腑之为病。后学不明正阴阳所病，动以表里脏腑阴阳混诠，蒙昧千载。可叹也！单病者，如二阳之病发心脾，有不得隐曲，女子不月。二阳，阳明也。阳明，位太阴之表而居中于腑，则胃当之，非大肠之以经络为阳明比也。其病发心脾者，胃与心，为生土之母子。而脾与胃，为行津液之表里。发者，发足之义。人之情欲，本以伤心。劳倦忧思，本以伤脾。母既病则必连及于子，脏既伤则必连及于腑。

故凡内以伤精，外而伤形，皆能病及于胃，此二阳之病，发自心脾也。夫阳明为生化之本，其气盛，其精血下行化营卫而润宗筋。今化源既病，则阳道外衰，故不得隐曲。在女子为不月，此其候也。病久而传，则传为风消，又传为息贲，死不治。盖阳明既病，则表邪起而胜之。邪胜则精血不荣，故肌体风消。又胃病则肺失其养，故气息奔迫。气竭于上，精亏于下。阳虚生外寒，阴虚生内热。风消息贲，势必败及五脏，故曰死不治也。盖人身有真阴，有真阳，心脾为真阴之主。胃为真阳之主，伤及真阴，必使真阳无守。二阳既病，则仓廪匮乏，饷道绝运，是胃实为生死之关也。而要必自真阴之伤为之，故心脾之病。不待好色之伤而始，有不得隐曲与不月也。

三阳为病。发寒热，下为痈肿，及痿厥腨痟痛，传为索泽癫疝。三阳太阳也。太阳为三阳主气，起少阴而居其上以主巅顶，又主卫外为固，以阳盛且浮，故在上又在外也。夫太阳主表，于经则膀胱纳之，而内经拈其病。终不言膀胱者，以膀胱止州都之官主表。既非其事，而太阳体用，终不归于膀胱也。然则此云发寒热者，以太阳主表，虚则不能捍风邪而卫外。是以邪入而发热，若下为痈肿等，则为犯本及膀胱耳。糜烂为痈、凝结为肿、失力曰痿、冷逆曰厥、足肚疼曰痛。此皆由太阳经之衰飒而留寒壅热之所至也。至于传为索泽者，阳络既虚，久为诸阴所不容，则皮肤润泽之气也皆消散，是为索泽。索泽未尝不与风消同，但彼出于内，阴消而阳散之，此则在其经之阳衰而阴枯也。至若□疝，本厥阴病，而太阳经之伤寒亦能致之。此为三阳之传也。

一阳发病，少气善咳善泄。一阳，少阳也。少阳为厥阴之表，起厥阴而游行三焦，绕于心胞，故少阳为游部为相火。其气安则柔和，失守则火壮，火壮则食气，故少气火壮，则三焦之气上逆伤肺，故善咳。少阳为木，木强必侮土，故善泄。然土以木为达，若木失其既达之职，则土必寒而不运，亦善泄也。病久而为心掣为膈者，相火与君火同气。火亢失职，势必熏心。心动不宁，若有所引。是名心掣，游部失职。阳明腐熟无权，散精不得，壅滞不行。日久则三焦上下热盛而血槁，是以上焦不行。下脘不通，是名曰膈。故膈病有二：一为元气虚而中不运，则痰涌胃脘而脉微。一为血分干枯，则热郁当胸而脉弦大。此皆素伤少阳之行令故也。

按三阳为人身大气，所以纲维振作为生气为生理者也。一及于病，则群阴受病，故伤阳必伤阴也。仲景着三阳之病曰：太阳病，头项强痛而恶寒。阳明病，胃家实。少阳病，口苦咽干目炫。与内经不同，盖以外感起论，故必以形层部位先之，不暇及本气也。何为本气？如少阳则一阳生于下，游行三焦而上之，其气无所不遍。仲景则属之半表半里，于经则两胁及耳也。阳明为两阳合明，主中气而为身之维。仲景则属之太阳之内一层，主在经及腑也。三阳则统主上下，以及卫外为固，此以身之卫气当之，仲景则以其经之颠顶项背分部也。仲景论外感，故举以形层，内经论大气。故究及体用，各有攸当耳。

二阳结，谓之消。此所谓结，乃结于本气。阳明气盛热壮，然血多津守，未尝有所结也。今言结者，则以阳邪盛而伤阴，枯其津液，故结在中焦也。阳明亢甚，必消谷善饥，食而不饱，又热亢能消，津液不荣肌肉，故名曰消，此所谓中消症也。消有三，此其一。三阳结，谓之隔。三阳气盛而为周身大气之经，其气磅因薄四达。故有并至如风雨之证，而此云结者，是并于阴分也。经又曰：并于阴则上下无常。薄为肠僻，

中華藏書

黄帝内经·最新整理珍藏版

是盖阳郁阴中。阴不敢遏，故上下无常。郁而为热，薄于大肠，故为肠澼，是亦并于阴也，而其气尚未结也。其气若结，则必结于小肠膀胱，此则并于阴而甚焉者也。盖小肠膀胱为三阳之本经，其邪既结，则传化之官失用。而升降之通乃隔，上为阳不化气，下为津液不行，故与少阳失职，俱名为隔。以上皆所谓单病者也。

有合病者，阴阳两病也。或两气同病，偶然相合；或两致其虚，因而相合。皆合病也。二阳一阴发病，主惊骇背痛。善噫善欠，名曰风厥。二阳，阳明。一阴，厥阴也。俱病则二部本气俱逆而不下，阳明逆。闻木声则惕然而惊，厥阴逆。主发惊骇，是二者。皆主惊骇矣，况合病？又木强土疏乎，故主惊骇也。厥阴，阴之根。阳明，阳之本。根本俱病，则下逮冲督。上虚胃气，背痛善欠者冲督病。善噫者胃病，皆气逆而不引不下也。名曰风厥者，厥阴病则木强而风起。阳明病则又不能下行三阳，于是逆者。兼内风鼓而逆上，故名风厥也。

二阴一阳。发病善胀，心满善气。二阴，少阴为里。一阳，少阳为游部。然一阴为先天生气之原，是为生阴。一阳为地雷之后，是为生阳。俱在下而能上腾精气，以养火金土者也。二者交病，是人之根柢病也。根柢既病，则所谓升者不升，而火金土皆遂矣。是故木气欠和则脾不疏达，故善胀。真阴不升则心无所养，转见寒决，故心满。三焦少气，则肺亦失其治节，故善气。此阴阳两虚之症也。

三阳三阴。发病为偏枯痿易，四肢不举。三阳，太阳。三阴，太阴脾也。此条为人之太阴阳两虚之症。三阳太阳主表，不能卫外而为固。三阴太阴主里，不能出营卫。行津液而灌溉肢肌，故为偏枯痿易，四肢不举。不识此者，谓为中风瘫痪，而非也。内经明拈此条以示后学，后人寻诸中风之门，谓之□人耳。

结阳者，肿四肢，六阳皆起于四肢，故四肢为诸阳之本。结者，聚而不行也。阳未有不行者，今其气结而不行，是阳不用也。阳不用，必壅于所起，故肿必于四肢。四肢皆肿，以知诸阳之结矣。结阴者，便血一升，再结二升，三结三升。阴主血，邪结六阴，其伤在血，而足三阴为根柢，盖足三阴皆主于下，故当便血。言一升者，去血之多也。去血如是，其结当解。若不解而再结，则其邪必盛，故便二升。又不解则邪为尤甚，故曰三结三升。此与阴络伤则血内溢，相似不同。此以邪壅，彼以冲任脱也。又与肠澼下血相承而不同，肠澼下血不多而徐。此以邪甚骤下而多也。二条偏病阴阳。然实诸阴诸阳合病，亦致合病也。

阴阳斜结，多阴少阳曰石水，少腹肿。斜，邪同。阳结肿四肢，乃在阳之发处，结阴使血病在阴之聚处。今邪交入阴阳，而交结之势必结于阴阳之所共生处矣。生阴唯肾，生阳唯胆，皆根源下焦。而肾职行水，若两家交壅，正所谓不能通调水道也。然阴多阳少，则肾病为多。肾病则阴之真水沉寒，而无阳以化气。此病固不在膀胱而在肾，肾既流水不能化精，故石坚一处而不及他所。唯见少腹肿耳，此亦水证之别也。

三阴结，谓之水，三阴为六经之主。三阴邪结，是坤土不能运精矣。土不运精，则二阴之水气益甚，势必反来侮土。且水气盛则阳不得入，阳不得入则肺气不得通调。斯寒水不行而为壅，故为水也。盖中州结则气壅而关门不利，不利则聚水而从其类。类者，本在肾，末在肺也。

一阴一阳结，谓之喉痹。厥阴，少阳。一主风木，一主相火，胆肝心胞三焦皆所共也，均为热化而风煽之。四结之脉，皆络于喉。风火逆上而不得发，必于喉乎结之，是成喉痹也。

有并病者，凡人之阴阳内外雌雄，必相输应。是以阴阳相致，得其和平。若既两病，则各经之阴阳，必错迕违逆。相遇则搏而败，必并于胜。故不谓之合病，而谓之并病，并者有所归也。

二阳一阴。阳明主病，不胜一阴。脉耎而动，九窍皆沉。阳明全有谷神营卫之盛气，厥阴则任独使而布行之。合两家同病，而中州气馁，是阳明主病矣。乃中州气馁，而风木失和，将厥阴之戾，反克于中州。嗣此阳明之脉不复搏大而见，气不昌而内郁见动，则所以宣之九窍无俾也，故皆沉。此则阳明之病甚矣，是谓并病也。

中華藏書

《内经博议》

中国书店

三阳一阴。太阳脉胜，一阴不能止。内乱五脏，外为惊骇。一阴主筋膜之气，又主三阴之阖，能为太阳之守，莫一阴若也。乃三阳一阴俱病，而太阳之脉且胜。夫太阳之病，在脉浮，病而脉胜，则浮大中空。无阴可知，无阴则太阳之上下无常方，风雨并至而为病，而岂无气之一阴能止之乎？于是内气不守，则内乱五脏。本脏神怯，则外为惊骇也。二阴二阳，病在肺，少阴脉沉。胜肺伤脾，外伤四肢。二阴主里而藏精，病则真精内虚。二阳起谷神而朝津液，病则津液枯竭。于是气逆火盛，必伤于肺，故曰病在肺。若见少阴脉沉者，是谓肾气不衡，而无根之浮火逆而上乘，则上胜于肺。中州不能遏其逆，则热燥伤脾脾病则不能授气于四关。故并外伤四肢也。

二阴二阳皆交至，病在肾。骂詈妄行，颠疾为狂。前证明阳气虚内热，肾气不衡，故有胜肺伤脾之见。今内伤之气皆交至，而定为病在肾者。此系肾家水空火不守，而上发与阳明热邪相并。使心无所主，故神惑志失。而骂詈妄行，太阳无内，故颠疾。神明内乱，故为病狂。此症之见，似宜皆在阳明。然实肾精不守，不能主里，使心火自焚，与阳明并也。二阴一阳，病出于肾。阴气客游于心脘下，空窍堤闭不通。四肢别离，一阳连肾，上至肺，外连脾胃。然其根本出于二阴，今二阴肾家寒虚。少阳不足，故病出于肾。肾与胆气皆寒虚，是以阴气客游于心脘下。阴气既盛于中脘，则所以行津液出营卫以灌溉四末者，皆空窍堤闭不通矣。不通者，无阳则不通也，不通则四肢乃别离矣。此证近于单腹胀，而四肢如削者也。一阴一阳，代绝。此阴气至心上下无常，出入不知，喉咽干燥，病在脾土。一阴之阴，为作朔之阴。一阳之阳，为生生之阳。二脉皆代绝，是阴不为阳根，阳不为阴生矣。两俱失职，则所以为游部。为独使者，皆无根之阴气也。心之下，自膻中至三焦，皆少阳生发游行上下之位。二部之生气既已无根，故阴气至心而上下无常，出入不知也，咽喉胆之使也，故干。脾土之冲和，亦赖胆肝之舒达。若脉皆代绝，是以死气乘脾矣，其为中气不续，中土衰败可知。

二阳三阴。至阴皆病，阴不过阳。阳气不能止阴，阴阳并绝。沉为血瘕，浮为脓胕。二阳三阴，本脾胃也。而后云至阴者，以明此三阴属于太阴肺，故分别言之。夫阳明居二阳中州气盛，太阴脾常为之行气于三阴。而阳明亦自能达气于三阳，则手太阴肺常能为治节于其间。是以阴阳和同、阳倡阴随、阴守阳中、阳指阴使。今二阳三阴至阴皆病，其病气皆见于其脉。则其象为阳浮而不能沉，阴沉而不能浮。是以阴不过阳，阳亦不能止阴，是阴阳离绝也。如是则沉伏于内者，有阴寒之病。血聚为瘕，浮显于外者。有阳毒之病，壅盛脓胕，旧文作沉为脓胕，浮为血瘕，有吴鹤皋正之。按内经无并病之文，然阴阳不和，两戾相遇，势必相战。战有胜负，则其病更有所归、或归胜、或归负。必有为之主者，终非合病之条也。故另出言之，乃内经举一隅耳。此阴阳之错连，脏腑之乘除，可不辨明乎？

虚实第二

虚实者，百病之定体。所谓邪气盛则实，精气夺则虚，二者而已。然而标本逆从之治，皆起于此。不可无缓急有无之辨，以进求其详也。缓急者，察虚实之缓急也。无虚则急在邪气，多虚则急在正气。微实则虽治实而当固守根本，微虚则虽治虚而当兼防不测。有无者，察邪气之有无也。表里脏腑，邪有所居，永得其本，而直取之。是有为，邪之实也。情欲伤内，劳倦伤外，非邪似邪，病在元气。而明辨之，是无为，真之虚也。苟不审此，以逆为从，以标作本，倾人命矣。

虚有脉象。岐伯曰：气虚，肺虚也。气逆者，足寒也。人之元本，主在元气。而元气之主在肺，故气虚则肺虚，肺虚而一身之元气，无不皆虚矣。虚则必见气逆，其气逆者，足寒也。人之阴阳，其气皆起于足。若足寒则阳不足而阴乘之可知矣。凡虚宜以此为断也。有重虚者。经曰：脉虚上虚尺虚，是谓重虚。脉虚者，不象阴也。气虚者，言无常也。尺虚者，行步恇然。重虚盖谓阴阳两虚，故引此条为两虚之榜样。其一在脉，而云不象阴者，脉出于阴分之营。营衰则神脱，神脱则不能如五脏应四时之象。其不应时而响应病，甚至不应病而又不应时，则全失其阴象矣。故曰：不象阴也。其一在上，即谓肺虚，肺虚则气逆，恒见之上而脉气不定，故言无常。其一在尺，尺肾脉也。肾主骨与精，所以固肌肤之会，筋骸之束。今行步然，将根本倾拨，不能立矣。占虚者以此三事，所谓虚者尽此矣。

内经言百病之生，皆有虚实，皆生于五脏。而必皆见于神气血肉志凡五者，至于邪之入，亦即此五者而诊其先后次第焉。凡根本虚实，与邪入虚实，莫不从此辨治，故心藏神者也。若有余则笑不休，不足则悲肺藏气者也。有余则喘咳上气，不足则息利少气，肝藏血者也。有余则怒，不足则恐，脾主内以为形也。有余则腹胀泾溲不利，不足则四肢不用，肾藏志者也。有余则腹胀飧泄，不足则厥，此其有余，所谓邪气盛则实，此其不足，所谓正气夺则虚也。至若风邪之猝入，亦必先犯此五者，而自其形层次第以入之。仲景分六经以治伤寒，禀此法也。是以经于邪入之，又每曰血气未并。五脏安定，见邪必自外而入，不遽内并也。故曰：邪客于形，则洒淅起于毫毛，以未入经络也，故命曰神之微。夫心部于表，肾部于里。自神至肾，所部有表里之分，方邪客之洒淅起毫毛，则神先觉，是故命曰神微。次则入皮肤，皮肤微病，犯肺之气矣，命曰气微泄。又次则邪入孙络，孙络外溢，犯肝之血矣，所谓动其营也，故曰维有留血。又次则邪犯肌肉，肌肉蠕动，此犯在分肉之间，脾之所主矣，命曰微风。又次骨节有动，则邪入经而动骨节，惟志觉之，所谓动志也，邪入乃深矣。然所谓神先觉者，怆然凄然，不快不乐之谓。所谓气者，畏寒畏风之类，所谓血者，翕翕发热之类。所谓形者，转辗疼痛之类。所谓志者，烦而不安之类，皆邪之次也。内经按次五层以针法。循次五治，岂非后世所谓表法解法耶？观其虚实，则五脏之有余不足如彼。循其治法，则形层之浅深次第如此。后之治邪，思过半矣。

有相并之虚实。阴阳相倾，气血以并，气乱于卫，血逆于经，气血离居，一实一虚。所以然者，血气喜温而恶寒，寒则留滞，温则消散，此相倾以并之因也。故气之所并为血虚，血之所并为气虚，是以有者为实。无者为虚，如血并于阴，气并于阳，为惊狂者。血并阴，是重阴也。气并阳，是重阳也。重阴者颠，重阳者狂，故为狂惊。血并于阳，气并于阴，为炅中者。阴在表则阴内虚，阳在里则阳内热，故为炅中。炅，热也。血并于上，气并于下，心烦惋善怒者。血并上则阴邪抑心，故烦惋。气并下则火动于肝，故善怒。血并于下，气并于上，神乱而喜忘者。血并下则阴气不升，气并上则阳气不降。阴阳离散，故神乱而喜忘。血之与气并走于上，则为大厥。厥则暴死，气复反则生，不反则死。盖血与气相失则为血虚，与气相并则为实。至夫气血并走于上则上实下虚，下虚则阴脱，阴脱则根本离绝。下厥上竭，是为大厥，所以暴死。若气极而反，阴可渐回。一去不反，不能生矣。此相并之大概也。

有外感内伤之为虚实者，邪生于阳，得之风雨寒暑，此生于外也。为外感，邪生于阴，得之饮食居处阴阳喜怒，此生于内也，为内伤。外感多有余，内伤多不足。然有内伤而致外感者，则虚中微实。外感而仍内伤者，则实处多虚。此中之虚实，固当细辨。而要即外感内伤，亦各自有虚实。如风雨伤人，客毛满络，极于分腠，其脉坚大，此则为实。而寒湿之伤人，必伤卫气，致皮肤不收而纵缓，肌肉坚紧而削瘦，营涩脉中，卫去脉外，此则为虚。又如内伤之喜怒不节，则阴气上逆，上逆则阴虚于下，而阳邪凑之，此则为实。然实因于虚，则实为假实也。若夫喜则气下，悲则气消，下与消则脉空虚，或因饮食寒气薰满，则血涩气去，此则为虚。此外感内伤之大概也。

有主乎虚实之大要者，其一在气。人之元气，所以充形而统血，故气实则形实。气虚则形虚。若形气相反，则偏实偏虚之病生矣。其一在谷气，谷盛气盛，谷虚气虚。所谓食入于阴，长气于阳者也。五脏六腑，皆已受气：谷之谓矣，其一在脉。脉为血之府，脉实血实，脉虚血虚，常相应也。而时有反者。

岐伯曰：气盛身寒，此谓反也。气虚身热，此谓反也。夫气盛为热，虚为寒。今反寒反热，此阳内郁而阴外袭，阴内虚而邪外盛，皆形气之相逆，故谓之反也。又其反者，谷入多而气少，谷不入而气多。一则二阳有余，三阴不足，一则邪并肺胃也。又其反者，脉盛血少，脉小血多。一为阳实阴虚，一为阳虚阴实也。有诊虚实之大概者，气充满于内，所为气入。实也，气满泄于外，所谓气出。虚也，气为阳气，实则阳实，必热也。虚则阳虚，必寒也。此虚实寒热之见于气者，可诊矣。五实五虚，以决死生。何谓五实？脉盛皮热腹胀及前后不通闷瞀，是也。何谓五虚？脉细皮寒气少及前后泄利饮食不入，是也。备此者皆死，而有不死者，粥浆入胃泄注止。则虚者活，身汗得后利。则实者活，此其候也。

寒热顺逆第三

病之体以阴阳，病之势以寒热，而寒热必有由。然阳虚则外寒，阴虚则内热，阳盛则外热，阴盛则内寒。原夫阳受气于上焦以温分肉皮肤。寒威卒袭之，使上焦不通，斯内阳无所出而寒独留于外，此阳虚外寒也。劳倦形衰则伤肝气，木郁而乘脾，致谷气不盛。谷气不盛，而上焦不行。下脘不通，则胃气热而留于胸中，是脾不行而内热也，此阴虚生内热也。又情欲不节，五脏失守而伤精，精伤则水亏，此亦阴虚之内热也。阳盛外热者，寒邪既壅上焦，则肌表固闭。卫气郁聚而为外热，以其能盛格寒而为外热也。阴盛内寒者，厥气上逆，寒留中焦，阳气乃去。其脉盛大以涩，寒邪壅中，故脉盛大滞。而不行故涩，皆阴盛所致。故阴盛生内寒也。

寒伤形、热伤气、气伤痛、形伤肿，寒阴能伤血，故伤形。热阳能伤气，故伤气。气无形，故伤之而病痛。血有形，故伤之而病肿。

寒极生热，热极生寒，寒气生浊，热气生清，寒气生浊阴，热气生清阳，此其正也。乃清阳在下，则生飧泄者，邪热不杀谷。完谷而出，是为飧泄。浊气在上，则生䐜胀者，浊邪实于膻中。膻中不能化气，是谓腹胀，所谓阴阳反作者也。阴胜则寒，阳胜则热，重寒则热，重热则寒，阴阳以不相胜为和平，阴胜是水袭而火灭，阳胜是火灼而水干。寒极则热，热极

中華藏書

《内经博议》

中国书店

则寒，阴极则阳生，冬至是也。阳极则阴生，夏至是也。此可知其旨矣！

寒热相倾，有所以感之不同，有所以受之不同，则亦其所感所受之多少而分焉。有热而烦满者，以其人阴气少，阳气胜，故阳邪实于阴分也。有寒从中生者，以其人正气素不行而多痹，是以阳气少，阴气多，营卫不能充达，故寒从中生，所谓寒痹也。有四肢逢风寒而如炙如火者，其人阴气虚，阳气盛，四肢之阳与外相得，而少水不能灭盛火，故阳独胜而止耳，是其如炙如火当肉烁也。更有奇者，前寒中为痹病矣，乃更有身寒，而汤火不能热，浓衣不能温。然不冻者，以其人之素恃以水为事，使太阳气衰，肾脂枯涸不长骨髓，不充气，外内皆涸，故令寒。甚至骨，然肾家一水既竭，肝心两火独存，是阴气已虚于内外，而浮阳独持于中，故虽寒而不冻，是名骨痹。骨痹，当挛节也。生于病热而有所痛者，则以阳明入阴也。病热者，阳脉人迎一盛少阳。二盛太阳，至三盛极于阳明矣。阳明盛极，必入于阴。夫阳入于阴，则阴与阳俱盛。是以病在头与腹，乃腹胀而头痛也。

有气厥而脏腑寒热皆能相移者，人气和则阴阳和，阴阳和则气血不至淖与刚，至淖与刚。则阴阳不相入而相胜矣，所谓回则不转而气皆厥也，故淖与淖。刚与刚遇必致相移，相移者相倾也，止一气厥而诸病生焉，故篇名气厥。其移者如下文所云也。

肾移寒于脾，雍肿少气者，所谓淖与淖也。肾中内蕴真火，不惟能温寒水，而亦能为土母以使之化物，所谓命门真火也。今止存寒水之气，反传所胜，侵泪脾土，是脾土亦久失温燥之气矣。故雍肿少气，盖寒盛则阳微无以化气也。脾移寒于肝，雍肿筋挛。肝之木，温达而疏脾也。然木食米于土，亦赖中州之养。今中土寒胜，是土既失其震发，而木乃无气以升，势必移寒于肝。土寒故雍肿，木废则筋寒。故为拘挛。肝移寒于心。狂，隔中。心藏神，而其火受生于肝，是肝之藏荣，正心之为荣也。今乃受其寒逆，则荣与神俱失，是以乱而为狂。且心主血脉为阴，抑而不行，则将雍于膻中，是为屯膏。故又

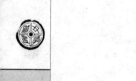

隔中也。心移寒于肺，肺消。肺消者，饮一溲二，死不治，肺主气，而通调水道。其能调之有制者，赖温气以行不也。故内经曰：肺之合皮也，其主心也。岂非赖心时与以温气。而为之主以润燥金者耶？今心火不足，不惟不能温养肺金，而移之以寒。寒与金化则金冷矣，金冷则气沉而不得升，下有沟渎而上无雨露，故饮一溲二也。肺气以下而枯索，是肺消，死不治。夫心肺主膻中为君相之尊，神明之辅。今两寒失志，此岂特本原日竭。门户失守而已哉？肺移寒于肾，谓之涌水。涌水者，水气客于大肠，如囊盛浆也。夫形寒饮冷，肺气不足则肺寒。母病传子，则寒可移于肾。肾为寒水，以寒济寒，故水气不升而为涌。涌不于肾而客于大肠者大肠为肺之下流，归于腑也，如囊者寨而不能散也。

寒可移，热亦可移。所谓以刚乘刚，阳气散破也，故脾移热于肝，则为惊衄。脾移热于肝，为反传所胜，此土燥木枯，热之甚也。肝不足，病主惊骇。今土燥移木，伤其藏血，故主惊又主衄也。

肝移热于心则死，肝藏血而以热，是肝枯不能贡荣于心也。今乃以风热相移，则心荣亦枯。而木火相燔，是肾水之所不能救，而唯君火自焚而已，故死也。

心移热于肺，传为鬲消。肺本燥金，心复以热移之，是火燥相即也。因而鬲上焦烦，饮水多而善消也。上文肺消因于寒，此言鬲消因于热，可见消有阴阳，不可不辨。肺移热于肾，传为柔痉。肾主骨，为作强之官，肺以热移之。则必精铄而骨，是精无裨也。故为柔。肾移热于脾，传为虚。肠澼，死不可治。肾移热于脾者，阴火上炎也。邪热在下，真阴亏损，而上挟势热以扶脾。是阴虚反克，水土俱败，故为肠澼。若是者，其始传已虚，而又淫热伤脾，何不败之有？

胞移热于膀胱，则癃溺血。胞，子宫也。男为精海，女为血室，命门火盛，则胞宫移热于膀胱，故小便不利为癃，甚则溺血。盖相火妄动，逆而不通，多患此也。

膀胱移热于小肠，鬲肠不便。上为口糜，膀胱之热不解，则移于小肠。小肠之经，循咽下鬲，故受热为鬲肠不便。如是则否塞不通，壅遏于经，上侵咽颊，为口糜也。

小肠移热于大肠，为虚瘕，为沉。小肠之热下行，则移于大肠。将下焦之滞热不散，必留郁于曲折之处，是为虚瘕。沉者，沉而在下也。

大肠移热于胃，喜食而瘦，又谓之食亦。大肠移热于胃，燥热上行也，故善消谷。阳明主肌肉，今阳明燥热故瘦，是谓食亦。胃移热于胆，亦曰食。胆以少阳和气游行三焦，为胃腐熟水谷，乃阳明本经热甚，反移热于胆，此为木火合邪。岂能生脾？故亦当食多而瘦，为食亦也。

胆移热于脑，则辛额鼻渊。鼻渊者，浊涕下不止也。辛额者，下时额，乃下也传为衄蔑瞑目，胆以其经上抵头角。脑者，玄珠之府，肾之精也。少阳连肾，故其热随冲督，并其经以入脑。脑不胜，则辛额辣气先在额户，乃有浊涕注下。或浊黄水者，皆鼻渊也。热而不止，则传为蔑衄瞑目矣。凡此以上寒热数条，皆得之气厥也。

凡阴阳之胜有见证。阳胜身热，腠理闭，喘粗，为之俯仰。汗不出而热，齿干以烦冤腹满死，阴胜身寒。汗出常清，淅然厥。厥至腹满死，阳邪作实。内外皆邪，是为阴绝，故死。阴寒用事而至腹满，又为阴邪作实，内外皆阴，是为阳绝，故死。盖诸证而至腹满，则阳明亦绝，无复能支矣！故皆死也。

诸病皆有顺逆，察病必先于此，不可不知也。岐伯曰：腹胀身热脉大，是一逆也。身热脉大，邪盛于外也。而加以腹胀，是表里之邪充塞也矣。即上章所谓腹满死也。

腹鸣而满，四肢满泄。其脉大，是二逆也。腹鸣且满，四肢清兼泄。阴证备矣，脉不宜大而大者，格阳也，为二逆，衄而不止。脉大，是三逆也。鼻衄在阴脉大为阳，阳实阴虚，是为三逆。

咳且溲血脱形，其脉小劲是四逆也。咳溲血脱形，正气已衰，脉劲急，邪气仍在。邪正不相当，是谓四逆。咳脱形身热，脉小以疾，是五逆也。脱形身热，真阴已亏而火犹不清，其脉细小疾数，邪盛正衰之候也。为五逆。

其腹大胀，四末清脱泄甚，一逆也。腹大胀者，最忌中虚，见四肢清脱又泄甚，是脾元已败，阳气去也，此一逆。腹胀便血，其脉大时绝，二逆也。胀与便血，阴病也，脉大时绝，孤阳将脱也，此二逆。咳溲血形肉脱，脉搏，三逆也。咳而溲血，气血俱病，形肉脱败在脾，搏为真藏见，败在胃，此三逆。呕血胸满引背，脉大而疾，四逆也。呕血胸满引背，藏气连于背也，脉见细小，尚留阴在。今大而疾，真元已亏矣。咳呕腹胀且飧泄，其脉绝，是五逆也。如是者不及一时而死矣。上为呕逆，中为腹胀，下为飧泄。三焦俱病，而脉至于绝者，有邪无正也。工不察此，是为逆治。

风寒邪气热病第四

风，八风，得其正则无邪，唯不得其正，则为邪气，而能中于人。然其中者，要各以四时之胜气袭之。故春胜长夏，长夏胜冬。而于所胜之入，则又必随脏随时而为病。以内气不守，外疾得入也。故春气病在头，夏气病在脏。在脏者心通夏气，为诸脏之主，故病在脏。秋气病在肩背，冬气病在四肢，唯病在头。故春善鼽衄，夏邪通心。故善病胸胁，长夏犯脾。土气动扰，积风为寒，故善病洞泄。寒中，秋暑汗不出而风袭肤腠，故善病风疟，冬寒邪犯四肢，故善病痹厥。原其然者，人身之精，真阴也，为元气之本。唯冬能藏精，则根本内实。而邪不易犯，虽夏之暑邪，亦得汗出而邪不入矣。若冬不藏精，与夏暑汗不出，则两失其疏泄闭藏之道，故春当病温。秋必风疟，所以随时随脏而病也。此则风邪所犯之由也。

风善行而数变，苟一袭于人，则所伤为病，变态不一。是以或为寒热、或为热中、或为寒中、或为疠风、或为偏枯。病虽异名，皆风之变。为寒热者，风藏皮层之间，内不得通，外不得泄。又善行数变，俟腠理开则卫失守。而洒然寒，玄府闭，则阳内壅而热烦闷，此所以为寒热也。其寒则能衰饮食，其热则能消肌肉。至使□不食，此寒热交作之剧也。其为寒中热中者，风与阳明入胃，胃居中焦。其脉上行至目内，其人肥则邪不得出。留为热中，而目黄，其人瘦则外泄而寒。为寒中，而泣出也，风气与太阳俱入，行诸脉俞，散行分肉之间。与卫相干，故能使肌肉愤膜而有疡。若气凝不行，则又能能使肉有不仁也。至夫疠者，营气热腑。其气不清，故能使鼻柱坏而色败。皮肤疡溃，风寒客于脉而不去，名曰疠风，则风之入深矣。若风中五脏六腑之俞，则亦各入其门户，故随俞之左右，而偏中之则为偏风。循风府而上入脑户，则为脑风入于眼系则为目风。酒饮后玄府易开而中之，汗漏不止则为漏风。入房汗出，内耗春精，而中之则为内风，新沐而中之则为首风。风不外散，传变而入，则为肠风。热则下血，寒则飧泄，在腠理而汗泄不止，亦为泄风自循风府。至此凡七种，所以明其成为风也。

风入五脏，变为诸症。其受病形状各有不同，肺受风之状，多汗恶风而色皏然白。凡伤风必恶风其多汗者，风开腠理。凡风入而伤，皆皏然微白貌。肺色也，肺变动为咳，为风所迫，必短气，昼日差，暮则甚。昼犹与卫气相和，暮则与阴入内，故甚也。其诊在眉上色白，心受风状，则多汗恶风。焦绝善怒，赤色。盖风木心火相薄，木与火交炽，神志溃乱，故或为善怒，赫赤甚。则言不可快，心病则舌本强也。心和则能知味，故诊在口。肝受风状，则多汗恶风，善悲，色微苍，嗌干，善怒，肝为风而风反胜之。则内气不胜，故善悲。动其本气，故又善怒。时憎女子者阴器强则好色，病则妒，阴也。目乃为肝之官，故诊在目下。脾受风状，则多汗恶风。身体怠惰，四肢不欲动，脾为风木所克也。色微黄，黄为土也，不嗜食，风胜则土疏不能化也。鼻为面主，故以此诊之。肾受风状，则多汗恶风。面庞然浮肿，脊痛不能正立。盖邪入则肾挟水气上升，故面浮肿，在其部故脊痛不能正立。色炲，肾枯也。隐曲不利，肾气伤也。诊在肌上，水挟风行，又乘土也。此五脏受风不同，而病由以异也。而诸症又有异焉者，首风之状，头面多汗，恶风。先风一日则病甚，头痛不可以出，内至其次日则少愈。盖因沐中风者，则中于头面，故多汗恶风。首风止作无时，故凡于风气将发先一日而必甚。头痛以阳性先而且速也，先至必先衰。故次日则少愈。漏风之状，常多汗，不可单衣。食则汗出，盖风邪挟酒则阳气散越，故多汗。阳胜则身热恶寒，故不可单衣。食长阳气，故食则多汗。甚则阳独盛于上，故喘息汗出不止。故衣濡，阳盛阴虚，故口干善渴，身不能劳也。泄风之状，多汗泄衣，口干不能劳事。身体尽痛，则寒。盖表既不固，而汗出如溃，则津涸故口干液涸。血虚故不能劳事而身尽痛，且汗多亡阳，故令人寒也。此风之所部，而受病不同也。风为百病之长，其中于人也。治必当早，迟则传入不已以至于死。

盖其所以传者，皆不早治者也。当风寒客于人，使人毫毛毕直。皮肤闭而为热，是时当以汗发之而已。即或痹不仁肿痛，亦可汤熨及火灸刺而去之。弗治，病遂入舍于肺。以风寒自表入里，必先于肺也。风寒闭于此而不行，名肺痹。发咳，上气者，变之为咳而喘急也。此尚在可发之时，弗治。即传之于肝，从所克也，亦曰肝痹。以肝气厥而上逆，故胁痛且厥。而犯胃故出食，可按若刺，是可治也，弗治。再传之脾，为肝木乘土。风热入脾，病名脾痹。其在内则中热烦心，在外则肌体出黄。然尚可按可药可浴，以解表与里之风热也，弗治。脾又传之肾，名曰疝瘕。疝瘕聚气而痛之，名少腹冤热而痛出白。冤热，烦热也，邪聚下焦，溲出白浊。以热结不散，亏蚀真阴。如虫之吸血，故名曰蛊。然此犹可及治也，弗治。肾传之心则筋脉相引而急，病名曰瘈。心主血脉，心病则血燥，故筋脉相引，手足挛掣，是以瘈名。邪气至心，其病已极。使天千一周，则五脏之气皆息，故死。此病之次也。

有病痝然如有水状，切其脉大紧。身无痛者，形不瘦，不能食，食少，此病在肾，名为肾风。如有水状，谓痝然浮肿，似水而非也。脉大者，阴虚也。脉紧者，寒气也。身无痛，形不瘦者。邪气不藏，不在表也。肾邪反克于脾，故不能食。肾既克脾，势必至犯心。犯心则神气失守，故善惊。惊而心气痿弱，不能复，是水火俱困矣，故死也。有内伤而适与风邪会，因加而发者，不离屏蔽而病，此皆常有所伤也。或伤湿而留于分肉血脉，或堕恐恶血，留而不去，或卒然喜怒不节，则气有所逆。或饮食失宜，则内有所伤。或寒温不时，致腠理闭而卫气不通。其开而冒露于风寒，则邪在前，风寒继之。二者相值，则血气凝结，故为寒痹。其或有因热而汗出受风者，虽非外感之贼风，而邪气因加而发，亦所谓合邪也。邪气伤人，各有所入，要归于三部。三部之风，各不同。或起于阴，或起于阳。喜怒不节则伤脏，脏伤则病起于阴。清湿袭虚则病起于下，风雨袭虚则病起于上。至于淫佚不可胜数，然受病之始，只此三部。故风雨寒暑，不得虚邪，不能独伤人。两虚相得，乃客其形。是以气有定舍，因处为名。上下中分为三员。

寒按内经风门所述病机。委曲详尽，理宜复有寒门以悉病源。今书止存热病一章，且以为热病者，皆伤寒之类。以为类伤寒，则知前此有正伤寒可知。缘其所失三卷，与奇恒六十首者，并失之。后人见仲景法与热病不合，而所以治寒者，亦不止传经。盖仲景时必见全书，而叔和不察。遂以热病条冠仲景伤寒之首，而以传经之法。混乱诸条，由今于本经散见者，有曰气盛身寒，得之伤寒。

风邪篇曰：中于面，则下阳明。中于项，则下太阳。中于颊，则下少阳。此岂在传经之例，宁谓风然而寒独不然软，仲景曰：太阳病或已发热，或未发热，必恶寒体痛呕逆，脉亦阴阳俱紧者，名曰伤寒。此与气盛身寒？得之伤寒合符。寒为阴邪，故不能即热。寒令气逆，故体痛呕吐以营中寒，故脉阴阳俱紧也。又曰：一日太阳受之，脉若静者为不传。二三日阳明少阳证不见者，为不传也。观此则奈何以热病一条冠伤寒哉？叔和不能述仲景而以己意乱其文，引此条以压之，使后人不知内经之文亡。而仲景补之之妙，岂非千载之罪人乎？

热□热病一门，帝问以为伤寒之类，其非谓伤寒止于热病。特帝以热起见，而问伤寒之变热者耳。盖六日遍六经者，热之势盛而易于入经者也。热病不止伤寒，而以伤寒为重，故首举六经传变之条。然伤寒变热为有阳气，热虽盛不死。此见伤寒之未变热者，阴寒惨毒不可言无事，况两感于寒则表里阴阳俱受哉。后人又有言两感不死而可以有治法者，以此人内伤极重。适与外感寒会故如是耳。然亦危矣，若真两感则必无治法也。

中華藏書

黄帝内经·最新整理珍藏版

中国书店

一六三二

中国书店

　　有热胜而阴虚，正气虚不能胜热者，病亦死。内经曰：有病温，汗出辄复热，而脉躁疾，不为汗衰。狂言不能食，病名阴阳交。交者死也，阴气不守而阳邪入之，则阴已散越，故曰阴阳交。又有汗出复热不能食，脉躁盛狂言，此亦死。盖汗生于精，精生于谷，令邪气争而得汗，是精胜也。精胜当能食而不复热，乃辄复热者，邪胜也。邪胜不能食，是精无裨也。如是而脉躁盛，狂言。脉不胜病，故躁盛。失言故狂言，所谓见三死而不见一生。何以生耶？

　　热病其脉色相胜，见真阴不守，病若两感者亦必死，为其无内也。太阳之脉，色荣颧骨，热病也。荣未交，其荣颧者，太阳热。赤色当见于颧，而荣未交。以伤卫而未及于营，其时若与厥阴脉争见者，死期不过三日。盖其所以然者，太阳之脉浮，厥阴之脉弦而细。以病言，太阳为头痛腰脊强，厥阴为烦满囊缩。今以太阳热病，与厥阴争见，此为阴阳俱病。夫六经热病之序，始太阳，终厥阴。今始终争见，故当不及期而死。

　　热病，内连肾，外见少阳之脉色。少阳之脉色，荣颧颊前，此热病也。荣未交，可得汗而已。若与少阴脉争见者，死期不过三日。热病连肾，本经连肾也。其热之脉色荣颊前，是少阳外见。汗之可已，而独与少阴脉争见。夫少阳之脉弦，少阴之脉沉微，与上条皆所谓阳病见阴脉也。厥阴作晦明，少阴主里。二阴为阴之根柢，两阴脉见于热病，则真阴绝矣。真阴绝则不待行其经尽之三日者，半期也。

　　五脏热病，在经不已而犯及脏，则脏病见。脏病见遂有死期，如肝热病。小便先黄腹痛多卧身热，厥阴之热，起于下焦，故小便先黄。上逆于腹，故必致腹痛筋弛，故多卧。火生于木，故身热，此厥阴之在经者也。不已则邪入于脏，于是邪正相胜而争，气争于肝则肝气乱，故狂言而惊，以肝病主惊骇也。肝脉布胁，故胁满痛。热极阳胜而淫于四末，故手足躁扰。其邪乘土犯胃，则胃不和而卧不安，此则肝病甚矣。庚辛死者，邪进而胜正败于克也。

　　心热病，则下脉厥而上。上则下脉虚，虚生脉痿，枢折挈胫纵而不任地。夫心主血脉，心为血养则不热，不热则心脉恬

中华藏书

《内经博议》

中国书房

和而得下交于足三阴。今心气热则火独上炎，其下行于阴之脉皆逆而上，故下虚而生脉痿。凡四肢关节之处，其枢折而不能提挈，足胫纵缓而不能任地也。

脾热病者，先头重颊痛、烦心、颜青、欲呕、身热、脾热。热必上行，令阳明经之在头面者，必先病，此头重颊痛也。烦心者，脾热及胃及心也。颜青者，木邪胜而见侵于阳明之部也。脾燥不运，则胃亦不和，故欲呕。身热者，一身之肌肉热也。热至此，则热淫所胜而乘肾，故热争则腰痛不可俯仰。腹满泄者，土壅故满，协热故泄。两颔痛者，阳明络也。若逆甚，甲乙死。肺热病者，先淅然厥，起毫毛，恶风寒，舌上黄，身热。肺主皮毛，热则畏寒，故起毫毛。恶风寒，肺络胃，中焦热入胃，故舌黄。身热，至热甚而与脏气争，则气逆喘咳。痛走膺背，且不得太息，头痛不堪，盖喘逆在肺，则肺气不得下行。而三阳俱壅于上，故痛苦不堪也。又汗出而寒者，以热邪在肺，皮毛不敛也。肾热病者，先腰痛，苦渴欲饮，身热。热至于肾，其热深矣。水失其职，必先见其部。腰与□，肾部也。无水故腰痛，热而虚则必引水自救，故苦渴欲饮，身热阴铄而营热也。热争则项痛而强，胻寒且酸，足下热，不欲言。其逆则头痛员员澹澹然，戊己死。盖热争则外及于表之太阳，故项强痛。内甚于里之少阴，故胻寒且酸。此胻复加以寒者，阴无气以充也。足下热者，热起涌泉，水空之候也。不欲言者，丹田之气不赡也。员员澹澹，无所根据薄之貌。阴虚无气，伤及心神也。

卷之四　述病部下

厥逆痹病第五

厥　厥之有寒热者，阳气衰于下，则为寒厥，阴气衰于下则为热厥。人之阴阳元气皆起于下，故少阴之上，名为太阳，以真阳之生本于阴也。太冲之地，名曰少阴，以真阴之归根在肾也。夫阳气自上而下，今衰于下是不下矣，不下是寒独治也。阴气自下而上，今衰于下是不上矣，不上是阳独胜也。然阳胜而又必起于下者，足五指之表为三阳之所起，而足下足心。又为三阴之所聚，足心则少阴肾之涌泉也。阴气既衰而阳胜，阳乘阴位，故热厥必从足下也。凡人病阴虚者，足心必热，此其证也。寒厥起于足下，久必从五指而上于膝者，以阴气起于五指之里，集于膝下而聚于膝上。阳气衰则阴气胜，阳不胜阴，其厥反从阳分而上，故必超于五指而上寒至膝。然其寒也非从外入，皆由内而生也。凡人病阳虚者，必手足多寒，皆从指端始，此其症也。顾二厥之成，其由则皆以阴虚，寒厥之故。以其人质壮，秋冬夺于所用，既于阴盛时多欲不休。以夺质中之精气，则精虚于下，而其气将取足于上。是以下气上争，上而不下，故不能复其阳气。

于是气去则阳虚，寒气因而上逆。又以精虚无火，不能固脾元，而气衰于中。中气不能渗荣其经络，于是阳气日损，阴气独在，故手足为之寒也。热厥之由，以酒入于胃而伤脾阴，脾阴伤则阳气入而精气竭。精气日竭，不能荣其四肢，而又数醉饱以入房，使气聚脾中而不得散。酒气谷气相搏，热盛于中，故热遍于身，内热而溺赤也。要此寒热二厥，一由恃壮夺于所用，故阳衰而为寒。一由数醉入房故精竭而为热，唯其伤真元，乃有是病。后世不详，但以手足寒或以脚气为厥者，大谬。今人多不知此证，而指为中风。夫风病多经络之受伤，厥逆由真精之内夺。若以风治厥，更谬之谬矣。厥有腹满而暴不知人者，以阴气盛于上，则不守于下，而脾肾肝足三阴之气不化，故腹满胀。阳气盛于上，则下气并上而邪气逆，逆则阳气乱而神明失守，故暴不知人。

阴阳不从则气逆而上，故手足十二经皆有寒热之厥。若巨阳之厥，肿首头重，足不能行，发为眴仆。太阳为阳之极盛，其根起于足少阴，其气必得阴而下行于足。令虚则逆而上盛，故肿首头重，上逆则不能下行，故足不能行而发为仆也。仆，目眩猝倒也。

阳明之厥，癫疾欲走呼。腹满不得卧，面赤而热，妄见妄言。阳明乃气盛血多之经。令气胜其血则阳邪实，阳邪实则神明乱，故癫疾走呼也。气盛不行而在腹，故腹满胃逆，故不得卧面赤而热，阳明脉在面也。妄见妄言，神明之乱，更甚于走呼矣。

少阳之厥，暴聋颊肿胁痛，不可以运。少阳起于下而与厥阴之气并行，故其经和而无病。今少阳之厥，是相火上炎而无阴也。其脉入耳故暴聋，脉下颊车故颊肿，皆火症也。胁痛，其部气逆而不和也，不可以运，则少阳不能及下矣。太阴之厥，腹满膜胀，后不利，不欲食，食则呕，不得卧。阴为阳根，而阳为阴使，三阴不能副阳，则三阳厥。三阳不为阴使，则三阴亦厥，太阴虽阴盛，而常秉少阳之气以为和。今太阴独阴无阳而不能下行，则阴自上逆，脾既不运，胃气亦留而不行，故腹满膜胀也。不能行气于三阴，则肾气亦不效用，故后不利也。不欲食者，中气壅也。食则呕者，气壅金逆也。不得卧者，胃不和则卧不安也。

少阴之厥，口干、溺赤、腹满心痛。少阴兼水火阴阳二气，若失其所以涵藏，其气必偏发而上，故少阴恒兼寒热二厥，且又为十二经厥逆之主也。经曰：少阴不至者，厥也，不至亦兼水火。今此厥者，阴虚火厥也。少阴脉循喉，故口干。与膀胱相络，故热入膀胱而溺赤。不为胃关而上行，故腹满。不贡精于心而反上乘于心，故心痛。

厥阴之厥，少腹肿痛，腹胀泾溲不利。好卧屈膝，阴缩肿，内热。厥阴阴之绝，昼而不绝者，为阳生也。今虚而为纯阴则无气，是以当其部位，少腹肿痛，纯阳结而不舒，故腹胀。不舒则下焦之气亦不化，故泾溲不利。肝主筋，筋无气故足软好卧而屈膝，脉环阴器，故阴缩肿。当所过脉不行，故内热，盖郁则热也。

手太阴厥逆，虚满而咳，善呕沫。手太阴为元气之主，虚则不能治节，而苦气上逆，故虚满而咳。虚满者，上焦之满，虚而无实也，满则咳矣。善呕沫者，其脉循中焦胃口，逆则精不能散，故呕沫也。手心主少阴厥逆，心痛引喉，身热死不可治。二经属火，为神明之府，血脉之主。今俱厥逆则阴精无以承阳矣，阳独亢则自焚，故心痛也。其系皆上挟喉，故痛引喉也。身热者，血脉胀也。心为脏腑之大主，逆之则死。

手太阳厥逆，耳聋泣出。项不可以顾，腰不可以俯仰。小肠经为心之下流，属带脉之间。其气若逆则必使其经俱逆，小肠经主目之内外，故泣出。又皆入耳，故耳聋。从缺盆循头，故项不可顾，小肠连睾丸属脊，故腰不可俯仰。手阳明少阳厥逆，发喉痹，嗌肿。痉，手阳明为胃之下流，手少阳为胃之孔道，其气皆逆，必从其经上逆。大肠之脉，上头贯项，三焦之脉，出缺盆上项，故皆发喉痹，嗌肿。痉，以致手臂肩背强直也。

有厥逆，而为头痛数哕不已者，以其人所犯大寒，内至骨髓，髓以脑为主，故寒逆而至于脑。今头痛齿亦痛，是邪之逆于上也，故亦名厥逆。

有厥逆而病在太阴，盛在胃，颇在肺者，其为痛，死不治。太阴脉细如发而身热如炭，头膺如格，人迎躁盛，喘息气逆，一日数十溲。夫太阴脉微细如发，而又一日数十溲，此脏气不足。中气不摄，溲便为之变也，乃热留在胃，阳明方盛，见于人迎。身膺则如炭如烙，此为阳不入阴，故盛在胃。惟阳不入阴，故太阴细微喘息气逆，颇在肺也。欲泻其邪，则阴虚于里。欲补其虚，则阳实于外。所谓不表不里，阳证阴脉之类也，故死不可治。

有病膺肿、颈痛、胸满、腹胀，此厥逆也。治之须并其气而治之，肿痛满胀，皆在上中二焦，此为阴并于阳，下逆于上。正所谓厥逆也，治之之法，不可灸。以有余于上，灸之则以火济火。阳极乘阴，阴不能支，当失声为喑，亦不可石。以阳并上则下虚，刺之则阳气去。上下俱虚，神失其守，故必为狂。惟俟其既逆之后，其气并而渐通，然后随其盛衰而调之，庶可无偏绝之患也。

痹　内经曰：病在阳曰风，病在阴曰痹，故痹也者，风寒湿杂至，犯其经络之阴，为合而痹。痹者闭也，三气杂至，壅闭经络，血气不行，故名为痹。以风胜者为行痹，行痹者走注历节疼痛之类也。寒气胜者为痛痹，以寒凝气聚壅而不行。痛不可忍，所谓痛风也。湿气胜者为着痹，重着不移，或顽木不仁，多发于肌肉，湿从土化也。然而三气之合，有轻有重，故有或痛，或不痛或不仁，或寒或热，或燥或湿之异。其痛者，寒多则血脉凝滞，故必为痛。其不痛不仁者，痛久入深，营卫行涩，经络时疏，则血气衰少而滞逆亦少，故不痛。皮肤不荣，血气不至故不仁。其寒者，其人阳气少而阴气多，与病相益故寒。其热者，其人阳气多而阴气少，阳与病气胜，而阴不胜故热。阳胜其阴而阴不能荣故燥，其逢湿之甚。与寒相感者，则阳少而阴盛，故多汗而濡也。而其不痛者，则又有五痹，在于骨则重，在于脉则血凝而不流，在于筋则屈而不伸，在于肉则不仁，在于皮则寒。盖筋皮肉血脉之间，得痹则气缓，故虽痹而不得为痛也。是以凡痹之类，逢寒则筋挛如虫缩，逢热则弛纵筋缓也。然痹之所由成，其风寒湿三气每各以时而遇，冬气在骨。以冬遇为骨痹，春气在筋。以春遇为筋痹，夏气在脉，季夏气在肌，秋气在皮。皆以主时之气相遇而受，而皮肉筋骨脉又各有五脏之合。苟五者受而不去，则必内舍于其合，而五脏之痹起矣。

五脏痹者，皮肉筋骨脉。痹不已将复感于邪，而内舍五脏，遂为五脏之痹。肺痹者，烦满喘呕。痹既入脏，则脏气闭而不通，本气不能升举，肺职治节。痹则上焦不通，而胃气逆，故烦满喘而呕也。

心痹者，脉不通。烦则心下鼓暴，上气而喘，嗌干善噫。厥气上则恐，心合脉而痹入之，则脉不通。不通则心气郁，故心下鼓暴。鼓暴则上气而喘也，嗌干善噫，以心脉起心中，上挟胃挟咽也。厥气上则恐，心火衰而邪乘之，故神怯而恐也。肝痹，夜卧则惊，多饮数小便。上为引如怀，肝藏魂，血和则魂安。今肝痹则气血两衰，故魂不归而多惊也。肝内热而脾不淫精于肝，故渴而多饮。肝热下乘膀胱，故数小便也。上为引如怀者，经络有气无血，故上下相引而血不得赴。若结于中而如有所怀也。脾痹，四肢解惰，发咳呕汁，上为大塞。又经曰：太阴有余病肉痹，寒中不足病脾痹，四肢解惰，则肉痹之类也。脾痹者，本脏不足，不能散精，反上壅于肺，故发咳。上焦不通故呕汁，甚则痞塞为大塞也。肾痹，善胀，尻以代踵，脊以代头。善胀者，阳明之气下行。肾为胃之关，痹气在肾。肾气不行，是阳明逆也，故善胀。肾为作强之官，痹则足挛而不能伸，故尻代踵。身偻而不能直，故脊代头。肠痹者，数饮而水出不得。中气喘争，时发飧泄，肠痹兼大小而言。二肠病痹，则下焦之气热郁不化，故虽数饮而水不得出。水不出则本末俱病，故与中气喘争。其清浊不分，故时发飧泄。胞痹者，少腹膀胱按之内痛。若沃以汤，涩于小便，上为清涕。胞，膀胱之胞也。气闭故按之内痛，水闭不行故蓄热若沃汤。且小便涩也，太阳之脉，从巅络脑，故上为清涕也。

凡七情过用，则亦能伤脏气而为痹，不必三气入舍于其合也。所以然者，阴气静则神藏，躁则消亡，故气不养而上逆喘息。则痹聚在肺，忧思过用。则痹聚在心，心不谨而遗热阴茎以成淋。则痹聚在肾，用力不息而致乏竭。则痹聚在肝，营卫之气不行以致肌绝。则痹聚在脾，盖七情过用，而淫气能聚而为痹，以躁则消阴故也。其客于六腑者，亦以饮食居处为其病本。然后风寒中其俞而内应之，是以循其俞而各舍于其腑也。诸痹惟风胜者易已，寒湿留滞不已，亦益入内不易行也。入脏者死，真阴已伤也，留连筋骨脂而痛久邪深也，留皮肤者易已邪浅也。

十二经筋之病，支转筋痛。皆曰痹者，缘其经筋在外，其病不及经隧之营气，故脏腑亦无涉焉。此惟风寒湿三气得以病之，故按为四季之痹以见其所感之由。然而三阴手足之筋，皆内结于胸腹肓膜之间，其为病则有异焉。如足少阴筋主痫瘛及痉，足厥阴之阴器不用与不起不收。手厥阴之舌卷，手太阴之息贲胁急吐血，手少阴之伏梁吐脓血。虽属筋痹病，而已动脏腑之气矣。

诸痹不已，亦益入内而伤脏气，然有三阴三阳应之。而为有余不足者，有曰厥阴有余病阴痹。不足病生热痹，滑则病狐风疝，涩则少腹积气。涩与滑者，其脉之现于其部，而知其有余不足者也，厥阴位下焦而总诸筋。有余则为阴痹者，不壅而不升，则邪郁阴分故病阴痹也。若不足则虚而生热，故病热痹也。其脉见滑，是邪有余也。病狐风疝，其疝如狐而数变如风也。疝在前阴少腹之间，肝气郁于此。正当其部，盖即阴痹也。其脉见涩，为气虚血滞，故邪气留止而为积聚，亦所谓热痹也。

少阴有余，病皮痹，瘾疹，不足病肺痹。滑则病肺风疝，涩则病积溲血。少阴为君火之气，有余则克金，肺合皮故皮痹。瘾疹不足，则不能温金，故病肺痹。若脉滑则心火不胜水，邪使郁而实于肺，故病肺风疝。风则肺动，疝则肺聚也。脉涩则为心血不足，火收于内而入胞络与小肠，故病积与溲血也。太阴有余，病肉痹寒中，不足病脾痹。滑则病脾风疝，涩则病积心腹时痛。至阴为湿土之气，位处中焦，邪入之而有余，是湿壅于中。脾主肉，脾湿不运，故为肉痹。中风湿则阳明之火不能扬，故寒中。若不足则脾自受之，故成脾痹，盖本气窒而不行也。脉滑者水湿壅土，当为㿉肿重坠之病，亦病在湿。脉涩者积而不运，满于中州，故心腹时满也。

阳明有余，病脉痹身时热，不足病心痹。滑则病心风疝，涩则病积时善惊。阳明为燥金之气，肺应之，而燥有余则伤及血脉，故病脉痹。燥伤阴，则病内热，故身热，肺为心行脉者也，若不足则心脉反窒，故病心痹。脉滑者风燥合邪而伤肺伤血，将心气抽掣而不得散，故病心风疝。涩则金揪敛而不舒，而脉为之不行，故病积善惊者，木侮金也。太阳有余，病骨痹身重，不足病肾痹。滑则病肾风疝，涩则善时巅疾。肾气应太阳，太阳之气有余，则浸淫及骨，故为骨痹。水邪盛则作强之官弛，故身重。不足则本脏先受，故为肾痹。肾痹者，足缓脉缓而精不固也。滑脉见则太阳之风寒合邪，故病肾风疝也。涩则邪痹太阳经脉，当见有积而又善时巅疾也者，阳气不通巅顶，故常风痛也。

少阳有余，病筋痹胁满，不足病肝痹。滑则病肝风疝，涩则病积时筋急目痛。相火之气犯阴则肝受之，若邪有余则火风伤筋，故筋痹。部在胁肋，故胁满，不足是肝脏本虚，故成肝痹。肝痹者，肝气郁而血不荣筋之症也，脉滑为风热合邪，故病肝风疝。淫气聚筋而寒热往来，抽掣相引者是也。涩则血滞故病积，肝主筋而开窍于目，故筋急目痛。

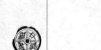

以上六气犯阴犯阳之痹症也。人身阴阳，外应六气。则六气有时而内淫，亦因脏腑阴阳之有余不足，而外邪得以留之。此于运气之外，又有所留为阴阳之痹也。脉滑为邪气有余，故留滞为风疝。风谓其动，疝谓其聚也。涩为本气不足，故不能胜邪而为积。疝与积，概指其聚，而积者非特前阴少腹之病也。

疟痿咳病第六

疟　疟疾皆生于风，得之夏，伤于暑。暑气舍于营，令人汗孔疏。腠理开，因得秋气汗出遇风，及得之以浴凄沧水。寒舍于皮肤之内，与卫气并居。卫气者，昼行阳，夜行阴。此气得阳而外出，得阴而内入，是以日作。作则阴阳上下交争，虚实相倾，故阳并于阴则阴实而阳虚。阳明虚则寒栗鼓颔，巨阳虚则腰背头项痛，三阳俱虚则阴气胜。阴胜则骨寒而痛，此寒生于内故中外皆寒。阴气逆极，则后出之阳，并于阳则阳胜。阳盛则外热，阴虚则内热。外内皆热，则喘而渴，故欲冷冻饮料也。有间日而作者，气之舍深，内薄于阴，阳气独发。阴邪内着，阴与阳争不得出，是以间日。其日晏日早者，邪客于风府。循膂而下，其卫气一日一夜大会于风府，其明日邪则日下一节故作晏。二十五日下至能骨，二十六日入于脊。内注于伏膂之下，其气复上行。九日出缺盆之中，其气日高，故作日早也。其间日作者，邪气内薄，五脏横连募原，道远气深，故其行迟而不得与卫皆出。唯卫气之所在，与邪气相合则病作，故不论日与间日。唯疟气随经络以内薄，必俟卫气应乃作，是以早晏随之也。

其先寒后热者，遇夏气凄怆之水寒，寒者阴气也。秋伤于风，风者阳气也，先伤于寒而后伤于风，故先寒后热，名曰寒疟。其先热后寒者，先伤于风而后伤于寒，故先热后寒，名曰温疟。有但热不寒者，阴气先绝，阳气独发，则少气烦冤，手足热而欲呕，名曰瘅疟。其病之发，如火热如风雨不可当也，故经言毋刺熇熇之热。毋刺浑浑之脉，毋刺漉漉之汗，以其病逆不可治也。唯当其未发阴阳未并，因而调之。真气得安，邪气乃已。然疟亦有不必应暑者，其病异形反四时也。以秋病者寒甚，以冬病者寒不甚，以春病者恶风，以夏病者多汗。以四时之气，寒热各有相反，皆能为疟也。

温疟者，得之冬，中于风寒，气藏骨髓之中。至春而阳气大发，邪气不能自出。因遇大暑，腠理发泄，兼有用力，邪乃与汗皆出。斯时阴虚阳盛，阳盛则热矣，衰则气复反。人入则阳虚，阳虚则寒矣，故温疟先热后寒也。瘅疟者，肺素有热，气盛于身，厥逆上冲。因有所用力，腠理开。风寒入舍之，阳气盛而不衰，其气不及于阴，故但热不寒。气内藏于心而外合分肉之间，令人销铄肌肉，故为瘅疟也。

疟之所发，六经皆有见症。足太阳之疟，腰痛头重，寒从背起，先寒后热。焰然，热止汗出难已。邪在三阳，盛于表，汗不易收，故曰难也。

足少阳之疟，身体解，寒不甚，热不甚，恶见人。见人心惕惕然，热多汗出甚。解，谓倦甚，不耐烦劳，不甚寒热者，病在半表里也。惕惕邪在胆而怯也，少阳主木火，故并多于寒，且汗出甚。

足阳明之疟，先寒洒淅。寒甚久乃热，热去汗出。喜见日月光火气乃快然，阳明热盛之腑。而寒反胜之，故先寒久乃热。热去则邪衰，故汗出。喜见日月火者，阳明而受阴邪，故喜暖也。

足太阴之疟，不乐好太息，不嗜食，多寒热汗出。病至则善呕，呕已乃衰。脾喜乐，病则否，上焦痞塞，故好太息而不嗜食。太阴主里，邪不易解，故多寒热而汗出。脾病及胃，故病至善呕，呕已乃衰。

足少阴之疟，呕吐甚，多寒热。热多寒少，欲闭户牖而处。其病难已，少阴主里，病则阴邪上冲，故呕吐甚。肾病见阴虚，阴虚则热多寒少。在阴则欲闭户牖而处，肾为至阴之脏，而邪居之，故病难已。

足厥阴之疟，腹痛，少腹满，小便不利如癃状，意恐惧，气不足，腹中悒悒。厥阴环阴器，抵少腹，布胁肋，故为腰腹小便之病。凡小水不利，为癃如癃状者，病不在水而在邪气之陷，急欲数便也。肝气不足则恐惧，悒悒者，不畅之貌。

疟邪之深，亦能为五脏疟。肺疟者令人心寒，寒甚热。热间善惊，如有所见。肺为心之盖，邪寒乘所不胜，故令人心寒。寒甚复热，心气受伤，故善惊而有所见。

心疟者，烦心甚，欲得清水，反寒多不甚热，疟邪在心，故烦心欲得水以解也。心本阳脏，为邪所居，则阳虚阴盛，故反寒多不甚热。肝疟者，色苍苍然，善太息，其状若死，苍肝色也。肝郁则气逆，故太息。木病则强，故状若死。脾疟者，令人寒，腹中痛，热则肠中鸣鸣也，汗出。脾至阴，而疟邪居之，故令人寒而腹痛。寒已而热，则脾气行，故腹中鸣鸣也。热则阳气外达，故汗出而解也。肾疟者，洒洒然，腰脊痛，宛转大便难，目然，手足寒。洒洒，寒栗貌。肾脉背脊开窍于二阴，故腰脊痛而大便难也。眩眩，视不明貌，水亏也。手足寒，阴之厥也。胃疟者，善饥而不能食，食而支满腹大，胃为六腑之长，故独言之邪。在阳明则胃痛及脾，故善饥而不能食，支满腹大也。

凡治疟先发如食顷，过之则失时也。

痿　痿为五脏皆有之症，热伤血脉，则皆能发为皮毛、血脉、肌肉、骨髓之痿，然其证必以肺为主。肺为一身元气之主，而职行治节。苟金清而气行，则一身之皮血、筋肉、骨皆得其宜。何痿之有？唯邪热乘金，肺先受克，则肺热叶焦，征之于外则为皮毛虚弱急痹而着，是则热邪伤肺，必及于筋脉肉骨而痛生痿也。而其所以得之者，以肺为脏之长。为心之盖，凡一应烦劳房室伤精。必至伤气，伤气则唯肺受之，且心火上乘。肺气虚而受乘于火，则金病而发为喘鸣。金失整肃，火留不去，故肺热叶焦。五脏因肺热自病，而气不得行，故发为痿也。然痿以肺为主，而经论治痿独取阳明者何也？盖阳明为肺之母，而为五脏六腑之海，主润宗筋。宗筋主束骨而利机关，又冲脉为十二经之海。主渗灌溪谷，与阳明合于宗筋。而阳明为之长，皆属于带脉而络于督脉。唯其阳明虚，则宗筋弛，故致足痿不用。是以欲除肺热，必先除阳明之热。而养其阴，调其虚实，和其逆从，则病自已矣。

中華藏書

《内经博议》

中国书房

　　五脏痿症，自肺热叶焦皮薄着而下，有脉痿肉痿筋痿骨痿之不一。脉痿者，心气热则脉下厥而上，枢折挈胫纵不任地。又得之悲哀太甚，阳气内动，则心下崩，数血溲。肉痿者，胃干而渴，肌肉不仁。又渐于湿而有所留，亦痹而不仁。筋痿者，筋膜干，筋急而挛。又入房太甚，宗筋弛纵，亦发筋痿，及为白淫。骨痿者，肾气热骨枯而髓减，腰脊不举。及远行劳倦，阳气内伐，则足不任身。此五痿者，必外征之于色。肺热色白而毛败，心热色赤而络脉溢，肝热色苍而爪枯，脾热色黄而肉蠕动，肾热色黑而齿槁。

　　咳　咳之一症，内经以皮毛为肺之合。皮毛受邪，入而从其合。又内则寒饮食，入胃从肺。上至于肺则肺寒，肺寒则内外合邪，因而客之则为咳。然肺为五脏之华盖，五脏各以时受病。虽非肺之所受，而皆能各传以与之。故五脏时盛于寒，邪气虽微，必传于肺而为咳。咳之则六腑所受之，是以五脏六腑皆有咳，而肺咳乃兼有五脏六腑之证也。肺咳者，咳而喘息有音，甚则吐血。肺主气而司呼吸，故病则喘息有音。吐血者，随咳而出，其病在肺。呕与血不同，心咳者，咳则心痛，喉仲介介然如梗状，甚则嗌肿喉痹。本经既病，上挟于咽，故喉中妨碍而梗介，甚则为肿痹也。肝咳者，咳则两胁下痛，甚则不可以转，转则两胠下满。咳在肺而肝部本经之病仍见，故名肝咳。肝脉布胁肋，故胁下痛不可转，转则气逆而胠下满也。

　　脾咳者，咳则右胁下痛，阴阴引肩背。甚则不可以动，动则咳剧。痛引肩背者，脉从胃别上膈也。阴土之气应坤而出于西南，故右胁下痛也。动则咳剧者，脾喜静而不欲动也。肾咳者，咳则腰背相引而痛。甚则咳涎，腰背相引，肾脉贯脊也。肾主涎而脉循喉咙，故甚则咳涎。

　　五脏之咳，更能移于六腑。脾咳不已，则胃受之。咳而呕，呕甚则长虫出胃受脾，邪而不能客，必气逆作呕，长虫也。呕甚则虫随气上也。肝咳不已，则胆受之，咳呕若汁。肺咳不已，则大肠受之，咳而遗矢。心咳不已，则小肠受之，咳而失气，与咳俱失。肾咳不已，则膀胱受之，咳而遗溺。久咳不已，则三焦受之，咳而腹满不欲饮食。咳而不已，则上中下三焦俱病，出纳升降，皆失其宜，故腹满不能饮食。此皆聚于胃，关于肺，使人多涕唾而面浮肿气逆也。聚胃关肺者，胃为五脏六腑之本。肺为皮毛之合，自外自内，皆不能去此二脏也。阳明脉起于鼻，会于面。肺亦开窍于鼻而主气，故使人多涕吐，而面浮肿，又气逆也。

然内经之咳，皆谓风寒伤皮毛，寒饮食伤胃，传肺使肺寒而内外合邪。又五脏非时受邪，亦能传以与之诸条，皆以外邪伤肺。传肺而咳，则凡五脏内伤。非待之热而火上炎，亦必传于肺无疑矣。又肾水与肺金为子母，则病每相关为本末。于是有寒热水火两症，如肾火虚，水泛则侮肺溢肺，而为寒痰上壅之咳。肾水虚，火沸则挟肝刑金。而为肺痿喉之咳，他若龙火起肝挟心火上逆而咳。脾气不运上焦不通而咳，胃受饮食之火上通于咽而咳，以火移肺而咳。此又五脏非时之热。能移于肺之咳，其发亦兼五脏之见症。与风邪不殊，不可不察也。治之之法，自表入者，宜辛温发散。自内传者，其阴已伤。阴虚于下，则阳浮于上。水涸金枯，治宜甘以养阴。润以养肺，而兼治根本之真阴，则肺自宁矣。然形气病气俱虚者，又当培补其中气。而命门阳虚不能纳气者，则亦当温气以化水，不然无济也。

胀卒痛肠如疟积消瘅病第七

胀　鼓胀之因经以病。厥气在下，营卫留止，寒气逆上，真邪相攻。两气相搏，乃合为胀。又曰：五脏阳已竭，又曰合之于真，三合乃得。夫厥气在下者，此病根也。人身上下，阳布阴生则肺行而肾纳。何有厥？厥气在下，此肺不行而肾失纳也。大气既厥，则营卫之流行经络者留止。而无根之阴气于是逆上，与真气相搏。寒气留而不行，乃合为胀也。又藏阳即光气运之气，今藏阳已竭，则诸停而不行可知也。又曰合之于真三合而得。经既以胀为卫逆于营，而曰三合而得，则虽在血脉而合经络合脏合腑，固阴阳俱有矣。然而要言之，则厥气在下，此胀之本也。故诊之其脉大坚以涩者，胀也。大者，邪气之盛。坚者，邪气之实。两气相攻，胀而已成，故其脉大坚，此厥于阳而实也。涩者气血之虚不能流利，此阴气之衰。阴气，真气也，此厥于阴而虚也。阴虚阳坚，中气已损，其胀必矣。是以涩而坚者，知其为阴在脏。大而坚者，知其为阳在腑，皆以三合而得。于是有脉胀，肤胀，五脏胀，六腑胀。而又有水胀，鼓胀，肠覃，石瘕，石水之别。要在明知逆顺，补虚泻实，所谓其道在一也。

五脏六腑，各有畔界，其病各有形状。营色循脉卫气之逆为脉胀，卫气并脉循分为肤胀。夫营行脉中，其精专，未必即胀。卫则悍疾滑利而行分肉，故必由卫气之逆，而后病及于营，则为脉胀。是以凡胀皆发于卫，若卫气逆而并于脉，复循分肉之间，则为肤胀。然胀无常所，既胀于皮肤，则排脏腑而廓胸胁。凡膻中心主之宫城，胃之太仓。咽喉小肠之传逆，胃之间里门户，及五窍廉泉玉英之津道，无不受胀也。故心胀者，烦心短气卧不安。肺胀者，虚满而喘嗽。肝胀者，胁下满而痛引小腹。脾胀者，善哕，四肢烦悗体重，不胜衣，卧不安。肾胀者，腹满引肾，央央然腰髀痛。胃胀者，腹满胃脘痛，鼻闻焦臭妨于食，大便难。大肠胀者，肠鸣而痛濯濯，冬日重感于寒则飧泄不化。小肠胀者，少腹䐜胀引腰而痛。膀胱胀者，少腹满而气癃。三焦胀者，气满于皮肤中，轻轻而不坚。胆胀者，胁肋下痛，口中苦，善太息，水胀之始起也。目窠上微肿，如新卧起之状，其颈脉动时咳，阴股间寒，足肿胀，腹乃大，其水已成矣。以手按其腹，随手而起如裹水之状，此其候也。水与肤胀，下六事病异而形相似，宜有以别之。目之下为目窠，颈脉之阳明人迎也。水邪乘胃，故颈脉动。水之标在肺，故时咳。厥阴邪结于阴分，故阴股间寒。按水囊必随手而起，故病水者亦若是。肤胀者，寒气客于皮肤之间。然不坚，腹大身尽肿皮浓。按其腹窅而不起，腹色不变，此其候也。寒气客于皮肤，则阳气不行。气在气分，故有声若鼓。气本无形，故不坚。气无所不至，故腹大身尽肿。若因于水，则有水处肿，无水处不肿。然有水则皮泽而薄，无水则皮浓。气在肤腠，按而散之，不能猝聚，故窅而不起。腹色不变者，皮浓故也。鼓胀者，腹胀身皆大，大与肤胀等，色苍黄腹筋起，此其候也。色苍黄者，赤皮浓腹也，即不变之义。但腹有筋起为稍异耳，此病亦在气分，故名鼓胀也。

肠覃者，寒气客于肠外，与卫气相搏。因有所系，着恶气乃起。肉乃生，大如鸡卵，及其成也，如怀子之状。大者离脏，按之则坚，推之则移，月事以时下，覃延布而深也，寒气与卫气蓄积不行。汁沫所聚，留于肠外，致癖积肉生，离脏者越脏也。然邪客于肠外，不在胞中，故无妨于月事。石瘕者，生于胞中寒气客于子门。子门闭塞，气不得通，恶血当泻不泻。血留止，日以益大，状如怀子，月事不行，皆生于女子，可导以下。胞即子宫也，男女皆有。男谓精室，女谓血海。寒既相搏，则子门闭塞。血留止，其坚如石，故曰石瘕。此妨月事，唯女子有之。

石水一症，岐伯本章无答，必阙文也。阴阳别论曰：阴阳结斜，多阴少阳曰石水，少腹肿，其义即此。述见阴阳中，按内经治肿胀。首义以去菀陈莝，开鬼门，洁净府。去菀陈莝者，开其郁积也，开鬼门，发汗也。洁净府，利水也。

其治以表里上下分消为主。而至真大要论曰：诸湿肿满，皆属于脾。水热穴论曰：其本在肾，其末在肺，皆聚水也。又曰：肾者，胃之关也，关不利故聚水，而从其类也。内经之言鼓胀，不惟五脏六腑。凡五运六气，司天在泉，胜复淫郁，无不皆有。然无有不干于脾肺肾三脏者，盖脾主运化精微，肺主气而行治节，肾主五液而行水，故五气所化之液，悉属于肾，五液所行之气，悉属于肺。转输二脏，利水生金，悉属于脾。所以肿胀之生，无不由三者之失职。然又必先由肾气不足，下气厥上，三合而成，故其症虚实不伦。实中有虚，虚中有实。行其实当顾其虚，补其虚毋忘其实。而卒归于大补脾肾以培根本，则得之矣。张介宾胀论，可以熟玩，姑举其要附此。

卒痛　卒痛诸症，种种不同。皆本寒邪之入经脉，环周不休。变而积留凝泣，或在脉外，或在脉中，或在肠胃膜原，或在冲脉，或在厥阴，或在小肠。膜原络血之中，或五脏阴气厥逆，或从肠胃厥逆而上，或留为痹热坚干于小肠，是以其证多端。在脉外者，卒然而痛，得炅则痛立止，惟重中于寒则痛久不散。在脉中者，与炅气相薄则脉满，故痛不按，甚则寒气稽留。炅气从上则脉充大而血气乱，故痛甚不可按。在膜原之下血不得散，小络急引故痛，按之则血气散而痛止。在冲脉者，随腹直上，寒逆而不通，故喘动应手。其在夹脊者，其气深，按亦不及，按无益也。其客背俞者，脉泣血虚，血虚则痛，而其俞注于心，故相引而痛，若按之则热气至而痛亦止。客于厥阴之脉者，厥阴部胁肋小腹，血泣脉急，故胁肋与小腹相引而痛也。客于阴股上及少腹上下相引，故腹痛引阴股。若寒气客于五脏，其阴气厥逆上泄，阳气未入，故卒然痛，死不知人也，至气复反则乃生矣。客于肠胃，则厥逆上出，故痛而呕。客于小肠，不能成聚，故腹痛后泄。又稽留其热于小肠，则瘅热焦渴，肠中痛而坚干不得出，故痛而闭不通。然此皆寒气也，寒不入则脉不涩，脉不涩而气乃流通矣。其征于色部者，白为寒，青黑为痛，亦视而可知也。其痛处脉坚而泣，及陷下亦扪而可得也。治此者，温之而已。其热而闭者，斟酌下之而已。然有里虚而痛者，阴不足也。非养阴不可，上虚而痛，心脾伤也。非补中不可，下虚而痛，脱泄亡阳也。非速救温补命门不可，此又以温而兼补之治也。孰云痛无补法哉？

肠 肠之成，以阴不胜阳，阳入阴而乘之。使热郁下焦，传道之官失职。久而乃成，成则数欲大便而不得快。或刮积而痛，或下声，聚如蟹□。其病如今之痢，实痢之别种也。痢以暑邪及夏月饮食滞腻停积而成，及秋而发。

亦有非时而发者，此非肠之厉也。肠，起足三阴厥热，留滞与手少阴手厥阴，热邪移下而大肠受之，故其症虽与痢同。而实为诸阴根柢之邪所致，何则？阴者地气也。其气主内，若起居不时，饮食不节，积虑房劳，皆足伤阴。阴伤则一身之阳袭而下陷，因入五脏而乘阴位。阳陷于阴而不得舒升，则满闭塞，久为肠澼。夫下气厥而上，阳不胜阴则为膜胀。阴自乘阴，寒气聚沫留着则为积。唯五脏阴伤，阴不胜阳，遂致阳陷下焦而阻其传道，是以为肠澼也。经曰：因而饱食，筋脉横解，肠澼为痔。此症以热郁食塞，阳气不能流散而下乘尻阴，故为痔。痔亦肠澼之类也，推此可以知矣。然其症伤阴特甚，故多下血。而唯肾传脾者为最甚，以酒色两伤之故也。顾心肝亦下血，而以酒伤脾者为酒积。所谓下白沫者，如酒积之类。下纯血者，如手少阴足厥阴则乘之类。下脓血者，如肾移脾之类也。大约治法，肠胃自伤者，调节饮食，升其阳气以和其阴。自肝来者，于土中泻水。自肾来者，温养命门，以升中土。此其法矣。

如疟 如疟者，内因正气不足，肝脾相乘，伤于营卫。而厥阴少阳心主寒热，又以司天六气胜复会遇之时因而感发，如有疟状。或一日发，或间日发。大约阴气多而阳气少，其发日远。阳气多而阴气少，其发日近。此胜复相搏，盛衰之节，应亦同法，盖寒热者阴阳之气也。迟速者，阴阳之性也。人之阴阳，则水火也，营卫也。内而心肾不交，木土相克，则水火营卫，偏胜不和。阴阳和则血气匀，表里治。阴阳不和，则胜复之气，会遇之时刻制见矣。阳入之阴，则阴不胜阳而为热。阴出之阳，则阳不胜阴而为寒。以阴阳之多少，为发作之迟速。然所谓正疟亦同者，阴阳出入之理也。其不同者，有邪无邪之辨也。有邪则但由营卫之相会以为止作，无邪则直由水火之争胜以为盛衰。一在治邪，一在持正。症同而治各不同矣。

积 积之始生，得寒乃生，厥乃成积。又曰：卒然多饮食则肠满，起居不节，用力过度，则络脉伤。阳络伤则血外溢，阴络伤则血内溢，为役血，故肠胃之络伤则血溢于肠外。有寒汁沫与血相搏，则并合凝聚，不得散而积成矣。又曰：内伤于忧恐，则气上逆，逆则六输不通。温气不行，且外中下寒，与此偕厥。凝血蕴里而不散，津液涩着而不去，则积皆成矣。夫经络之气，得寒则厥，内伤肝肾脾，外厥寒气。两厥别先逆于下，而为足□，肢节痛而不便利也。于是足胫寒血气凝涩，渐入肠胃，阳不化气。而肠外汁沫迫聚不散，兼卒暴多食。使肠胃运化不及，汁溢膜外，与血相搏，又或起居用力过度。络伤血动，瘀血得寒，则食积血积所不免矣。

消瘅 消瘅之名。消则消铄肌肉，瘅为内有郁热。五脏之脉皆以微小者为消瘅，是五脏之精气不能充满于营，而内有郁热以铄之也。故诊以脉实大者为顺，虽病久可治。若脉虚小坚则精枯血竭，不能耐久矣。盖消瘅之疾，皆起于不足。是以灵枢言五脏皆柔弱者，善病消瘅。夫皆柔弱者，云是天元形体不充也。大气不足，五脏气馁，则阴虚生内热。内热不解，则外消肌肉。若肥贵人则膏粱甘脆发热以致之，亦谓之消瘅。此病与三消异，盖此以心、肾、肝三经之阴虚生热所致。故所谓热中消中者，其不可服芳草石药也。若服之则撄其发癫发狂，使急疾坚劲之气，激之为剽悍，不重使木克土尽乎。故经以为服此者，甲乙日更论也。

内经消自为一种，即后世所谓三消也。如气厥论之肺消鬲消，奇病论之消渴，此上消也，多饮而渴不止者也。脉要精微论，瘅成为消中。师传篇胃中热则消谷，令人善饥，此中消也。溲便频而膏浊不禁，肝肾主之，此下消也。夫三消之成，皆以水火不交，偏胜用事。燥热伤阴之所致，而要之五行之气相乘。阳胜固能消阴，阴胜亦能消阳。如风木乘二阳胃为肌肉风消，心移寒于肺饮一溲二为肺消，则亢阳之衰而金寒水冷之为也。故由其燥热伤阴而气不化水为消，亦由阴邪偏盛。阳不帅阴而水不化气为消，其谓一也。

瘅又为一症，有脾瘅，有胆瘅。脾瘅者，口甘肥美之所发也。肥令人内热，甘令人中满。中满郁热，其气上溢，转为消渴。内经治之以兰，除陈气也。兰草性味甘寒，能利水道，其清气能生津止渴，可除陈积蓄热也。胆瘅者，口苦，以肝取决于胆，而数谋虑不决则胆气虚。虚则其气上溢，而口为之苦，胆之脉会于咽也。

疝伏梁狂癫痫黄胆血枯病第八

疝　六经皆有风疝。疝者，痹气不行而聚起之谓，其脉必滑。而症必兼风者，疝症必动而聚，动则兼风。而聚则为疝，故脉必滑也。然内经独拈任脉为病，男子内结七疝，女子带下瘕聚，则后世之言疝者本此。而疝亦不一也，有狐疝。以其出入不常也，有癫疝。以其顽肿不仁也，有冲疝。以其自少腹冲心而痛也，有厥疝。以积气在腹中而气逆为疝也，有瘕疝。以少腹冤热而痛出白，名曰蛊者也。凡此诸疝症，皆病在中极之

中华藏书

黄帝内经·最新整理珍藏版

中国书房

中。少腹之间总诸阴之会，而上于关元，无不由任脉为之原。夫前阴少腹之间，乃足三阴阳明任冲督脉之所聚，故其疝症，又有少阳有余病筋瘅而及肝风疝者，此少阳相火犯阴。伤筋而动肝木之风，因聚为肝疝者也。又太阳与肾风寒合邪伤阴，而聚于肾为肾风疝，又厥阴有余病阴痹，滑则病狐疝。厥阴位下焦，总诸筋。其气壅而不升，则阴痹。而脉见滑为狐风疝，盖诸症其来不一，而总见于任脉之间，以任总诸阴之所聚故也。乃其症一由于热，一由于寒，一由于虚，一由于劳，而犯阴伤筋则同，故其病皆在阴。其伤皆在筋，其动如风，其结如山，所以有疝之名也。后世妄立疝名，而不明其所由。若静究所以，则治法固可然矣。

伏梁　经中有伏梁二种，皆居肓之原而当肠胃之外，连三阴冲带之间。一为裹大脓血，一为寒厥成积，以其伏而在下，故名曰伏。强梁坚硬，故名曰梁。又以天枢之中，横居其际，故亦名为梁。其裹大脓血，在少腹上下左右，皆有根系，延积既久。根结自深，其下行者，能下脓血。上行者，能迫胃脘。苟居脐上，则渐逼心肺，故为逆。唯居脐下者，其势犹缓，故为从。此不易治，若妄攻以夺胃气，徒伤无益。而又害之也，一症身体髀股皆肿，环脐而痛。此亦在冲脉之分，而结于脐腰，病在肓之原，所谓下气海也。其病为风根，即寒气而厥之成积者也。其积之成，使肾家水寒之气，壅而不得行，故身体髀股皆肿，而又环脐痛也。此为阴阳之积，不当妄动妄下。妄下则愈伤其阴，阴伤则积气愈壅，而水道不利矣。

狂　狂之为病，先自悲也。善忘善怒善恐，少卧不饥。已而自高贤也，自辨智也，自尊贵也。善骂詈，日夜不休。又好歌乐，妄行不休。多食，善见鬼神。此则得之有所大恐、大忧、大喜、失神之所致也。至若阳明之外感病，亦能发狂。上屋登高而呼，弃衣而走，骂詈不避亲疏，此则邪并于阳则狂，亦曰重阳则狂也。然彼以心疾，此以热病。阳明为心君之所居，热并其部，势必及之，故亦失神也。又以心肾不交，二阴二阳皆交。至病为肾之水窒而龙火逆上，与阳明之热交并。亦能使神惑志失而为癫疾为狂，骂詈妄行，此所谓肾精不守，不能主里，使心火自焚也。又有所谓怒狂者，阳气因暴折而难决，故善怒而狂，亦所谓阳厥也。治之以生铁落为之饮，且夺其食则病已。以夺食则不长气于阳，而铁落能下气已。

癫　癫疾始生，先不乐，头重痛，视举目赤，啼呼喘悸。反僵而及骨与筋脉皆满，故骨颠疾者。齿诸俞分肉皆满而骨居，汗出烦冤。筋颠疾者，身卷挛急。脉颠疾者，暴仆四肢之脉皆胀而纵脉满。苦呕多沃沫，气下泄者皆不治，颠颊与痫螈相似。而不同者，以无暂止也。大约肝病居多，先不乐，肝乘心也。头重痛，肝气上癫也，视举，肝之目系急也。目赤，火也。啼呼喘悸，肝满乘心而惑志失神也。反僵则急在筋也，其筋骨脉皆满。则与痫螈同，但无止时耳。乃脉大滑者，久自已。脉小坚急，死不治者，阳搏于阴，而脉滑阴犹盛也。故久自已，小坚急，肝之真藏见矣，故不治。呕多，沃沫，气下泄者，呕多为胃气逆，沃沫为脾已弛。气下泄，则肾关已不守。二者俱无胃气，故死不治。又曰：虚则可治，实则死。虚者谓脉缓而不坚急也，实则弦急生机绝矣。

痫　考内经痫症之条，二阴急为痫厥。心脉满大、痫螈筋挛、肝脉小急、痫螈筋挛。足少阴筋病生痫螈及痉，是其症在肾气之厥，而邪伤在阴与筋也。肾气主少阴与枢，少阴逆而枢失则气塞于经而上行。少阴脉系舌本，塞则喉音隘不容发，故声若羊豕。然经时必止者，气复反则已，是以不与颠同也。其为心脉满大而痫螈者，肾逆而心火郁，故满大。逆于肝者，缘肝阴先不足而肾气逆之，故肝脉小急，亦痫螈筋挛。肝阴虚，故小。肾逆于肝，故急。凡痫必兼螈，而曰二阴急为痫厥者，以少阴厥而后痫也。又阳维从少阴至太阳，动若肌肉痹及下部不仁。又若颠仆羊鸣，甚者失音，不能言。阴维从少阳斜至厥阴，动若颠痫僵仆羊鸣失音。盖阳维维于诸阳，而从少阴至诸阳，是阴为阳根也。根出少阴，故能维于诸阳。而少阴阴邪从而至于诸阳，故能塞诸阳之会。而动若肌痹不仁，又若颠痫羊鸣失音。失音者，少阴不至则为喑也。阴维从少阳至厥阴，是阳为阴鼓也。动在少阳，故能鼓诸阳而为维。而少阳既衰，阴邪遂壅，亦能全塞诸阴之会。而筋络相引，故亦动若癫痫僵仆羊鸣失音。此虽不拈少阴而厥阴之方，亦少阴之失枢也。观此则诸痫可以意识矣。

黄胆　疸以目黄，已食如饥，溺黄赤。安卧者，名曰黄胆。而论疾诊尺篇曰，身病而色微黄，齿垢黄，爪甲上黄。

黄胆也，然疸有三。其候心中热，足下热，为酒疸。已食如饥，善消谷食，为胃疸，所谓谷疸也。又有谷疸脉小而涩，不嗜食者，言中寒也。其女劳疸者，额上黑，微汗出，手足中热，薄暮即发热，膀胱急，小便自利，女劳疸也。三疸证稍异，而以目黄身黄为中州瘀热不行。外痹中热，溺黄赤为主。然其膀胱急而小便自利者，乃为伤阴伤肾。其治当别，不可以酒疸谷疸同治也。

血枯　血枯一症，内经述一病源以为榜样。而曰胸胁支满，妨于食。病至先闻腥臭出清液，唾血，四肢清冷，头目眩晕，时时前后血，此名血枯。支满，满如支鬲也。肺主气，其臭腥，肝主血，其臭臊。肺气不能平肝，则肝肺俱遂于上。浊气不降，清气不升，故闻腥臭而吐清液也。唾血，血不归经也。四肢清冷，气不能周也。头目眩晕，失血多而气随血去也。血气既乱，故前后阴血不时见，而月信反无期也。夫肾主闭藏，肝主疏泄，此症不惟伤肾，而且伤肝。至其久则三阴俱亏，所以有先见诸症，终必至于血枯月信断也。丈夫犯此，亦不免为精枯，所谓劳损之属也。然其症与血隔相似，皆经闭不通之候。而枯与隔相反，隔病发于暂，或痛或实。通之则血行，枯则冲任内竭，必不可通者也。唯养阴补气，使其血充可耳。

附录

张子和九气感疾论

万物之在天地间也，咸以气而生。及其病也，莫不以气而得。夫天地之气，常则安，变则病。而况人禀天地之气，五运迭侵于其外，七情交战于其中，是以圣人啬气如持至宝。而轩岐所以论诸痛皆因于气，百病皆生于气，遂有九气不同之说，气本一也。

因所触而为九。所谓九者，怒喜悲恐寒暑惊劳思也。其言曰怒则气逆，甚则呕血及飧泄，故气逆上。王注曰：怒则阳气逆上而肝木乘脾，故甚则呕血及飧泄也。喜则气如志达，营卫通利，故气缓。悲则心系急，肺布叶举而上焦不通，荣卫不散，热气在中，故气消。恐则精却，却则上焦闭，闭则气还，还则下焦胀，故气不行。王注云：恐则使精却上而不下流，下焦阴气亦回环而不散，故聚而胀也。然上焦固禁，下焦气还，故气不行也。寒则腠理闭，气不行，故气收。王注云：身凉则卫气沉，故皮肤之理及渗泄之处皆闭密，而气不流行，卫气收敛于中而不散也。暑则腠理开，营卫通，汗大出，故气泄。王注云：人在阳则舒，在阴则惨，故热则肤腠开发。营卫大通，津泄而汗大出也。惊则心无所根据，神无所归，虑无所定，故气乱。劳则喘息汗出，内外皆越，故气耗。王注云：疲劳役则气奔速，故喘息气奔。速则阳外发，故汗出。内外皆逾越于常纪，故气耗损也。思则心有所存，神有所归，正气留而不行，故气结。王注云：系心不散，故气亦停留。素问论九气甚明，其论所感之疾则甚略。惟灵枢论思虑悲哀喜乐愁忧盛怒恐惧而言其病。

其言曰：心怵惕思虑则伤神，神伤则恐惧自失，破䐃脱肉，毛瘁色夭，死于冬。脾忧愁而不解则伤意，意伤则悗乱，四肢不举，毛瘁色夭，死于春。肝悲哀动中则伤魂，魂伤则狂妄不精。不精则不正，当人阴缩而挛筋，两胁不举，毛瘁色夭，死于秋。肺喜乐无极则伤魄，魄伤则狂。狂者意不存，人皮萃焦，毛瘁色夭，死于夏。肾盛怒而不止则伤志，志伤则善忘其前。腰脊不可仰屈伸，毛瘁色夭，死于季夏。肾恐惧不解则伤精，精伤则骨痠厥。精时自下，是故五脏主藏精者也，不可伤。伤则失守而阴虚，虚则无气，无气则死矣。灵枢论神意魂魄志精所主之病，然无寒暑惊劳四症，余以是推而广之。怒气所至，为呕血，为飧泄，为煎厥薄厥阳厥，为胸满胁痛。食则气逆不下，为喘陷烦心，为消瘅，为肥气，为目暴盲。耳暴闭，筋解发于外，为疽痈。喜气所至，为笑不休，为毛发焦，为内病，为伤气不收。甚则为狂，悲气所至，为阴缩筋挛，为肌痹脉痿。男为数便血，女为血崩。为酸鼻为辛頞目昏，为少气不足以息，为泣则臂麻。恐气所至，为破𩩲脱肉，为骨酸痿厥，为暴下汗水，为面热肤急，为阴痿，为惧。而脱颐，惊气所至，为潮涎目口，为痴痫不省人僵仆。久则为痛痹，劳气所至，为咽噎，为病促促，为嗽血，为腰痛骨痿，为肺鸣，为高骨坏，为阴痿，为唾血，为冥视耳闭。男为少精，女为不月。衰甚则溃溃乎若坏都，汩汩乎不可止。思气所至，为不眠，为嗜卧，为昏瞀，为中痞。三焦闭塞，为咽嗌不利，为胆脾呕苦，为筋痿，为白淫，为得后与气则快然如衰，为不嗜食。寒气所至，为上下所出水液澄澈清冷下利清白，吐利腥秽。食已不饥，坚痞腹满，急痛症癫疝，屈伸不便，厥逆禁固。热气所至，为喘呕吐酸，暴注下迫转筋，小便混浊。腹胀大而鼓之有声如鼓，疮疽疡疹，瘤气结核，吐下霍乱，瞀郁肿胀，鼻窒鼽衄，血溢血泄，淋闭，身热恶寒。甚则瞀瘛目不明，耳鸣或聋，躁扰狂越，骂詈惊骇，禁栗如丧神守。气逆冲上，嚏腥涌溢，食不下，跗肿酸疼，暴喑暴死，暴病暴注。凡此九者，内经有治法，但以五行相胜之理治之。

夫怒伤肝，肝为木，怒则气并于肝。而脾土受邪，木太过，则肝亦自病。喜伤心，心为火，喜则气并于心。而肺金受邪，火太过则心亦自病。悲伤肺，肺为金，悲则气并于肺。而肝木受邪，金太过则肺亦自病。恐伤肾，肾属水，恐则气并于肾。而心火受邪，水太过则肾亦自病。思伤脾，脾属土，思则气并于脾，而肾水受邪，土太过则脾亦自病。寒伤形，形属阴，寒胜热则阳受病，寒太过则阴亦自病。热伤气，气属阳，热胜寒则阴受病，热太过则阳亦自病。凡此七者，更相为治，故悲可以治怒，以怆恻苦楚之言感之。喜可以治悲，以谑浪狎亵之言娱之。恐可以治喜，以迫遽死亡之言怖之。怒可以治思，以污辱欺罔之言触之。思可以治恐，以虑彼忘此之言夺之。此凡五者，必诡诈谲怪，无所不至。然后可以动人耳目，易人视听。若非有材有识之人，亦不能用此五法也。炅可以治寒，寒在外者，以焠针熨灸汗之。寒在内者，以热食温剂平之。寒可以治热，热在外者，以清房凉榻薄衣，乃清利汗之。热在内者，以寒饮寒剂平之，唯逸可以治劳。经曰：劳者温之，温谓温存而养之，若以为温药误矣。岐伯曰：以平为期，亦谓休息之也，唯习可以治惊。经曰：惊者平之，平谓平常也。夫惊以其忽然而遇之也，使习见习闻则不惊矣。此九者，内经自有是理，庸工废而不行。今代刘河间治五志独得言外之意，谓五志所发。皆从心造，故凡见喜怒悲恐思之症。皆以平心火为主，至于劳者伤于动。动便为阳，惊者骇于心。心便属火，二者亦以平心为主。今之医者，不达此旨，遂起寒凉之谤过矣。

缪仲醇阴阳脏腑虚实论治

阳虚，即真气虚。其证恶寒，或发热，自汗，汗多亡阳。然阳虚不发热，单恶寒者居多。治宜甘补温热。阴虚，即精血虚。其证为咳嗽多痰，吐血咯血嗽血，鼻衄齿衄，盗汗自汗，发热寒热潮热，骨乏无力，不眠气急，腰背痛。治宜生精补血，气清虚热敛摄。酸寒甘寒甘平咸寒，略兼苦寒。表虚，其证自汗恶风，洒淅寒热，善就温暖，脉浮无力，治宜甘酸补敛，益气实表。

里虚。其证洞泄或完谷不化，心腹痛，按之即止，或腹胀，或伤寒下后痞满。治宜温补，甘温佐以辛热。

阳实，即表邪热盛。其症头痛寒热，遍身骨痛无汗，治宜辛寒发散，天寒略加辛热辛温佐之。阴实，即里实外感证。属邪热内结者，其症胸腹硬痛，手不可近，大便七八日不行，或挟热下利。治宜下，苦寒咸寒甘辛。

阳厥，即热厥。其证四肢厥，身热面赤，唇燥大渴，口干舌苦，目闭或不闭，小便赤涩短少，大便燥结，不省人事。治宜下，清热，甘寒苦寒咸寒。有挟虚有痰者，宜麦冬竹沥芦根汁梨汁牛黄童便。如妇人热入血室，因而厥者，药中以童便为君，加赤芍生地牛膝丹皮桃仁。甚者大便燥结，加芒硝大黄下之，通即止。阴厥，即寒厥。其证四肢厥逆，身冷面青，嗜卧，手指爪青黯，腹痛，大便溏或完谷不化，小便自利，不渴，不省人事。治宜补气温中，甘温辛热。

上盛下虚，属阳盛阴虚。治宜降，益阴，甘寒酸寒，佐以咸寒苦寒。下盛上虚，属阴盛阳虚。治宜益气升阳，甘温甘辛。

心虚八证。治宜补血，甘温酸敛，佐以咸寒，镇坠，惊邪属心气虚。经曰：惊者平之，宜降。清热豁痰，平癫痫属心气虚，有热亦宜降。清热豁痰，不得眠属心血虚，有热治宜敛。养阴血清热，心烦属心家有热，宜清。兼生津液，甘寒甘平甘酸，参用不得眠中诸药。怔忡属心血不足，心澹澹动，盗汗属心血虚。汗者心之液也，宜补敛，清虚热，甘酸甘平甘寒，苦寒咸寒。伏梁属心经气血虚，以致邪留不去。治宜活血凉血，散热通结，辛咸。

心实，即实火实热五症。治宜降火清热，苦寒以折之，辛寒以散之，甘寒以缓之。咸寒以润之，谵语属心家初热。舌破属心火，烦躁属心家邪热。及心内火炎，自笑属心家有热邪，发狂属心家有邪热甚。（烦属心，躁属肾）

肝虚十证。治宜辛散甘缓，胸胁痛属肝血虚与肝气实。因而上逐，宜降气养血和肝。辛甘平缓，转筋属血虚，宜酸辛甘平。目光短属肝血虚，及肾水不足，真阴亏，宜补肝兼滋肾。甘温益血，甘寒除热，目昏属肝血虚，有热。兼肾水真阴不足，目翳属肝热，兼肾水不足，宜补肝血。除热退翳，亡血过多角弓反张属肝血虚，有热宜补血清热。甘寒甘温酸寒咸寒辛润，少腹连阴作痛，按之则止属足厥阴经血虚，宜同角弓反张。偏头痛属血虚，肝家有热，不急治之。久之必损目，宜养血清虚热。甘寒酸寒辛寒，目黑暗眩晕属血虚，兼肾水真阴不足，宜养血补肝清热。甘寒甘平酸寒苦寒，肥气属气血两虚，肝气不和，逆气与瘀血相并而成，宜和肝散结气。兼行气血凝滞，甘温甘平，肝实五证，宜清热降气。苦寒辛寒甘寒酸寒，善怒，怒则气上逆，甚则呕血反飧泄，宜降气清热。甘寒咸寒酸寒，且佐以辛散，善太息，忽忽不乐，胁痛呕血属肝气逆，肝火盛，肝血虚，发搐属肝家邪热，热则生风，风主掉眩故也，宜清热降气。利小便缓中，目赤肿痛属血热，宜凉血清热，甘寒苦寒酸寒。

脾虚十二证。宜甘温，佐以辛香酸平。饮食劳倦伤脾，发热，宜补中益气。甘温升酸，饮食不消化属脾气虚，宜益其气，甘温甘辛。伤食必恶食，宜健消导，甘温辛香。如腹痛大便不通，宜下，枳实槟榔浓朴大黄。元气虚人不可下，宜加参术，伤内食。轻者，宜蒜，山楂兼黄连。重者，宜矾，红枣肉为丸服二钱，不可过。终身忌荞麦，伤面食，宜炒莱菔子。停饮为恣饮汤水或冷茶冷酒所致，宜健脾利水，淡渗兼辛散。水肿属脾气虚，宜补脾益气，燥湿利水，辛香甘温，佐以淡渗。脾虚中满属脾气虚兼脾阴虚，昼剧夜静属脾气虚，宜补气健脾，甘温淡渗，佐以辛香。夜剧昼静属脾阴虚，宜补脾阴，兼制肝清热，甘平酸寒淡渗。噎膈属气血两虚，由于血液衰少而作，痰气壅遏所成，宜降，清热润燥，甘温甘平以益血，略佐辛香以顺气。脾泄属气虚，宜温中，补气升清，甘温甘平，佐以辛香。兼有湿及痰，经年不愈，粪色白者，须服九制松脂，健忘属气血两虚，宜益脾阴兼补气，酸敛甘温甘寒辛平以通窍。倦怠嗜卧属脾气不足，宜补气兼健脾，甘温辛香。腹痛按之则止属脾血虚，宜益气补血，甘温酸平。痞气属脾虚及气郁所致，宜健脾兼散结滞，甘温辛香。

脾实，即湿热邪胜六证，宜除湿清热，利小便，辛散风燥苦寒。蛊胀由于脾家湿热积滞，或内伤瘀血，停积而成，宜除湿清热，利小便。消谷易饥属脾家邪火，宜清火除热，生津液，益脾阴，甘寒苦寒酸寒，口唇生疮宜甘寒酸寒苦寒辛寒。口糜宜同唇疮，中消属脾家实火，宜同唇生疮加人参。湿热腹痛按之愈甚，宜利小便，兼升提。苦寒不愈者，加熟大黄，即土郁则夺之义也。

肺虚七证，宜清热降气，酸敛润燥。喘属肺虚有热，因而壅痰，宜降气消痰，辛凉甘寒苦平。咳嗽吐血痰属肺热甚，宜降气清热，润肺生津液凉血益血，甘寒甘平咸寒，佐以苦寒。声哑属肺热甚，宜同咳治，咽喉燥痛属水涸。火炎肺热之极也，此症法所难治者，肺痿属肺气虚有热，龟胸属肺热有痰。

息贲属肺气虚，痰热壅结所致，宜降气清热，开痰，佐以散结，参东垣息贲丸治之。

肺实八证，宜降气散闭，甘寒苦寒，佐以辛散。喘急属肺有实热及肺气上逆，宜同肺实，加桔梗甘草栝蒌仁玄参青黛。气壅属肺热气逆，同肺实，声重痰稠属肺热，肺痈属肺热极，宜清热消痰，降火解毒散结，甘寒苦寒辛寒。肺胀闷属肺热，同肺实，吐脓血、血痰、咳嗽、嗽血、属肺家火实热甚，此正邪气胜则实之谓，宜清热降气。凉血豁痰，喉癣属肺热，宜同肺实，加鼠粘子玄参射干。上消属肺家实及上焦热，宜降气清热，补肺生津，甘寒苦寒酸寒辛寒。

肾虚，即肾水真阴不足十八证，宜滋阴润燥，生精补血除热，甘寒酸寒苦寒咸寒。肾虚腰痛属精气虚，骨乏无力属阴精不足，肾主骨故也。骨蒸潮热属精血虚极，以致阳无所附，虚火上炎诸症，皆同肾虚，传尸劳，宜除热益阴杀劳虫兼清镇。五心烦热为真阴不足，梦遗泄精属肾虚有火，宜滋阴生精，补血除热。酸敛佐以涩精，小便短涩，热赤频数，属肾虚有火，宜同肾虚。溺有余沥属气虚，宜同肾虚，以五味子黄柏人参为君，加菟丝子覆盆子为臣，益智为佐。如觉平日肺家有热，或咳嗽有火者，忌人参，用沙参。溺血血淋属肾虚有火，热伤血，不宜同肾虚，加侧柏阿胶、茅根、地黄、戎盐、蒲黄之类。伤精白浊属房劳过度，以致精伤流出似白浊症，宜同肾虚。五淋属肾虚兼有湿热，宜同肾虚，加清湿热。精塞水窍不通属房欲不禁，或思欲不遂，或惧泄忍精，或老人气不足以逐精出窍，宜行败精，壮实人兼泄火。老人宜兼补气血，外治用吮法，齿浮真牙摇动，及下龈软或齿龃，肾虚有热，宜益阴凉血固肾，应以地黄黄柏五味子为君，桑椹牛膝沙蒺藜鹿茸天冬为臣，龙骨牡蛎为使。下滑属肾阴虚火伏下焦，宜清热及峻补真气。润兼酸敛，宜以黄柏五味子，生地天门冬人参为君，石斛牛膝知母人乳及童便为臣，地骨皮青蒿侧柏叶为佐。善恐属肾气虚，肾藏志故也，宜补，强气志，辛平甘温，佐以辛香。阴窍涌气属肾气虚不固，肾主纳气，虚则不能纳，故见是证，宜补真气。酸敛固涩，参用肾虚诸药，疝属肾虚，寒湿邪乘虚客之所致，丹溪谓与肾经绝不相干者误也。又有先因湿邪为病，后成湿热者，药宜分寒热先后二途，宜补气通肾气除湿。又有阴虚有热之人病此，兼宜除热，虚寒而痛，加桂茴香补骨脂仙茅。虚热而痛，加黄柏车前子，湿盛者加术，奔豚属肾虚，脾家湿邪下传客肾所致，宜补气健脾，辛温散结，参用东垣奔豚丸治之。肾无实，故无治法。

命门虚，治元阳真火不足四证，宜益真阳之气，甘温咸温甘热酸敛。阴痿为命门火衰，下焦虚寒，宜同命门虚加海狗肾蛇床子原蚕蛾狗阴茎等。精寒精薄属命门火衰，阳气不足，宜同阴痿。肾泄即五更及黎明泄泻者是也，亦名火瘕泄，属命门真火不足，宜益气。甘温酸敛畏寒足冷，宜同命门虚。

命门实二证，宜苦寒甘寒咸寒，强阳不倒属命门火实。孤阳无阴所致，此证多不治，宜同命门实加五味子童便生地黄。水窍涩痛属命门实火，宜清热利窍甘寒苦寒咸佐以淡渗。

小肠虚宜补气，甘温酸温。遗尿属小肠气虚兼肾气虚，宜同小肠兼固涩。小肠实，宜通利淡渗。苦寒甘寒咸寒，小水不利及赤或涩痛尿血，宜同小肠实。

胆虚二证，宜甘温甘平酸敛佐以微辛。易惊属胆气虚，宜补胆气，甘温辛温酸平。病后不得眠属胆虚，治同胆虚。胆实二证，宜和解，辛寒甘寒辛温苦寒。口苦耳聋胁痛，往来寒热，宜小柴胡汤随所见兼症加减。鼻渊属胆移热于脑，宜清热补脑，甘寒甘平佐以辛寒。

胃虚七证，宜益气，甘平甘淡酸。胃弱不纳食，及不思饮食，宜同胃虚，仍分寒热治。胃虚呕吐宜分寒热，霍乱转筋为胃虚猝中邪恶气及毒气兼有停滞所致。此转筋与肝经血虚不同，宜调气和中，辛散消导。由于暑必口渴或口干，齿燥口苦，小水短赤。由于寒则小水清白，不渴不热，绞肠痧属胃气虚，猝中天地邪恶秽污之气也。郁于胸腹之间，上不得吐，下不得泄。以致肠胃绞痛异常，胸腹骤胀，遍体紫黑，头顶心必有红发。急寻出拔去之，急以三棱针刺委中挤出热血，即可苏醒。次用新汲凉水投入盐两许恣饮，得吐泻即止。委中穴在两膝下弯横纹中间两筋之中，刺入一分，切忌火酒姜蒜，及谷气

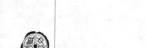

米饮热汤，入口即死。宜通窍辟恶，辛散咸寒，煎药亦宜冷服。中恶腹中痛属胃气虚，恶气客之所致，宜辟恶气通肠胃，用辛散。反胃属胃气虚，宜补气降气，和胃清热，酸敛以制肝。若因虚寒而得者，加生姜，中酒属胃弱，宜养胃，酸辛散淡渗。

胃实六证，宜下。如邪未结宜清热发散，苦寒辛寒甘寒。谵语发狂发斑，弃衣而走，登高而歌，属胃家邪热实，宜同胃实。如大便结者，加芒硝亟下之。发斑者，加鼠粘子玄参栝蒌根。多用石膏为君，便结亦加大黄下之。口臭数欲饮食属胃火，宜清热降火，苦寒甘寒辛寒。嘈杂属胃火，宜同口臭，略兼消导。口淡属胃热，宜同口臭。呕吐属胃火者，必面赤，小便短赤或涩，大便多燥，口苦或干渴，宜同胃实加枇杷竹茹木瓜芦根橘皮通草白茯苓。吞酸者属胃火，宜同嘈杂。

大肠虚四证，宜补气润燥，甘温。虚热便闭不通属血虚，津液不足，宜生津液润燥。凉血益血，虚寒滑泄不禁属气虚，宜补气升提，甘温酸敛。肠鸣属气虚，宜同大肠虚，加柴胡升麻以佐之。脱肛为气虚兼有湿热，宜补气升提，险湿热，外用五倍子敷之。

大肠实四证，宜润下苦寒辛寒。便硬闭，宜同大肠实，加芒硝猪胆槟榔郁李仁石蜜。肠风下血属大肠湿热，宜清热凉血兼升，甘寒苦寒。脏毒属血热，宜同肠风，加忍冬麦冬地榆蒲黄。肠痈属大肠实火，宜下，苦寒解毒。

膀胱虚三证，宜补气，酸敛。小便不禁属气血虚，宜同膀胱虚，加牡蛎、龙骨、鹿茸、桑螵蛸、鸡。频数不能少忍，加麦冬五味子黄柏山茱枸杞等。遗尿属本经气虚，见小肠虚条内。因膀胱虚亦能致遗尿，故复列此。膀胱气宜同疝，膀胱实宜润。淡渗，癃闭属膀胱实热，同膀胱实，佐以升提。

三焦虚二证，宜补中益气，佐以辛温。腹寒属中气虚，同三焦虚，短气少气属气虚，宜补气益精，甘温甘寒酸温。三焦实三证，宜降，清热调气，甘寒苦寒咸寒。喉痹即缠喉风，属少阳相火少阴君火并炽。经曰：一阴一阳结为喉痹，一阴者少阴君火也，一阳者少阳相火也，宜辛散，佐以苦寒咸寒，急则有针法吹法吐法。急治用胆矾朴硝牛黄为末和匀，吹入喉中。又法用明矾三钱，巴豆七粒去壳，同矾，矾枯，去巴豆，取矾细末，吹入喉中即宽。头面赤热属上焦火升，宜降，清热，甘缓佐以酸敛，赤白游风属血热。热则生风，故善游走。俗名火丹，小儿多患此，大人亦时有之，宜清热凉血，兼行血。辛寒甘寒苦寒咸寒，宜兼外治。砭出热血，及用漆姑草。慎火草，捣烂敷之，即易愈，东逸。曰认证精详，治法稳当。但权衡脏腑上下互取之法，不在是例耳。

中華藏書

《内经博议》

中国书房

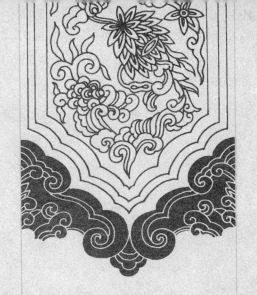

《类经》

序一

上古时神农、黄帝君而医，岐伯诸公师而医，而医实首于伏羲。羲惧天下后世离天地人而二之也，首立一画以为天地人之总，仲尼名之为太极。太极者，天地人之心也，即所谓性命也。由一心而生八卦，复生六十四卦，列为三百八十四画。而世人之病，病在于三百八十四画中求活计，而不知一画为总，此羲之所以医千万世之病原也。自是神农有本草经，轩岐有灵素经，两大经出而言医者咸宗之。顾易卦有文王、周公、孔子三大圣人为之羽翼，然后易义昭明于天地；而灵素之后，无能羽翼之者。自秦越人以下，世称神医，而实非文王、周公、孔子之俦，况如王太仆之俦乎？

今略举其大者，如三焦胞络本有形也。而二十五难以为无形，两肾皆藏精也。而三十六难以右肾为藏精系胞之命门，头为诸经之会也。而四十七难以为诸阳之会，此秦越人之与内经左也。君火以明，相火以位，而王注改明为名，是君火第有空名而都无真明也，此王太仆之与内经左也。夫曰难曰注而失有如是，轩岐再起，其谓之何？此吾友张景岳所以慨然而叹，毅然而起，·直以发明内经为己任也。景岳名介宾，字会卿，为会稽之杰士，幼禀明慧，自六经以及诸子百家无不考镜，而从其尊人寿峰公之教，得观内经，遂确然深信，以为天地人之理尽备于此，此即所为伏羲之易也。于是出而治世之病，一以内经为主，小试则小效，大试则大效，无所不试则无所不效，而医林之诸子百家咸听吾所用，而不为诸子百家用。

如关格之脉，本以人迎、气口辨阴阳之否绝。而仲景祖难经之说，云在尺为关，在寸为格，关则不得小便，格则吐逆，遂致后世误传，此则用仲景而不为仲景用也。上以候上，下以候下，此脏气脉候之正理，而脉经以小肠大肠附配两寸，藏象岂容颠倒乎？人迎系阳明之腑脉，气口系太阴之脏脉，而脉经以左为人迎，右为气口，以左候表，以右候里，表里岂容混乱乎？此则用叔和而不为叔和用也。病机十九条，此明五脏六气病化所属之本，非皆言其太过也。而原病式尽以有余为训，则不足之候，何以能堪？此则用河间而不为河间用也。至阴虚天气绝，至阳盛地气不足，此明阴阳不交之败乱也，而丹溪引之，以证阳道实、阴道虚，而谓阳常有余，阴常不足，斫伐生机，莫此为甚，此则用丹溪而不为丹溪用也。

脉有更代，是名代脉，自仲景以中止为代，而后世述之，是代脉之不明也，至今日而明矣。伤寒本传十二经，自刘草窗有传足不传手之说，而诸家宗之，是传经之不明也，至今日而明矣。凡皆景岳之主持内经，运用诸子，轩岐之后，文不在兹乎！犹恐内经资其自用，而不能与天下共享，遂乃着而为类经，一曰摄生、二曰阴阳、三曰藏象、四曰脉色、五曰经络、六曰标本、七曰气味、八曰论治、九曰疾病、十曰针刺、十一曰运气、十二曰会通，共三十二卷，犁为三百九十条，更益以图翼十一卷，附翼四卷。观其运气诸图注，则天道可悉诸掌。观其经络诸布置，则藏象可洞其垣。观其治法之玄机，则见之诸条详按。凡其辨疑发隐，补缺正讹，别精气，析神明，分真假，知先后，察气数国中之妙，审阴阳阖辟之机，原始要终，因常知变，靡不殚精极微，秋毫无漏。此书一出，当使灵素与羲易并行，其有功于轩岐大矣。

要之，此书不但有功于轩岐，而并有功于羲易。景岳于内经外，更作医易等篇，余尝观邵子之圆图方图，多所未白，得景岳之图解而了然无疑也。孰知此类经者，合羲易与内经而两相发明哉？余初与景岳交，自癸卯岁始。余以苦心诵着，耗脾家之思虑，兼耗肾家之伎巧，于是病泄泻者二十年，医家咸以为火盛，而景岳独以为火衰，遂用参术桂附之剂，培命门之火。而吠者竞起，余独坚信不回，服之五年而不辍，竟使前病全瘥而脾肾还元。余之敢于多服者，胆力之决断也。景岳之敢于多用者，识力之明透也。非景岳不能有此识，非余不能有此胆，余两人之相与亦奇矣。余既受景岳之赐，因问景岳何以及此，则归功于内经。因是每持内经相与谈论，余才得其皮毛，而景岳已得其精髓。景岳谓余：将注内经，为世人式。余喜之甚，从臾成之。及余官汴梁，又迎景岳治余母太安人，延寿者八载，时类经尚未竣也。余自江右参藩归家十余年，而景岳亦自长安归家，特从会稽过水，见余于峥嵘山下，曰：类经成矣。余得而读之，一读一踊跃，再读再踊跃，即请付之梓，而景岳犹虑识者寡也。余曰：太阳未出，爝火生明。太阳一出，孤灯失照。向日之内经不明，而诸家横出，灯之光也。今类经一出，太阳中天，而灯失色矣。人情不甚相远，既能见灯，岂不见日？景岳又何虑焉？

于是意决，将付之梓，而请余为序。夫景岳之妙旨，载在类经，不待余序。余所序者，谓其注内经而并着医易。世之能注易者，不出于程、朱。能注内经者，不出于秦越人、王太仆。景岳一人，却并程朱秦王之四人合为一人，而直接羲黄之脉于千古之上，恐非程朱秦王所能驾也。今程氏易传、朱氏本义业遍天下，家传户诵，而张氏之类经，非特医家所当传习，儒者尤当服膺，自今以后，家传户诵，景岳之造福于天下者不小，而造福于千万世者胡可量哉？余获此编，大喜大快，冀速其传，遂为序之而赞其刻之。

时皇明天启四载，岁在甲子，阳月上浣，赐进士第，湖广按察司副使，分守荆西道，前奉敕提督河南学政，江西布政使司右参政，分巡南瑞道，通家友弟叶秉敬顿首拜撰。

序二

内经者，三坟之一。盖自轩辕帝同岐伯、鬼臾区等六臣，互相讨论，发明至理以遗教后世。其文义高古渊微，上极天文，下穷地纪，中悉人事，大而阴阳变化，小而草木昆虫，音律象数之肇端，脏腑经络之曲折，靡不缕指而胪列焉。

大哉！至哉！垂不朽之仁慈，开生民之寿域，其为德也，与天地同，与日月并，岂直规规治疾方术已哉？按晋皇甫士安甲乙经叙曰：黄帝内经十八卷，今针经九卷，素问九卷，即内经也。而或者谓素问、针经、明堂三书，非黄帝书，似出于战国。夫战国之文能是乎？宋臣高保衡等叙，业已辟之，此其忆度无稽，固不足深辨。而又有目医为小道，并是书且弁髦置之者，是岂巨慧明眼人欤。观坡仙楞伽经跋云：经之有难经，句句皆理，字字皆法。亦岂知难经出自内经，而仅得其什一，难经而然，内经可知矣。夫内经之生全民命，岂杀于十三经之启植民心。故玄晏先生曰：人受先人之体，有八尺之躯，而不知医事，此所谓游魂耳。虽有忠孝之心，慈惠之性，君父危困，赤子涂地，无以济之，此圣贤所以精思极论，尽其理也。由此言之，儒其可不尽心是书乎？奈何今之业医者，亦置灵素于罔闻，昧性命之玄要，盛盛虚虚而遗人夭殃，致邪失正而绝人长命，所谓业擅专门者如是哉！此其故，正以经文奥衍，研阅诚难，其于至道未明，而期冀夫通神运微，印大圣上智于千古之邈，断乎不能矣！自唐以来，虽赖有启玄子之注，其发明玄秘尽多，而遗漏亦复不少，盖有遇难而默者，有于义未始合者，有互见深藏而不便检阅者。凡其阐扬未尽，灵枢未注，皆不能无遗憾焉。及乎近代诸家，尤不过顺文敷演，而难者仍未能明，精处仍不能发，其何裨之与有？初余究心是书，尝为摘要，将以自资，继而绎之，久久则言言金石，字字珠玑，竟不知孰可摘而孰可遗，因奋然鼓念，冀有以发隐就明，转难为易，尽启其秘而公之于人，务俾后学了然，见便得趣，由堂入室，具悉本原，斯不致误己误人，咸臻至善。于是乎详求其法，则唯有尽易旧制，颠倒一番，从类分门，然后附意阐发，庶晰其韫，然惧擅动圣经，犹未敢也。粤稽往古，则周有扁鹊之摘难，晋有玄晏先生之类分，唐有王太仆之补削，元有滑撄宁之撮钞，鉴此四君子而后意决。且此非十三经之比，盖彼无须类，而此欲醒指迷，则不容不类以求便也。由是遍索两经，先求难易，反复更秋，稍得其绪，然后合两为一，命曰类经。类之者，以灵枢启素问之微，素问发灵枢之秘，相为表里，通其义也。两经既合，乃分为十二类。

夫人之大事，莫若死生，能葆其真，合乎天矣，故首曰摄生类。生成之道，两仪主之，阴阳既立，三寸位矣，故二曰阴阳类。人之有生，脏气为本，五内洞然，三垣治矣，故三曰藏象类。欲知其内，须察其外，脉色通神，吉凶判矣，故四曰脉色类。脏腑治内，经络治外，能明终始，四大安矣，故五曰经络类。万事万殊，必有本末，知所先后，握其要矣，故六曰标本类。人之所赖，药食为天，气味得宜，五宫强矣，故七曰气味类。驹隙百年，谁保无恙，治之弗失，危者安矣，故八曰论治类。疾之中人，变态莫测，明能烛幽，二竖遁矣，故九曰疾病类，药饵不及，古有针砭，九法搜玄，道超凡矣，故十曰针刺类。至若天道茫茫，营运今古，苟无穷，协唯一，推之以理，指诸掌矣，故十一曰运气类。又若经文连属，难以强分，或附见于别门，欲求之而不得，分条索隐，血脉贯矣，故十二曰会通类。汇分三十二卷，此外复附着图翼十五卷。盖以义有深邃，而言不能该者，不拾以图，其精莫聚；图象虽显，而意有未达者，不翼以说，其奥难窥。自是而条理分，纲目举，晦者明，隐者见，巨细通融，歧贰毕彻，一展卷而重门洞开，秋毫在目，不惟广裨乎来学，即凡志切尊生者，欲求兹妙，无不信手可拈矣。是役也，余诚以前代诸贤，注有未备，间多舛错，掩质埋光，俾至道不尽明于世者，迨四千余祀矣。因敢忘陋效颦，勉图蚊负，固非敢弄斧班门。然不屑沿街持钵，故凡遇驳正之处，每多不讳，诚知非雅，第以人心积习既久，讹以传讹，即决长波，犹虞难涤，使辨之不力，将终无救正日矣，此余之所以载思而不敢避也。

吁！余何人斯，敢妄正先贤之训，言之未竟，知必有阙余之谬，而随议其后者，其是其非，此不在余而在乎后之明哲矣。虽然，他山之石，可以攻玉，断流之水，可以鉴形，即壁影萤光，能资志士，竹头木屑，曾利兵家，是编者倘亦有千虑之一得，将见择于圣人矣，何幸如之？独以应策多门，操觚只手，一言一字，偷隙毫端，凡历岁者三旬，易稿者数四，方就其业。所谓河海一流，泰山一壤，盖亦欲共掖其高深耳。后世有子云，其悯余劳而锡之斤正焉，岂非幸中又幸，而相成之德，谓孰非后进之吾师云。

时大明天启四年，岁次甲子，黄钟之吉，景岳子自序于通一斋。

一卷 摄生类

类经名义（类经者，合两经而汇其类也。两经者，曰灵枢、曰素问，总曰内经。内者性命之道，经者载道之书。平素所讲问，是谓素问。神灵之枢要，是调灵枢。）

一、上古之人春秋百岁今时之人半百而衰

（素问上古天真论）

昔在黄帝，生而神灵，弱而能言，幼而徇齐，长而敦敏，成而登天。（按史记：黄帝姓公孙，名轩辕，有熊国君少典之子，继神农氏而有天下，都轩辕之丘，以土德王，故号黄帝。神灵，聪明之至也，以质言。徇，顺也；齐，中正也；敦，浓大也；敏，感而遂通，不疾而速也；此节乃群臣纪圣德禀赋之异，发言之早。方其幼也，能顺而正；及其长也，既敦且敏。故其垂拱致治，教化大行。其于广制度以利天下，垂法象以教后世，自古帝王，无出其右者。成而登天，谓治功成，天年尽，在位百年，寿百十一岁而升遐也。凡人之死，魂归于天，今人云死为升天者，盖本诸此。世传黄帝后铸鼎于鼎湖之山，鼎成而白日升天者，似涉于诞。徇，徐俊切。长，上声。）

乃问于天师曰：余闻上古之人，春秋皆度百岁，而动作不衰；今时之人，年半百而动作皆衰者，时世异耶？人将失之耶？（内经一书，乃黄帝与岐伯、鬼臾区、伯高、少师、少俞、雷公等六臣，平素讲求而成。六臣之中，惟岐伯之功独多，而爵位隆重，故尊称之为天师。）岐伯对曰：上古之人，其知道者，法于阴阳，和于术数，（上古，太古也。道，造化之名也，老子曰，有物混成，先天地生，寂兮寥兮，独立而不改，周行而不殆，可以为天下母，吾不知其名，字之曰道者是也。法，取法也；和，调也。术数，修身养性之法也。天以阴阳而化生万物，人以阴阳而荣养一身，阴阳之道，顺之则生，逆之则死，故知道者，必法则于天地，和调于术数也。）食饮有节，起居有常，不妄作劳，故能形与神俱，而尽终其天年，度百岁乃去。（节饮食以养内，慎起居以养外，不妄作劳以保其天真，则形神俱全，故得尽其天年。天年者，天畀之全。百岁者，天年之概。去者，五脏俱虚，神气皆去，形骸独居而终矣。）今时之人不然也，（不同于古也。）以酒为浆，（甘于酒也。）以

妄为常，（肆乎行也。）醉以入房，（酒色并行也。）以欲竭其精，以耗散其真，（欲不可纵，纵则精竭。精不可竭，竭则真散。盖精能生气，气能生神，营卫一身，莫大乎此。故善养生者，必宝其精，精盈则气盛，气盛则神全，神全则身健，身健则病少，神气坚强，老而益壮，皆本乎精也。广成子曰：必静必清，无劳女形，无摇女精，乃可以长生。正此之谓。）不知持满，不时御神，（持，执持也。御，统御也。不知持满，满必倾复。不时御神，神必外驰。）务快其心，逆于生乐，起居无节，故半百而衰也。（快心事过，终必为殃，是逆于生乐也。起居无节，半百而衰，皆以斫丧精神，事事违道，故不能如上古之尽其天年也。老子曰：生之徒，十有三。死之徒，十有三。民之生动之死地，亦十有三。其今人之谓欤！乐音洛。）

二、上古圣人之教下

（素问上古天真论）

夫上古圣人之教下也，皆谓之虚邪贼风，避之有时，（此上古圣人之教民远害也。虚邪，谓风从冲后来者主杀主害。故圣人之畏虚邪，如避矢石然，此治外之道也。虚邪义详运气类三十五、六及疾病类四。夫音扶。）恬惔虚无，真气从之，精神内守，病安从来？（恬，安静也。惔，朴素也。虚，湛然无物也。无，然莫测也。恬惔者，泊然不愿乎其外；虚无者，漠然无所动于中也。所以真气无不从，精神无不守，又何病之足虑哉？此治内之道也。又无为恬惔详义见阴阳类二。恬音甜。惔音淡。）是以志闲而少欲，心安而不惧，形劳而不倦，（志闲而无贪，何欲之有？心安而无虑，何惧之有？形劳而神逸，何倦之有？）气从以顺，各从其欲，皆得所愿。（气得所养，则必从顺。惟其少欲，乃能从欲，故无所往而不遂。）故美其食，（精粗皆甘也。）任其服，（美恶随便也。）乐其俗，（与天和者，乐天之时。与人和者，乐人之俗也。）高下不相慕，其民故曰朴。（高忘其贵，下安其分，两无相慕，皆归于朴，知止所以不殆也。）是以嗜欲不能劳其目，淫邪不能惑其心，（嗜欲，人欲也。目者，精神之所注也。心神既朴，则嗜欲不能劳其目。目视不妄，则淫邪焉能惑其心？）愚智贤不肖，不惧于物，故合于道。（无论愚智贤不肖，但有养于中，则无惧于物，故皆合养生之道矣。）所以能年皆度百岁而动作不衰者，以其德全不危也。（执道者德全，德全者形全，形全者圣人之道也，又何危焉？）

三、古有真人至人圣人贤人

（素问上古天真论）

黄帝曰：余闻上古有真人者，提挈天地，把握阴阳，（真，天真也。不假修为，故曰真人。心同太极，德契两仪，故能斡旋造化，燮理阴阳，是即提挈把握之谓。）呼吸精气，独立守神，肌肉若一，（呼接于天，故通乎气。吸接于地，故通乎精。有道独存，故能独立。神不外驰，故曰守神。神守于中，形全于外，身心皆合于道，故云肌肉若一。即首篇形与神俱之义。按此节所重者，在精气神三字，惟道家言之独详，今并先贤得理诸论，采附于左以助参悟。白乐天曰：王乔赤松，吸阴阳之气，食天地之精，呼而出故，吸而入新。方扬曰：凡亡于中者，未有不取足于外者也。故善养物者守根，善养生者守息，此言养气当从呼吸也。曹真人曰：神是性兮气是命，神不外驰气自定。张虚静曰：神若出，便收来，神返身中气自回。此言守神以养气也。淮南子曰：事其神者神去之，休其神者神居之。此言静可养神也。金丹大要曰：气聚则精盈，精盈则气盛。此言精气之互根也。契秘图曰：坎为水为月，在人为肾，肾藏精，精中有正阳之气，炎升于上。离为火为日，在人为心，心藏血，血中有真一之液，流降于下。此言坎离之交构也。吕纯阳曰：精养灵根气养神，此真之外更无真。此言修真之道，在于精气神也。胎息经曰：胎从伏气中结，气从有胎中息，气入身来为之生，神去离形为之死，知神气可以长生，固守虚无以养神气，神行即气行，神住即气住，若欲长生，神气须注，心不动念，无来无去，不出不入，自然常住，勤而行之，是真道路。胎息铭曰：三十六咽，一咽为先。吐唯细细，纳唯绵绵。坐卧亦尔，行立坦然。戒于喧杂，忌以腥膻。假名胎息，实曰内丹。非只治病，决定延年。久久行之，名列上仙。此言养生之道，在乎存神养气也。张紫阳曰：心能役神，神亦役心，眼者神游之宅，神游于眼而役于心，心欲求静，必先制眼，抑之于眼，使归于心，则心静而神亦静矣。此言存神在心，而静心在目也。又曰：神有元神，气有元气，精得无元精乎？盖精根据气生，精实而气融，元精失则元气不生，元阳不见，元神见则元气生，元气生则元精产。此言元精元气元神者，求精气神于化生之初也。李东垣省言箴曰：气乃神之祖，精乃气之子，气者精神之根蒂也，大矣哉！积气以成精，积精以全神，必清必静，御之以道，可以为天人矣，有道者能之。余何人哉？切宜省言而已。此言养身之道，以养气为本也。愚按诸论，无非精气神之理。夫生化之道，以气为本，天地万物莫不由之。故气在天地之外，则包罗天地，气在天地之内，则营运天地，日月星辰得以明，雷雨风云得以施，四时万物得以生长收藏，何非气之所为？人之有生，全赖此气。故天元纪大论曰：在天为气，在地为形，形气相感而化生万物矣。惟是气义有二：曰先天气，后天气。先天者，真一之气，气化于虚，因气化形，此气自虚无中来。后天者，血气之气，气化于谷，因形化气，此气自调摄中来。此一形字，即精字也。盖精为天一所生，有形之祖。龙虎经曰：水能生万物，圣人独知之。经脉篇曰：人始生，先成精，精成而脑髓生。阴阳应象大论曰：精化为气。故先天之气，气化为精，后天之气，精化为气，精之与气，本自互生，精气既足，神自王矣。虽神由精气而生，然所以统驭精气，而为运用之主者，则又在吾心之神，三者合一，可言道矣。今之人，但知禁欲即为养生，殊不知心有妄动，气随心散，气散不聚，精逐气亡。释氏有戒欲者曰：断阴不如断心，心为功曹，若止功曹，从者都息，邪心不止，断阴何益？此言深得制欲之要，亦足为入门之一助也。又呼吸精气、存三守一详按，见运气类四十一。又气内为宝义，见论治类十八。膻，世连切。）故能寿敝天地，无有终时，此其道生。（敝，尽也。真人体合于道，故后天地而生，原天地之始，先天地而化，要天地之终，形去而心在，气散而神存，故能寿敝天地而与道俱生也。）

中古之时，有至人者，淳德全道，（至，极也；淳，浓也。至极之人，其德浓，其道全也。）和于阴阳，调于四时，（和，合也，合阴阳之变化；调，顺也，顺时令之往来。）去世离俗，积精全神，（去世离俗，藏形隐迹也。积精全神，聚精会神也。）游行天地之间，视听八远之外，（至道之人，动以天行，故神游宇宙。明察无外，故闻见八荒。）此盖益其寿命而强者也，亦归于真人。（此虽同归于真人，然但能延寿而不衰，已异于寿敝天地者矣。故曰亦者，有间之辞也。）

其次有圣人者，处天地之和，从八风之理，（次真人、至人者，谓之圣人。圣，大而化也。圣人之道，与天地合德，日月合明，四时合序，鬼神合吉凶。所以能处天地之和气，顺八风之正理，而邪弗能伤也。八风义见运气类三十五，有图。）适嗜欲于世俗之间，无恚嗔之心，（适，安便也。恚，怒也。嗔，恶也。欲虽同俗，自得其宜，随遇皆安，故无嗔怒。嗜音示。恚音畏。嗔，昌真切。）行不欲离于世。（和其光，同其尘也。）被服章，（五服五章，尊德之服。皋陶谟曰：天命有德。五服五章哉！）举不欲观于俗，（圣人之心，外化而内不化。外化所以同人，故行不欲离于世；内不化所以全道，故举不欲观于俗。观俗者，效尤之谓。）外不劳形于事，内无思想之患，以恬愉为务，以自得为功，形体不敝，精神不散，亦可以百数。（恬，静也。愉，悦也。敝，坏也。外不劳形则身安，故形体不敝。内无思想则心静，故精神无伤。内外俱有养，则恬愉自得，而无耗损之患，故寿亦可以百数。恬音甜。愉音俞。）

其次有贤人者，法则天地，（次圣人者，谓之贤人。贤，善也，才德之称。法，效也。则，式也。天地之道、天圆地方、天高地浓、天复地载、天动地静。干为天，干者健也。坤为地，坤者顺也。君子之自强不息，安时处顺，能复能载，能包能容，可方可圆，可动可静，是皆效法天地之道。）象似日月，（象，放也。似，肖也。日为阳精、月为阴精、月以夜见、日以昼明、日中则昃、月盈则亏、日去则死、日来则生，故贤人象似之。）辨列星辰，（辨，别也。列，分解也。二十八宿为星之经，金木水火土为星之纬，经有度数之常，纬有进退之变，日月所会谓之辰，辰有十二谓之次，会当朔晦之期，次定四方之位，故贤人辨列之。）逆从阴阳，（逆，反也。从，顺也。阳主生，阴主死，阳主长，阴主消，阳主升，阴主降，升者其数顺，降者其数逆，然阳中有阴，阴中有阳，盛衰不可不辨也，故贤人逆从之。）分别四时，（四时义见下章。）将从上古，协议于道，亦可使益寿，而有极时。（将，随也。极，尽也。贤人从道于上古，故亦可益寿，而但有穷尽耳。呜呼！人操必化之器，托不停之运，乌飞兔走，谁其免之？独怪夫贪得者忘殆，自弃者失时，时其有止也，若之何？盖不知时命耳，彼贤人者则不然也！）

四、四气调神

（素问四气调神论）

春三月，此谓发陈，（发，启也。陈，故也。春阳上升，发育庶物，启故从新，故曰发陈。）天地俱生，万物以荣，（万象更新也。夜卧早起，广步于庭，广，大也。所以布发生之气也。）被发缓形，以使志生，（缓，和缓也。举动和缓以应春气，则神定而志生，是即所以使也。后彼此。）生而勿杀，予而勿夺，赏而勿罚，（皆所以养发生之德也。故君子于启蛰不杀，方长不折。予，与同。）此春气之应，养生之道也。（四时之令，春生夏长，秋收冬藏。凡此应春气者，正所以养生气也。）逆之则伤肝，夏为寒变，奉长者少。（逆，不顺也。奉，承也。肝属木，王于春。春失所养，故伤肝，肝伤则心火失其所生。故当夏令则火有不足，而寒水侮之，因为寒变。寒变者，变热为寒也。春生既逆，承生气而夏。长者少矣。）夏三月，此谓蕃秀，（蕃，茂也。阳王已极，万物俱盛，故曰蕃秀。蕃音烦。）天地气交，万物华实，（岁气阴阳盛衰，其交在夏，故曰天地气交。斯时也，阳气生长于前，阴气收成于后，故万物华实。）夜卧早起，无厌于日，（起卧同于春时，不宜藏也。无厌于长日，气不宜惰也。）使志无怒，使华英成秀，（长夏火土用事，怒则肝气易逆，脾土易伤，故欲使志无怒，则华英成秀。华英，言神气也。）使气得泄，若所爱在外，（夏气欲其疏泄，泄则肤腠宣通，故若所爱在外。）

此夏气之应，养长之道也。（凡此应夏气者，正所以养长气也。长，上声。）逆之则伤心，秋为痎疟，奉收者少，（心属火，王于夏。夏失所养，故伤心，心伤则暑气乘之，至秋而金气收敛，暑邪内郁，于是阴欲入而阳拒之，故为寒，火欲出而阴束之，故为热，金火相争，故寒热往来而为痎疟。夏长既逆，承长气而秋收者少矣。痎音皆。）冬至重病。（火病者畏水也。）

秋三月，此谓容平。（阴升阳降，大火西行，秋容平定，故曰容平。）天气以急，地气以明，（风气劲疾曰急。物色清肃曰明。）早卧早起，与鸡俱兴，（早卧以避初寒，早起以从新爽。）使志安宁，以缓秋刑，（阳和日退，阴寒日生，故欲神志安宁，以避肃杀之气。）收敛神气，使秋气平，无外其志，使肺气清，（皆所以顺秋气，欲使肺金清净也。）此秋气之应，养收之道也！（凡此应秋气者，正所以养收气也。）逆之则伤肺，冬为飧泄，奉藏者少。（肺属金，王于秋。秋失所养，故伤肺，肺伤则肾水失其所生，故当冬令而为肾虚飧泄。飧泄者，水谷不分而为寒泄也。秋收既逆，承收气而冬藏者少矣。飧音孙。）

冬三月，此谓闭藏。（阳气藏伏，闭塞成冬也。）水冰地坼，无扰乎阳，（坼，裂也。天地闭塞，故不可烦扰以泄阳气。坼音策。）早卧晚起，必待日光，（所以避寒也。）使志若伏若匿，若有私意，若已有得，（皆所以法冬令，欲其自重，无妄动也。）去寒就温，无泄皮肤，使气亟夺，（去寒就温。所以养阳，无使泄夺，所以养气。亟，数也。真氏曰：冬气闭藏不密，温暖无霜雪，则来年阳气无力，五谷不登；人身亦是如此，静时纷扰，则动时安能中节？故周子以主静为本，程子以主敬为本，其理一也。亟，棘、器二音。）此冬气之应，养藏之道也。（凡此应冬气者，正所以养脏气也。）逆之则伤肾，春为痿厥，奉生者少。（肾属水，王于冬。冬失所养，故伤肾。肾伤则肝木失其所生。肝主筋，故当春令而筋病为痿。阳欲藏，故冬不能藏，则阳虚为厥。冬藏既逆，承脏气而春生者少矣!)

五、天气清静藏德不止圣人从之故无奇病

（素问四气调神论）

天气清静，光明者也，（天之气，至清静、至光明者也。人禀此气而生，故特言之，以明人之本质亦犹是也。）藏德不止，故不下也。（天德不露，故曰藏德。健运不息，故曰不止。惟其藏德，故应用无穷，惟其健运，故万古不下，天道无为故无不为，天犹若此，可以修身之士而不知所藏德乎？天明则日月不明，邪害空窍，惟天藏德，不自为用，故日往月来，寒往暑来，以成阴阳造化之道。设使天不藏德，自专其明，是大明见则小明灭，日月之光隐矣，昼夜寒暑之令废，而阴阳失其和矣 此所以大明之德不可不藏也。所喻之意，盖谓人之本元不固，发越于外而空窍疏，则邪得乘虚而害之矣。空，孔同。）阳气者闭塞，地气者冒明，（若天气自用，必孤阳上亢，而闭塞乎阴气，则地气隔绝，而冒蔽乎光明矣。）云雾不精，则上应白露不下。（雾者云之类，露者雨之类。阴阳应象大论曰：地气上为云，天气下为雨；雨出地气，云出天气。若上下痞隔，则地气不升，而云雾不得精于上，天气不降，而白露不得应于下，是即至阴虚天气绝，至阳盛地气不足之谓也。吴氏曰：人身膻中之气，犹云雾也。膻中气化则通调水道，下输膀胱。若膻中之气不化，则不能通调水道，下输膀胱，而失降下之令，犹之白露不降矣。）交通不表万物命，故不施，不施则名木多死。（独阳不生，独阴不成，若上下不交，则阴阳乖而生道息，不能表见于万物之命，故生化不施，不施则名木先应，故多死。）恶气不发，风雨不节，白露不下，则菀槁不荣。（恶气不发，浊气不散也。风雨不节，气候乖乱也。白露不下，阴精不降也。气交若此，则草木之类，皆当抑菀枯槁而不荣矣。菀，郁同。槁音稿。）贼风数至，豪雨数起，天地四时不相保，与道相失，则未央绝灭。（央，中半也。阴阳既失其和，则贼风豪雨，数为残害。天地四时，不保其常，是皆与道相违，故凡禀化生气数者，皆不得其半而绝灭矣。数音朔。）唯

圣人从之，故身无奇病，万物不失，生气不竭。（从，顺也。唯圣人者，顺承乎天，故能存神葆真以从其藏，纯亦不已以从其健、知乾坤不用坎离代之之义，以从其不自明，察地天之交泰，水火之既济，以从其阴阳之升降，是圣人之体藏乎天，故身无奇病，而于万物之理既无所失，此所以生气不竭也。）

六、四时阴阳从之则生逆之则死

（素问四气调神论，前篇四气调神，言四时相承之病，此言当时之病。）

逆春气，则少阳不生，肝气内变。（一岁之气，春夏为阳，秋冬为阴；春夏主生长，秋冬主收藏。春令属木，肝胆应之。藏气法时论曰：肝主春，足厥阴少阳主治。故逆春气，则少阳之令不能生发，肝气被郁，内变为病。此不言胆而止言肝者，以脏气为主也。后彼此。）逆夏气，则太阳不长，心气内洞。（夏令属火，心与小肠应之。藏气法时论曰：心主夏，手少阴太阳主治。故逆夏气，则太阳之令不长，而心虚内洞，诸阳之病生矣。）逆秋气，则太阴不收，肺气焦满。（秋令属金，肺与大肠应之。藏气法时论曰：肺主秋，手太阴阳明主治。故逆秋气，则太阴之令不收、而肺热叶焦，为胀满也。）逆冬气，则少阴不藏，肾气独沉。（冬令属水，肾与膀胱应之。藏气法时论曰：肾主冬，足少阴太阳主治。故逆冬气，则少阴之令不藏，而肾气独沉。藏者藏于中，沉者沉于下。肾气不蓄藏，则注泄沉寒等病生矣。）

夫四时阴阳者，万物之根本也，生成之所由也。所以圣人春夏养阳，秋冬养阴，以从其根，（夫阴根于阳，阳根于阴，阴以阳生，阳以阴长。所以圣人春夏则养阳，以为秋冬之地，秋冬则养阴，以为春夏之地，皆所以从其根也。今人有春夏不能养阳者，每因风凉生冷，伤此阳气，以致秋冬，多患疟泻，此阴胜之为病也。有秋冬不能养阴者，每因纵欲过热，伤此阴气，以致春夏，多患火证，此阳胜之为病也。善养生者，宜切佩之！）故与万物沉浮于生长之门，逆其根则伐其本，坏其真矣。（能顺阴阳之性，则能沉浮于生长之门矣。万物有所生，而独知守其根，百事有所出，而独知守其门，则圣人之能事也。）故阴阳四时者，万物之终始也，死生之本也，（阴阳之理，阳为始，阴为终。四时之序，春为始，冬为终。死生之道，分言之，则得其阳者生，得其阴者死；合言之，则阴阳和者生，阴阳离者死。故为万物之始终，死生之本也。）逆之则灾害生，从之则苛疾不起，是谓得道。（苛音呵，残虐也。）道者，圣人行之，愚者佩之。（圣人与道无违，故能行之；愚者信道不笃，故但佩服而已。夫既佩之，已匪无悟，而尚称为愚；今有并阴阳不知而曰医者，又何如其人哉？老子曰：上士闻道，勤而行之；中士闻道，若存若亡；下士闻道大笑之，不笑不足以为道。正此谓也。）

从阴阳则生，逆之则死，从之则治，逆之则乱。反顺为逆，是谓内格。（阴阳即道，道即阴阳，从道则生，何者不治？逆道则死，何者不乱？若反顺为逆，则阴阳内外，皆相格拒。内格者，逆天者也。世有逆天而能生者，吾未之见也。）

七、不治已病治未病

（素问四气调神论　连前篇）

是故圣人不治已病治未病，不治已乱治未乱，此之谓也。（此承前篇而言圣人预防之道，治于未形，故用力少而成功多，以见其安不忘危也。）夫病已成而后药之，乱已成而后治之，譬犹渴而穿井，斗而铸兵，不亦晚乎！（渴而穿井，无及于饮，斗而铸兵，无济于战，诚哉晚矣，而病不早为之计者，亦犹是也。观扁鹊之初见齐桓侯曰：君有疾，在腠理，不治将深。后五日复见曰：君有疾，在血脉，不治将深。又五日复见曰：君有疾，在肠胃间，不治将深。而桓侯俱不能用。再后五日复见，扁鹊望颜而退走曰：疾之居腠理也，汤熨之所及也；在血脉，针石之所及也；在肠胃，酒醪之所及也；其在骨髓，虽司命无奈之何矣。后五日桓侯疾作，使人召扁鹊，而扁鹊已去，桓侯遂死。夫桓侯不早用扁鹊之言，及其病深而后召之，是即渴而穿井，斗而铸兵也。故在圣人则常用意于未病未乱之先，所以灾祸不侵，身命可保。今之人多见病势已成，犹然隐讳，及至于不可为，则虽以扁鹊之神，亦云无奈之何，而医非扁鹊，又将若之何哉？嗟夫！祸始于微，危因于易，能预此者，谓之治未病，不能预此者，谓之治已病，知命者其谨于微而已矣。）

二卷　阴阳类

一、阴阳应象

（素问阴阳应象大论）

黄帝曰：阴阳者，天地之道也，（道者，阴阳之理也。阴阳者，一分为二也。太极动而生阳，静而生阴，天生于动，地生于静，故阴阳为天地之道。）万物之纲纪，（大曰纲，小曰纪，总之为纲，周之为纪，物无巨细，莫不由之，故为万物之纲纪。王氏曰，滋生之用也，阳与之正气以生，阴为之主持以立者，亦是。）变化之父母，（天元纪大论曰：物生谓之化，物极谓之变。易曰：在天成象，在地成形，变化见矣。朱子曰：变者化之渐，化者变之成。阴可变为阳，阳可化为阴。然而变化虽多，无非阴阳之所生，故为之父母。）生杀之本始，（生杀之道，阴阳而已，阳来则物生，阳去则物死。凡日从冬至以后，自南而北谓之来，来则春为阳始，夏为阳盛，阳始则温，温则生物，阳盛则热，热则长物；日从夏至以后，自北而南谓之去，去则秋为阴始，冬为阴盛，阴始则凉，凉则收物，阴盛则寒，寒则藏物，此阴阳生杀之道也。然如下文曰：阳生阴长，阳杀阴藏。则阳亦能杀，阴亦能长矣。六节藏象论曰：生之本，本于阴阳。则阴亦能生矣。故生于阳者，阴能杀之，生于阴者，阳能杀之，万物死生，皆由乎此，故谓之本始。本，根本也。始，终始也。）神明之府也，（神，变化不测也。明，三光着象也。府，所以藏物也。神明出于阴阳，故阴阳为神明之府，此自首节阴阳二字，一贯至此，义当联玩。天元纪大论亦有以上数句，见运气类第三。）治病必求于本。（本，致病之原也。人之疾病，或在表，或在里，或为寒，或为热，或感于五运六气，或伤于脏腑经络，皆不外阴阳二气，必有所本。故或本于阴，或本于阳，病变虽多，其本则一。知病所从生，知乱所由起，而直取之，是为得一之道。譬之伐木而引其柢，则千枝万叶，莫得弗从矣。倘但知见病治病，而不求其致病之因，则流散无穷，此许学士所谓广络原野，以冀一人之获，诚哉疏矣。）故积阳为天，积阴为地。（阴阳体象，大小不同，形气生成，不积不浓，故必积阳至大而为天，积阴至浓而为地。）阴静阳躁，（阴性柔，阳性刚也。）阳生阴长，阳杀阴藏。（此即四象之义，阳生阴长，言阳中之阳阴也；阳杀阴藏，言阴中之阴阳也。盖阳不独立，必得阴而后成，如发生赖于阳和，而长养由乎雨露，是阳生阴长也；阴不自专，必因阳而后行，如闭藏因于寒冽，而肃杀出乎风霜，是阳杀阴藏也。此于对待之中，而复有互藏之道，所谓独阳不生，独阴不成也。如天元纪大论曰：天以阳生阴长，地以阳杀阴藏。实同此义。详运气类三，所当互考。一曰：阳之和者为发生，阴之和者为成实，故曰阳生阴长。阳之亢者为焦枯，阴之凝者为固闭，故曰阳杀阴藏。此以阴阳之淑慝言，于义亦通。）阳化气，阴成形。（阳动而散，故化气。阴静而凝，故成形。）寒极生热，热极生寒。（阴寒阳热，乃阴阳之正气。寒极生热，阴变为阳也；热极生寒，阳变为阴也。邵子曰：动之始则阳生，动之极则阴生；静之始则柔生，静之极则刚生。此周易老变而少不变之义。如人伤于寒，则病为热，本寒而变热也；内热已极，而反寒栗，本热而变寒也。故阴阳之理，极则必变。）寒气生浊，热气生清。（寒气凝滞，故生浊阴。热气升散，故生清阳。）清气在下，则生飧泄；浊气在上，则生䐜胀。（清阳主升，阳衰于下而不能升，故为飧泄；浊阴主降，阴滞于上而不能降，故为䐜胀。飧泄，完谷而泄也。胀，胸膈满也。飧音孙。䐜音嗔。）此阴阳反作，病之逆从也。（作，为也。此字，承上文治病必求其本以下而言。如阴云长，阳云杀，寒生热，热生寒，清在下，浊在上，皆阴阳之反作，病之逆从也。顺则为从，反则为逆，逆从虽殊，皆有其本，故必求其本而治之。）

故清阳为天，浊阴为地。地气上为云，天气下为雨。雨出地气，云出天气。（此下言阴阳精气之升降，以见天人一理也。天地者，阴阳之形体也。云雨者，天地之精气也。阴在下者为精，精者水也，精升则化为气，云因雨而出也。阳在上者为气，气者云也，气降则化为精，雨由云而生也。自下而上者，地交于天也，故地气上为云，又曰云出天气。自上而下者，天交于地也，故天气下为雨，又曰雨出地气。六微旨大论曰：升已而降，降者谓天；降已而升，升者谓地。天气下降，气流于地；地气上升，气腾于天。可见天地之升降者，谓之云雨。人身之升降者，谓之精气。天人一理，此其为最也。气水同类详义，有按在后第四章，所当参阅。）故清阳出上窍，浊阴出下窍；（本乎天者亲上，本乎地者亲下也。上窍七，谓耳目口鼻。下窍二，谓前后二阴。）清阳发腠理，浊阴走五脏；（腠理，肌表也。阳发散于皮肤，故清阳归之。阴受气于五脏，故浊阴走之。腠音凑。）清阳实四肢，浊阴归六腑。（四肢为诸阳之本，故清阳实之。六腑传化水谷，故浊阴归之。）水为阴，火为阳，（水润下而寒，故为阴。火炎上而热，故为阳。水火者，即阴阳之征兆；阴阳者，即水火之性情。凡天地万物之气，无往而非水火之运用，故天以日月为水火，易以坎离为水火，医以心肾为水火，丹以精气为水火。夫肾者水也，水中生气，即真火也；心者火也，火中生液，即真水也。水火互藏，乃至道之所在，医家首宜省察。）阳为气，阴为味。（气无形而升，故为阳。味有质而降，故为阴。此以药食气味言也。）味归形，形归气，（归，根据投也。五味生精血以成形，故味归于形。形之存亡，由气之聚散，故形归于气。）气归精，（气者，真气也，所受于天，与谷气并而充身者也。人身精血，由气而化，故气归于精。）精归化，（精者，坎水也，天一生水，为五行之最先。故物之初生，其形皆水，由精以化气，由气以化神，是水为万化之原，故精归于化。）精食气，形食味，（食，如子食母乳之义。气归精，故精食气。味归形，故形食味。）化生精，（万物化生，必从精始，故化生精。前言精归化者，言未化之前，由精为化也。此言化生精者，言既化之后，由化生精也。）气生形，（气聚则形生，气散则形死也。）味伤形，气伤精，

（味既归形，而味有不节，必反伤形。气既归精，而气有失调，必反伤精。）精化为气，（精化为气，谓元气由精而化也。珠玉集曰：水是三才之祖，精为元气之根。其义即此。然上文既云气归精，是气生精也；而此又曰精化气，是精生气也。二者似乎相反，而不知此正精气互根之妙，以应上文天地云雨之义也。夫阳化气。即云之类；阴成形，即雨之类。雨乃不生于地而降于天之云，气归精也。云乃不出于天而升于地之气，精化为气也。人身精气，全是如此。故气聚则精盈，精盈则气盛，精气充而形自强矣。帝所以先举云雨为言者，正欲示人以精气升降之如此耳。）气伤于味。（上文曰味伤形，则未有形伤而气不伤者。如云味过于酸，肝气以津，脾气乃绝之类，是皆味伤气也。）阴味出下窍，阳气出上窍。（味为阴故降，气为阳故升。）味浓者为阴，薄为阴之阳。气浓者为阳，薄为阳之阴。（此言气味之阴阳，而阴阳之中，复各有阴阳也。味为阴矣，而浓者为纯阴，薄者为阴中之阳；气为阳矣，而浓者为纯阳，薄者为阳中之阴。）味浓则泄，薄则通。气薄则发泄，浓则发热。（阴味下行，故味浓者能泄于下，薄者能通利；阳气上行，故气薄者能泄于表，浓者能发热也。）壮火之气衰，少火之气壮。壮火食气，气食少火。壮火散气，少火生气。（火，天地之阳气也。天非此火，不能生物。人非此火，不能有生。故万物之生，皆由阳气。但阳和之火则生物，亢烈之火反害物，故火太过则气反衰，火和平则气乃壮。壮火散气，故云食气，犹言火食此气也。少火生气，故云食火，犹言气食此火也。此虽承气味而言，然造化之道，少则壮，壮则衰，自是如此，不特专言气味者。）气味辛甘发散为阳，酸苦涌泄为阴。（此言正味之阴阳也。辛散甘缓，故发肌表。酸收苦泄，故为吐泻。）

阴胜则阳病，阳胜则阴病。（此下言阴阳偏胜之为病也。阴阳不和，则有胜有亏，故皆能为病。）阳胜则热，阴胜则寒。（太过所致。）重寒则热，重热则寒。（物极则变也。此即上文寒极生热、热极生寒之义。盖阴阳之气，水极则似火，火极则似水，阳盛则隔阴，阴盛则隔阳。故有真寒假热，真热假寒之

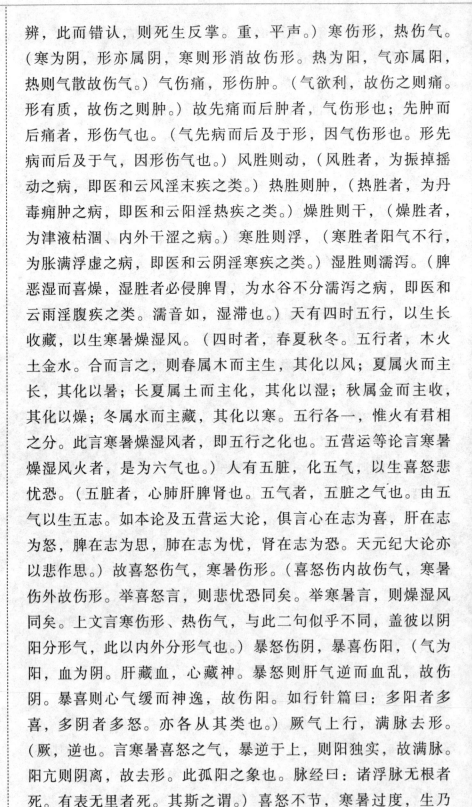

辨，此而错认，则死生反掌。重，平声。）寒伤形，热伤气。（寒为阴，形亦属阴，寒则形消故伤形。热为阳，气亦属阳，热则气散故伤气。）气伤痛，形伤肿。（气欲利，故伤之则痛。形有质，故伤之则肿。）故先痛而后肿者，气伤形也；先肿而后痛者，形伤气也。（气先病而后及于形，因气伤形也。形先病而后及于气，因形伤气也。）风胜则动，（风胜者，为振掉摇动之病，即医和云风淫末疾之类。）热胜则肿，（热胜者，为丹毒痈肿之病，即医和云阳淫热疾之类。）燥胜则干，（燥胜者，为津液枯涸、内外干涩之病。）寒胜则浮，（寒胜者阳气不行，为胀满浮虚之病，即医和云阴淫寒疾之类。）湿胜则濡泻。（脾恶湿而喜燥，湿胜者必侵脾胃，为水谷不分濡泻之病，即医和云雨淫腹疾之类。濡音如，湿滞也。）天有四时五行，以生长收藏，以生寒暑燥湿风。（四时者，春夏秋冬。五行者，木火土金水。合而言之，则春属木而主生，其化以风；夏属火而主长，其化以暑；长夏属土而主化，其化以湿；秋属金而主收，其化以燥；冬属水而主藏，其化以寒。五行各一，惟火有君相之分。此言寒暑燥湿风者，即五行之化也。五营运等论言寒暑燥湿风火者，是为六气也。）人有五脏，化五气，以生喜怒悲忧恐。（五脏者，心肺肝脾肾也。五气者，五脏之气也。由五气以生五志。如本论及五营运大论，俱言心在志为喜，肝在志为怒，脾在志为思，肺在志为忧，肾在志为恐。天元纪大论亦以悲作思。）故喜怒伤气，寒暑伤形。（喜怒伤内故伤气，寒暑伤外故伤形。举喜怒言，则悲忧恐同矣。举寒暑言，则燥湿风同矣。上文言寒伤形、热伤气，与此二句似乎不同，盖彼以阴阳分形气，此以内外分形气也。）暴怒伤阴，暴喜伤阳，（气为阳，血为阴。肝藏血，心藏神。暴怒则肝气逆而血乱，故伤阴。暴喜则心气缓而神逸，故伤阳。如行针篇曰：多阳者多喜，多阴者多怒。亦各从其类也。）厥气上行，满脉去形。（厥，逆也。言寒暑喜怒之气，暴逆于上，则阳独实，故满脉。阳亢则阴离，故去形。此孤阳之象也。脉经曰：诸浮脉无根者死。有表无里者死。其斯之谓。）喜怒不节，寒暑过度，生乃不固。（固，坚也。）故重阴必阳，重阳必阴。（重者，重叠之义，谓当阴时而复感寒，阳时而复感热，或以天之热气伤人阳分，天之寒气伤人阴分，皆谓之重。盖阴阳之道，同气相求，故阳伤于阳，阴伤于阴；然而重阳必变为阴证，重阴必变为阳证，如以热水沐浴身反凉，凉水沐浴身反热，因小可以喻大，下文八句，即其征验。此与上文重寒则热、寒极生热，义相上下，所当互求。重，平声。）故曰：冬伤于寒，春必病温；（冬伤于寒者，以类相求，其气入肾，其寒侵骨。其即病者，为直中阴经之伤寒；不即病者，至春夏则阳气发越，营气渐虚，所藏寒毒，外合阳邪而变为温病。然其多从足太阳始者，正以肾与膀胱为表里，受于阴而发于阳也。愚按：伤寒温疫，多起于冬不藏精，及辛苦饥饿之人。盖冬不藏精，则邪能深入，而辛苦之人，其身常暖，其衣常薄，暖时窍开，薄时忍寒，兼以饥饿劳倦，致伤中气，则寒邪易入，待春而发，此所以大荒之后，必有大疫，正为此也。但此辈疫气既盛，势必传染，又必于虚者先受其气，则有不必冬寒而病者矣。避之之法，必节欲节劳，仍勿忍饥而近其气，自可无虑。）春伤于风，夏生飧泄；（春伤于风，木气通于肝胆，即病者乃为外感，若不即病而留连于夏，脾土当令，木邪相侮，变为飧泄也。飧音孙，完谷而泄也。）夏伤于暑，秋必痎疟；（夏伤于暑，金气受邪，即病者乃为暑证，若不即病而暑汗不出，延至于秋，新凉外束，邪郁成热，金火相拒，寒热交争，故病为痎疟。痎音皆。）秋伤于湿，冬生咳嗽。（夏秋之交，土金用事，秋伤于湿，其即病者，湿气通脾，故为濡泄等证，若不即病，而湿蓄金藏，久之变热，至冬则外寒内热，相搏乘肺，病为咳嗽。生气通天论亦云：秋伤于湿，上逆而咳。按此四节，春夏以木火伤人而病反寒，秋冬以寒湿伤人而病反热，是即上文重阴必阳、重阳必阴之义。）

故曰：天地者，万物之上下也。（天覆物，故在上。地载物，故在下。五运行大论曰：所谓上下者岁上下见阴阳之所在也。以司天在泉言，见运气类四。）阴阳者，血气之男女也；（阳为气为男，阴为血为女。）左右者，阴阳之道路也。（阳左而升，阴右而降。五营运大论曰：左右者，诸上见厥阴，左少阴，右太阳之类。以司天在泉左右间气言，见同前。）水火者，阴阳之征兆也。（征，证也。兆，见也。阴阳不可见，水火即其证而可见也。）阴阳者，万物之能始也。（能始者，能为变化生成之元始也，能始则能终矣。）故曰：阴在内，阳之守也。阳在外，阴之使也。（阴性静，故为阳之守。阳性动，故为阴之使。守者守于中，使者运于外。以法象言，则地守于中，天运于外。以人伦言，则妻守于中，夫运于外。以气血言，则营守于中，卫运于外。故朱子曰：阳以阴为基，阴以阳为偶。）

二、法阴阳

（素问阴阳应象大论）

帝曰：法阴阳奈何？（法，则也，以辨病之阴阳也。）岐伯曰：阳胜则身热，腠理闭，喘粗为之俯仰，汗不出而热，齿干，以烦冤腹满死，能冬不能夏。（阳胜者火盛，故身热。阳盛者表实，故腠理闭。阳实于胸，则喘粗不得卧，故为仰。汗闭于外，则热郁于内，故齿干。阳极则伤阴，故以烦冤腹满死。阴竭者，得冬之助，犹可支持；遇夏之热，不能耐受矣。冤，郁而乱也。腠音凑。能，耐同。）阴胜则身寒汗出，身常清，数栗而寒，寒则厥，厥则腹满死，能夏不能冬。（阴胜则阳衰，故身寒。阳衰则表不固，故汗出而身冷。栗，战栗也。厥，厥逆也。阴极者，阳竭于中，故腹满而死。阳衰者，喜暖恶寒，故能夏不能冬也。脉要精微论亦曰：阳气有余为身热无汗，阴气有余为多汗身寒。见脉色二十一。）此阴阳更胜之变，病之形能也。（更胜，迭为胜负也，即阴胜阳病、阳胜阴病之义。形言阴阳之病形，能言气令之耐受也。）

帝曰：调此二者奈何？（帝以阴阳为病俱能死，故问调和二者之道。）岐伯曰：能知七损八益，则二者可调，不知用此，则早衰之节也。（上文言阴阳之变病，此言死生之本原也。七为少阳之数，八为少阴之数。七损者言阳消之渐，八益者言阴长之由也。夫阴阳者，生杀之本始也。生从乎阳，阳不宜消也；死从乎阴，阴不宜长也。使能知七损八益之道，而得其消长之几，则阴阳之柄，把握在我，故二者可调，否则未央而衰矣。愚按：阴阳二气，形莫大乎天地，明莫着乎日月。虽天地为对待之体，而地在天中，顺天之化；日月为对待之象，而月得日光，赖日以明。此阴阳之征兆，阴必以阳为主也。故阳长则阴消，阳退则阴进，阳来则物生，阳去则物死，所以阴邪之进退，皆由乎阳气之盛衰耳。故生气通天等论皆专重阳气，其义可知。又华元化曰：阳者生之本，阴者死之基。阴常宜损，阳常宜盈。顺阳者多长生，顺阴者多消灭。中和集曰：大修行人，分阴未尽则不仙；一切常人，分阳未尽则不死。亦皆以阳气为言。可见死生之本，全在阳气。故周易三百八十四爻，皆卷卷于扶阳抑阴者，盖恐其自消而剥，自剥而尽，而生道不几乎息矣。观圣贤虑始之心，相符若此，则本篇损益大义，又安能外乎是哉？一曰：七损八益者，乃互言阴阳消长之理，欲知所预防也。如上古天真论云，女得七数，男得八数。使能知七之所以损，则女可预防其损而益自在也；能知八之所以益，则男可常守其益而损无涉也。阴阳皆有损益，能知所预，则二者何不可调哉？此说亦通。按启玄子注此，谓女为阴七可损，则海满而血自下，男为阳八宜益，交会而精泄，以用字解为房事。然经血宜调，非可言损，交会精泄，何以言益？故马氏因之而注为采取之说，岂此论专为男而不为女耶？矧亵狎之训，亦岂神圣正大之意哉？）年四十，而阴气自半也，（阴，真阴也。四十之后，精气日衰，阴减其半矣。然此言常人之大较，至若彭殇椿菌，禀赋不齐，而太极国中，则又各有其局象。愚按：真阴之义，即天一也，即坎水也，丹家谓之元精。道书曰：涕唾精津汗血液，七般灵物总属阴。又曰：四大一身皆属阴，不知何物是阳精？此阳精二字，专指神气为言，谓神必由精而生也。又钟吕集曰：真气为阳，真水为阴。阳藏水中，阴藏气中。气主于升，气中有真水；水主于降，水中有真气。真水乃真阴也，真气乃真阳也。凡此之说，皆深得阴阳之精义。试以人之阳事验之，夫施而泄者，阴之精也，坚而热者，阳之气也，精去而阳痿，则阴之为阳，尤易见也。此即阴气自半之谓。故本神篇曰：五脏主藏精者也，不可伤，伤则失守而阴虚，阴虚则无气，无气则死矣。由此观之，可见真阴者，即真阳之本也。夫水火皆宅于命门，拆之则二，合之则一，造化由此而生，万物由此而出。其在人身，为性命之根柢，为脏腑之化原。故许叔微云：补脾不若补肾。诚独见之玄谈，医家之宗旨也。后世有以苦寒为补阴者，伐阴者也，害莫甚矣，不可不为深察。）起居衰矣。（真阴已半，所以衰也。）年五十，体重，耳目不聪明矣。（肝受血而能视，足受血而能步，今精血渐衰，故体重而耳目不聪矣。）年六十，阴痿，气大衰，九窍不利，下虚上实，涕泣俱出矣。（阴痿，阳不举也。阴气内亏，故九窍不利。阴虚则阳无所归而气浮于上，故上实下虚而涕泣俱出。）故曰：知之则强，不知则老，（知，谓知损益之道。）故同出而名异耳。（同出者，人生同此阴阳也。而知与不知，则智愚之名异矣。）智者察同，（愚者察异，智者所见，皆合于道，故察同。愚者闻道则笑，而各是其是，故察异。）愚者不足，智者有余，（愚者失之，智者得之也。）有余则耳目聪明，身体轻强，老者复壮，壮者益治。（此智者有余之征验。）是以圣人为无为之事，乐恬憺之能，（无为者，天地之道也。恬憺者，自然之乐也。老子曰：道常无为而无不为。又曰：人法地，地法天，天法道，道法自然。夫自然而然者，即恬憺无为之道也。庄子曰：天无为以之清，地无为以之宁，故两无为相合，万物皆化。芒乎芴乎而无从出乎？芴乎芒乎而无有象乎？万物职职，皆从无为殖。故曰天地无为也，而无不为也，人也孰能得无为哉？二子之言，皆本乎此。能者，如关尹子所谓惟有道之士能为之，亦能能之而不为之之义。）从欲快志于虚无之守，故寿命无穷，与天地终，此圣人之治身也。（从欲，如孔子之从心所欲也。快志，如庄子之乐全得志也。虚无之守，守无为之道也。故欲无不从，志无不快，寿命可以无穷，而与天地同其终矣。愚按：圣人之道，惟圣人能之，人非生知，诚未能也。然而效法圣贤，则在明哲之所必不容己者，欲得其门，当自养心保身始。故但能于动中藏静，忙里偷闲，致远钩深，庶乎近矣。观谭景升曰：明镜无心，无物不照，昊天无心，万象自驰；行师无状，敌不敢欺；至人无虑，元精自归。能师于无者，无所不之。故镜以察物，物去而镜自镜；心以应事，事去而心自心。此养心之道也。南华经曰：知道者，必达于理；达于理者，必明于权，明于权者，不以物害己。故至德者，火弗能热，水弗能溺，寒暑弗能害，禽兽弗能贼，非谓其薄之也，言察乎安危，宁于祸福，谨于去就，莫之能害也。淮南子曰：得道之士，内有一定之操，而外能　伸卷舒，于物推移，故万举而不陷。所以贵圣人者，以其能龙变也，此保身之道也。知此二者，则跻圣功夫，必有能因学而至者矣。又恬憺虚无义，见摄生类二。）

三、天不足西北地不满东南

（素问阴阳应象大论）

岐伯曰：天不足西北，故西北方阴也，而人右耳目不如左明也。地不满东南，故东南方阳也，而人左手足不如右强也。（天为阳，西北阴方，故天不足西北。地为阴，东南阳方，故地不满东南。日月星辰，天之四象，犹人之有耳目口鼻，故耳目之左明于右，以阳胜于东南也。水火土石，地之四体，犹人之有皮肉筋骨，故手足之右强于左，以阴强于西北也。）

帝曰：何以然？岐伯曰：东方阳也，阳者其精并于上，并于上则上明而下虚，故使耳目聪明，而手足不便也。西方阴也，阴者其精并于下，并于下则下盛而上虚，故其耳目不聪明而手足便也。（并，聚也。天地之道，东升西降，升者为阳，降者为阴。阳气生于子中，极于午中，从左升而并于上，故耳目之明亦在左，而左之手足不便也。阴气生于午中，极于子中，从右降而并于下，故手足之强亦在右，而右之耳目不聪也。）故俱感于邪，其在上则右甚，在下则左甚，此天地阴阳所不能全也，故邪居之。（俱，兼上下而言也。夫邪之所凑，必因其虚。故在上则右者甚，在下则左者甚。盖以天之阳不全于上之右，地之阴不全于下之左，故邪得居之而病独甚也。）

四、天精地形气通于人

（素问阴阳应象大论）

故天有精，地有形，天有八纪，地有五里，（五行精气，成象于天，则为七政二十八宿，以定天之度；布位于地，则为山川河海，以成地之形。惟天有精，故八节之纪正；惟地有形，故五方之里分。纪，考记也。里，道里也。）故能为万物之父母。（干知大始，坤作成物，阳以化气，阴以成形，阴阳合德，变化见矣，故天地为万物之父母。）清阳上天，浊阴归地，（阳升阴降也。）是故天地之动静，神明为之纲纪，（神明者，阴阳之情状也。天地动静，阴阳往来，即神明之纲纪也。易曰：神也者，妙万物而为言者也。动万物者莫疾乎雷，挠万物者莫疾乎风，燥万物者莫　乎火，说万物者莫说乎泽，润万物者莫润乎水，终万物始万物者莫盛乎艮。故水火相逮，雷风不相悖，山泽通气，然后能变化既成万物者。是皆神明纲纪之义。故能以生长收藏，终而复始。一阴一阳，互为进退，故消长无穷，终而复始。）惟贤人上配天以养头，下象地以养足，中傍人事以养五脏。（清阳在上，故头配天以养其清。浊阴在下，故足象地以养其静。五气营运于中，故五脏傍人事以养其和。此虽以头足五脏为言，而实谓上中下，无非法于天地人也。）天气通于肺，地气通于嗌，（天气，清气也，谓呼吸之气。地气，浊气也，谓饮食之气。清气通于五脏，由喉而先入肺。浊气通于六腑，由嗌而先入胃。嗌，咽也。六节藏象论曰：天食人以五气，地食人以五味。五气入鼻，藏于心肺；五味入口，藏于肠胃。太阴阳明论曰：喉主天气，咽主地气。其义皆同。嗌音益。）风气通于肝，风为木气，肝为木脏，同气相求，故通于肝。上文二句，总言天地阴阳通于人；此下四句，分言五行气候通于人。此详言天气通肺，以及于五脏者也。）雷气通于心，（雷为火气，心为火脏，故相通。）谷气通于脾，（山谷土气，脾为土脏，故相通。）雨气通于肾。（雨为水气，肾为水脏，故相通。）六经为川，肠胃为海，（六经者，三阴三阳也，周流气血，故为人之川。肠胃者，盛受水谷，故为人之海。此详言地气通于嗌也。）

九窍为水注之气。（上七窍，下二窍，是为九窍。水注之气，言水气之注也，如目之泪，鼻之涕，口之津，二阴之尿秽皆是也。虽耳若无水，而耳中津气湿而成垢，是即水气所致。气至水必至，水至气必至，故言水注之气。愚按：阴阳合一之妙，于气水而见之矣。夫气者阳也，气主升；水者阴也，水主降。然水中藏气，水即气也；气中藏水，气即水也。升降虽分阴阳，气水实为同类。何也？请以釜观，得其象矣。夫水在釜中，下得阳火则水干，非水干也，水化气而去也；上加复固则水生，非水生也，气化水而流也。故无水则气从何来？无气则水从何至？水气一体，于斯见矣。而人之精气亦犹是也，故言气注之水亦可，言水注之气亦可；然不曰气注之水，而曰水注之气者，至哉妙哉！此神圣发微之妙，于颠倒中而见其真矣。）以天地为之阴阳，（此重申上文，言贤人之养身，皆法乎天地之阴阳，如天气地气、风雷谷雨、川海九窍之类皆是也。）阳之汗，以天地之雨名之；（汗出于阳而本于阴，故以天地之雨名之。雨即人之汗，汗即天之雨，皆阴精之所化。知雨之为义，则可与言汗矣。）阳之气，以天地之疾风名之。气本属阳，阳胜则气急，故以天地之疾风名之。知阴阳之权衡，动静之承制，则可与言气矣。）暴气象雷，（天有雷霆，火郁之发也；人有刚暴，怒气之逆也。故语曰雷霆之怒。）逆气象阳。（天地之气，升降和则不逆矣。天不降，地不升，则阳亢于上，人之气逆亦犹此也。）故治不法天之纪，不用地之理，则灾害至矣。（上文言人之阴阳，无不合乎天地，故贤人者必法天以治身。设不知此，而反天之纪，逆地之理，则灾害至矣。此理字与前五里之里不同，盖彼言广舆之里，此言理气之理。）

五、阴阳之中复有阴阳

（素问金匮真言论）

故曰：阴中有阴，阳中有阳。（故曰，引辞也。既言阴矣，而阴中又有阴；既言阳矣，而阳中又有阳。此阴阳之道，所以无穷，有如下文云者。）平旦至日中，天之阳，阳中之阳也；日中至黄昏，天之阳，阳中之阴也；合夜至鸡鸣，天之阴，阴中之阴也；鸡鸣至平旦，天之阴；阴中之阳也。（一日之气，自卯时日出地上为昼，天之阳也；自酉时日入地中为夜，天之阴也。然于阴阳之中，复有阴阳，如午前为阳中之阳，午后则阳中之阴也；子前为阴中之阴，子后为阴中之阳也。故以一日

中華藏書

黄帝内经·最新整理珍藏版

中国书店

分为四时，则子午当二至之中，卯酉当二分之令；日出为春，日中为夏，日入为秋，夜半为冬也。）故人亦应之。（人之阴阳，亦与一日四时之气同。故子后则气升，午后则气降，子后则阳盛，午后则阳衰矣。）夫言人之阴阳，则外为阳，内为阴。（以表里言。）言人身之阴阳，则背为阳，腹为阴。（以前后言。）言人身之脏腑中阴阳，则脏者为阴，腑者为阳。肝心脾肺肾五脏皆为阴，胆胃大肠小肠膀胱三焦六腑皆为阳。（五脏属里，藏精气而不泻，故为阴。六腑属表，传化物而不藏，故为阳。）所以欲知阴中之阴、阳中之阳者何也？为冬病在阴，夏病在阳，春病在阴，秋病在阳，皆视其所在，为施针石也。（此举一岁之候，以明病治之阴阳也。冬气伏藏故在阴，夏气发越故在阳。春病在阴者，以春阳尚微而余阴尚盛也。秋病在阳者，以秋阴尚微而余阳尚盛也。必当体察气宜，庶无误治。此虽以四时针石言，而凡药食之类，无不皆然，不可不为详察也。）故背为阳，阳中之阳，心也；背为阳，阳中之阴，肺也；腹为阴，阴中之阴，肾也；腹为阴，阴中之阳，肝也；腹为阴，阴中之至阴，脾也。（人身背腹阴阳，议论不一。有言前阳后阴者，如老子所谓万物负阴而抱阳是也。有言前阴后阳者，如此节所谓背为阳、腹为阴是也。似乎相左。观邵子曰：天之阳在南，阴在北；地之阴在南，阳在北。天阳在南，故日处之；地刚在北，故山处之。所以地高西北，天高东南。然则老子所言，言天之象，故人之耳目口鼻动于前，所以应天阳面南也。本经所言，言地之象，故人之脊膂肩背峙于后，所以应地刚居北也。矧以形体言之，本为地象，故背为阳，腹为阴，而阳经行于背，阴经行于腹也。天地阴阳之道，当考伏羲六十四卦方圆图，圆图象天，阳在东南，方图象地，阳在西北，其义最精，燎然可见。又如人之五脏，何以心肺为背之阳，肝脾肾为腹之阴？盖心肺居于膈上，连近于背，故为背之二阳脏；肝脾肾居于膈下，藏载于腹，故为腹之三阴脏。然阳中又分阴阳，则心象人之日，故曰牡脏，为阳中之阳。肺象人之天，天象玄而不自明。朱子曰：天之无星空处谓之辰。故天体虽阳，而实包藏阴德，较乎日之纯阳者，似为有间。故肺曰牝脏，为阳中之阴。若阴中又分阴阳，则肾属人之水，故曰牝脏，阴中之阴也。肝属人之木，木火同气，故曰牡脏，阴中之阳也，脾属人之土，其体象地，故曰牝脏，为阴中之至阴也。）此皆阴阳表里、内外雌雄相输应也，故以应天之阴阳也。（雌雄，即牝牡之谓。输应，转输相应也。此总结上文以人应天之义。地即天中之物，言天则地在其中矣。牝牡义，见针刺类十七。）

三卷　藏象类

一、十二官

（素问灵兰秘典论　全）

黄帝问曰：愿闻十二脏之相使贵贱何如？（脏，藏也。六脏六腑，总为十二。分言之，则阳为腑，阴为脏；合言之，则皆可称脏，犹言库藏之藏，所以藏物者。如宣明五气篇曰，心藏神、肺藏魄之类是也。相使者，辅相臣使之谓。贵贱者，君臣上下之分。藏，去声。）岐伯对曰：悉乎哉问也，请遂言之。心者，君主之官也，神明出焉。（心为一身之君主，禀虚灵而含造化，具一理以应万几，脏腑百骸，惟所是命，聪明智能，莫不由之，故曰神明出焉。）肺者，相傅之官，治节出焉。（肺与心皆居膈上，位高近君，犹之宰辅，故称相傅之官。肺主气，气调则营卫脏腑无所不治，故曰治节出焉。节，制也。相，去声。）肝者，将军之官，谋虑出焉。（肝属风木，性动而急，故为将军之官。木主发生，故为谋虑所出。）

胆者，中正之官，决断出焉。（胆禀刚果之气，故为中正之官，而决断所出。胆附于肝，相为表里，肝气虽强，非胆不断。肝胆相济，勇敢乃成。故奇病论曰：肝者中之将也，取决于胆。）膻中者，臣使之官，喜乐出焉。（膻中在上焦，亦名上气海，为宗气所积之处，主奉行君相之令而布施气化，故为臣使之官。行针篇曰：多阳者多喜，多阴者多怒。膻中为二阳脏所居，故喜乐出焉。按十二经表里，有心包络而无膻中。心包之位正居膈上，为心之护卫。胀论曰：膻中者，心主之宫城也。正合心包臣使之义，意者其即指此欤？膻，唐坦切。）脾胃者，仓廪之官，五味出焉。（脾主运化，胃司受纳，通主水谷，故皆为仓廪之官。五味入胃，由脾布散，故曰五味出焉。刺法论曰：脾为谏议之官，知周出焉。见运气类四十三。）大肠者，传道之官，变化出焉。（大肠居小肠之下，主出糟粕，故为肠胃变化之传道。）小肠者，受盛之官，化物出焉。（小肠居胃之下，受盛胃中水谷而厘清浊，水液由此而渗于前，糟粕由此而归于后，脾气化而上升，小肠化而下降，故曰化物出焉。）肾者，作强之官，伎巧出焉。（伎，技同。肾属水而藏精，精为有形之本，精盛形成则作用强，故为作强之官。水能化生万物，精妙莫测，故曰伎巧出焉。）三焦者，决渎之官，水道出焉。（决，通也。渎，水道也。上焦不治则水泛高原，中焦不治则水留中脘，下焦不治则水乱二便。三焦气治，则脉络通而水道利，故曰决渎之官。）膀胱者，州都之官，津液藏焉，气化则能出矣。（膀胱位居最下，三焦水液所归，是同都会之地，故曰州都之官，津液藏焉。膀胱有下口而无上口，津液之入者为水，水之化者由气，有化而入，而后有出，是谓气化则能出矣。营卫生会篇曰：水谷俱下而成下焦，济泌别汁，循下焦而渗入膀胱。正此谓也。然气化之原，居丹田之间，是名下气海，天一元气，化生于此。元气足则运化有常，水道自利，所以气为水母。知气化能出之旨，则治水之道，思过半矣。气化大义，又见三焦胞络命门辨及膀胱图注中。）

　　凡此十二官者，不得相失也。（失则气不相使而灾害至矣。）故主明则下安，以此养生则寿，殁世不殆，以为天下则大昌。（心主明则十二官皆安，所以不殆。能推养生之道，以及齐家治国平天下，未有不大昌者矣。）主不明则十二官危，使道闭塞而不通，形乃大伤，以此养生则殃，以为天下者其宗大危，戒之戒之！（心不明则神无所主，而脏腑相使之道闭塞不通，故自君主而下。无不失职，所以十二藏皆危，而不免于殃也。身且不免，况于天下乎？重言戒之者，甚言心君之不可不明也。）至道在微，变化无穷，孰知其原？（至道之大，其原甚微，及其变化，则有莫测，人能见其多，而不能见其少，安得知原者相与谈是哉?）窘乎哉，消者瞿瞿，孰知其要？闵闵之当，孰者为良？（窘，穷也。瞿瞿，不审貌。闵闵，忧恤也。消者瞿瞿，孰知其要，谓十二官相失，则精神日消，瞿瞿然莫审其故，诚哉窘矣，然所致之由，果孰得而知其要也？闵闵之当，孰者为良，谓能忧人之忧而恤人之危者，又孰知以当其明哲之良哉？盖甚言知道之少也。气交变大论作肖者瞿瞿，其义稍异，见运气类十一。瞿音劬。）恍惚之数，生于毫厘，（恍惚者，无形之始。毫厘者，有象之初。即至道在微之征也。）毫厘之数，起于度量，千之万之，可以益大，推之大之，其形乃制。（毫厘者，度量之所起也。千之万之者，积而不已，而形制益多也。喻言大必由于小，着必始于微，是以变化虽多，原则一耳。故但能知一。则无一之不知也；不能知一，则无一之能知也。正以见人之安危休咎，亦惟心君为之原耳。）

黄帝曰：善哉！余闻精光之道，大圣之业，而宣明大道，非斋戒择吉日，不敢受也。黄帝乃择吉日良兆，而藏灵兰之室，以传保焉。（洗心曰斋，远欲曰戒。盖深敬大道，而示人以珍重之甚也。）

二、藏象

（《素问·六节藏象论》）

帝曰：藏象何如？（象，形象也。藏居于内，形见于外，故曰藏象。）岐伯曰：心者，生之本，神之变也；其华在面，其充在血脉，为阳中之太阳，通于夏气。（心为君主而属阳，阳主生，万物系之以存亡，故曰生之本。心藏神，神明由之以变化，故曰神之变。心主血脉，血足则面容光彩，脉络满盈，故曰其华在面，其充在血脉。心属火，以阳藏而通于夏气，故为阳中之太阳。）肺者，气之本，魄之处也；其华在毛，其充在皮，为阳中之太阴，通于秋气。（诸气皆主于肺，故曰气之本。肺藏魄，故曰魄之处。肺主身之皮毛，故其华在毛，其充在皮。肺金以太阴之气而居阳分，故为阳中之太阴，通于秋气。）肾者，主蛰，封藏之本，精之处也；其华在发，其充在骨，为阴中之少阴，通于冬气。（肾者，胃之关也，位居亥子，开窍二阴而司约束，故为主蛰封藏之本。肾主水，受五脏六腑之精而藏之，故曰精之处也。发为血之余，精足则血足而发盛，故其华在发。肾之合骨也，故其充在骨。肾为阴脏，故为阴中之少阴，通于冬气。愚按：新校正言全元起本及《甲乙经》、《太素》，俱以肺作阳中之少阴，肾作阴中之太阴。盖谓肺在十二经虽属太阴，然阴在阳中，当为少阴也；肾在十二经虽属少阴，然阴在阴中，当为太阴也。此说虽亦理也，然考之《刺禁论》云：膈肓之上，中有父母。乃指心火肺金为父母也。父曰太阳，母曰太阴，自无不可；肾虽属水而阳生于子，即曰少阴，于义亦当。此当仍以本经为正。）肝者，罢极之本，魂之居也；其华在爪，其充在筋，以生血气，其味酸，其色苍，此为阳中之少阳，通于春气。（人之运动，由乎筋力，运动过劳，筋必罢极。肝藏魂，故为魂之居。爪者筋之余，故其华在爪，其充在筋，肝属木，位居东方，为发生之始，故以生血气。酸者木之味。苍者木之色。木王于春，阳犹未盛，故为阳中之少阳，通于春气。按：上文三脏，皆不言色味，而肝脾二脏独言之，意必脱简也。五脏色味，详载《五营运大论》及《阴阳应象大论》等篇，见后五、六。罢音皮。）脾胃大肠小肠三焦膀胱者，仓廪之本，营之居也，名曰器，能化糟粕转味而入出者也；（此六者皆主盛受水谷，故同称仓廪之本。营者水谷之精气也，水谷贮于六腑，故为营之所居而皆名曰器，凡所以化糟粕转五味者，皆由乎此也。粕音朴。）其华在唇四白，其充在肌，其味甘，其色黄，此至阴之类，通于土气。（四白，唇之四际白肉也。唇者脾之荣。肌肉者脾之合。甘者土之味。黄者土之色也。脾以阴中之至阴而分王四季，故通于土气。此虽若指脾为言，而实总结六腑者，皆仓廪之本，无非统于脾气也，故曰此至阴之类。）凡十一脏，取决于胆也。（五脏六腑，共为十一，禀赋不同，情志亦异，必资胆气，庶得各成其用，故皆取决于胆也。愚按：五脏者，主藏精而不泻，故五脏皆内实；六腑者，主化物而不藏，故六腑皆中虚。惟胆以中虚，故属于腑；然藏而不泻，又类乎脏。故足少阳为半表半里之经，亦曰中正之官，又曰奇恒之府，所以能通达阴阳，而十一脏皆取决乎此也。然东垣曰：胆者少阳春升之气，春气升则万化安。故胆气春升，则余脏从之，所以十一脏皆取决于胆。其说亦通。）

三、脏腑有相合三焦曰

（《灵枢·本输篇》）

肺合大肠，大肠者，传道之府。（此言脏腑各有所合，是为一表一里。肺与大肠为表里，故相合也。传道之官义见前一。）心合小肠，小肠者，受盛之府。（心与小肠为表里，故相合也。受盛之义亦见前。）肝合胆，胆者，中精之府。（肝与胆为表里，故相合也。胆为中正之官，藏清净之液，故曰中精之府。盖以他府所盛者皆浊，而此独清也。）脾合胃，胃者，五谷之府。（脾与胃为表里，而胃司受纳，故为五谷之府。）肾合膀胱，膀胱者，津液之府也。（肾与膀胱为表里，而津液藏焉，故为津液之府。）少阳属肾，肾上连肺，故将两脏。（少阳，三焦也。三焦之正脉指天，散于胸中，而肾脉亦上连于肺；三焦之下属于膀胱，而膀胱为肾之合，故三焦亦属乎肾也。然三焦为中渎之府，膀胱为津液之府，肾以水脏而领水府，理之当然，故肾得兼将两脏。将，领也。两脏，腑亦可以言脏也。《本藏篇》曰：肾合三焦膀胱。其义即此。）三焦者，中渎之府也，水道出焉，属膀胱，是孤之府也。是六腑之所与合者。（中渎者，谓如川如渎，源流皆出其中也。即水谷之入于口，出于便，自上而下，必历三焦，故曰中渎之府，水道出焉。膀胱受三焦之水，而当其疏泄之道，气本相根据，体同一类，故三焦下出于委阳，并太阳之正入络膀胱约下焦也。然于十二脏之中，惟三焦独大，诸脏无与匹者，故名曰是孤之府也。三焦下义见经络类十六。愚按：本篇之表里相配者，肺合大肠皆金也，心合小肠皆火也，肝合胆皆木也，脾合胃皆土也，肾合膀胱皆水也；惟三焦者，虽为水渎之府，而实总护诸阳，亦称相火，是又水中之火府。故在本篇曰三焦属膀胱，在《血气形志篇》曰少阳与心主为表里。盖其在下者为阴，属膀胱而合肾水；在上者为阳，合包络而通心火。此三焦之所以际上极下，象同六合，而无所不包也。观本篇六腑之别，极为明显。以其皆有盛贮，因名为府；而三焦者曰中渎之府，是孤之府，分明确有一府。盖即脏腑之外，躯体之内，包罗诸脏，一腔之大府也。故有中渎是孤之名，而亦有大府之形。《难经》谓其有名无形，诚一失也。是盖譬之探囊以计物，而忘其囊之为物耳。遂致后世纷纷，无所凭据，有分为前后三焦者，有言为肾旁之脂者，即如东垣之明，亦以手三焦足三焦分而为二。夫以一三焦，尚云其无形，而诸论不一，又何三焦之多也？画蛇添足，愈多愈失矣，后世之疑将焉释哉？余因着有《三焦包络命门辨》，以求正于后之君子焉。详见《附翼》第三卷。）

四、五脏之应各有收受

（《素问·金匮真言论》）

帝曰：五脏应四时，各有收受乎？（收受者，言同气相求，各有所归也。）岐伯曰：有。东方青色，入通于肝，开窍于目，藏精于肝，（东为木王之方，肝为属木之脏，故相通也。青者木之色。目者肝之窍。木之精气，藏于肝曰魂。）其病发惊骇，（风木之气多振动，故病为惊骇。）其味酸，其类草木，（酸者木之味。）其畜鸡，（《易》曰：巽为鸡。东方木畜也。）其谷麦，（麦成最早，故应东方春气。《五常政大论》曰：其畜犬，其谷麻。）其应四时，上为岁星，（木之精气，上为岁星。）是以春气在头也，（木王春，春气上升也。）其音角，（木音曰角，其应春，其化丁壬巳亥。）其数八，（河图数，天三生木，地八成之。）是以知病之在筋也，（肝主筋也。）其臭臊。（臭，气之总名也。臊为木气所化。《礼月令》曰：其臭膻。膻与臊类。臭，许救、尺救二切。臊音骚。）

南方赤色，入通于心，开窍于耳，藏精于心，（南为火王之方，心为属火之脏，其气相通。赤者火之色。耳者心之窍。火之精气，藏于心曰神。《阴阳应象大论》曰：心在窍为舌，肾在窍为耳。可见舌本属心，耳则兼乎心肾也。）故病在五脏，（心为五脏之君主，心病则五脏应之。）其味苦，其类火，（火之味苦。）其畜羊，（《五常政大论》曰其畜马，而此曰羊者，意谓午未俱属南方耳。）其谷黍，（黍之色赤，糯小米也。《五常政大论》曰其谷麦。）其应四时，上为荧惑星，（火之精气，上为荧惑星。）是以知病之在脉也，（心主血脉也。）其音徵，（火音曰徵，其应夏，其化戊癸子午。）其数七，（地二生火，天七成之。）其臭焦。（焦为火气所化。）

中央黄色，入通于脾，开窍于口，藏精于脾，（土王四季，位居中央，脾为属土之脏，其气相通。黄者土之色。口者脾之窍。土之精气，藏于脾曰意。）故病在舌本，（脾之脉连舌本，散舌下。）其味甘，其类土，（土之味甘。）其畜牛，（牛属丑而色黄也。《易》曰坤为牛。）其谷稷，（稷，小米也。粳者为稷，糯者为黍，为五谷之长，色黄属土。）其应四时，上为镇星，（土之精气，上为镇星。）是以知病之在肉也，（脾主肌肉也。）其音宫，（土音曰宫，其应长夏，其化甲己丑未。）其数五，其臭香。（香为土气所化。）

西方白色，入通于肺，开窍于鼻，藏精于肺，（西为金王之方，肺为属金之脏，其气相通。白者金之色。鼻者肺之窍。金之精气，藏于肺曰魄。）故病在背，（肺在胸中，附于背也。）其味辛，其类金，（金之味辛，）其畜马，（肺为干象，《易》曰干为马。）其谷稻，（稻坚而白，故属金。）其应四时，上为太白星，（金之精气，上为太白星。）是以知病之在皮毛也，（肺主皮毛也。）其音商，（金音曰商，其应秋，其化乙庚卯酉。）其数九，（地四生金，天九成之。）其臭腥。（腥为金气所化。）

北方黑色，入通于肾，开窍于二阴，藏精于肾，（北为水王之方，肾为属水之脏，其气相通。黑者水之色。二便者肾之窍。水之精气，藏于肾曰志。）故病在溪，（《气穴论》曰：肉之大会为谷，肉之小会为溪。溪者，水所流注也，故病在溪。）其味咸，其类水，（水之味咸。）其畜彘，（彘，猪也。《易》曰坎为豕。彘音治。）其谷豆，（菽也，黑者属水。）其应四时，上为辰星，（水之精气，上为辰星。）是以知病之在骨也，（肾主骨也。）其音羽，（水音曰羽，其应冬，其化丙辛辰戌。）其数六，（天一生水，地六成之。）其臭腐。（腐为水气所化。

《礼月令》云其臭朽。朽与腐类。)

故善为脉者，谨察五脏六腑，一逆一从，阴阳表里，雌雄之纪，藏之心意，合心于精，（善诊者，必能察此阴阳藏象之精微，而合于吾心，庶神理明而逆从变化无遁情矣。）非其人勿教，非其真勿授，是谓得道。（不得贤智而教之，适足以害道；不得真人而授之，适足以乱真。《气交变大论》曰：得其人不教，是谓失道；传非其人，慢泄天宝。此之谓也。义详运气类十。）

五、四时阴阳外内之应

（《素问·阴阳应象大论》）

帝曰：余闻上古圣人，论理人形，列别脏腑，端络经脉，会通六合，各从其经，气穴所发，各有处名，溪谷属骨，皆有所起，分部逆从，各有条理，四时阴阳，尽有经纪，外内之应，皆有表里，其信然乎？（论理，讲求也。列别，分辨也。端言经脉之发端，络言支脉之横络。两经交至谓之会，他经相贯谓之通。十二经之表里，谓之六合。气穴溪谷、分部逆从等义，如《经脉篇》及《气穴》、《气府》、《皮部》、《骨空》等论，各有详载，而此篇所答，则惟四时五行藏象气味之化，其他则散见各篇也。别，必列切。）

岐伯对曰：东方生风，（风者天地之阳气，东者日升之阳方，故阳生于春，春王于东，而东方生风。）风生木，（风动则木荣也。）木生酸，（《洪范》曰：木曰曲直，曲直作酸。故凡物之味酸者，皆木气之所化。）酸生肝，（酸先入肝也。）肝生筋，（肝主筋也。）筋生心，（木生火也。）肝主目。（目者肝之官也。）其在天为玄，（玄，深微也。天道无穷，东为阳升之方，春为发生之始，故曰玄。）在人为道，（道者，天地之生意也。人以道为生，而知其所生之本，则可与言道矣。）在地为化。（化，生化也。有生化而后有万物，有万物而后有终始。凡自无而有，自有而无，总称曰化。化化生生，道归一气，故于东方首言之。）化生五味，（万物化生，五味具矣。）道生智，（生意日新，智能出矣。）玄生神。（玄冥之中，无有而无不有也，神神奇奇，所从生矣。按：在天为玄至此六句，他方皆无，而东独有之。盖东方为生物之始，而元贯四德，春贯四时，言东方之化，则四气尽乎其中矣。此盖通举五行六气之大法，非独指东方为言也。观《天元纪大论》有此数句，亦总贯五行而言，其义可见。详运气类三。）神在天为风，（飞扬散动，风之用也。鼓之以雷霆，润之以雨露，无非天地之神，而风则神之一者。又风为六气之首，故应东方。）在地为木，（五行在地，东方属木。）在体为筋，（筋属众体之木。）在脏为肝，（肝属五脏之木。）在色为苍，（苍属五色之木。）在音为角，（角属五音之木。）在声为呼，（怒则叫呼。）在变动为握，（握同搐搦，筋之病也。）在窍为目，（肝之窍也。）在味为酸，（木之味也。）在志为怒。（强则好怒，肝之志也。《宣明五气篇》曰：并于肝则忧。）怒伤肝，（怒出于肝，过则伤肝。）悲胜怒；（悲忧为肺金之志，故胜肝木之怒。悲则不怒，是其征也。）风伤筋，（同气相求，故风伤筋。）燥胜风；（燥为金气，故胜风木。）酸伤筋，（酸走筋，过则伤筋而拘挛。）辛胜酸。（辛为金味，故胜木之酸。）

南方生热，（阳极于夏，夏王于南，故南方生热。）热生火，（热极则生火也。）火生苦，（《洪范》曰：火曰炎上，炎上作苦。故物之味苦者，由火气之所化。）苦生心，（苦先入心也。）心生血，（心主血脉也。）血生脾，（火生土也。）心主舌。（舌为心之官也。）其在天为热，（六气在天者为热。）在地为火，（五行在地者为火。）在体为脉，（脉属众体之火。）在脏为心，（心属五脏之火。）在色为赤，（赤属五色之火。）在音为徵，（徵属五音之火。）在声为笑，（喜则发笑，心之声也。）在变动为忧，（心藏神，神有余则笑，不足故忧。）在窍为舌，（心之窍也。）在味为苦，（火之味也。）在志为喜。（心之志也。）喜伤心，（喜出于心，过则伤心。）恐胜喜；（恐为肾水之志，故胜心火之喜。恐则不喜，是其征也。）热伤气，（壮火食气也。）寒胜热；（水胜火也。）苦伤气，（苦从火化，故伤肺气，火克金也。又如阳气性升，苦味性降，气为苦遏，则不能舒伸，故苦伤气。）咸胜苦。（咸为水味，故胜火之苦。

愚按：气为苦伤而用咸胜之，此自五行相制之理。若以辛助金，而以甘泄苦，亦是捷法。盖气味以辛甘为阳，酸苦咸为阴，阴胜者制之以阳，阳胜者制之以阴，何非胜复之妙？而其中宜否，则在乎用之权变耳。）

中央生湿，（土王中央，其气化湿。）湿生土，（湿润则土气王而万物生。）土生甘，（《洪范》曰：土爱稼穑，稼穑作甘。凡物之味甘者，皆土气之所化。）甘生脾，（甘先入脾也。）脾生肉，（脾主肌肉也。）肉生肺，（土生金也。）脾主口。（口唇者脾之官也。）其在天为湿，（气化于天，中央为湿。）在地为土，（形成于地，中央属土。）在体为肉，（肉属众体之土。）在脏为脾，（脾属五脏之土。）在色为黄，（黄属五色之土。）在音为宫，（宫属五音之土。）在声为歌，（得意则歌，脾之声也。）在变动为哕，（哕，于决切，呃逆也。）在窍为口，（脾之窍也。）在味为甘，（土之味也。）在志为思。（脾之志也。宣明五气篇曰：并于脾则畏。）思伤脾，（脾志为思，过则伤脾。怒胜思；怒为肝木之志，故胜脾土之思。怒则不思，是其征也。）湿伤肉，（脾主肉而恶湿，故湿胜则伤肉。风胜湿；木胜土也。）甘伤肉，（过于甘也。）酸胜甘。（酸为木味，故胜土之甘。）

西方生燥，（金王西方，其气化燥。）燥生金，（燥则刚劲，金气所生也。）金生辛，（洪范曰：金曰从革，从革作辛。故味辛者，皆金气之所化。）辛生肺，（辛先入肺也。）肺生皮毛，（肺主皮毛也。）皮毛生肾，（金生水也。）肺主鼻。（鼻者肺之官也。）其在天为燥，（气化于天，在西为燥。）在地为金，（形成于地，在西属金。）在体为皮毛，（皮毛属众体之金。）在脏为肺，（肺属五脏之金。）在色为白，（白属五色之金。）在音为商，（商属五音之金。）在声为哭，（悲哀则哭，肺之声也。）在变动为咳，（邪伤于肺，其病为咳。）在窍为鼻，（肺之窍也。）在味为辛，（金之味也。）在志为忧。（肺之志也。金气惨凄，故令人忧。宣明五气篇曰：并于肺则悲。）忧伤肺，（忧则气消，故伤肺也。）喜胜忧；（喜为心火之志，能胜肺金之忧。喜则神畅，故胜忧也。）热伤皮毛，（热胜则津液耗而伤皮毛，火克金也。）寒胜热；（水制火也。）辛伤皮毛，（辛能散气，故伤皮毛。）苦胜辛。（苦为火味，故胜金之辛。）

北方生寒，（水王北方，其气化寒。）寒生水，（寒气阴润，其化为水。）水生咸，（洪范曰：水曰润下，润下作咸。故物之味咸者，皆水气之所化。）咸生肾，（咸先入肾也。）肾生骨髓，（肾主骨髓也。）髓生肝，（水生木也。）肾主耳。（耳者肾之官也。）其在天为寒，（气化于天，在北为寒。）在地为水，（形成于地，在北属水。）在体为骨，（骨属众体之水。）在脏为肾，（肾属五脏之水。）在色为黑，（黑属五色之水。）在音为羽，（羽属五音之水。）在声为呻，（气郁则呻吟，肾之声也。）在变动为栗，（战栗也。大寒甚恐则有之，故属水。）在窍为耳，（肾之窍也。按前篇金匮真言论云：南方赤色，开窍于耳。北方黑色，开窍于二阴。则耳又为心之窍。如本藏篇以耳之高下坚脆而验肾，则耳信为肾之窍，而又属于心也。）在味为咸，（水之味也。）在志为恐。（肾之志也。）恐伤肾，（恐则精却，故伤肾。凡猝然恐者多遗尿，甚则阳痿，是其征也。）思胜恐；（思为脾土之志，故胜肾水之恐。深思见理，恐可却也。）寒伤血，（寒则血凝涩，故寒伤血。阴阳应象大论云：寒伤形。盖形即血也。）燥胜寒；（燥则水涸故胜寒。）咸伤血，（咸从水化，故伤心血，水胜火也。食咸则渴，伤血可知。）甘胜咸。（甘为土味，故胜水之咸。按：新校正云：详此篇论所伤之旨，其例有三：东方云风伤筋、酸伤筋，中央云湿伤肉、甘伤肉，是自伤者也；南方云热伤气、苦伤气，北方云寒伤血、咸伤血，是伤己所胜也；西方云热伤皮毛，是被胜伤己也，辛伤皮毛，是自伤者也。凡此五方所伤，有此三例不同。愚按北方云燥胜寒，若以五行正序，当云湿胜寒；但寒湿同类，不能相胜，故曰燥胜寒也。诸所不同如此，盖因其切要者为言也。）

故曰：天地者，万物之上下也；阴阳者，血气之男女也；左右者，阴阳之道路也；水火者，阴阳之征兆也；阴阳者，万物之能始也。故曰阴在内，阳之守也；阳在外，阴之使也。（此节重出，注见阴阳类一。又天元纪大论亦稍同，详运气类三。）

六、五气之合人万物之生化

（素问五营运大论）

帝曰：寒暑燥湿风火，在人合之奈何？其于万物，何以生化？（此明人身之表里，万物之化生，皆合乎天地之气也。）岐伯曰：东方生风，风生木，木生酸，酸生肝，肝生筋，筋生心。（此东方之生化也。明此者，可以治肝补心。）其在天为玄，在人为道，在地为化。化生五味，道生智，玄生神，化生气。（气由化生，物因气化也。此下二节，与天元纪大论同，见运气类三。）神在天为风，在地为木，（凡此篇文义与前篇阴阳应象大论相同者，注皆见前。后准此。）在体为筋，在气为柔，（得木化者，其气柔，筋之类也。）在脏为肝。其性为暄，（暄，温暖也。肝为阴中之阳，应春之气，故其性暄。暄音萱。）其德为和，（春阳布和，木之德也。）其用为动，（春风动摇，木之用也。）其色为苍，（浅青色也。）其化为荣，（物色荣美，木之化也。）其虫为毛，（毛虫丛植，得木气也。）其政为散，（阳散于物，木之政也。按散义有二：一曰升散，木气之升也；一曰散落，金气之杀也。）其令宣发，（宣扬升发，春木令也。）其变摧拉，（摧拉，损折败坏也。风气刚强，木之变也。摧，坐陪切。拉音腊。）其眚为陨，（眚，灾也。陨，坠落也。木兼金化，陨为灾也。眚，诗梗切。陨音允。）其味为酸，其志为怒。怒伤肝，悲胜怒；风伤肝，（前篇曰风伤筋者，其义同。）燥胜风；酸伤筋，辛胜酸。（此东方之性用德化政令，皆本乎木，而内合人之肝气者也，故肝主于左。）

南方生热，热生火，火生苦，苦生心，心生血，血生脾。（此南方之生化也。明此者，可以治心补脾。）其在天为热，在地为火，在体为脉，在气为息，（经络流行，脉之体也。血气和平，息之调也。心主血脉，故皆属火。）在脏为心。其性为暑，（南方暑热，火之性也。心为火脏，其气应之。）其德为显，（阳象明显，火之德也。）其用为燥，（阳用躁动，火之性也。）其色为赤，其化为茂，（万物茂盛，火之化也。）其虫羽，（羽虫飞扬，得火气也。）其政为明，（阳明普照，火之政也。）

其令郁蒸,（暑热郁蒸,夏火令也。）其变炎烁,（炎烁焦枯,火之变也。烁,收勺切。）其眚燔炳,（燔炳焚烧,火之灾也。燔音烦,炳,如岁切。）其味为苦,其志为喜。喜伤心,恐胜喜;热伤气,寒胜热;苦伤气,咸胜苦。（此南方之性用德化政令,皆本乎火,而内合人之心气者也,故心主于前。）

中央生湿,湿生土,土生甘,甘生脾,脾生肉,肉生肺。（此中央之生化也。明此者,可以治脾补肺。）其在天为湿,在地为土,在体为肉,在气为充,（土之施化,其气充盈,故曰充气。脾健则肉丰,此其征也。）在脏为脾。其性静兼,（脾属至阴,故其性静。土养万物,故其性兼。）其德为濡,（濡润泽物,土之德也。）其用为化,（万化所归,土之用也。）其色为黄,其化为盈,（万物充盈,土之化也。）其虫倮,（赤体曰倮,土应肉也。倮,即果切。）其政为谧,（谧,静也。安静宁谧,土之政也。谧音密。）其令云雨,（云雨湿蒸,土之令也。）其变动注,（风雨动注,土之变也。）其眚淫溃,（霖淫崩溃,土之灾也。）其味为甘,其志为思。思伤脾,怒胜思;湿伤肉,风胜湿;甘伤脾,酸胜甘。（此中央之性用德化政令,皆本乎土,而内合人之脾气者也,故脾主乎中。）

西方生燥,燥生金,金生辛,辛生肺,肺生皮毛,皮毛生肾。（此西方之生化也。明此者,可以治肺补肾。）其在天为燥,在地为金,在体为皮毛,在气为成,（庚桑子曰:春气发而百草生,正得秋而万宝成。盖物得金气而后坚,故金曰坚成。）在脏为肺。其性为凉,（西方凉爽,金之气也。肺为金脏,故应之。）其德为清,（秋气清肃,金之德也。）其用为固,（坚而能固,金之用也。）其色为白,其化为敛,（万物收敛,金之化也。）其虫介,（皮甲坚固,得金气也。）其政为劲,（风气刚劲,金之政也。）其令雾露,（凉生雾露,秋金令也。）其变肃杀,（凋残肃杀,金之变也。）其眚苍落,（青苍毁败,金之灾也。）其味为辛,其志为忧。忧伤肺,喜胜忧;热伤皮毛,寒胜热;辛伤皮毛,苦胜辛。（此西方之性用德化政令,皆本乎金,而内合人之肺气也,故肺主乎右。）

北方生寒,寒生水,水生咸,咸生肾,肾生骨髓,髓生

中華藏書

黄帝内经·最新整理珍藏版

中国书店

一七〇六

肝。（此北方之生化也。明此者，可以治肾补肝。）其在天为寒，在地为水，在体为骨，在气为坚，（物之热者，遇寒则坚，此其征也。）在脏为肾。其性为凛，（凛烈战栗，水之性也。）其德为寒，（冬气寒冷，水之德也。）其用为藏，（藏字原阙，脱简也，今补之。闭藏生气，水之用也。）其色为黑，其化为肃，（肃然静定，水之化矣。）其虫鳞，（鳞潜就下，得水气也。）其政为静，（清静澄彻，水之政也。）其令闭塞，（闭塞二字原阙，今补足之。天地闭塞，冬水令也。）其变凝冽，（寒凝严冽，水之变也。）其眚冰雹，（非时冰雹，水之灾也。雹音泊。）其味为咸，其志为恐。恐伤肾，思胜恐；寒伤血，燥胜寒；咸伤血，甘胜咸。（此北方之性用德化政令，皆本乎水，而内合人之肾气者也，故肾主于下。）五气更立，各有所先，（五行之气，化有不同。天干所临，是为五运；地支所司，是为六气。五运六气，皆有主客之分。故岁时变迁，五气更立，各有所先，以主岁气也。）非其位则邪，当其位则正。（运气既立，则位之当与不当，气之或邪或正，可得而察矣。此与六微旨大论同，见运气类七。）

帝曰：病之生变何如？岐伯曰：气相得则微，不相得则甚。（主客相遇，上下相临，气有相得不相得，则病变由而生矣。相得者，如彼此相生，则气和而病微；不相得者，如彼此相克，则气乖而病甚也。）帝曰：主岁何如？岐伯曰：气有余，则制己所胜而侮所不胜；其不及，则己所不胜侮而乘之，己所胜轻而侮之。（主岁，谓五运六气各有所主之岁也。己所胜，我胜彼也。所不胜，彼胜我也。假令木气有余，则制己所胜而土受其克，湿化乃衰；侮所不胜，则金反受木之侮，而风化大行也。木气不足，则己所不胜者，乘虚来侮，而金令大行；己所胜者，因弱相轻，而土邪反甚也。六节藏象论曰：未至而至，此谓太过，则薄所不胜而乘所胜也，命曰气淫。至而不至，此谓不及，则所胜妄行，而所生受病，所不胜薄之也，命曰气迫。运气相同，举此可类推矣。）侮反受邪，（若恃己之强，肆行暴侮，有胜必复，反受其邪。五常政大论曰：乘危而行，不速而至，炎威无德，灾反及之。正此谓也。）侮而受邪，寡于畏也。（五行之气，各有相制，畏其所制，乃能守位，寡于畏则肆无忌惮，而势极必衰，所以反受其邪，此天道之盈虚，自毫发无容爽者。上文自五气更立至此详义，见五运太少齐兼化逆顺图解及主气客气、主运客运、司天在泉各图说中，在图翼二卷。）帝曰：善。

七、脾不主时

（素问太阴阳明论）

帝曰：脾不主时何也？（些言时惟四而脏有五，如肝心肺肾分主四时，而脾为五脏之一，独无所主者何也？）岐伯曰：脾者土也，治中央，常以四时长四脏，各十八日寄治，不得独主于时也。（五脏所主，如肝木主春而王于东，心火主夏而王于南，肺金主秋而王于西，肾水主冬而王于北；惟脾属土而蓄养万物，故位居中央，寄王四时各一十八日，为四脏之长，而不得独主于时也。考之历法：凡于辰戌丑未四季月，当立春立夏立秋立冬之前，各土王用事十八日，一岁共计七十二日。凡每季三月各得九十日，于九十日中除去十八日，则每季亦止七十二日，而为五行分王之数。总之五七三十五，二五一十，共得三百六十日，以成一岁之常数也。）脾藏者，常着胃土之精也，土者生万物而法天地，故上下至头足，不得主时也。（脾胃相为表里，脾常根据附于胃，以膜连着，而为之行其精液；然脾胃皆属乎土，所以生成万物，故曰法天地也。土为万物之本，脾胃为脏腑之本，故上至头，下至足，无所不及，又岂得独主一时而已哉？平人气象论曰：人无胃气曰逆，逆者死。脉无胃气亦死。此所以四时五脏，皆不可一日无土气也。）

八、五脏所合所荣所主五味所宜所伤之病

（素问五脏生成篇）

心之合脉也，其荣色也，其主肾也。（心生血，血行脉中，故合于脉。血华在貌，故荣于色。心属火，受水之制，故以肾为主。）肺之合皮也，其荣毛也，其主心也。（肺属金，皮得金之坚，故合于皮。毛得皮之养，故荣于毛。五脏之应天者肺，

故肺主皮毛。凡万物之体,其表必坚,正合于金之象,所谓物物一太极也。金受火之制,故肺以心为主。)肝之合筋也,其荣爪也,其主肺也。(肝属木,木曲直而柔,筋体象之,故合于筋。爪者筋之余,故荣于爪。木受金之制。故肝以肺为主。)脾之合肉也,其荣唇也,其主肝也。(脾属土,肉象地之体,故合肉也。脾气通于唇,故荣唇也。土受木之制,故脾以肝为主。)肾之合骨也,其荣发也,其主脾也。(肾属水,肾藏精,骨藏髓,精髓同类,故肾合骨。发为精血之余,精髓充满,其发必荣,故荣在发。水受土之制,故肾以脾为主。)是故多食咸,则脉凝泣而变色;(咸从水化,水能克火,故病在心之脉与色也。五味篇曰:心病禁咸。泣,涩同。)多食苦,则皮槁而毛拔;(苦从火化,火能克金,故病在肺之皮毛也。五味篇曰:肺病禁苦。)多食辛,则筋急而爪枯;(辛从金化,金能克木,故病在肝之筋爪也。五味篇曰:肝病禁辛。)多食酸,则肉胝䐃而唇揭;(胝,皮浓也,手足骈胝之谓。酸从木化,木能克土,故病在脾之肉与唇也。五味篇曰:脾病禁酸。胝音支。䐃音绉。)多食甘,则骨痛而发落。此五味之所伤也。(甘从土化,土能克水,故病在肾之骨与发也。五味篇曰:肾病禁甘。)故心欲苦,(合于火也。)肺欲辛,(合于金也。)肝欲酸,(合于木也。)脾欲甘,(合于土也。)肾欲咸,(合于水也。)此五味之所合,五脏之气也。(凡此皆五味之合于五脏者。旧本也字在合字之下,于义不通,按全元起本及太素,俱云此五味之所合五脏之气也,今改从之。)

九、本神

(灵枢本神篇)

黄帝问于岐伯曰:凡刺之法,必先本于神。血、脉、营气、精神,此五脏之所藏也,至其淫泆离脏则精失、魂魄飞扬、志意恍乱、智虑去身者,何因而然乎?天之罪与?人之过乎?何谓德、气、生、精、神、魂、魄、心意、志、思、智、虑?请问其故。(泆,淫放也,恍,恍惚也。详如下文。音逸。)岐伯答曰:天之在我者德也,地之在我者气也,德流气薄而生者也。（人禀天地之气以生。天地者，阴阳之道也。自太极而生两仪，则清阳为天，浊阴为地；自两仪而生万物，则干知大始，坤作成物。故易曰：天地之大德曰生。宝命全角论曰：人生于地，悬命于天。然则阳先阴后，阳施阴受，肇生之德本乎天，成形之气本乎地，故天之在我者德也，地之在我者气也。德流气薄而生者，言理赋形全，而生成之道斯备矣。）故生之来谓之精，（太极动而生阳，静而生阴，阴阳二气，各有其精。所谓精者，天之一、地之六也。天以一生水，地以六成之，而为五行之最先。故万物初生，其来皆水，如果核未实犹水也，胎卵未成犹水也，即凡人之有生，以及昆虫草木无不皆然。易曰：男女构精，万物化生。此之谓也。）两精相搏谓之神，（两精者，阴阳之精也。搏，交结也。易曰：天数五，地数五。五位相得而各有合。周子曰：二五之精，妙合而凝。是皆两精相搏之谓。凡万物生成之道，莫不阴阳交而后神明见。故人之生也，必合阴阳之气，构父母之精，两精相搏，形神乃成，所谓天地合气，命之曰人也。又决气篇曰：两神相搏，合而成形，常先身生，是谓精。见本类后二十五。愚按：神者，灵明之化也，无非理气而已。理根据气行，气从形见，凡理气所至，即阴阳之所居，阴阳所居，即神明之所在，故曰阴阳者，神明之府也。天元纪大论曰：阴阳不测之谓神。气交变大论曰：善言化言变者，通神明之理。易曰：知变化之道者，其知神之所为乎！是皆神之为义。然万物之神，随象而应，人身之神，惟心所主。故本经曰：心藏神。又曰：心者君主之官，神明出焉。此即吾身之元神也。外如魂魄志意五神五志之类，孰匪元神所化而统乎一心？是以心正则万神俱正，心邪则万神俱邪，迨其变态，莫可名状。如八正神明论曰：神乎神，耳不闻，目明心开而志先，慧然独悟，口弗能言，俱视独见，适若昏，昭然独明，若风吹云，故曰神。淮南子曰：或问神。曰：心。请闻之。曰：潜天而天，潜地而地，天地神明而不测者也。黄庭经曰：至道不烦诀存真，泥丸百节皆有神。金丹大要曰：心为一身君主，万神为之听命。以故虚灵知觉，作生作灭，随机应境，千变万化，瞬息千里，梦寝百般；又能逆料未来，推测祸福，大而天下国家，小而僻陋罅隙，无所不至。然则神至心必至，心住神亦住。邪客篇曰：心者，五脏六腑之大主也，精神之所舍也。心伤则神去，神去则死矣。故曰事其神者神去之，休其神者神居之。则凡治身者，太上养神，其次养形也。诸神详义见藏象会通。搏音博。）随神往来者谓之魂，并精而出入者谓之魄，（精对神而言，则神为阳而精为阴；魄对魂而言，则魂为阳而魄为阴。故魂则随神而往来，魄则并精而出入。愚按：精神魂魄，虽有阴阳之别，而阴阳之中，复有阴阳之别焉。如神之与魂皆阳也，何谓魂随神而往来？盖神之为德，如光明爽朗、聪慧灵通之类皆是也。魂之为言，如梦寐恍惚、变幻游行之境皆是也。神藏于心，故心静则神清；魂随乎神，故神昏则魂荡。此则神魂之义，可想象而悟矣。精之与魄皆阴也，何谓魄并精而出入？盖精之为物，重浊有质，形体因之而成也。魄之为用，能动能作，痛痒由之而觉也。精生于气，故气聚则精盈；魄并于精，故形强则魄壮。此则精魄之状，亦可默会而知也。然则神为阳中之阳，而魂则阳中之阴也；精为阴中之阴，而魄则阴中之阳者乎。虽然，此特其阴阳之别耳；至若魂魄真境，犹有显然可鞠者，则在梦寐之际。如梦有作为而身不应者，乃魂魄之动静，动在魂而静在魄也；梦能变化而瘟不能者，乃阴阳之离合，离从虚而合从实也。此虽皆魂魄之证，而实即死生之几。苟能致心如太虚，而必清必静，则梦觉死生之关，知必有洞达者矣。又神气魂魄详义，见后十四，所当互考。）所以任物者谓之心，（心为君主之官，统神灵而参天地，故万物皆其所任。）心有所忆谓之意，（忆，思忆也。谓一念之生，心有所向而未定者，曰意。）意之所存谓之志，（意之所存，谓意已决而卓有所立者，曰志。因志而存变谓之思，因志而存变，谓意志虽定，而复有反复计度者，曰思。）因思而远慕谓之虑，（深思远慕，必生忧疑，故曰虑。）因虑而处物谓之智。（疑虑既生，而处得其善者，曰智。按此数者，各有所主之脏，今皆生之于心，此正诸脏为之相使，而心则为之主宰耳。）故智者之养生也，必顺四时而适寒暑，和喜怒而安居处，节阴阳而调刚柔，如是则僻邪不至，长生久视。（此言四时也、寒暑也、喜怒也、居处也，皆明显易晓；惟节阴阳调刚柔二句，其义最精，其用最博，凡食息起居、病治脉药，皆有最切于此而不可忽者。欲明是理，当求易义而渐悟之。）是故怵惕思虑者则伤神，神伤则恐惧流淫而不止。（此节言情志所伤之为害也。怵，恐也。惕，惊也。流淫，谓流泄淫溢，如下文所云恐惧而不解则伤精、精时自下者是也。思虑而兼怵惕，则神伤而心怯，心怯则恐惧，恐惧则伤肾，肾伤则精不固。盖以心肾不交，故不能收摄如此。怵，出、恤二音。）因悲哀动中者，竭绝而失生。（悲则气消，悲哀太甚则胞络绝，故致失生。竭者绝之渐，绝则尽绝无余矣。）喜乐者，神惮散而不藏。（喜发于心，乐散在外，暴喜伤阳，故神气惮散而不藏。惮，惊惕也。）愁忧者，气闭塞而不行。（愁忧则气不能舒，故脉道为之闭塞。）盛怒者，迷惑而不治。（怒则气逆，甚者必乱，故致昏迷皇惑而不治。不治，乱也。）恐惧者，神荡惮而不收。（恐惧则神志惊散，故荡惮而不收。上文言喜乐者神惮散而不藏，与此稍同；但彼云不藏者，神不能持而流荡也，此云不收者，神为恐惧而散失也，所当详辨。）

心怵惕思虑则伤神，神伤则恐惧自失，破䐃脱肉，毛悴色夭，死于冬。（此下言情志所伤之病，而死各有时也。心藏神，神伤则心怯，故恐惧自失。者，筋肉结聚之处。心虚则脾弱，故破䐃脱肉。毛悴者，皮毛憔悴也。下文准此。色夭者，心之色赤，欲如白裹赤，不欲如赭也。火衰畏水，故死于冬。䐃，劬允切。）脾愁忧而不解则伤意，意伤则悗乱，四肢不举，毛悴色夭，死于春。（忧本肺之志，而亦伤脾者，母子气通也。忧则脾气不舒，不舒则不能营运，故悗闷而乱。四肢皆禀气于胃而不得至经，必因于脾乃得禀也，故脾伤则四肢不举。脾色之夭者，黄欲如罗裹雄黄，不欲如黄土也。土衰畏木，故死于春。）肝悲哀动中则伤魂，魂伤则狂忘不精，不精则不正当人，阴缩而挛筋，两胁骨不举，毛悴色夭，死于秋。肝藏魂，悲哀过甚则伤魂，魂伤则为狂为忘而不精明，精明失则邪妄不正，其人当阴缩挛筋。两胁骨不举者，皆肝经之败也。肝色之夭者，青欲如苍璧之泽，不欲如蓝也。木衰畏金，故死于秋。）

肺喜乐无极则伤魄，魄伤则狂，狂者意不存人，皮革焦，毛悴色夭，死于夏。（喜本心之志，而亦伤肺者，暴喜伤阳，火邪乘金也。肺藏魄，魄伤则神乱而为狂。意不存人者，旁若无人也。五脏之伤无不毛悴，而此独云皮革焦者，以皮毛为肺之合，而更甚于他也。肺色之夭者，白欲如鹅羽，不欲如盐也。金衰畏火，故死于夏。）肾盛怒而不止则伤志，志伤则喜忘其前言，腰脊不可以俯仰屈伸，毛悴色夭，死于季夏。（怒本肝之志，而亦伤肾者，肝肾为子母，其气相通也。肾藏志，志伤则意失，而善忘其前言也。腰脊不可俯仰屈伸者，腰为肾之府也。肾色之夭者，黑欲如重漆色，不欲如地苍也。水衰畏土，故死于季夏。）

恐惧而不解则伤精，精伤则骨酸痿厥，精时自下。（此亦言心肾之受伤也。盖盛怒虽云伤肾，而恐惧则肾脏之本志，恐则气下而陷，故能伤精。肾主骨，故精伤则骨酸。痿者阳之痿。厥者阳之衰。命门不守则精时自下，是虽肾脏受伤之为病，然邪气脏腑病形篇曰，愁忧恐惧则伤心，上文曰神伤则恐惧流淫而不止，义与此通。）是故五脏，主藏精者也，不可伤，伤则失守而阴虚，阴虚则无气，无气则死矣。（此总结上文而言五脏各有其精，伤之则阴虚，以五脏之精皆阴也。阴虚则无气，以精能化气也。气聚则生，气散则死，然则死生在气，而气本于精，故阴阳应象大论曰，年四十而阴气自半者，正指此阴字为言也。详阴阳类二，当互求之。）是故用针者，察观病患之态，以知精神魂魄之存亡得失之意，五者以伤，针不可以治之也。（此承篇首之问而言。凡用针者，必当察病者之形态，以酌其可刺不可刺也。设或五脏精神已损，必不可妄用针矣。故五阅五使篇曰：血气有余，肌肉坚致，故可苦以针。邪气脏腑病形篇曰：诸小者阴阳形气俱不足，勿取以针而调以甘药也。根结篇曰：形气不足，病气不足，此阴阳气俱不足也，不可刺之。观此诸篇之训，可见针能治有余而不可治虚损明矣。凡用针者，当知所慎也。）

十、五脏异藏虚实异病

（灵枢本神篇连前章）

肝藏血，血舍魂，肝气虚则恐，实则怒。（宣明五气篇曰：肝藏魂。五脏生成篇曰：人卧则血归于肝。调经论曰：肝藏血，血有余则怒，不足则恐。）脾藏营，营舍意，脾气虚则四肢不用，五脏不安，实则腹胀经溲不利。（营出中焦，受气取汁，变化而赤是谓血，故曰脾藏营。营舍意，即脾藏意也。脾虚则四肢不用，五脏不安，以脾主四肢，而脾为五脏之原也。太阴脉入腹络胃，故脾实则腹胀经溲不利。调经论曰：形有余则腹胀经溲不利。经当作泾。溲音搜。）心藏脉，脉舍神，心气虚则悲，实则笑不休。（宣明五气篇曰：心主脉。调经论曰：心藏神，神有余则笑不休，神不足则悲。）肺藏气，气舍魄，肺气虚则鼻塞不利少气，实则喘喝胸盈仰息。（喘喝者，气促声粗也。胸盈，胀满也。仰息，仰面而喘也。宣明五气篇曰：肺藏魄。调经论曰：气有余则喘咳上气，不足则息利少气。）肾藏精，精舍志，肾气虚则厥，实则胀，（九针论曰：肾藏精、志也。调经论曰：肾藏志，志有余则腹胀飧泄，不足则厥。）五脏不安。必审五脏之病形，以知其气之虚实，谨而调之也。（此与前本神原属同篇，彼言情志损伤，此分五脏虚实。故凡五脏有不安者，必审其病形虚实情志所属，乃可随其藏以调之。此总结前章而言其治法也。）

十一、气口独为五脏主

（素问五脏别论）

帝曰：气口何以独为五脏主？（气口之义，其名有三：手太阴肺经脉也，肺主诸气，气之盛衰见于此，故曰气口；肺朝百脉，脉之大会聚于此，故曰脉口；脉出太渊，其长一寸九分，故曰寸口。是名虽三而实则一耳。五脏六腑之气味，皆出于胃，变见于气口，故为五脏之主。义见下文。愚按：气口寸口脉口之义，乃统两手而言，非独指右手为气口也。如经脉篇曰：手太阴之脉入寸口，上循鱼际。又曰：经脉者，常不可见也，其虚实也，以气口知之。经筋篇曰：手太阴之筋，结于鱼后，行寸口外侧。经脉别论曰：权衡以平，气口成寸，以决死生。平人气象论曰：欲知寸口太过与不及。小针解曰：气口虚而当补，盛而当泻。本篇曰：气口何以独为五脏主？难经曰：十二经皆有动脉，独取寸口，以决五脏六腑死生吉凶之法，何谓也？曰：寸口者，脉之大会，五脏六腑之所终始，故取法于寸口也。诸如此者，岂独指右手为言耶？而王叔和未详经旨，突谓左为人迎，右为气口，左手寸口人迎以前、右手寸口气口以前等说，自晋及今，以讹传讹，莫可解救；甚至以左候表，以右候里，无稽之言，其谬为甚。夫肝心居左，岂不可以为里？肠胃在右，岂不可以言表？如仲景为伤寒之祖，但曰大浮数滑动者，此名阳也；沉涩弱弦微者，此名阴也。又曰：表有病者，脉当浮而大；里有病者，脉当沉而细。又如其上取寸口，太阴脉也；下取趺阳，阳明脉也。是皆阴阳表里之谓。初未闻以左为人迎而候表，右为气口而候里。即余初年亦尝为左表右里之说所惑，及今见多识定，乃知脉体自有阴阳，诸经皆具表里。凡今之习讹者，但见左强，便曰外感而攻其表；但见右盛，便曰内伤而攻其里。亦焉知脏气有不齐，脉候有禀赋，或左脉素大于右，或右脉素大于左，孰者为常？孰者为变？或于偏弱中略见有力，已隐虚中之实；或于偏盛中稍觉无神，便是实中之虚。设不知此而执欲以左右分表里，岂左无里而右无表乎？故每致攻伐无过，颠倒阴阳，非惟大失经旨，而遗害于人不小，无怪乎脉之曰难也，此不得不为辨正。再按：人迎气口之脉，本皆经训；但人迎为足阳明之脉，不可以言于手，气口总手太阴而言，不可以分左右，如动输、本输、经脉等篇，明指人迎为结喉旁胃经动脉。愚尝考之四时气篇曰：气口候阴，人迎候阳。五色篇曰：人迎盛坚者伤于寒，气口盛坚者伤于食。禁服篇曰：寸口主中，人迎主外。经脉、终始等篇曰，人迎一盛二盛三盛，脉口一盛二盛三盛等义。皆言人迎为阳明之腑脉，故主乎表；脉口为太阴之脏脉，故主乎里。如太阴阳明论曰：太阴为之行气于三阴，阳明为之行气于三阳。阴阳别论曰三阳在头，正言人迎行气于三阳也；三阴在手，正言脉口行气于三阴也。盖上古诊法有三：一取三部九候以诊通身之脉，一取太阴阳明以诊阴阳之本，一取左右气口以诊脏腑之气。然则人迎自有其位，脉经则扯人迎于左手，而分气口于右手，不知何据何见而云然？愚初惑之，未敢遽辩，及见纲目之释人迎气口者，亦云人迎在结喉两旁，足阳明之脉也。又见庞安常论脉曰：何谓人迎？喉旁取之。近见徐东皋曰：脉经谓左手关前一分为人迎，误也。若此数君者，已觉吾之先觉矣，兹特引而正之。呜呼！夫一言之谬，遗误千古，成心授受，何时复正哉？立言者，可不知所慎乎？）岐伯曰：胃者，水谷之海，六腑之大源也。五味入口，藏于胃，以养五脏气，气口亦太阴也。是以五脏六腑之气味，皆出于胃，变见于气口。（人有四海而胃居其一，是为水谷之海。脏腑之属，阳为腑，阴为脏，胃属阳而为六腑之本，故云六腑之大源。然五味入口，藏于胃以养五脏气，故又曰胃为五脏六腑之海。气口本属太阴，而曰亦太阴者何也？盖气口属肺，手太阴也；布行胃气，则在于脾，足太阴也。按营卫生会篇曰：谷入于胃，以传于肺，五脏六腑，皆以受气。厥论曰：脾主为胃行其津液者也。经脉别论曰：饮入于胃，游溢精气，上输于脾，脾气散精，上归于肺。然则胃气必归于脾，脾气必归于肺，而后行于脏腑营卫，所以气口虽为手太阴，而实即足太阴之所归，故曰气口亦太阴也。是以五脏六腑之气味，皆出于胃而变见于气口，故胃为脏腑之大源，然无不由脾达肺也。见音现。）故五气入鼻，藏于心肺，心肺有病，而鼻为之不利也。（气味之化，在天为气，在地为味。上文言五味入口藏于胃者，味为阴也；此言五气入鼻藏于心肺者，气为阳也。鼻为肺之窍，故心肺有病而鼻为之不利。观此两节曰味曰气，皆出于胃而达于肺，既达于肺，亦必变见于气口，故气口独为五脏主。）凡治病必察其下，适其脉，观其志意，与其病也。（此治病之四要也。下言二阴，二阴者，肾之窍，胃之关也。脉要精微论曰：仓廪不藏者，是门户不要也。得守者生，失守者死。故二便为胃气之关锁，而系一身元气之安危，此下之不可不察也。适，测也。脉为气血之先，故独取寸口以决吉凶之兆。如平人气象论曰：人无胃气曰逆，逆者死。脉无胃气亦死。此脉之不可不察也。志意者，如本藏篇曰：志意和则精神专直，魂魄不散，悔怒不起，五脏不受邪矣。是志意关乎神气而存亡系之，此志意之不可不察也。病有标本，不知求本，则失其要矣；病有真假，不知逆从，则及于祸矣。此病因之不可不察也。合是四者而会观之，则治病之妙，无遗法矣。）拘于鬼神者，不可与言至德。阳之灵曰神，阴之灵曰鬼。张子曰：鬼神者，二气之良能也。程子曰：鬼神只是一个造化，天尊地卑，乾坤定矣，鼓之以雷霆，润之以风雨是也。然则鬼神者，即天地之灵耳。祸福有因，惟人自作，天地无私，鬼神焉得而蔽之？彼昧理者，不知鬼神不可媚，而崇尚虚无，不求实济，何益之有？若此者，即与论天人至德，必不见信，又何足与道哉？故曰信巫不信医，一不治也。即此之谓。）恶于针石者，不可与言至巧。（针石之道，法三才而调阴阳，和气血而通经络，故曰知机之道者，不可挂以发，盖言其至精至微也；而或有恶于针石者，诚不可与言至巧矣。）病不许治者，病必不治，治之无功矣。（不治已病治未病，圣人之道也。其有已病而尚不许治者，特以偏见不明，信理不笃，如拘于鬼神、恶于针石之类皆是也。既不相信，不无掣肘，强为之治，焉得成功？即有因治而愈者，彼亦犹谓不然，总亦属之无功也。）

十二、食饮之气归输脏腑

（素问经脉别论）

食气入胃，散精于肝，淫气于筋。（精，食气之精华也。肝主筋，故胃散谷气于肝，则浸淫滋养于筋也。）食气入胃，浊气归心，淫精于脉。（浊，言食气之浓者也。如阴阳清浊篇曰，受谷者浊，受气者清是也。心主血脉，故食气归心，则精气浸淫于脉也。）脉气流经，经气归于肺，肺朝百脉，输精于皮毛。（精淫于脉，脉流于经，经脉流通，必由于气，气主于肺，故为百脉之朝会。皮毛为肺之合，故肺精输焉。）毛脉合精，行气于府。（肺主毛，心主脉；肺藏气，心生血。一气一血，称为父母，二脏独居胸中，故曰毛脉合精，行气于府。府者，气聚之府也，是谓气海，亦曰膻中。）府精神明，留于四脏，气归于权衡，（宗气积于肺，神明出于心，气盛则神王，故气府之精为神明。神王则脏安，故肺肝脾肾四脏，无不赖神明之留以为主宰，然后脏气咸得其平而归于权衡矣。权衡，平也，故曰主明则下安，主不明则十二官危。）权衡以平，气口成寸，以决死生。（脏腑之气既得其平，则必变见于气口而成寸尺也。气口者，脉之大会，百脉俱朝于此，故可以决生死。凡如上文所言者，皆食气之所化，而食气之化，又必由于胃气，故上文言食气入胃，下文言饮入于胃也。）饮入于胃，游溢精气，上输于脾。脾气散精，上归于肺，（游，浮游也。溢，涌溢也。水饮入胃，则其气化精微，必先输运于脾，是谓中焦如沤也。脾乃散气，上如云雾，而归于肺，是谓上焦如雾也。）通调水道，下输膀胱。（肺气营运，水随而注，故肺能通调水道，下输膀胱，是谓水出高原，下焦如渎也。）水精四布，五经并行，（水因气生，气为水母，凡肺气所及，则水精布焉。然水名虽一，而清浊有分。清者为精，精如雨露；浊者为水，水如江河。故精归五脏，水归膀胱，而五经并行矣。五经，五脏之经络也。）合于四时五脏，阴阳揆度以为常也。（若是则食饮精气，即得其滋养升降之宜，故四时五脏，皆合于阴阳揆度以为常也。）

十三、有子无子女尽七七男尽八八

（素问上古天真论　附：种子说）

帝曰：人年老而无子者，材力尽邪？将天数然也？（材力，精力也。天数，天赋之限数也。）岐伯曰：女子七岁肾气盛，齿更发长。（七为少阳之数，女本阴体而得阳数者，阴中有阳也。人之初生，先从肾始，女至七岁，肾气稍盛。肾主骨，齿者骨之余，故齿更。肾为精血之脏，发者血之余，故发长。愚按：男子属阳，当合阳数，女子属阴，当合阴数；而今女反合七，男反合八何也？盖天地万物之道，惟阴阳二气而已，阴阳作合，原不相离，所以阳中必有阴，阴中必有阳，儒家谓之互根，道家谓之颠倒，皆所以发明此理也。如离火属阳居南，而其中则偶，是外阳而内阴也；坎水属阴居北，而其中则奇，是外阴而内阳也。震坎艮是为三男，而阴多于阳；巽离兑是为三女，而阳多于阴。悟真篇曰；日居离位反为女，坎配蟾宫却是男。是皆阴阳颠倒之义。故女子外为阴体而内合阳数，男子外为阳体而内合阴数。如左传昭公元年医和云，女阳物而晦时，乃亦以女为阳矣，此皆医家当察也。更，平声。长，上声。下同。）二七而天癸至，任脉通，太冲脉盛，月事以时下，故有子。（天癸者，天一之气也。任冲者，奇经之二也，任主胎胞，冲为血海，气盛脉通，故月事下而有子。月事者，言女子经水按月而至，其盈虚消长应于月象。经以应月者，阴之所生也。愚按：天癸之义，诸家俱即以精血为解；然详玩本篇谓女子二七天癸至，月事以时下，男子二八天癸至，精气溢泻，是皆天癸在先，而后精血继之，分明先至后至，各有其义，焉得谓天癸即精血，精血即天癸？本末混淆，殊失之矣。夫癸者，天之水，干名也。干者支之阳，阳所以言气；癸者壬之偶，偶所以言阴。故天癸者，言天一之阴气耳，气化为水，因名天癸，此先圣命名之精而诸贤所未察者。其在人身，是为元阴，亦曰元气。人之未生，则此气蕴于父母。是为先天之元气；人之既生，则此气化于吾身，是为后天之元气。第气之初生，真阴甚微，及其既盛，精血乃王，故女必二七、男必二八而后天癸至。天癸既至，在女子则月事以时下，在男子则精气溢泻，盖必阴气足而后精血化耳。阴气阴精，譬之云雨，云者阴精之气也，雨者阴气之精也，未有云雾不布而雨雪至者，亦未有云雾不浓而雨雪足者。然则精生于气，而天癸者，其即天一之气乎，可无疑矣。列子曰：有生者，有生生者；有形者，有形形者。其斯之谓。）三七肾气平均，故真牙生而长极。（肾气，即天癸也。平均，充满之谓。真牙，谓牙之最后生者。肾主骨，故肾气平则真牙生而长极。）四七筋骨坚，发长极，身体盛壮。（女子天癸之数，七七而止，年当四七，正及材力之中，故身体盛壮，发长极矣。）五七阳明脉衰，面始焦，发始堕。（女为阴体，不足于阳，故其衰也，自阳明始。阳明之脉行于面，循发际，故面焦发堕。）六七三阳脉衰于上，面皆焦，发始白。

（三阳脉皆盛于面也。）七七任脉虚，太冲脉衰少，天癸竭，地道不通，故形坏而无子也。（至是则冲任血少，阴气竭，故经水止绝而坤道不通也。天癸竭绝，故形体衰坏而不能有子矣。）丈夫八岁肾气实，发长齿更。（八为少阴之数，男本阳体而得阴数者，阳中有阴也。发长齿更义同前。）二八肾气盛，天癸至，精气溢泻，阴阳和，故能有子。（男女真阴，皆称天癸，天癸既充，精乃溢泻，阴阳和合，故能生子。子者统男女而言，男曰男子，女曰女子。愚按：有子之道，必阴阳合而后胎孕成，故天一生水而成于地之六，地二生火而成于天之七，所以万物之生，未有不因阴阳相感而能成其形者，此一阴一阳之谓道也。至于成男成女之说，按北齐褚澄曰：男女之合，二精交畅，阴血先至，阳精后冲，血开裹精，精入为骨，而男形成矣；阳精先入，女血后参，精开裹血，血入为本，而女形成矣。启玄子曰：男女有阴阳之质不同，天癸则精血之形亦异。故自后医家皆宗其说，而近者玄台马氏驳之曰：男女之精，皆可以天癸称；今王注以女子之天癸为血，则男子之天癸亦为血耶？易曰：男女构精，万物化生。故交构之时，各有其精，而行经之时，方有其血。未闻交构之时，可以血言。广嗣诸书，皆言精裹血、血裹精者亦非。此马氏之说诚是也。又按李东垣曰：经水断后一二日，血海始净，精胜其血，感者成男；四五日后血脉已旺，精不胜血，感者成女。朱丹溪曰：夫乾坤，阴阳之情性也；左右，阴阳之道路也；男女，阴阳之仪象也。阴阳交构，胎孕乃凝，所藏之处，名曰子宫，一系在下，上有两岐，中分为二，形如合钵，一达于左、一达于右。精胜其血，则阳为之主，受气于左子宫而男形成；精不胜血，则阴为之主，受气于右子宫而女形成。若此诸说不同，未必皆为确论；然以愚见，亦有谓焉。如王氏以精血为天癸，盖以经文言女子之血，男子之精，皆随天癸而至故也。此虽未得其真，而其义犹不相远。至于褚氏之说，则必所不然。盖男女相合，两精和畅，本无血至之事。惟是结胎之后，男以精而肇其元，女以血而成其体，此以男精女血而谓之构，自是正理。若以交会之际，而言其精裹血、血裹精者，诚然谬矣。此不若丹家以阳精为天壬、阴精为地癸者为妥。其说曰：天壬先至，地癸随至，癸裹壬则成男子；地癸先至，天壬随至，壬裹癸则成女子；壬癸齐至，则成双胎；一迟一速，俱不成胎。天壬地癸者，乃天地元精元气也。虽然，此固一说也，但亦涉于渺茫耳。若东垣之说，则以数日之后，感必成女。第以近验，求男者每用三十时辰、两日半之法，而有必不免于女者，有在二十日以外而得男者，此皆与东垣相反矣。若丹溪以左右者阴阳之道路一句为论，乃指既受之后为言，而亦未明其所以然。且左右者，言阴阳升降之理，岂此两岐之谓，尤属太奇。若必欲得其实理，则干道成男，坤道成女，阳胜阴者为男，阴胜阳者为女，此为不易之至论。然阴阳盛衰之说固如此，而亦何以见其详？如老阳少阴，强弱判矣；赢阳壮阴，盛衰分矣。壮而不蓄，同乎弱矣；老而知养，同于少矣。期候有阴阳，忽之者其气衰；起居有消长，得之者其气盛。两军相对，气可夺于先声；一静自持，机待时而后动。以寡击众，孰谓无方？转弱为强，果由妙用。受与不受在阖辟，不在浅深，言迟疾者殊谬；男与不男在盈虚，不在冲裹，道先后者尤差。凡寡欲而得之男女贵而寿，多欲而得之男女浊而夭，何莫非乾坤之道乎?! 知之者，岂惟擅璋瓦之权，而蓝田久无烟焰者，不外此也；子女生而夭弱者，不外此也。有子女之念者，其留意于是焉。）三八肾气平均，筋骨劲强，故真牙生而长极。（肾水生肝血，故筋亦劲强也。余注同前女子。）四八筋骨隆盛，肌肉满壮。（男子气数至此，盛之极也。）五八肾气衰，发堕齿槁。（男为阳体，不足于阴，故其衰也自肾始，而发齿其征也。）六八阳气衰竭于上，面焦，发鬓颁白。（阳气，亦三阳气也。颁，班同。）七八肝气衰，筋不能动，天癸竭，精少，肾脏衰，形体皆极。（肝主筋，肝衰故筋不能动。肾主骨，肾衰故形体疲极。）八八则齿发去。（衰之甚也。）肾者主水，受五脏六腑之精而藏之，故五脏盛，乃能泻。（肾为水脏，精即水也，五脏六腑之精，皆藏于肾，非肾脏独有精也，故五脏盛则肾乃能泻。）今五脏皆衰，筋骨解堕，天癸尽矣。故发鬓白，身体重，行步不正，而无子耳。（凡物壮则老，此上文所谓天数也。解，懈同。）

帝曰：有其年已老而有子者何也？岐伯曰：此其天寿过度，气脉常通，而肾气有余也。（此天禀有余，即所谓材力也。）此虽有子，男不过尽八八，女不过尽七七，而天地之精气皆竭矣。（天癸大数，女已尽于七七，男已尽于八八，精气既竭，此外多难于子矣。）帝曰：夫道者年皆百数，能有子乎？岐伯曰：夫道者能却老而全角，身年虽寿，能生子也。（道者，言合道之人也。既能道合天地，则其材力天数，自是非常，却老全角，寿而生子，固有出人之表，而不可以常数限者矣。此篇大意，帝以材力天数为问，而岐伯之答，如天癸盛衰者，言材力也；七七八八者，言天数也。虽材力之强者，若出于数限之外，而其所以能出者，又何莫非天禀之数乎？其有积精全神，而能以人力胜天者，惟法则天地而协议于道者，为能及之也。）

十四、天年常度

（灵枢天年篇　全）

黄帝问于岐伯曰：愿闻人之始生，何气筑为基，何立而为楯，何失而死，何得而生？（基，址也。楯，材具也，音巡。）岐伯曰：以母为基，以父为楯，失神者死，得神者生也。（人之生也，合父母之精而有其身。父得干之阳，母得坤之阴，阳一而施，阴两而承，故以母为基，以父为。譬之稼穑者，必得其地，乃施以种。种劣地优，肖由乎父；种优地劣，变成乎母；地种皆得而阴阳失序者，虽育无成也。故三者相合，而象变斯无穷矣。夫地者基也，种者，阴阳精气者神也，知乎此则知人生之所以然矣。）黄帝曰：何者为神？岐伯曰：血气已和，荣卫已通，五脏已成，神气舍心，魂魄毕具，乃成为人。（神者，阴阳合德之灵也。二气合而生人，则血气荣卫五脏，以次相成，神明从而见矣。惟是神之为义有二：分言之，则阳神曰魂，阴神曰魄，以及意志思虑之类皆神也。合言之，则神藏于心，而凡情志之属，惟心所统，是为吾身之全神也。夫精全则气全，气全则神全，未有形气衰而神能王者，亦未有神既散而形独存者，故曰失神者死，得神者生。至于魂魄之义，如前本神篇曰：随神往来者谓之魂，并精而出入者谓之魄。及诸家得理之论，再附于左以详其义。唐孔氏曰：人之生也，始变化为形，形之灵曰魄，魄内自有阳气，气之神曰魂。魂魄，神灵之名，初生时耳目心识手足运动，此魄之灵也；又其精神性识渐有知觉，此则气之神也。乐祁曰：心之精爽是谓魂魄，魄属形体，魂属精神。精又是魄，魄是精之神；神又是魂，魂是气之神。邵子曰：气形盛则魂魄盛，气形衰则魂魄亦从而衰。魂随气而变，魄随形而化，故形存则魄存，形化则魄散。朱子曰：魂神而魄灵，魂阳而魄阴，魂动而魄静。生则魂载于魄，而魄检其魂；死则魂游散而归于天，魄沦坠而归于地。运用动作底是魂，不运用动作底是魄。魄盛则耳目聪明，能记忆，老人目昏耳　记事不得者，魄衰也。又曰：人生则魂魄相交，死则各相离去。月之黑晕是魄，其光是魂，魂是魄之光焰，魄是魂之根柢。火是魂，镜是魄，灯有光焰，物来便烧，镜虽照见，却在里面。火日外景，金水内景，火日是魂，金水是魄。阴主藏受，故魄能记忆在内；阳主运用，故魂能发用出来。二物本不相离，精聚则魄聚，气聚则魂聚，是为人物之体；至于精竭魄降，则气散魂游而无所知矣。）黄帝曰：人之寿夭各不同，或夭寿，或卒死，或病久，愿闻其道。岐伯曰：五脏坚固，血脉和调，肌肉解利，皮肤致密，营卫之行，不失其常，呼吸微徐，气以度行，六腑化谷，津液布扬，各如其常，故能长久。（坚固者不易损，和调者不易乱，解利者可无留滞，致密者可免中伤。营卫之行不失其常者，经脉和也。呼吸微徐气以度行者，三焦治也。六腑化谷，津液布扬，则脏腑和平，精神充畅，故能长久而多寿也。）黄帝曰：人之寿百岁而死，何以致之？岐伯曰：使道隧以长，基墙高以方，通调营卫，三部三里起，骨高肉满，百岁乃得终。（礼记：百岁谓之期颐。使道指七窍而言，谓五脏所使之道路，如肺气通于鼻，肝气通于目，脾气通于口，心气通于舌，肾气通于耳，是即五官之道路也。隧，深邃貌。基墙，指面部而言。骨胳为基，蕃蔽为墙，义见脉色类三十一、二等篇。凡营卫部里及骨高肉满若此者，即致寿之道，故得百岁而终。）

黄帝曰：其气之盛衰，以至其死，可得闻乎？岐伯曰：人生十岁，五脏始定，血气已通，其气在下，故好走。（天地之气，阳主乎升，升则向生；阴主乎降，降则向死。故幼年之气在下者，亦自下而升也。）二十岁，血气始盛，肌肉方长，故好趋。三十岁，五脏大定，肌肉坚固，血脉盛满，故好步。（盛满则不轻捷，故好步矣。）四十岁，五脏六腑十二经脉，皆大盛以平定，腠理始疏，荣华颓落，发颇斑白，平盛不摇，故好坐。（天地消长之道，物极必变，盛极必衰，日中则昃，月盈则亏，人当四十，阴气已半，故发颇斑白而平盛不摇好坐者，衰之渐也。）五十岁，肝气始衰，肝叶始薄，胆汁始减，目始不明。六十岁，心气始衰，苦忧悲，血气懈惰，故好卧。七十岁，脾气虚，皮肤枯。八十岁，肺气衰，魄离，故言善误。九十岁，肾气焦，四脏经脉空虚。百岁，五脏皆虚，神气皆去，形骸独居而终矣。（魄离者，形体衰败也。肾气焦者，真阴亏竭也。此与前篇上古天真论女尽七七男尽八八互相发明。彼以七八言者，言阴阳之限数；此以十言者，言人生之全数。然则人之气数，固有定期；而长短不齐者，有出于禀受，有因于人为。故惟智者不以人欲害其天真，以自然之道，养自然之寿，而善终其天年，此圣智之所同也。今之人非惟不能守其所有，而且欲出尘逃数，解脱飞升，因人惑己，因己惑人，是焉知无则无极，有则有尽，而固窃窃然自以为觉，亦何异梦中占梦，其不觉也亦甚矣。）黄帝曰：其不能终寿而死者，何如？（谓不及天数而早殁者也。）岐伯曰：其五脏皆不坚，使道不长，（使道如上文。不长，短促也。）空外以张，（九窍张露也。）喘息暴疾，（喘息者气促，暴疾者易伤，皆非延寿之征也。）又卑基墙，薄脉少血，其肉不石，（石，坚也。）数中风寒，血气虚，脉不通，真邪相攻，乱而相引，（数中风寒，表易犯也。血气虚，中不足也。脉不通，经络多滞也。故致真邪易于相攻。然正本拒邪，正气不足，邪反随之而入，故曰相引。数音朔。）故中寿而尽也。（凡此形体血气，既已异于上寿，则其中寿而尽，固有所由，此先天之禀受然也。夫人生器局，既禀于有生之初，则其一定之数，似不可以人力强者。第禀得其全而养能合道，必将更寿；禀失其全而养复违和，能无更夭。故知之者下可以希中，中可以希上；不知者上仅得其次，次仅得其下矣。所谓天定则能胜人，人定亦能胜天也。夫禀受者，先天也，修养者，后天也，先天责在父母，后天责在吾心。）

十五、寿夭

（灵枢寿夭刚柔篇）

黄帝问于伯高曰：余闻形有缓急，气有盛衰，骨有大小，肉有坚脆，皮有厚薄，其以立寿夭奈何？（此欲因人之形体气质而知其寿夭也。）伯高答曰：形与气相任则寿，不相任则夭。（任，相当也。盖形以寓气，气以充形，有是形当有是气，有是气当有是形，故表里相称者寿，一强一弱而不相胜者夭。）皮与肉相果则寿，不相果则夭。（肉居皮之里，皮为肉之表，肉坚皮固者是为相果，肉脆皮疏者是为不相果，相果者气必蓄故寿，不相果者气易失故夭。）血气经络胜形则寿，不胜形则夭。（血气经络者，内之根本也。形体者，外之枝叶也。根本胜者寿，枝叶胜者夭也。）黄帝曰：何谓形之缓急？伯高答曰：形充而皮肤缓者则寿，形充而皮肤急者则夭。（形充而皮肤和缓者，气脉从容，故当寿。形充而皮肤紧急者，气脉促迫，故当夭。）形充而脉坚大者顺也，形充而脉小以弱者气衰，衰则危矣。（形充脉大者，表里如一，故曰顺。形充脉弱者，外实内虚，故曰危。）若形充而颧不起者骨小，骨小则夭矣。（人之形体，骨为君，肉为臣，君胜臣者顺，臣胜君者逆。颧者骨之本也，故形充而颧不起者，其骨必小，骨小肉充，臣胜君者也，故当夭。）形充而大肉䐃坚而有分者肉坚，肉坚则寿矣；形充而大肉无分理不坚者肉脆，肉脆则夭矣。（大肉，臀肉也。䐃者，筋肉结聚之处坚而浓者是也。有分者，肉中分理明显也。此言形体虽充，又必以肉之坚脆分寿夭，其必验于大肉者，以大肉为诸肉之宗也。故凡形充而䐃削者，必非福寿之兆。䐃，劬允切。䐃音豚。）此天之生命，所以立形定气而视寿夭者。必明乎此立形定气，而后以临病患，决死生。黄帝曰：余闻寿夭，无以度之。（度，入声。）伯高答曰：墙基卑，高不及其地者，不满三十而死；其有因加疾者，不及二十而死也。（墙基者，面部四旁骨胳也。地者，面部之肉也。基墙不及其地者，骨衰肉胜也，所以不寿；再加不慎而致疾，其夭更速，故不及二十而死也。按五色篇曰：明堂者鼻也，阙者眉间也，庭者颜也，蕃者颊侧也，蔽者耳门也，其间欲方大，去之十步皆见于外，如是者寿必中百岁。详脉色类三十二。）黄帝曰：形气之相胜以立寿夭奈何？伯高答曰：平人而气胜形者寿；（人之生死由乎气，气胜则神全，故平人以气胜形者寿。设外貌虽充而中气不足者，必非寿器。）病而形肉脱，气胜形者死，形胜气者危矣。（若病而至于形肉脱，虽其气尚胜形，亦所必死。盖气为阳，形为阴，阴以配阳，形以寓气，阴脱则阳无所附，形脱则气难独留，故不免于死。或形肉未脱而元气衰竭者，形虽胜气，不过阴多于阳，病必危矣。按：本篇大义，乃自天禀而言；又如五常政大论以阴阳高下言人寿夭，则地势使然，又不可不知也。详运气类十六。）

十六、人身应天地

（灵枢邪客篇）

黄帝问于伯高曰：愿闻人之肢节，以应天地奈何？（四肢骨节也。）伯高答曰：天圆地方，人头圆足方以应之。（圆者径一围三，阳奇之数；方者径一围四，阴偶之数。人首属阳居上，故圆而应天；人足属阴居下，故方而应地。）天有日月，人有两目。（天有日月而照临万方，人有眼目而明见万象。）地有九州，人有九窍。（九州岛者，荆梁雍豫徐扬青兖冀也。九窍者，上有七窍、下有二阴。清阳出上窍，而有阳中之阴阳；浊阴出下窍，而有阴中之清浊。）天有风雨，人有喜怒。（和风甘雨天之喜，摧拉霖溃天之怒。）天有雷电，人有音声。（阴阳相搏，天地发为雷电；情志所见，人物发为音声。）天有四时，人有四肢。（四肢者，两手两足也。）天有五音，人有五脏。（五音者，宫商角征羽。五脏者，心肺脾肝肾。）天有六律，人有六腑。（六律者，黄钟太簇姑洗蕤宾夷则无射为六阳律，大吕夹钟仲吕林钟南吕应钟为六阴律。六腑者,胃胆大肠小肠三焦膀胱也。)天有冬夏,人有寒热。(寒应冬,热应夏也。)天有十日,人有手十指。(十日者,甲乙丙丁戊己庚辛壬癸,是谓天干,故应人之手指。)辰有十二,人有足十指、茎,垂以应之;女子不足二节,以抱人形。(十二辰者,子丑寅卯辰巳午未申酉戌亥,是谓地支,故应人之足趾,足趾惟十,并茎垂为十二。茎者,宗筋也。垂者,睾丸也。女子少此二节,故能以抱人形。抱者,怀胎之义,如西北称伏鸡为抱者是也。睾音高。)天有阴阳,人有夫妻。(天为阳,地为阴,夫为阳,妻为阴,故曰夫乃妇之天。)岁有三百六十五日,人有三百六十节。(节,骨节也。)地有高山,人有肩膝。(肩膝骨大而高,故以应山。)地有深谷,人有腋腘。(腋腘深陷,故以应谷。腘音国。)地有十二经水,人有十二经脉。(详见经络类三十二。)地有泉脉,人有卫气。(泉脉出于地下,卫气行于肉中。)地有草蓂,人有毫毛。(蓂荚,瑞草也,尧时生于庭,随月凋荣,朔后一日荚生,望后一日荚落。历得其分度,则蓂荚生。)天有昼夜,人有卧起。(昼为阳,人应阳而动;夜为阴,人应阴而静。)天有列星,人有牙齿。(齿牙疏朗,故象似列星。说文云:牙,牡齿也。一曰锐者为牙,齐者为齿。上古天真论以女子三七,男子三八,则真牙生而长极,是以后生之大者为牙也。女子七岁,男子八岁,齿更,是以前生之小者为齿也。故男子八月生齿,八岁而龀;女子七月生齿,七岁而龀。龀,毁齿也。龀,抄近切。)地有小山,人有小节。(小节者,小骨指节之类。)地有山石,人有高骨。(高骨者,颧肩膝踝之类。)地有林木,人有募筋。(募者。筋脉聚蓄之处。募音暮。)地有聚邑,人有腘肉。(腘肉者,脂肉之聚处也。䏚允切。)岁有十二月,人有十二节。(四肢各三节,是为十二节。)地有四时不生草,人有无子。(地有不毛之地,人有不育之人。)此人与天地相应者也。(人身小天地即此之谓。)

十七、妇人无须气血多少

(灵枢五音五味篇)

黄帝曰：妇人无须者，无血气乎？岐伯曰：冲脉、任脉，皆起于胞中，上循背里，为经络之海。（凡男妇之有须无须者，皆由于冲任二脉之血有盛衰也。冲任为经络之海，其起脉之处，则在胞中而上行于背里。所谓胞者，子宫是也，此男女藏精之所，皆得称为子宫；惟女子于此受孕，因名曰胞。然冲任督脉皆起于此，所谓一原而三岐也。胞义详气味类三。子宫命门详义具附翼三卷，三焦包络命门辨中。）其浮而外者，循腹右上行，会于咽喉，别而络唇口。血气盛则充肤热肉，血独盛则澹渗皮肤，生毫毛。（冲任，阴脉也，故循腹右上行。然左乳之下，则有胃之大络，此正左阳右阴，相配之妙也。详脉色十一。）今妇人之生，有余于气，不足于血，以其数脱血也，冲任之脉，不荣口唇，故须不生焉。（数脱血，谓血不留而月事以时下也。冲任为血之海，须为血之余，血不足则冲任之脉不荣于口，而须不生矣。数音朔。）黄帝曰：士人有伤于阴，阴气绝而不起，阴不用，然其须不去，其故何也？宦者独去何也？愿闻其故。（阴不用者，阳痿不举也。此言士人之阴伤而绝者，须尚不去，何宦官之血不常脱而须独无也。）岐伯曰：宦者去其宗筋，伤其冲脉，血泻不复，皮肤内结，唇口不荣，故须不生。（士人者，阴气虽伤而宗筋未坏；彼宦官者，去其宗筋，则伤其冲脉矣。血一泻而不能复，皮肤内结而经道不行，故冲脉不荣于口，而须不生也。）黄帝曰：其有天宦者，未尝被伤，不脱于血，然其须不生，其故何也？（谓身为男子，而终身无须，若天生之宦官然，故曰天宦。）岐伯曰：此天之所不足也，其任冲不盛，宗筋不成，有气无血，唇口不荣，故须不生。（天之所不足，言先天所禀，有任冲之不足者，故亦不生须也。）黄帝曰：善乎哉！圣人之通万物也，若日月之光影，音声鼓响，闻其声而知其形，其非夫子，孰能明万物之精？（日月有光，见影可识，音声有应，闻响可知。惟圣人者，能明物理之精，故因此可以知彼，因外可以知内也。）是故圣人视其颜色，黄赤者多热气，青白者少热气，黑色者多血少气。（黄赤者为阳，青白黑者为阴也。）美眉者太阳多血，通髯极须者少阳多血，美须者阳明多血，此其时然也。（在颊曰髯，在口下及两颐者曰须，在口上曰髭。凡此所言者，即其经行之地。）夫人之常数，太阳常多血少气，少阳常多气少血，阳明常多血多气，厥阴常多气少血，少阴常多血少气，太阴常多血少气，此天之常数也。（十二经之血气多少，各有不同，两经所言之数凡三，皆有互异。意者气血多少四字，极易混乱，此必传录之误也，当以素问血气形志篇者为是。详见经络二十。）

四卷　藏象类（续）

十八、老壮少小脂膏肉瘦之别

（灵枢卫气失常篇）

黄帝问于伯高曰：人之肥瘦大小寒温，有老壮少小，别之奈何？（寒温者，言禀有阴阳也。）伯高对曰：人年五十以上为老，二十以上为壮，十八以上为少，六岁以上为小。黄帝曰：何以度知其肥瘦？伯高曰：人有肥有膏有肉。（肥者，即下文所谓脂也。）黄帝曰：别此奈何？伯高曰：䐃肉坚，皮满者，肥。䐃肉不坚，皮缓者，膏。皮肉不相离者，肉。（肉，肉之聚处也。此言伟壮之人，而有脂膏肉三者之异：脂者紧而满，故下文曰肉坚身小；膏者泽而大，故下文曰肉淖垂腴；皮肉连实而上下相应者曰䐃肉，故下文曰身体容大。䐃，劬允切。）黄帝曰：身之寒温何如？伯高曰：膏者其肉淖，而粗理者身寒，细理者身热。脂者其肉坚，细理者热，粗理者寒。（淖，柔而润也。膏者肉淖，脂者肉坚。若其寒热，则粗理者皆寒，细理者皆热。淖音闹。）黄帝曰：其肥瘦大小奈何？伯高曰：膏者，多气而皮纵缓，故能纵腹垂腴。肉者，身体容大。脂者，其身收小。（纵，宽纵也。腴，脂肥也。膏者纵腹垂腴，脂者其身收小，是膏肥于脂也。肉为皮肉连实，自与脂膏者有间。纵，去声。腴，音俞。）黄帝曰：三者之气血多少何如？伯高曰：膏者多气，多气者热，热者耐寒。肉者多血，多血则充形，充形则平。脂者，其血清，气滑少，故不能大。此别于众人者也。（膏者多气，气为阳，故质热而耐寒也。肉者多血。

血养形，故形充而气质平也。脂者血清而气滑少，故不能大。若此三者，虽肥盛皆别于众人，而脂者之气血，似不及乎膏肉也。愚按：世传肥白之人多气虚，而此云膏者多气，不无相左。若据余闻见之验，则苍瘦之气虚者，固不减于肥白，是以不宜胶柱也。）黄帝曰：众人奈何？伯高曰：众人皮肉脂膏不能相加也，血与气不能相多，故其形不小不大，各自称其身，命曰众人。（众人者，言三者之外，众多之常人也。其皮肉脂膏血气各有品格，故不能相加，亦不能相多，而形体大小皆相称而已。）黄帝曰：善。治之奈何？伯高曰：必先别其三形，血之多少，气之清浊，而后调之，治无失常经。（三形既定，血气既明，则宜补宜泻，自可勿失常经矣。）是故膏人纵腹垂腴，肉人者，上下容大；脂人者，虽脂不能大也。（此重言其详也。）

十九、血气阴阳清浊

（灵枢阴阳清浊篇　全）

黄帝曰：余闻十二经脉，以应十二经水者，其五色各异，清浊不同，人之血气若一，应之奈何？（十二经水义，详经络类三十三。此言经脉经水各有清浊之异，而人之血气如一，其何以分别应之？）岐伯曰：人之血气，苟能若一，则天下为一矣，恶有乱者乎。（人之血气若果如一，则天下皆同，当无杂乱矣，盖言其必不能同也。恶音乌。）黄帝曰：余问一人，非问天下之众。岐伯曰：夫一人者，亦有乱气，天下之众，亦有乱人，其合为一耳。（察之一人亦有乱气，况于天下乎？故推于一人，即可以知天下，然则人己血气本不一，而不一之理则一也。）黄帝曰：愿闻人气之清浊。岐伯曰：受谷者浊，受气者清。（人身之气有二：曰清气，曰浊气。浊气者，谷气也，故曰受谷者浊；清气者，天气也，故曰受气者清。二者总称真气。刺节真邪篇曰：真气者，所受于天，与谷气并而充身也。五味篇曰：天地之精气，其大数常出三入一，故谷不入，半日则气衰，一日则气少矣。是指入者为天气，出者为谷气。）清者注阴，浊者注阳。（喉主天气，故天之清气，自喉而注阴，阴者五脏也。咽主地气，故谷之浊气，自咽而注阳，阳者六腑也。）浊而清者，上出于咽；清而浊者，则下行。清浊相干，命曰乱气。（浊之清者，自内而出，故上行。清之浊者，自外而入，故下行。一上一下，气必交并，二者相合而一有不正，则乱气出乎其中矣。）黄帝曰：夫阴清而阳浊，浊者有清，清者有浊，清浊别之奈何？岐伯曰：气之大别，清者上注于肺，浊者下走于胃。胃之清气，上出于口；肺之浊气，下注于经，内积于海。（大别，言大概之分别也。上文以天气谷气厘清浊，而此言清中之浊，浊中之清，其所行复有不同也。清者上升故注于肺，浊者下降故走于胃。然而浊中有清，故胃之清气上出于口，以通呼吸津液；清中有浊，故肺之浊气下注于经，以为血脉营卫。而其积气之所，乃在气海间也。上气海在膻中，下气海在丹田。）黄帝曰：诸阳皆浊，何阳浊甚乎？岐伯曰：手太阳独受阳之浊，手太阴独受阴之清，（手太阳，小肠也，小肠居胃之下，承受胃中水谷，清浊未分，秽污所出，虽诸阳皆浊，而此其浊之浊者也，故曰独受阳之浊。手太阴，肺也，肺者五脏六腑之盖也，为清气之所注，虽诸阴皆清，而此其清之清者也，故曰独受阴之清。）其清者上走空窍，其浊者下行诸经。（此即上文胃之清气上出于口、肺之浊气下注于经之义。空，孔同。）诸阴皆清，足太阴独受其浊。（足太阴，脾也。胃司受纳水谷，而脾受其气以为运化，所以独受其浊，而为清中之浊也。）黄帝曰：治之奈何？岐伯曰：清者其气滑，浊者其气涩，此气之常也。故刺阴者，深而留之；刺阳者，浅而疾之；清浊相干者，以数调之也。（此又以针下之气，言清浊阴阳也。清者气滑，针利于速；浊者气涩，针利于迟。阴者在里，故宜深而留之；阳者在表，故宜浅而疾之。其或清中有浊，浊中有清，乃为清浊相干，当察其孰微孰甚，而酌其数以调之也。）

二十、首面耐寒因于气聚

（灵枢邪气脏腑病形篇）

黄帝问于岐伯曰：首面与身形也，属骨连筋、同血合于气耳。天寒则裂地凌冰，其卒寒或手足懈惰，然而其面不衣何也？（人之头面身形，本同一气，至于猝暴严寒，则地裂水冰，肢体为之凛栗，而面独不惧，故以为问。）岐伯答曰：十二经脉，三百六十五络，其血气皆上于面而走空窍，（头面为人之首，凡周身阴阳经络无所不聚，故其血气皆上行于面而走诸窍。空，孔同。）其精阳气上走于目而为睛，（精阳气者，阳气之精华也，故曰五脏六腑之精气，皆上注于目而为之精。）其别气走于耳而为听，（别气者，旁行之气也。气自两侧上行于耳，气达则窍聪，所以能听。）其宗气上出于鼻而为臭，（宗气，大气也。宗气积于胸中，上通于鼻而行呼吸，所以能臭。）其浊气出于胃，走唇舌而为味。（浊气，谷气也。谷入于胃，气达于唇舌，所以知味。）其气之津液，皆上熏于面，（凡诸气之津液，皆上熏于面。如脉度篇曰：五脏常内阅于上七窍也，故肺气通于鼻，心气通于舌，肝气通于目，脾气通于口，肾气通于耳。此五脏之气皆上通乎七窍，不独诸阳经络乃得上头也。）而皮又浓，其肉坚，故天气甚寒，不能胜之也。（一身血气既皆聚于头面，故其皮浓肉坚异于他处，而寒气不能胜之也。愚按：本篇所言首面耐寒之义，原无阴阳之分。考之四十七难曰：人面独耐寒者何也？然。人头者，诸阳之会也。诸阴脉皆至颈胸中而还，独诸阳脉皆上至头耳，故令面耐寒也。此说殊有不然。夫头为诸阳之会则是，曰阴不上头则非。盖阴阳升降之道，亦焉有地不交天藏不上头之理？即如本篇有曰：诸阳之会，皆在于面。盖言面为阳聚之处，而非曰无阴也。义见疾病类三。又如阴阳别论曰：三阳在头，三阴在手。盖一言阳明主表，指人迎也；一言太阴主里，指脉口也。亦非云阴不上头也。又如本输篇所列颈项诸经行次，止言六阳而不言阴者，盖单言诸阳之次序，如伤寒止言足经而手在其中之意，亦非无阴之谓也。难经之意，本据此数者，而实未究其详。观太阴阳明论曰：阴气从足上行至头，而下行循臂至指端；阳气从手上行至头，而下行至足。及本篇所谓十二经脉，三百六十五络，其血气皆上于面而走空窍，岂阴经独不上头耶？第近代所传经穴诸图，亦但云阳穴上头，而阴穴止于胸腋者，盖阳穴之见于

中华藏书

黄帝内经·

最新整理珍藏版

中国书局

一七三二

中国书局

肌表者若此，而阴脉之内行者不能悉也。矧阴阳表里，俱有所会，故但取阳穴则可为阴经之帅，而阴亦在其中矣。及详考经脉等论，则手足六阴无不上头者，今列诸脉于下，以便明者考校。手少阴上挟咽，走喉咙，系舌本，出于面，系目系，合目内。手厥阴循喉咙，出耳后，合少阳完骨之下。手足少阴太阴皆会于耳中，上络左角。手太阴循喉咙。足少阴循喉咙，系舌本，其筋上至项，结于枕骨，与足太阳之筋合。足太阴合于阳明上行结于咽，连舌本；支者结舌本，贯舌中，散舌下。足厥阴循喉咙之后，上入颃颡，络于舌本，连目系，上出额，与督脉会于巅；其支者从目系，下颊里，环唇内。）

二十一、坚弱勇怯受病忍痛不同

（灵枢论勇篇　全附：酒悖）

黄帝问于少俞曰：有人于此，并行并立，其年之长少等也，衣之浓薄均也，卒然遇烈风豪雨，或病或不病，或皆病，或皆不病，其故何也？（卒音猝。）少俞曰：帝问何急？黄帝曰：愿尽闻之。（急者，先也。）少俞曰：春青风，夏阳风，秋凉风，冬寒风。凡此四时之风者，其所病各不同形。（春之青风得木气，夏之阳风得火气，秋之凉风得金气，冬之寒风得水气。凡此四时之风，各有所王，有所王则有所制，故其所病各不同形也。）黄帝曰：四时之风，病患如何？少俞曰：黄色薄皮弱肉者，不胜春之虚风；（黄者，土之色。黄色薄皮弱肉者，脾气不足也，故不胜春木之虚风。虚风义见运气类三十五。）白色薄皮弱肉者，不胜夏之虚风；（白者，金之色。白色薄皮弱肉者，肺气不足也，故不胜夏火之虚风而为病。）青色薄皮弱肉，不胜秋之虚风；（青者，木之色。青色薄皮弱肉者，肝气不足也，故不胜秋金之虚风而为病。）赤色薄皮弱肉，不胜冬之虚风也。（赤者，火之色。赤色薄皮弱肉者，心气不足也，故不胜冬水之虚风而为病。）黄帝曰：黑色不病乎？少俞曰：黑色而皮浓肉坚，固不伤于四时之风。其皮薄而肉不坚、色不一者，长夏至而有虚风者，病矣。（黑者，水之色。黑色而皮薄肉不坚，及色时变而不一者，肾气不足也，故不胜长夏土令之虚风而为病。）其皮浓而肌肉坚者，长夏至而有虚风，不病矣。其皮浓而肌肉坚者，必重感于寒，外内皆然乃病。黄帝曰：善。（若黑色而皮浓肉坚者，虽遇长夏之虚风，亦不能病；但既感于风，又感于寒，是为重感，既伤于内，又伤于外，是为外内俱伤，乃不免于病也。然则黑色而皮肉坚者，诚有异于他色之易病者矣。）

黄帝曰：夫人之忍痛与不忍痛者，非勇怯之分也。夫勇士之不忍痛者，见难则前，见痛则止；夫怯士之忍痛者，闻难则恐，遇痛不动。夫勇士之忍痛者，见难不恐，遇痛不动；夫怯士之不忍痛者，见难与痛，目转面盼，恐不能言，失气惊悸，（一本无悸字。）颜色更改，（一本作变化。）乍死乍生。余见其然也，不知其何由，愿闻其故。（此问能忍痛与不能忍痛者，非由勇怯而然也，夫勇士之气刚，而有不能忍痛者，见难虽不恐，而见痛则退矣。怯士之气馁，而有能忍痛者，闻难则恐，而遇痛不动也。又若勇而忍痛者，见难与痛皆不惧。怯而不忍痛者，见难与痛则目转眩旋，面盼惊顾、甚至失言变色，莫知死生。此四者之异，各有所由然也。）少俞曰：夫忍痛与不忍痛者，皮肤之薄浓，肌肉之坚脆缓急之分也，非勇怯之谓也。（此性质之当辨也。）黄帝曰：愿闻勇怯之所由然。少俞曰：勇士者，目深以固，长衡直扬，三焦理横，其心端直，其肝大以坚，其胆满以傍，怒则气盛而胸张，肝举而胆横，眦裂而目扬，毛起而面苍，此勇士之由然者也。（目者五脏六腑之精也，目深以固，脏气之坚也。长衡，阔大也，即从衡之意。直扬，视直而光露也。三焦理横，凡刚急者肉必横，柔缓者肉必纵也。其心端直者，刚勇之气也。大以坚、满以傍者，傍即傍开之谓，过于人之常度也。怒则气盛而胸张、裂而目扬者，勇者之肝胆强，肝气上冲也。毛起者，肝血外溢也。面苍者，肝色外见也。此皆勇士之由然。然则勇怯之异，其由于肝胆者为多，故肝曰将军之官，而取决于胆。）黄帝曰：愿闻怯士之所由然。少俞曰：怯士者，目大而不减，阴阳相失，其焦理纵，髑䯏短而小，肝系缓；其胆不满而纵，肠胃挺，胁下空，虽方大怒，气不能满其胸，肝肺虽举，气衰复下，故不能久怒，此怯士之所由然者也。（减，当作缄，封藏之谓。目大不缄者，神气不坚也。阴阳相失者，血气易乱也，即转 惊顾之意。其焦理纵者，肉理不横也。髑骺短小者，其心卑小而甘出人下也。肝系缓者，不急也。胆不满而纵者，汁少形长也。肠胃挺者，曲折少也。胁下空者，肝气不实也，此其肝胆不充，气不能满，以故旋怒旋衰，是皆怯士之由然。愚按：勇者刚之气，怯者懦之质。然勇有二：曰血气之勇，曰礼义之勇。若临难不恐，遇痛不动，此其资禀过人；然随触而发，未必皆能中节也。若夫礼义之勇，固亦不恐不动，而其从容有度，自非血气之勇所可并言者。盖血气之勇出乎肝，礼义之勇出乎心。苟能守之以礼，制之以义，则血气之勇可自有而无；充之以学，扩之以见，则礼义之勇可自无而有。昔人谓勇可学人，在明理养性而已。然则勇与不勇虽由肝胆，而其为之主者，则仍在乎心耳。纵，平声。髑骺，音结于。）

黄帝曰：怯士之得酒，怒不避勇士者，何脏使然？少俞曰：酒者，水谷之精，熟谷之液也。其气慓悍，其入于胃中，则胃胀，气上逆，满于胸中，肝浮胆横。当是之时，固比于勇士，气衰则悔。与勇士同类，不知避之，名曰酒悖也。（慓，急也。悍，猛也。酒之性热气悍，故能胀胃浮肝，上气壮胆。方其醉也，则神为之惑，性为之乱，自比于勇而不知避；及其气散肝平，乃知自悔。是因酒之所使，而作为悖逆，故曰酒悖。愚按：酒为水谷之液，血为水谷之精，酒入中焦，必求同类，故先归血分。凡饮酒者身面皆赤，即其征也。然血属阴而性和，酒属阳而气悍，血欲静而酒动之，血欲藏而酒乱之，血无气不行，故血乱气亦乱，气散血亦散，扰乱一番，而血气能无耗损者，未之有也。又若人之禀赋，脏有阴阳，而酒之气质，亦有阴阳。盖酒成于酿，其性则热；汁化于水，其质则寒。故阳脏者得之则愈热，阴脏者得之则愈寒。所以纵酒不节者，无论阴阳，均能为害。凡热盛而过饮者，阳日胜则阴日消，每成风瘅肿胀；寒盛而过饮者，热性去而寒质留，多至伤肾败脾。当其少壮，则旋耗旋生，固无所觉；及乎中衰而力有不胜，则宿孽为殃，莫能御矣。然则酒悖之为害也，所关于寿元者非细，其可不知节乎？音飘。悍音旱。）

二十二、耐痛耐毒强弱不同

（灵枢论痛篇）

黄帝问于少俞曰：筋骨之强弱，肌肉之坚脆，皮肤之浓薄，腠理之疏密，各不同，其于针石火焫之痛何如？肠胃之浓薄坚脆亦不等，其于毒药何如？愿尽闻之。（焫，火焫也，灸灼之类。毒药，谓药之峻利者。人有能胜毒者，有不能胜毒者，义见末节。焫，如税切。）少俞曰：人之骨强筋弱、肉缓皮肤浓者耐痛，其于针石之痛、火焫亦然。黄帝曰：其耐火焫者，何以知之？少俞答曰：加以黑色而美骨者，耐火焫。黄帝曰：其不耐针石之痛者，何以知之？少俞曰：坚肉薄皮者，不耐针石之痛，于火焫亦然。（美骨者，骨强之谓。砭，音边，石针也。）黄帝曰：人之病，或同时而伤，或易已，或难已，其故何如？少俞曰：同时而伤，其身多热者易已，多寒者难已。（此皆指外邪致病为言也。多热者病在阳分，故易已；多寒者病在阴分，故难已。）黄帝曰：人之胜毒，何以知之？少俞曰：胃浓色黑、大骨及肥者，皆胜毒；故其瘦而薄胃者，皆不胜毒也。（胃浓者脏坚，色黑者表固，骨大者体强，肉肥者血盛，故能胜峻毒之物。若肉瘦而胃薄者，气血本属不足，安能胜毒药也。胜，平声。）

二十三、奇恒脏腑藏泻不同

（素问五脏别论）

黄帝问曰：余闻方士，或以脑髓为脏，或以肠胃为脏，或以为腑，敢谓更相反，皆自谓是，不知其道，愿闻其说。（方士，谓明悟方术之士。脏腑之称，异同不一，故欲辨正之也。即在本经亦有之矣，如灵兰秘典论曰：愿闻十二脏之相使。六节藏象论曰：凡十一脏取决于胆也。是亦此类。）岐伯对曰：脑、髓、骨、脉、胆、女子胞，此六者，地气之所生也，皆藏于阴而象于地，故藏而不泻，名曰奇恒之府。（凡此六者，原非六腑之数，以其藏蓄阴精，故曰地气所生，皆称为腑。然胆居六腑之一，独其藏而不泻，与他腑之传化者为异。女子之胞，子宫是也，亦以出纳精气而成胎孕者为奇。故此六者，均称为奇恒之府。奇，异也。恒，常也。胞音包。）夫胃、大肠、小肠、三焦、膀胱，此五者，天气之所生也，其气象天，故泻而不藏，此受五脏浊气，名曰传化之府，此不能久留，输泻者也。（凡此五者，是名六腑，胆称奇恒，则此惟五矣。若此五腑，包藏诸物而属阳，故曰天气所生；传化浊气而不留，故曰泻而不藏；因其转输运动，故曰象天之气。）魄门亦为五脏使，水谷不得久藏。（魄门，肛门也。大肠与肺为表里，肺藏魄而主气，肛门失守则气陷而神去，故曰魄门。不独是也，虽诸腑糟粕固由其泻，而脏气升降亦赖以调，故亦为五脏使。）所谓五脏者，藏精气而不泻也，故满而不能实。六腑者，传化物而不藏，故实而不能满也。（五脏主藏精气，六腑主传化物。精气质清，藏而不泻，故但有充满而无所积实；水谷质浊，传化不藏，故虽有积实而不能充满。）所以然者，水谷入口，则胃实而肠虚；（食未下也。）食下，则肠实而胃虚。（水谷下也。）故曰实而不满，满而不实也。

二十四、逆顺相传至困而死

（素问玉机真藏论）

五脏受气于其所生，传之于其所胜，气舍于其所生，死于其所不胜。病之且死，必先传行，至其所不胜，病乃死。（凡五脏病气，有所受，有所传，有所舍，有所死。舍，留止也。受气所生者，受于己之所生者也。传所胜者，传于己之所克者也。气舍所生者，舍于生己者也。死所不胜者，死于克己者也。）此言气之逆行也，故死。（不胜则逆，故曰逆行，逆则当死。）肝受气于心，传之于脾，气舍于肾，至肺而死。（此详言一脏之气，皆能遍及诸脏也。肝受气于心，心者肝之子，受气于其所生也。脾者肝之克，传其所胜也。肾者肝之母，气舍所生也。肺者肝之畏，死所不胜也。）心受气于脾，传之于肺，气舍于肝，至肾而死。脾受气于肺，传之于肾，气舍于心，至肝而死。肺受气于肾，传之于肝，气舍于脾，至心而死。肾受气于肝，传之于心，气舍于肺，至脾而死。此皆逆死也。（逆死之义如上文，下言顺传之序也。）一日一夜五分之，此所以占死生之早暮也。（五分者，朝主甲乙，昼主丙丁，四季土主戊己，晡主庚辛，夜主壬癸。此一日五行之次，而脏有不胜，即其死生之期也。）黄帝曰：五脏相通，移皆有次，五脏有病，则各传其所胜。（传其所胜者，如本篇下文云，风入于肺为肺痹，弗治，则肺传之肝为肝痹，弗治，则肝传之脾为脾风，弗治，则脾传之肾曰疝瘕，弗治，则肾传之心曰螈，弗治，则心复反传而行之肺，法当死者是也。见疾病类二十九，原与此同篇，所当并考。）不治，法三月，若六月，若三日，若六日，传五脏而当死，（病不早治，必至相传，远则三月六月，近则三日六日，五脏传遍，于法当死。所谓三六者，盖天地之气，以六为节。如三阴三阳，是为六气，六阴六阳，是为十二月，故五脏相传之数，亦以三六为尽。若三月而传遍，一气一脏也；六月而传遍，一月一脏也。三日者，昼夜各一脏也；六日者，一日一脏也。脏惟五而传遍以六者，假令病始于肺，一也；肺传肝，二也；肝传脾，三也；脾传肾，四也；肾传心，五也；心复传肺，六也。是谓六传。六传已尽，不可再传，故五十三难曰：一脏不再伤，七传者死也。又如以三阴三阳言三六之数，则三者阴阳之合数，六者阴阳之拆数，合者奇偶交其气，拆者牝牡异其象也。观热论云，伤寒一日巨阳受之，二日阳明，三日少阳，四日太阴，五日少阴，六日厥阴，亦六数也；至若日传二经，病名两感者，则三数也。启玄子曰：三月者，谓一岁之迁移。六月者，谓至其所胜之位。三日者，三阳之数以合日也。六日者，谓兼三阴以数之尔。是亦三六之义也。故有七日而病退得生者，以真元未至大伤，故六传毕而经尽气复，乃得生也。易曰：七日来复，天行也。义无二焉。）是顺传所胜之次。（上文言逆者，言脏之气。盖五脏受克，其气必逆，故曰逆行。此言顺者，言病之传。凡传所胜，必循次序，故曰顺传。是顺传者，即气之逆也，故五脏传遍者当死。）故曰：别于阳者，知病从来；别于阴者，知死生之期。（阳者言表，谓外候也；阴者言里，谓脏气也。凡邪中于身，必证形于外，察其外证，即可知病在何经，故别于阳者，知病从来；病伤脏气，必败真阴，察其根本，即可知危在何日，故别于阴者，知死生之期。此以表里言阴阳也。如阴阳别论曰：所谓阴者，真脏也，见则为败，败必死也。所谓阳者，胃脘之阳也。别于阳者，知病处也；别于阴者，知死生之期。乃以脉言阴阳也。详脉色类二十六。）言知至其所困而死。（至其所困而死，死于其所不胜也。凡年月日时，其候皆然。）

二十五、精气津液血脉脱则为病

（灵枢决气篇　全）

黄帝曰：余闻人有精、气、津、液、血、脉，余意以为一气耳，今乃辨为六名，余不知其所以然。（六者之分，总由气化，故曰一气，而下文云六气者，亦以形不同而名则异耳，故当辨之。）岐伯曰：两神相搏，合而成形，常先身生，是谓精。（两神，阴阳也。搏，交也。精，天一之水也。凡阴阳合而万形成，无不先从精始，故曰常先身生是谓精。按：本神篇曰：两精相搏谓之神。而此曰：两神相搏，合而成形，常先身生，是谓精。盖彼言由精以化神，此言由神以化精，二者若乎不同，正以明阴阳之互用者，即其合一之道也。详见本类前九。）何谓气？岐伯曰：上焦开发，宣五谷味，熏肤，充身泽毛，若雾露之溉，是谓气。（上焦，胸中也。开发，通达也。宣，布散也。气者，人身之大气，名为宗气，亦名为真气。邪客篇曰：宗气积于胸中，出于喉咙，以贯心脉而行呼吸焉。刺节真邪篇曰：真气者，所受于天，与谷气并而充身也。营卫生会篇曰：人受气于谷，谷入于胃，以传于肺，五脏六腑皆以受气。故能熏肤充身泽毛，若雾露之温润，而溉养万物者，为气也。）何谓津？岐伯曰：腠理发泄，汗出溱溱，是谓津。（津者阳之液，汗者津之泄也。腠理者皮肤之隙。溱溱，滋泽貌。溱音臻。）何谓液？岐伯曰：谷入气满，淖泽注于骨，骨属屈伸，泄泽，补益脑髓，皮肤润泽，是谓液。（淖泽，濡润也。液者，阴之津。谷入于胃，其气满而化液，故淖泽而注于骨。凡骨属举动屈伸，则经脉流行而泄其泽，故内而补益脑髓，外而润泽皮肤，皆谓之液。愚按：津液本为同类，然亦有阴阳之分。盖津者，液之清者也；液者，津之浊者也。津为汗而走腠理，故属阳；液注骨而补脑髓，故属阴。观五癃津液别篇曰：三焦出气以温肌肉、充皮肤为其津，其留而不行者为液。其义正与此合。详疾病类五十八。淖音闹。）何谓血？岐伯曰：中焦受气取汁，变化而赤，是谓血。（中焦者，并胃中，出上焦之下。凡水谷之入，必先归胃，故中焦受谷之气，取谷之味，输脾达脏，由黄白而渐变为赤，以奉生身者，是谓之血。）何谓脉？岐伯曰：壅遏营气，令无所避？是谓脉。（壅遏者，堤防之谓，犹道路之有封疆，江河之有涯岸，俾营气无所回避而必行其中者，是谓之脉。然则脉者，非气非血，而所以通乎气血者也。）

黄帝曰：六气者，有余不足，气之多少，脑髓之虚实，血脉之清浊，何以知之？（前言一气，总言之也；此言六气，分言之也。盖精气津液血脉，无非气之所化也。）岐伯曰：精脱者，耳聋；（肾藏精，耳者肾之窍，故精脱则耳聋。）气脱者，目不明；（五脏六腑精阳之气，皆上注于目而为睛，故阳气脱则目不明。）津脱者，腠理开，汗大泄；（汗，阳津也，汗大泄者津必脱，故曰亡阳。）液脱者，骨属屈伸不利，色夭，脑髓消，胫酸，耳数鸣；（液所以注骨益脑而泽皮肤者，液脱则骨髓无以充，故屈伸不利而脑消胫。皮肤无以滋，故色枯而夭。液脱则阴虚，故耳鸣也。）血脱者，色白，夭然不泽，（血之荣在色，故血脱者色白如盐。夭然不泽，谓枯涩无神也。）其脉空虚，此其候也。（脉贵有神，其脉空虚，即六脱之候。）

黄帝曰：六气者贵贱何如？岐伯曰：六气者，各有部主也，其贵贱善恶，可为常主，然五谷与胃为大海也。（部主，谓各部所主也，如肾主精，肺主气，脾主津液，肝主血，心主脉也。贵贱善恶，以衰旺邪正言，如春夏则木火为贵，秋冬则金水为贵，而失时者为贱也；六气之得正者为善，而太过不及者为恶也。贵贱善恶，主各有时，故皆可为常主。然六气资于五谷，五谷运化于胃，是为水谷之海，故胃气为脏腑之本。）

二十六、肠胃小大之数

（灵枢肠胃篇　全）

黄帝问于伯高曰：余愿闻六腑传谷者，肠胃之小大长短，受谷之多少奈何？（此以水谷之自口而入，以至广肠所出之处，而统问其详也。）伯高曰：请尽言之，谷所从出入浅深远近长短之度：唇至齿长九分，口广二寸半。（长，深也。广，阔也。）齿以后至会厌，深三寸半，大容五合。（会厌在咽喉之上，乃所以分水谷，司呼吸，而不容其相混者也。）舌重十两，长七寸，广二寸半。咽门重十两，广二寸半，至胃长一尺六寸。（咽门，即食喉也，其名曰咽。至胃长一尺六寸，乃并胃脘而言。）胃纡曲屈，伸之，长二尺六寸，大一尺五寸，径五寸，大容三斗五升。（纡曲，曲折也。大言周遭之数，径言直过之数，余准此。平人绝谷篇曰：其中之谷常留二斗，水一斗五升而满。纡音于。）小肠后附脊，左环回周叠积，其注于回肠者，外附于脐上，回运环十六曲，大二寸半，径八分分之少半，长三丈二尺。（小肠居胃之下，在脐上二寸所，后附于脊，左旋而环。其下口注于回肠者，外附近于脐上一寸，当水分穴处是也。八分分之少半，言八分之外，尚有如一分之少半也。余彼此。）回肠当脐，左环回周叶积而下，回运环反十六曲，大四寸，径一寸寸之少半，长二丈一尺。（回肠，大肠也。叶积，如叶之积，亦叠积之义。大肠上口即小肠下口，当脐左旋，而下接广肠也。）广肠传脊，以受回肠，左环叶脊，上下辟，大八寸，径二寸寸之太半，长二尺八寸。（广肠，大肠下节也，亦名直肠。直肠居后，绕脊而下，故曰传脊。传，布也。叶脊上下，言叠于脊之上下而至尾骶也。）肠胃初入至所出，长六丈四寸四分，回曲环反，三十二曲也。（此总结上文自口而入、自便而出之全数。三十二曲，合小肠大肠而言也。）

二十七、平人绝谷七日而死

（灵枢平人绝谷篇　全）

黄帝曰：愿闻人之不食，七日而死何也？伯高曰：臣请言其故。胃大一尺五寸，径五寸，长二尺六寸，横屈受水谷三斗五升。其中之谷常留二斗，水一斗五升而满。上焦泄气，出其精微，慓悍滑疾，下焦下溉诸肠。（精微慓悍滑疾，言水谷之质粕也。）小肠大二寸半，径八分分之少半，长三丈二尺，受谷二斗四分，水六升三合合之大半。回肠大四寸，径一寸寸之少半，长二丈一尺，受谷一斗，水七升半。广肠大八寸，径二寸寸之大半，长二尺八寸，受谷九升三合八分合之一。肠胃之长，凡五丈八尺四寸，受水谷九斗二升一合合之大半，此肠胃所受水谷之数也。（五丈八尺四寸，乃止合肠胃之数，非若前篇总计唇口咽门而言也。）平人则不然，胃满则肠虚，肠满则胃虚，更虚更满，故气得上下，五脏安定，血脉和利，精神乃居，故神者，水谷之精气也。（上文云受水谷九斗二升一合合之大半者，乃言肠胃能容之总数也。若平人常数，则不皆然。盖胃中满则肠中虚，肠中满则胃中虚，有满有虚，则上下之气得以通达，五脏血脉得以和调，而精神乃生，故神为水谷之精气也。）故肠胃之中，常留谷二斗，水一斗五升。故平人日再后，后二升半，一日中五升，七日五七三斗五升，而留水谷尽矣。故平人不食饮，七日而死者，水谷精气、津液皆尽故也。（平人肠胃之中，所存水谷，惟三斗五升而已；然人之二便，大约日去五升，当七日而尽，故平人不食饮七日而死也。古今量数不同，详见附翼二卷。）

二十八、本藏二十五变

（灵枢本藏篇　全）

黄帝问于岐伯曰：人之血气精神者，所以奉生而周于性命者也。（奉，养也。周，给也。人身以血气为本，精神为用，合是四者以奉生，而性命周全矣。）经脉者，所以行血气而营阴阳，濡筋骨，利关节者也。（经脉者，即营气之道。营，运也。濡，润也。营行脉中，故主于里而利筋骨。）卫气者，所以温分肉，充皮肤，肥腠理，司关阖者也。（肉有分理，故云分肉。卫行脉外，故主表而司皮毛之关阖。）志意者，所以御精神，收魂魄，适寒温，和喜怒者也。（御，统御也。适，调燮也。）是故血和则经脉流行，营复阴阳，筋骨劲强，关节清利矣。（复，包藏也。）卫气和则分肉解利，皮肤调柔，腠理致密矣。志意和，则精神专直，魂魄不散，悔怒不起，五脏不受邪矣。（专直，如易系所谓其静也专、其动也直，言其专一而正也。）寒温和，则六腑化谷，风痹不作，经脉通利，肢节得安矣。此人之常平也。（凡此者，是皆常人之平者也。）五脏者，所以藏精神血气魂魄者也。（如疾病类宣明五气所谓。）六腑者，所以化水谷而行津液者也。此人之所以具受于天也，无愚智贤不肖，无以相倚也。（倚，偏也。一曰当作异。）然有其独尽天寿，而无邪僻之病，百年之衰，虽犯风雨卒（猝同）寒大暑，犹有弗能害也；（此言天禀有出常之强者。）有其不离屏蔽室内，无怵惕之恐，然犹不免于病，何也？愿闻其故。（此言天禀有出常之弱者。）岐伯对曰：窘乎哉问也！五脏者，所以参天地，副阴阳，而连四时，化五节者也。（窘，言难也。副，配也。连，通也。化五节者，应五行之节序而为之变化也。）五脏者，固有小大高下坚脆端正偏倾者；六腑亦有小大长短浓薄结直缓急。凡此二十五者各不同，或善或恶，或吉或凶，请言其方。（言所以为强弱者，皆由脏腑之气致然也。）

心小则安，邪弗能伤，易伤以忧；心大则忧不能伤，易伤于邪。心高则满于肺中，而善忘，难开以言；心下则藏外，易伤于寒，易恐以言。心坚则脏安守固；心脆则善病消瘅热中。心端正则和利难伤；心偏倾则操持不一、无守司也。（心小则怯，故必多忧。大则不固，故邪易伤之。高则满于肺而窍多不利，下则阳气抑而神必不扬，心脆者火必易动，偏倾者不得其中，此其所以各有病也。消瘅，内热病也。瘅音丹，又上、去二声。）

肺小则少饮，不病喘喝；肺大则多饮，善病胸痹喉痹逆气。肺高则上气肩息咳；肺下则居贲迫肺，善胁下痛。肺坚则不病咳上气；肺脆则苦病消瘅易伤。肺端正则和利难伤；肺偏倾则胸偏痛也。（喘喝，气喘声急也。肩息咳，耸肩喘息而咳也。居当作苦，肺下则气道不利，故苦于贲迫而胁下痛也。贲，奔、秘二音。）

肝小则脏安，无胁下之病；肝大则逼胃迫咽，迫咽则苦膈中，且胁下痛。肝高则上支贲，切胁悗，为息贲；肝下则逼胃，胁下空，胁下空则易受邪。肝坚则脏安难伤；肝脆则善病消瘅易伤。肝端正则和利难伤；肝偏倾则胁下痛也。（上支贲切，谓肝经上行之支脉，贲壅迫切，故胁为悗闷、为息贲喘急也。左右两胁皆肝胆之经，所以肝病者多见于胁。）

脾小则脏安，难伤于邪也；脾大则苦凑胁而痛，不能疾行。脾高则䏚引季胁而痛；脾下则下加于大肠，下加于大肠则脏苦受邪。脾坚则脏安难伤，脾脆则善病消瘅易伤。脾端正则和利难伤，脾偏倾则善满善胀也。（凑，塞也。䏚，胁下软肉处也。䏚季胁。小肋也。䏚音秒。）

肾小则脏安难伤；肾大则善病腰痛，不可以俯仰，易伤以邪。肾高则苦背膂痛，不可以俯仰；肾下则腰尻痛，不可以俯仰，为狐疝。肾坚则不病腰背痛，肾脆则善病消瘅易伤。肾端正则和利难伤；肾偏倾则苦腰尻痛也。（膂音吕，夹脊肉也。尻，开高切，尾骨也。）凡此二十五变者，人之所苦常病。（五变者，曰小大，曰高下，曰坚脆，曰端正，曰偏倾也。人有五脏，脏有五变，是为二十五变，人所苦于常病也。）

黄帝曰：何以知其然也？岐伯曰：赤色小理者心小，粗理者心大。无者心高，小短举者心下。长者心下坚，弱小以薄者心脆。直下不举者心端正，倚一方者心偏倾也。（理，肉理也。）白色小理者肺小，粗理者肺大。巨肩反膺陷喉者肺高，合腋张胁者肺下。好肩背浓者肺坚，肩背薄者肺脆。背膺浓者肺端正，胁偏疏者肺偏倾也。（胸前两旁为膺，胸突而向外者是为反膺。肩高胸突，其喉必缩，是为陷喉。合腋张胁者，腋敛胁开也。胁偏疏者，胁骨歆斜而不密也。）青色小理者肝小，粗理者肝大。广胸反骹者肝高，合胁兔骹者肝下。胸胁好者肝坚，胁骨弱者肝脆。膺腹好相得者肝端正，胁骨偏举者肝偏倾也。（胫骨近足之细处曰，今详此反骹兔以候肝，似以胁下之骨为骹也。反骹者，胁骨高而张也。兔骹者，胁骨低合如兔也。）黄色小理者脾小，粗理者脾大。揭唇者脾高，唇下纵者脾下。唇坚者脾坚，唇大而不坚者脾脆。唇上下好者脾端正，唇偏举者脾偏倾也。（脾气通于口，其荣在唇，故脾之善恶，验于唇而可知也。）黑色小理者肾小，粗理者肾大。高耳者肾高，耳后陷者肾下。耳坚者肾坚，耳薄不坚者肾脆。耳好前居牙车者肾端正，耳偏高者肾偏倾也。（肾气通于耳，故肾之善恶，验于耳而可知也。）凡此诸变者，持则安，减则病也。（凡以上诸变，使能因其偏而善为持守，则可获安；若少有损减，则不免于病矣。）

帝曰：善。然非余之所问也。愿闻人之有不可病者，至尽天寿，虽有深忧大恐，怵惕之志，犹不能减也，甚寒大热，不能伤也；其有不离屏蔽室内，又无怵惕之恐，然不免于病者，何也？愿闻其故。（减，损也。不可病者，病不能入也。不免于病者，常多病也。二者相远，故以为问。）岐伯曰：五脏六腑，邪之舍也，请言其故。五脏皆小者，少病，苦焦心，大愁忧；五脏皆大者，缓于事，难使以忧。五脏皆高者，好高举措；五脏皆下者，好出人下。五脏皆坚者，无病；五脏皆脆者，不离于病。五脏皆端正者，和利得人心；五脏皆偏倾者，邪心而善盗，不可以为人平，反复言语也。（五脏六腑，所以藏精神水谷者也，一有不和，邪乃居之，故曰邪之舍也。不可以为人平，谓其心邪多昧，便佞不可化也。）

黄帝曰：愿闻六腑之应。岐伯答曰：肺合大肠，大肠者，皮其应。心合小肠，小肠者，脉其应。肝合胆，胆者，筋其应。脾合胃，胃者肉其应。肾合三焦膀胱，三焦膀胱者，腠理毫毛其应。（肺本合皮，而大肠亦应之，心本合脉，而小肠亦应之，胆胃皆然，故表里之气相同也。惟是肾本合骨，而此云三焦膀胱者腠理毫毛其应何也？如五癃津液别篇曰，三焦出气以温肌肉、充皮毛，此其所以应腠理毫毛也。肾合三焦膀胱义，见本类前三。）

黄帝曰：应之奈何？岐伯曰：肺应皮，皮浓者大肠浓，皮薄者大肠薄。皮缓腹里大者大肠大而长，皮急者大肠急而短。皮滑者大肠直，皮肉不相离者大肠结。（此下皆言六腑之应。

肺与大肠为表里，肺应皮，故大肠腑状，亦可因皮而知也。不相离者，坚实之谓。）

心应脉，皮浓者脉浓，脉浓者小肠浓；皮薄者脉薄，脉薄者小肠薄。皮缓者脉缓，脉缓者小肠大而长；皮薄而脉波小者，小肠小而短。诸阳经脉皆多纡屈者，小肠结。（心与小肠为表里，心应脉，故小肠腑状，亦可因脉而知也。然脉行皮肉之中，何以知其浓薄？但察其皮肉，即可知也。冲，虚也。诸阳经脉，言脉之浮浅而外见者也。纡屈，盘曲不舒之谓。纡音于。）

脾应肉，肉䐃坚大者胃浓，肉䐃么者胃薄。肉䐃小而么者胃不坚；肉䐃不称身者胃下，胃下者下管约不利。肉䐃不坚者胃缓，肉䐃无小里累者胃急。肉䐃多少里累者胃结，胃结者上脘约不利也。（脾与胃为表里，脾应肉，故胃腑之状，亦可因肉而知也。䐃，肉之聚处也。䐃么，细薄也。约，不舒也。少里累之义未详，高志斋谓揣其䐃肉而少有累然结实者之谓。䐃，劬允切。称，去声。）

肝应爪，爪浓色黄者胆浓，爪薄色红者胆薄。爪坚色青者胆急，爪濡色赤者胆缓。爪直色白无约者胆直，爪恶色黑多纹者胆结也。（肝与胆为表里，肝应爪，故胆腑之状，亦可因爪而知也。结者，胆气不舒之谓。）

肾应骨，密理浓皮者三焦膀胱浓，粗理薄皮者三焦膀胱薄。疏腠理者三焦膀胱缓，皮急而无毫毛者三焦膀胱急。毫毛美而粗者三焦膀胱直，稀毫毛者三焦膀胱结也。（肾与膀胱为表里，而三焦亦合于肾，故上文曰肾合三焦膀胱，腠理毫毛其应，所以三焦膀胱之状，可因腠理毫毛而知也。）

黄帝曰：浓薄美恶皆有形，愿闻其所病。岐伯答曰：视其外应，以知其五内，则知所病矣。（外形既明，五内可察，病亦因而可知矣。所谓病者，如上文二十五变之类皆是也。）

二十九、身形候脏腑

（灵枢师传篇）

黄帝曰：本藏以身形支节䐃肉，候五脏六腑之小大焉。今夫王公大人、临朝即位之君而问焉，谁可扪循之而后答乎？（本藏，即前本经篇名。扪，摸也。循，摩也。言王公之尊贵，谁可得而摩摸？将何所据而相答也？扪音门。劬允切。）岐伯曰：身形支节者，脏腑之盖也，非面部之阅也。黄帝曰：五脏之气，阅于面者，余已知之矣，以支节知而阅之奈何？（身形支节，与面不同，此欲以体貌之形，察其脏腑之候也。）岐伯曰：五脏六腑者，肺为之盖，巨肩陷咽，候见其外。黄帝曰：善。（五脏之应天者肺，故肺为五脏六腑之盖。观巨肩陷咽者，即其外候，而肺之大小高下坚脆偏正可知矣。大义见前篇，余彼此。）岐伯曰：五脏六腑，心为之主，缺盆为之道，骺骨有余，以候䯏骬。黄帝曰：善。（缺盆居肩之前，骨之上，五脏六腑皆禀命于心，故为之主，而脉皆上出于缺盆，故为之道。骺，广雅曰䯏骬也，䯏骬即膝骨之名。䯏骬，蔽心之骨，亦名鸠尾。观乎此而心之小大高下坚脆偏正可知矣。骺音枯。音结。䯏骬音于。）

岐伯曰：肝者主为将，使之候外，欲知坚固，视目小大。黄帝曰：善。（肝者将军之官，其气刚强，故能捍御而使之候外。目者肝之外候，故察于目，则可知肝之状矣。）岐伯曰：脾者主为卫，使之迎粮，视唇舌好恶，以知吉凶。黄帝曰：善。（脾主运化水谷以长肌肉，五脏六腑皆赖其养，故脾主为卫。卫者，脏腑之护卫也。五癃津液别篇亦曰脾为之卫。脾为仓廪之官，职在转输，故曰使之迎粮。谓察其饮食及唇舌之善恶，则脾之吉凶可知也。）岐伯曰：肾者主为外，使之远听，视耳好恶，以知其性。黄帝曰：善。愿闻六腑之候。（肾为作强之官，伎巧所出，故主成形而发露于外。其窍为耳，故试使远听及耳之善恶，则肾藏之象可因而知之矣。）岐伯曰：六腑者，胃为之海，广骸、大颈、张胸，五谷乃容；（骸，骸骨也。广骸者，言骨胳之大。又胫骨曰骸。骸音鞋。）鼻隧以长，以候大肠；唇浓、人中长，以候小肠；目下果大，其胆乃横；鼻孔在外，膀胱漏泄；鼻柱中央起，三焦乃约。此所以候六腑者也。上下三等，脏安且良矣。（果，裹同，目下囊裹也。横，刚强也。在外，掀露也。约，固密也。脏居于中，形见于外，故举身面之外状，而可以候内之六腑。然或身或面，又必上中下三停相等，庶脏腑相安而得其善矣。前本藏篇以五脏之皮脉肉爪骨而候六腑，其义与此稍异，所当互求。）

三十、人有阴阳治分五态

（灵枢通天篇　全）

黄帝问于少师曰：余尝闻人有阴阳，何谓阴人，何谓阳人？少师曰：天地之间，六合之内，不离于五，人亦应之，非徒一阴一阳而已也，而略言耳，口弗能遍明也。黄帝曰：愿略闻其意，有贤人圣人，心能备而行之乎？少师曰：盖有太阴之人，少阴之人，太阳之人，少阳之人，阴阳和平之人。凡五人者，其态不同，其筋骨气血各不等。

黄帝曰：其不等者，可得闻乎？（六合之内，数不离五，义见下章。心能备而行之乎，谓贤圣之心本异于人，其有能兼备阴阳者否也？太阴少阴太阳少阳者，非如经络之三阴三阳也，盖以天禀之纯阴者曰太阴，多阴少阳者曰少阴，纯阳者曰太阳，多阳少阴者曰少阳，并阴阳和平之人而分为五态也。此虽以禀赋为言，至于血气疾病之变，则亦有纯阴纯阳、寒热微甚及阴阳和平之异也。故阳脏者偏宜于寒，阴脏者偏宜于热，或先阳而后变为阴者，或先阴而后变为阳者，皆医家不可不察也。）

少师曰：太阴之人，贪而不仁，下齐湛湛，（此下言五人之情性也。下齐，谦下整齐也。湛湛，水澄貌，亦卑下自明之意。）好内而恶出，心和而不发，（心和者，阴性柔也。不发者，阴多藏也。内，纳同。）不务于时，（知有己也。）动而后之，（不先发也。）此太阴之人也。（此其深情浓貌，奸狡不露者，是为太阴之人。）少阴之人，小贪而贼心，（贪小利而心残贼也。）见人有亡，常若有得，（见他人之有失，为自己之得志，即幸灾乐祸之谓。）好伤好害，（阴性残忍也。）见人有荣，乃反愠怒，（心多忌刻，忧人富贵也。愠音。）心疾而无恩，（心存嫉妒，故无恩也。）此少阴之人也。（阴险贪残，小人之品，此少阴之人也。）太阳之人，居处于于，（于于，自足貌。）

好言大事，无能而虚说，（喜夸张而无实济也。）志发于四野，（心妄好强也。）举措罔顾是非，（粗疏不精也。）为事如常自用，事虽败而常无悔，（为事庸常而喜自用，虽至于败而自是不移，故无反悔之心。）此太阳之人也。（有始无终，虎皮羊质，此太阳之人也。）少阳之人，谝谛好自贵，（谝谛，审而又审也。小有聪明，因而自贵。谝音是。谛音帝。）有小小官，则高自宜，（局量褊浅，易盈满也。）好为外交而不内附，（务虚文也。）此少阳之人也。（妄自尊贵，不知大体，此少阳之人也。）

阴阳和平之人，居处安静，（安静处顺，无妄动也。无为惧惧，心有所主，乃能不动，贫贱不能移，威武不能屈，是无惧惧也。）无为欣欣，（利欲不能入，富贵不能淫，是无欣欣也。）婉然从物，（君子之接人也，言忠信，行笃敬，虽蛮貊之邦行矣，是婉然从物也。婉音苑。）或与不争，（圣人之道，为而不争。老子曰：以其不争，故天下莫能与之争。）与时变化，（时移则事变，世更则俗易，惟圣人随世以为法，因时而致宜，故能阴能阳，能弱能强，随机动静，而与化推移也。夫冰炭钩绳，何时能合？若以圣人为之中，则兼复而并之，未有可是非者也。）尊则谦谦，（位尊而志谦也。狐丘丈人曰：人有三怨：爵高者人妒之，官大者主恶之，禄浓者怨逮之。孙叔敖曰：吾爵益高，吾志益下；吾官益大，吾心益小；吾禄益浓，吾施益博。以是免于三怨可乎？易曰：天道亏盈而益谦，地道变盈而流谦，鬼神害盈而福谦，人道恶盈而好谦。谦尊而光，卑而不可逾，君子之终也。）谭而不治，是谓至治。（谭而不治，无为而治也；无为而治，治之至也。子思子曰：中也者天下之大本也，和也者天下之达道也，致中和，天地位焉，万物育焉。其阴阳和平之人之谓乎？）古之善用针艾者，视人五态乃治之，盛者泻之，虚者补之。（此下言五治也。）

黄帝曰：治人之五态奈何？少师曰：太阴之人多阴而无阳，其阴血浊，其卫气涩，阴阳不和，缓筋而浓皮，不之疾泻，不能移之。（无阳则气少，故血浊不清，而卫气涩滞也。曰阴阳不和者，四态之人无不然，于此而首言之，他可概见矣。气少不行，故其筋缓。阴体重浊，故其皮浓。皮浓血浊，非疾泻之不能移易也。）少阴之人，多阴少阳，小胃而大肠，六腑不调，其阳明脉小而太阳脉大，必审调之，其血易脱，其气易败也。（小胃，故足阳明之胃脉亦小。大肠，故手太阳之小肠脉亦大。此其多阴少阳者，以阳明为五脏六腑之海，小肠为传送之腑，胃小则藏贮少而气必微，小肠大则传送速而气不蓄，阳气既少而又不蓄，则多阴少阳矣。必当审察而善调之，然其气少不能摄血，故多致血易脱而气易败也。）太阳之人，多阳而少阴，必谨调之，无脱其阴，而泻其阳，阳重脱者易狂；阴阳皆脱者，暴死不知人也。（太阳之人，少阴者也，阴气既少而复泻之，其阴必脱，故曰无脱其阴而但可泻其阳耳。然阴不足者阳亦无根，若泻之太过则阳气重脱，而脱阳者狂，甚至阴阳俱脱，则暴死不知人也。）少阳之人，多阳少阴，经小而络大，血在中而气外，实阴而虚阳，独泻其络脉则强，气脱而疾，中气不足，病不起也。（经脉深而属阴，络脉浅而属阳，故少阳之人，多阳而络大，少阴而经小也。血脉在中，气络在外，所当实其阴经而泻其阳络，则身强矣。惟是少阳之人，尤以气为主，若泻之太过，以致气脱而疾，则中气乏而难于起矣。）阴阳和平之人，其阴阳之气和，血脉调，谨诊其阴阳，视其邪正，安容仪，审有余不足，盛则泻之，虚则补之，不盛不虚 以经取之。此所以调阴阳，别五态之人者也。（不盛不虚以经取之者，言本无盛虚之可据，而或有邪正之不调者，但求所在之经以取其病也。）

黄帝曰：夫五态之人者，相与毋故，卒然新会，未知其行也，何以别之？（此下言五人之态度也。毋音无。卒音猝。）

少师答曰：众人之属，不知五态之人者，故五五二十五人，而五态之人不与焉。五态之人，尤不合于众者也。（众人者，即下章阴阳二十五人之谓，与五态之人不同，故不合于众也。）黄帝曰：别五态之人奈何？少师曰：太阴之人，其状然黮黮黑色，念然下意，临临然长大，腘然未偻，此太阴之人也。（黮，色黑不明也。念然下意，意念不扬也，即上文下齐之谓。临临然，临下貌。腘然未偻，言膝腘若屈，而实非伛偻之疾也。盖以太阴之人，禀质阴浊，故其形色志意有如此者。（腘，苕、探二音。偻音吕。）少阴之人，其状清然窃然，固以阴贼，立而躁崄，行而似伏，此少阴之人也。（清然者，言似清也。窃然者，行如鼠雀也。固以阴贼者，残贼之心坚不可破也。立而躁崄者，阴险之性时多躁暴也。出没无常，行而似伏，此则少阴人之态度。崄，险同。）太阳之人，其状轩轩储储，反身折腘，此太阳之人也。（轩轩，高硕貌，犹俗谓轩昂也。储储，蓄积貌，盈盈自得也。反身折腘，言仰腰挺腹，其腘似折也。是皆妄自尊大之状，此则太阳人之态度。储音除。）少阳之人，其状立则好仰，行则好摇，其两臂两肘则常出于背，此少阳之人也。（立则好仰，志务高也。行则好摇，性多动也。两臂两肘出于背，喜露而不喜藏也。此则少阳人之态度。）阴阳和平之人，其状委委然，随随然，颙颙然，愉愉然，暶暶然，豆豆然，众人皆曰君子，此阴阳和平之人也。（委委，雍容自得也。随随，和光同尘也。颙颙，尊严敬慎也。愉愉，悦乐也。暶暶，周旋也。豆豆，磊落不乱也。若人者，人人得而敬爱之，故众人皆曰君子。君子者，贤圣之通称，如诗指文王为岂第君子，礼运曰禹汤文武成王周公，由此其选也，此六君子者，未有不谨于礼者之谓，即阴阳和平之人，其得天地之正气者欤？愉音余。暶音旋。）

三十一、阴阳二十五人

（灵枢阴阳二十五人篇　全）

黄帝曰：余闻阴阳之人何如？伯高曰：天地之间，六合之内，不离于五，人亦应之。（由阴阳而化五行，所以天地万物之理，总不离五，而人身之相应者，亦惟此耳。按：本节引前通天篇少师之答，而此云伯高者，岂少师即伯高之别称耶？无考矣。）故五五二十五人之政，而阴阳之人不与焉。其态又不合于众者五，余已知之矣。愿闻二十五人之形，血气之所生，别而以候，从外知内何如？（五行之中，又各有五，如下文以五形之人，而又分左之上下，右之上下，是为五矣。五而五之，计有二十五人也。然此言五行之详，非若前通天篇所谓太阳少阳太阴少阴和平五态而已，故曰阴阳之人不与焉，又不合于众者五也。别而以候，欲别其外而知其内也。与，去声。别，入声。）岐伯曰：悉乎哉问也，此先师之秘也，虽伯高犹不能明之也。黄帝避席遵循而却曰：余闻之，得其人弗教，是谓重失，得而泄之，天将厌之。余愿得而明之，金柜藏之，不敢扬之。岐伯曰：先立五形金木水火土，别其五色，异其五形之人，而二十五人具矣。黄帝曰：愿卒闻之。（卒，尽也。）岐伯曰：慎之慎之，臣请言之。

木形之人，比于上角，似于苍帝。（比，属也，下同。角为木音，苍为木色，木形之人，言禀木气之全者也，音比上角，而象类东方之苍帝。）其为人苍色，小头，（象木之巅也。）长面，（木形长也。）大肩背，（木身大也。）直身，（木体直也。）小手足，（木枝细也，此上以体象而言。）好有才，（随斫成材，木之用也。）劳心，（发生无穷，木之化也。）少力，（木性柔也。）多忧劳于事。（木不能静也。）能春夏不能秋冬，（木得阳而生长，得阴而凋落，此以性而言也。能，耐同，下彼此。）感而病生，足厥阴佗佗然。（足厥阴，肝木之经也。肝主筋，为罢极之本，故曰佗佗然。佗佗，筋柔迟重之貌。足厥阴为木之脏，足少阳为木之腑，此言脏而下言腑者，盖以厥阴少阳为表里，而脏为腑之主耳。故首云上角厥阴者，总言木形之全也；后云大角左角 HT 角判角少阳者，分言木形之详也。兹于上角而分左右，左右而又分上下，正以明阴阳之中复有阴阳也。余准此。佗音驼。）大角之人，比于左足少阳，少阳之上遗遗然。（禀五形之偏者各四，曰左之上下，右之上下。而此言木形之左上者，是谓大角之人也。其形之见于外者，属于左足少阳之经，如下文所谓足少阳之上，气血盛则通髯美长，以及血气多少等辨，正合此大角之人也。遗遗，柔退貌。愚按：通天篇有云太阴之人、少阴之人、太阳之人、少阳之人、阴阳和平之人，凡五人者其态不同，是统言大体而分其阴阳五态也；此以木火土金水五形之人，而复各分其左右上下，是于各形之中，而又悉其太少之义耳。总皆发明禀赋之异，而示人以变化之不同也。大，太同。）左角之人，比于右足少阳，少阳之下随随然。（左角，一曰少角。随随，从顺貌。下文云足少阳之下，血气盛则胫毛美长者，正合此少角之人，而此言其右之下也。余彼此。）钛角之人，比于右足少阳，少阳之上推推然。（一曰右角。角形而并于右足少阳之上者，是谓右角之人，此即言其右之上也。推推，前进貌。钛音代。）判角之人，比于左足少阳，少阳之下栝栝然。（判，半也。应在大角之下者，是为判角之人，而属于左足少阳之下，即言其左之下也。栝栝，方正貌。凡此遗遗、随随、推推、栝栝者，皆所以表木形之象。）

火形之人，比于上征，似于赤帝。（征为火音。火形之人，总言火气之全者也。音属上征，而象类南方之赤帝。）其为人赤色，（火之色也。）广𦜋，（𦜋，音引，当脊肉也。）锐面小头，（火上尖也。）好肩背髀腹，（火势炎上而盛于中也。）小手足，（火势之旁者小也。）行安地，（火体下重也。）疾心，（火性速也。）行摇，（火象动也。）肩背肉满，（即上文广𦜋好肩背之意。）有气，（火属阳而多气也。）轻财，（火性多散也。）少信，（火性易变也。）多虑，见事明，（火明而善烛也。）好颜，（火色光明也。）急心，（火性急也。）不寿暴死。（急速之性，不耐久也。）能春夏不能秋冬，（阳王春夏而畏水也。）秋冬感而病生，手少阴核核然。（手少阴，心火经也。火不耐于秋冬，故秋冬生病。核核然，火不得散而结聚为形也。此言手少阴，下言手太阳者，以少阴太阳为表里，而皆属于火也。）质徵之人，比于左手太阳，太阳之上肌肌然。（一曰质之人，一曰大征。以征形而应于左之上，是谓大征之人，而属于左手太阳之上也。肌肌，肤浅貌。此下详义，同前木形注中。）少徵之人，比于右手太阳，太阳之下慆慆然。（应右征之下者，是谓少征之人，而属于右手太阳之下也。慆慆，不反貌，又多疑也。慆音叨。）右征之人，比于右手太阳，太阳之上鲛鲛然。（一曰熊熊然。以征形而属于右手太阳之上，是为右征之人。鲛鲛，踊跃貌。鲛音交。）质判之人，比于左手太阳，太阳之下支支颐颐然。（一曰质征。此居质征之下，故曰质判，而属于左手太阳之下，判亦半之义也。支支，枝离貌。颐颐，自得貌。凡此肌肌之类者，皆所以表火形之象。）

　　土形之人，比于上宫，似于上古黄帝。（宫为土音。土形之人，总言土气之全者也。音属上宫，而象类中央之黄帝。）其为人黄色，（土色黄也。）圆面，（土形圆也。）大头，（土形广而平也。）美肩背，（土体浓也。）大腹，（土广载也。）美股胫，（土主四肢也。）小手足，（盛在中也。）多肉，（土之合也。）上下相称，（土丰盛也。）行安地，（土安重也。）举足浮，（大气举之也。）安心，（土性静也。）好利人，（土成物也。）不喜权势，（土自尊也。）善附人也。（藏垢纳污也。）能秋冬不能春夏，（畏风湿也。）春夏感而病生，足太阴敦敦然。（足太阴，脾土经也。敦敦，重实貌。此言太阴，下言足阳明者，以太阴阳明为表里，而皆属于土也。）太宫之人，比于左足阳明，阳明之上婉婉然。（以宫形而应于左之上，是谓太宫之人，而属于左足阳明之上也。婉婉，委顺貌。此下详义同前木形注中。）加宫之人，比于左足阳明，阳明之下坎坎然。（一曰众之人。应在大宫之下者，是谓加宫之人，而属于左足阳明之下也。坎坎，深固貌。）少宫之人，比于右足阳明，阳明之上枢枢然。（应在大宫之右，故曰少宫之人，而属于右足阳明之上也。枢枢，圆转貌。）左宫之人，比于右足阳明，阳明之下兀兀然。（一曰众之人，一曰阳明之上。详此义当是右宫之人，故属于右足阳明之下也。兀兀，独立不动貌。凡此婉婉之类者，皆所以表土形之象也。）

　　金形之人，比于上商，似于白帝。（商为金音。金形之人，总言金气之全者也。音属上商，而象类西方之白帝。）其为人方面，（金形方也。）白色，（金色白也。）小头，小肩背，小腹，小手足，（金形坚小也。）如骨发踵外，（足跟外坚，如有骨发踵外者。）骨轻，（金体皆重而金无骨，故骨不能独重也。）身清廉，（金性洁也。）急心，（金性刚也。）静悍，（金性静，动则悍也。）善为吏。（肃而威也。）能秋冬不能春夏，（金喜寒而畏火也。）春夏感而病生，手太阴敦敦然。（手太阴，肺金经也。敦敦，坚实貌。手足太阴皆曰敦敦，而义稍不同，金坚土重也。此言手太阴，下言手阳明者，以太阴阳明为表里，而皆属于金耳。）钛商之人，比于左手阳明，阳明之上廉廉然。
（钛亦大也。左右之上俱可言钛，故上文云钛角者比于右足少
阳之上，此钛商者比于左手阳明之上也。廉廉，棱角貌。此下
详义同前木形注中。）右商之人，比于左手阳明，阳明之下脱
脱然。（详此当是右手阳明，庶与右商之人相属。脱脱，萧洒
貌。）左商之人，比于右手阳明，阳明之上监监然。（详此当是
左手阳明，庶与左商之人相属。监监，多察貌。）少商之人，
比于右手阳明，阳明之下严严然。（应在右之下者，是谓少商
之人，而属于右手阳明之下也。严严，庄重貌。凡此廉廉之类
者，皆所以表金形之象也。）

　　水形之人，比于上羽，似于黑帝。（羽为水音。水形之人，
总言水气之全者也。音属上羽，而象类北方之黑帝。）其为人
黑色，（水色黑也。）面不平，（水有波也。）大头，（水面广
也。）廉颐，（高流急也。）小肩，（支流细也。）大腹，（容物
如海也。）动手足，发行摇身，（水流动也。）下尻长，（水流
长也。）背延延然，（亦长意也。）不敬畏，（任性趋下，不向
上也。）善欺绐人，（水无实也。）戮死。（水无恒情，故多厄
也。）能秋冬不能春夏，（水王秋冬，衰于春夏也。）春夏感而
病生，足少阴汙汙然。（足少阴，肾水经也。汙汙，濡润貌。
此言足少阴，下言足太阳者，以少阴太阳为表里，而皆属于水
也。）太羽之人，比于右足太阳，太阳之上颊颊然。（以水形而
应于右之上者，是为太羽之人，而属于右足太阳之上也。颊
颊，得色貌。此下详义同前木形注中。）少羽之人，比于左足
太阳，太阳之下纡纡然。（应在左之下者，是为少羽之人，而
属于左足太阳之下也。纡纡，曲折貌。）众之为人，比于右足
太阳，太阳之下洁洁然。（众，常也。一曰加之人。应在右之
下者，曰众之为人，而属于右足太阳之下也。洁洁，清净貌。
诸形皆言大少，而此独曰众，意者水形多变，而此独洁洁，故
可同于众也。）桎之为人，比于左足太阳，太阳之上安安然。
（桎，窒同，局窒不通之义。居左之上者曰桎之为人，而属于
左足太阳之上也。安安，定静貌。诸不言桎而此独言者，盖以
水性虽流，而为器所局，则安然不动，故云桎也。凡此颊颊之

类者，皆所以表水形之象也。）是故五形之人二十五变者，众之所以相欺者是也。（形分为五，而又分为二十五，禀赋既偏，则不免强弱胜负之相欺，故惟不偏不易，而钟天地之正气者，斯为阴阳和平之人，是以有圣跖贤愚之别也。）

黄帝曰：得其形不得其色何如？岐伯曰：形胜色、色胜形者，至其胜时年加，感则病行，失则忧矣。（此言形色当相合，否则为病矣。得其形者，如上文之所谓二十五形也。形胜色者，如以木形人而色见黄也。色胜形者，如以木形人而色见白也。胜时年者，如木王土衰，而又逢丁壬之木运，或东方之干支，或厥阴气候之类，值其王气相加，而感之则病矣。既病而再有疏失，乃可忧也。）形色相得者，富贵大乐。（气质调和也。）黄帝曰：其形色相胜之时，年加可知乎？（此言形色之相胜者，复有年忌之当知也。）岐伯曰：凡年忌下上之人，大忌常加七岁。（年忌者，忌有常数，所以示人之避患也。下上之人，如上文五形或上或下之人，其年忌常以七岁为始。）十六岁、二十五岁、三十四岁、四十三岁、五十二岁、六十一岁，皆人之大忌，不可不自安也，（此言年忌始于七岁，以至六十一岁，皆递加九年者，盖以七为阳之少，九为阳之老，阳数极于九而极必变，故自七岁以后，凡遇九年，皆为年忌。）感则病行，失则忧矣。当此之时，无为奸事，是谓年忌。（当年忌之年，易于感病，失则为忧，故尤宜知慎也。）

黄帝曰：夫子之言，脉之上下，血气之候，以知形气奈何？岐伯曰：足阳明之上，血气盛则髯美长；血少气多则髯短；故气少血多则髯少；血气皆少则无髯，两吻多画。（此下言手足三阳之外候也。足阳明胃经之脉行于上体者，循鼻外挟口环唇，故此经气血之盛衰，皆形见于口旁之髯也。吻，口角也。画，纹也。阳明血气不充，两吻故多纹画。）足阳明之下，血气盛则下毛美长至胸；血多气少则下毛美短至脐，行则善高举足，足趾少肉，足善寒；（足阳明之脉行于下体者，由归来至气街，阴阳总宗筋之会，会于气街而阳明为之长，故形见于下毛，而或有至胸至脐也。行则善高举足者，因其血多。盖四肢皆禀气于胃，足受血而能步也。足趾少肉足善寒者，因其气少。盖四肢者诸阳之本，阳气不足，则指少肉而善寒也。）血少气多则肉而善瘃；（瘃，寒肿也。血少气多则浮见于外，故下体肉分多为肿也。瘃音竹。）血气皆少则无毛，有则稀枯悴，善痿厥足痹。（悴，憔悴也。足阳明为五脏六腑之海，主润宗筋，束骨而利机关也。今气血俱少于下，故为痿厥足痹等病。）

足少阳之上，气血盛则通髯美长；血多气少则通髯美短；血少气多则少须；血气皆少则无须，（足少阳胆经之脉行于上体者，抵于，下颊车，故其气血之盛衰，必形见于须髯也。在颐曰须，在颊曰髯。）感于寒湿，则善痹骨痛爪枯也。（此皆筋骨之病，以少阳厥阴为表里，而肝主筋也。）足少阳之下，血气盛则胫毛美长，外踝肥；血多气少则胫毛美短，外踝皮坚而浓；血少气多则胫毛少，外踝皮薄而软；血气皆少则无毛，外踝瘦无肉。（足少阳之脉行于下体者，出膝外廉，下外辅骨外踝之前，故其形见者皆在足之外侧。踝，胡寡切。音杭。）

足太阳之上，血气盛则美眉，眉有毫毛；血多气少则恶眉，面多少理；血少气多则面多肉；血气和则美色。（足太阳膀胱之脉行于上体者，起于目内，其筋之支者，下颜结于鼻，故其气血之盛衰，皆形见于眉面之间也。）足太阳之下，血气盛则跟肉满，踵坚；气少血多则瘦，跟空；血气皆少则喜转筋，踵下痛。（足太阳经之行于下体者，从后廉下合中，贯内，出外踝之后，结于踵，故其形见为病，皆在足之跟踵也。）

手阳明之上，血气盛则髭美；血少气多则髭恶；血气皆少则无髭。（手阳明大肠之脉行于上体者，挟口交人中，上挟鼻孔，故其气血之盛衰，必形见于髭也。在口上曰髭，在口下曰须。）手阳明之下，血气盛则腋下毛美，手鱼肉以温；气血皆少则手瘦以寒。（手阳明之行于下体者，上臑外前廉，下近于腋，且阳明太阴为表里，而太阴之脉出腋下，故腋下毛美。手鱼肉者，大指本节后浓肉也。本经之脉起次指出合谷，故形见于此。）

手少阳之上，血气盛则眉美以长，耳色美；血气皆少则耳焦恶色。（手少阳三焦之脉行于上体者，出耳前后，至目锐，故其血气之盛衰，皆见于眉耳之间。）手少阳之下，血气盛则手卷多肉以温，血气皆少则寒以瘦，气少血多则瘦以多脉。（手少阳之脉行于下体者，起名指端，循手腕出臂外上肘，故其形见若此。）

手太阳之上，血气盛则有多须，面多肉以平；血气皆少则面瘦恶色。（手太阳小肠之脉行于上体者，循颊上，斜络于颧，故其血气之盛衰，皆形见于须面之间也。）手太阳之下，血气盛则掌肉充满；血气皆少则掌瘦以寒。（手太阳之脉行于下体者，循手外侧上腕，故其形见者如此。按：本篇首言五形者，以脏为主而言其禀；此言六阳者，以腑为表而言其形。禀质相合，象变斯具矣，此所以有左右上下之分也。）

黄帝曰：二十五人者，刺之有约乎？（约，度也。）岐伯曰：美眉者，足太阳之脉，气血多，恶眉者，气血少；其肥而泽者，血气有余；肥而不泽者，气有余，血不足；瘦而无泽者，气血俱不足。审察其形气有余不足而调之，可以知逆顺矣。（此言足太阳一经之盛衰，而他经之有余不足亦犹是也，审察既明而后调之，则不失其逆顺矣。）黄帝曰：刺其诸阴阳奈何？岐伯曰：按其寸口人迎，以调阴阳，（寸口在手，太阴脉也。人迎在头，阳明脉也。太阴行气于三阴，阳明行气于三阳，故按其寸口人迎而可以调阴阳也。如禁服、终始、经脉等篇，所谓人迎脉口一盛二盛三盛等义皆是也。详具脉色会通。）切循其经络之凝涩，结而不通者，此于身皆为痛痹，甚则不行，故凝涩。（切，深也。循，察也。经络为病，身必痛痹，甚则血气不行，故脉道凝涩也。循音巡。）凝涩者，致气以温之，血和乃止。其结络者，脉结血不行，决之乃行。（血脉凝涩，气不至也，故当留针以补而致其气以温之。致，使之至也。决者。开泄之谓。）故曰：气有余于上者，导而下之；（气有余于上者，病必在上，故当刺其穴之在下者，以导而下之。导，引也。）气不足于上者，推而休之；（气不足于上者，即刺其在上之穴，仍推其针而休息之。休者，留针以待气也。）其稽留不至者，因而迎之。（稽留不至，言气至之迟滞者，接之引之而使其必来也。迎，去声。凡物来而接之，则平声；物未来而迓之使来，则去声。）必明于经隧，乃能持之。寒与热争

中华藏书

黄帝内经·

最新整理珍藏版

中国书房

一七五八

中国书房

者，导而行之；其宛陈血不结者，则而予之。（隧，道也。必明经脉之道路，而后能执持之也。其有寒热不和者，因其偏而导去之。脉道虽有郁陈而血不结者，则其势而予治之。则，度也。予，与同。隧音遂。）必先明知二十五人，则血气之所在，左右上下，刺约毕也。（凡刺之道，须明血气，故必知此二十五人之脉理，而刺之大约。可以尽矣。）

三十二、五音五味分发脏腑

（灵枢五音五味篇）

右徵与少徵，调右手太阳上。（此下十二条，并后九条，皆所以言六阳之表也。）左商与左徵，调左手阳明上。少徵与大宫，调左手阳明上。（义似不合。）右角与大角，调右足少阳下。大徵与少徵，调左手太阳上。众羽与少羽，调右足太阳下。少商与右商，调右手太阳下。（义似不合。）桎羽与众羽，调右足太阳下。少宫与太宫，调右足阳明下。判角与少角，调右足少阳下。钛商与上商，调右足阳明下。（义似下合。）钛商与上角，调左足太阳下。（义似不合。）

上徵与右徵同，谷麦畜羊果杏。手少阴，藏心，色赤，味苦，时夏。（此下五条，言五脏之里，以合四时五色五味也。）上羽与大羽同，谷大豆畜彘果栗。足少阴藏肾，色黑味咸时冬。上宫与大宫同，谷稷畜牛果枣。足太阴藏脾，色黄味甘时季夏。上商与右商同，谷黍畜鸡果桃。手太阴藏肺，色白味辛时秋。上角与大角同，谷麻畜犬果李。足厥阴藏肝，色青味酸时春。大宫与上角同，右足阳明上。左角与大角同，左足阳明上。（义似不合。）少羽与大羽同，右足太阳下。左商与右商同，左手阳明上。加宫与大宫同，左足少阳上。（义似不合。）质判与大宫同，左手太阳下。判角与大角同，左足少阳下。大羽与大角同，右足太阳上。大角与大宫同，右足少阳上。（按：此篇乃承前篇阴阳二十五人而详明其五行相属之义。但前节言调者十二条，后节言同者九条。总计言角者十二，徵者六，宫者八，商者八，羽者七。有重者，如左手阳明上，右足太阳下，右足阳明下，右足少阳下。有缺者，如左手阳明下，右手阳明上，右手阳明下，左足太阳上，左足阳明下。且有以别音互入，而复不合于表里左右五行之序者。此或以古文深讳，向无明注，读者不明，录者不慎，而左右上下大少五音之间，极易差错，愈传愈谬，是以义多难晓。不敢强解，姑存其文，以俟后之君子再正。）

右徵、少徵、质徵、上徵、判徵。右角、钛角、上角、大角、判角。右商、少商、钛商、上商、左商。少宫、上宫、大宫、加宫、左角宫。众羽、桎羽、上羽、大羽、少羽。（此上五条，结上文而总记五音之目也。五音各五，是为二十五人之数。）

五卷 脉色类

一、诊法常以平旦

（素问脉要精微论）

黄帝问曰：诊法何如？（诊，视也，察也，候脉也。凡切脉望色，审问病因，皆可言诊，而此节以诊脉为言。）岐伯对曰：诊法常以平旦，阴气未动，阳气未散，饮食未进，经脉未盛，络脉调匀，气血未乱，故乃可诊有过之脉。（平旦者，阴阳之交也。阳主昼，阴主夜，阳主表，阴主里。凡人身营卫之气，一昼一夜五十周于身，昼则行于阳分，夜则行于阴分，迨至平旦，复皆会于寸口。故难经曰：寸口者脉之大会，五脏六腑之所终始也。营卫生会篇曰：平旦阴尽而阳受气矣。日中而阳陇，日西而阳衰，日入阳尽，而阴受气矣。口问篇曰：阳气尽，阴气盛，则目瞑；阴气尽而阳气盛，则寤矣。故诊法当于平旦初寤之时，阴气正平而未动，阳气将盛而未散，饮食未进，而谷气未行，故经脉未盛，络脉调匀，气血未至扰乱，脉体未及更改，乃可以诊有过之脉。有过，言脉不得中而有过失也。夫脉者气血之先也，气血盛则脉盛，气血衰则脉衰，气血热则脉数，气血寒则脉迟。气血微则脉弱，气血平则脉和；又如长人脉长，短人脉短，性急人脉急，性缓人脉缓，此皆其常也。反者为逆。凡此之类，是皆有过之谓。）切脉动静而视精明，察五色，观五脏有余不足，六腑强弱，形之盛衰，以此参伍，决死生之分。（切者，以指按索之谓。切脉之动静，诊阴阳也。视目之精明，诊神气也。察五色之变见，诊生克邪正也。观脏腑虚实，以诊其内，别形容盛衰以诊其外。故凡诊病者，必合脉色内外，参伍以求，则阴阳表里、虚实寒热之情无所遁，而先后缓急、真假逆从之治必无差，故可以决死生之分，而况于疾病乎？此最是医家妙用，不可视为泛常。夫参伍之义，以三相较谓之参，以伍相类谓之伍。盖彼此反观，异同互证，而必欲搜其隐微之谓。如易曰：参伍以变，错综其数。通其变，遂成天地之文。极其数，遂定天下之象。非天下之至变，其孰能与于此？即此谓也。）

二、部位

（素问脉要精微论）

尺内两旁，则季胁也，（尺内者，关前曰寸，关后曰尺，故曰尺内。季胁，小胁也，在胁下两旁，为肾所近。故自季胁之下，皆尺内主之。愚按：尺者，对寸而言。人身动脉虽多，惟此气口三部，独长一寸九分，故总曰寸口。分言之，则外为寸部，内为尺部。外为阳，故寸内得九分，阳之数也；内为阴，故尺内得一寸，阴之数也。二难曰：从关至尺是尺内，阴之所治也。从关至鱼际，是寸口内，阳之所治也。然则关之前曰寸，关之后曰尺，而所谓关者，乃间于尺寸之间，而为阴阳之界限，正当掌后高骨处是也。滑伯仁曰：手太阴之脉，由中焦出行，一路直至两手大指之端，其鱼际后一寸九分，通谓之寸口，于一寸九分之中，曰寸曰尺而关在其中矣。其所以云尺寸者，以内外本末对待为言，而分其名也。如蔡氏云：自肘中至鱼际，得同身寸之一尺一寸，自肘前一尺为阴之位，鱼际后一寸为阳之位。太阴动脉，前不及鱼际横纹一分，后不及肘中横纹九寸。故古人于寸内取九分为寸，尺内取一寸为尺，以契阳九阴十之数。其说似通，但考之骨度篇，则自肘至腕长一尺二寸五分，而与此数不合，盖亦言其意耳。）尺外以候肾，尺里以候腹。（尺外，尺脉前半部也。尺里，尺脉后半部也。前以候阳，后以候阴。人身以背为阳，肾附于背，故外以候肾。腹为阴，故里以候腹。所谓腹者，凡大小肠、膀胱、命门皆在其中矣。诸部皆言左右，而此独不分者，以两尺皆主乎肾也。脏腑左右，义详附翼三卷脉候部位论及三焦包络命门辨中。）中附上，左外以候肝，内以候膈；（中附上，言附尺之上，而居乎中者，即关脉也。左外，言左关之前半部，内言左关之后半部，余彼此。肝为阴中之阳脏，而亦附近于背，故外以候肝，内以候膈。举膈而言，则中焦之膈膜胆腑皆在其中矣。）右外以候胃，内以候脾。（右关之前，所以候胃，右关之后，所以候脾。脾胃皆中州之官，而以表里言之，则胃为阳，脾为阴，故外以候胃，内以候脾。愚按：寸口者，手太阴也。太阴行气于三阴，故曰三阴在手，而主五脏。所以本篇止言五脏而不及六腑，即始终、禁服等篇，亦皆以寸口候三阴，人迎候三阳也。然胃亦腑也，而此独言之何也？观玉机真藏论曰：五脏者皆禀气于胃，胃者五脏之本也，脏气者，不能自致于手太阴，必因于胃气乃至于手太阴也。故胃气当察于此。又如五脏别论曰：五味入口，藏于胃以养五脏气，气口亦太阴也。是以五脏六腑之气味，皆出于胃，变见于气口。然则此篇虽止言胃，而六腑之气，亦无不见乎此矣。）上附上，右外以候肺，内以候胸中；（上附上，言上而又上，则寸脉也。五脏之位，惟肺最高，故右寸之前以候肺，右寸之后以候胸中。胸中者，膈膜之上皆是也。）左外以候心，内以候膻中。（以肺皆居膈上，故左寸之前，以候心，左寸之后，以候膻中。膻中者，两乳之间，谓之气海，当心包所居之分也。愚按：本论五脏应见之位，如火王于南，故心见左寸。木王于东，故肝见左关。金王于西，故肺见右寸。土王于中而寄位西南，故脾胃见右关。此即河图五行之序也。）前以候前，后以候后。（此重申上下内外之义，而详明之也。统而言之，寸为前，尺为后；分而言之，上半部为前，下半部为后，盖言上以候上，下以候下也。）上竟上者，胸喉中事也；下竟下者，少腹腰股膝胫足中事也。（竟，尽也。言上而尽于上，在脉则尽于鱼际，在体则应于胸喉；下而尽于下，在脉则尽于尺部，在体则应于少腹足中。此脉候上下之事也。愚按：本篇首言尺内，次言中附上而为关，又次言上附上而为寸，皆自内以及外者，盖以太阴之脉，从胸走手，以尺为根本，寸为枝叶也。故凡人之脉，宁可有根而无叶，不可有叶而无根。如论疾诊尺篇曰：审其尺之缓急小大滑涩，肉之坚脆，而病形定矣。是盖所重在本耳。又按：本篇外内二字，诸家之注，皆云内侧外侧。夫曰内外侧者，必脉形扁阔，而或有两条者乃可。若谓诊者之指侧，则本篇文义乃举脉体而言，且诊者之左外，则病者之右手也，当言候胃，不当言候肝矣。于义不通。如下文前以候前、后以候后、上竟上、下竟下者，是皆内外之谓。观易卦六爻，凡画卦者，自下而上，上三爻为外卦，下三爻为内卦，则其上下内外之义明矣。又有以浮取为外、沉取为内者，于义亦通，均俟明者辨正。又按：本篇上竟上者，言胸喉中事，下竟下者，言少腹足膝中事，分明上以候上，下以候下，此自本经不易之理。而王氏脉经，乃谓心部在左手关前寸口是也，与手太阳为表里，以小肠合为腑，合于上焦；肺部在右手关前寸口是也，与手阳明为表里，以大肠合为腑，合于上焦。以致后人遂有左心小肠、右肺大肠之配，下反居上，其谬甚矣。据其所云，不过以脏腑之配合如此；抑岂知经分表里，脉自不同。如脾经自足而上行走腹，胃经自头而下行走足，升降交通，以成阴阳之用；又岂必上则皆上，下则皆下，而谓其尽归一处耶？且自秦汉而下，未闻有以大小肠取于两寸者，扁鹊仲景诸君心传可考。自晋及今，乃有此谬，讹以传讹，愈久愈远，误者可胜言哉！无怪乎医之日拙也。此之不经，虽出于脉诀之编次，而创言者，谓非叔和而谁？）

三、呼吸至数

（素问平人气象论）

黄帝问曰：平人何如？（谓气候平和之常人也。）岐伯对曰：人一呼脉再动，一吸脉亦再动，呼吸定息脉五动，闰以太息，命曰平人。平人者，不病也。（出气曰呼，入气曰吸，一呼一吸，总名一息。动，至也。再动，两至也。常人之脉，一呼两至，一吸亦两至。呼吸定息，谓一息既尽而换息未起之际也，脉又一至，故曰五动。闰，余也，犹闰月之谓。言平人常息之外，间有一息甚长者，是为闰以太息，而又不止五至也，此即平人不病之常度。然则总计定息、太息之数，大约一息脉当六至，故五十营篇曰：呼吸定息，脉行六寸。乃合一至一寸也。呼吸脉行丈尺，见经络类二十六。）常以不病调病患，医不病，故为病患平息以调之为法。（不病者其息匀，病者其息乱。医者不病，故能为病患平息以调者，以其息匀也。是为调诊之法。）人一呼脉一动，一吸脉一动，曰少气。（脉为血气之道路，而脉之营运在乎气。若一呼一吸，脉各一动，则一息二至，减于常人之半矣，以正气衰竭也，故曰少气，十四难谓之离经。）人一呼脉三动，一吸脉三动而躁，尺热曰病温，尺不热脉滑曰病风，脉涩曰痹。（若不因定息太息而呼吸各三动，是一息六至矣，难经谓之离经。躁者，急疾之谓。尺热，言尺中近臂之处有热者，必其通身皆热也。脉数躁而身有热，故知为病温。数滑而尺不热者，阳邪盛也，故当病风。然风之伤人，其变不一，不独在于肌表，故尺不热也。涩为血不调，故当病痹。风痹二证之详，见疾病类本条。脉法曰：滑，不涩也，往来流利。涩，不滑也，如雨沾沙。滑为血实气壅，涩为气滞血少。）人一呼脉四动以上曰死，脉绝不至曰死，乍疏乍数曰死。（一呼四动，则一息八至矣，况以上乎？难经谓之夺精。四至曰脱精，五至曰死，六至曰命尽，是皆一呼四至以上也，故死。脉绝不至则元气已竭，乍疏乍数，则阴阳败乱无主，均为死脉。数音朔。）

四、五脏之气脉有常数

（灵枢根结篇）

一日一夜五十营，以营五脏之精，不应数者，名曰狂生。（营，运也。人之经脉营运于身者，一日一夜凡五十周，以营五脏之精气，如五十营篇者，即此之义。其数则周身上下左右前后，凡二十八脉，共长十六丈二尺。人之宗气积于胸中，主呼吸而行经隧，一呼气行三寸，一吸气行三寸，呼吸定息，脉行六寸。以一息六寸推之，则一昼一夜，凡一万三千五百息，通行五十周于身，则脉行八百一十丈。其有太过不及，而不应此数者，名曰狂生。狂犹妄也，言虽生未可必也。）所谓五十营者，五脏皆受气。持其脉口，数其至也。（凡此五十营者，即五脏所受之气也。但诊持脉口，而数其至，则脏气之衰王可知矣。脉口义详藏象类十一。数，上声。）五十动而不一代者，五脏皆受气；（代，更代之义，谓于平脉之中，而忽见软弱，或乍数乍疏，或断而复起。盖其脏有所损则气有所亏，故变易若此，均名为代。若五十动而不一代者，五脏受气皆足，乃为和平之脉。）四十动一代者，一脏无气；（四十动一代者，是五脏中一脏亏损也。愚按：十一难曰：经言脉不满五十动而一止，一脏无气者，何脏也？然。人吸者随阴入，呼者因阳出，今吸不能至肾，至肝而还，故知一脏无气者，肾气先尽也。然则五脏和者气脉长，五脏病者气脉短。观此一脏无气必先乎肾，如下文所谓二脏、三脏、四脏、五脏者，当自远而近，以次而短，则由肾及肝，由肝及脾，由脾及心，由心及肺。故凡病将危者，必气促似喘，仅呼吸于胸中数寸之间。盖其真阴绝于下，孤阳浮于上，此气短之极也。医于此际，而尚欲平之散之，未有不随扑而灭者，良可哀也。夫人之生死由乎气，气之聚散由乎阴，而残喘得以尚延者，赖一线之气未绝耳，此脏气之不可不察也。）三十动一代者，二脏无气；二十动一代者，三脏无气；十动一代者，四脏无气；不满十动一代者，五脏无气。予之短期，要在终始。（予，与同。短期，死期也。言五脏无气，可与之定死期矣。终始，本经篇名，具十二经终之义。）所谓五十动而不一代者，以为常也，以知五脏之期。予之短期者，乍数乍疏也。（以为常者，言人之常脉当如是也，故可因此以察五脏之气。若欲知其短期，则在乎乍疏乍数，此其时相变代，乃与常代者不同，盖以脏气衰败，无所主持而失常如此，故三部九候等论，皆云乍疏乍数者死。愚按：代脉之义，自仲景叔和俱云：动而中止，不能自还，因而复动，脉代者死。又曰：脉五来一止，不复增减者死，经名曰代。脉七来，是人一息半时，不复增减，亦名曰代，正死不疑。故王太仆之释代脉，亦云动而中止，不能自还也。自后滑伯仁因而述之曰：动而中止，不能自还，因而复动，由是复止，寻之良久，乃复强起，为代。故后世以结促代并言，均目之为止脉，岂足以尽其义哉？夫缓而一止为结，数而一止为促，其至则或三、或五、或七八至不等，然皆至数分明，起止有力。所主之病，有因气逆痰壅而为间阻者，有因血气虚脱，而为断续者，有因生平禀赋多滞而脉道不流利者，此自结促之谓也。至于代脉之辨，则有不同。如宣明五气篇曰脾脉代，邪气脏腑病形篇曰黄者其脉代，皆言脏气之常候，非谓代为止也。又平人气象论曰，长夏胃微 弱曰平，但代无胃曰死者，乃言胃气去，而真脏见者死，亦非谓代为止也。由此观之，则代本不一，各有深义。如五十动而不一代者，乃至数之代，即本篇之所云者是也。若脉本平匀，而忽强忽弱者，乃形体之代，即平人气象论所云者也。又若脾主四季，而随时更代者，乃气候之代，即宣明五气等篇所云者是也。凡脉无定候，更变不常，则均谓之代。但当各因其变而察其情，庶得其妙。设不明此，非惟失经旨之大义，即于脉象之吉凶，皆茫然莫知所辨矣，又乌足以言诊哉？二篇详义，见后十一及疾病类二十五。又按：本篇但言动止之数，以诊五脏无气之候，未尝凿言死期，而王氏脉经乃添出死期岁数，曰：脉来四十投而一止者，一脏无气，却后四岁春草生而死。脉来三十投而一止者，二脏无气，却后三岁麦熟而死。脉来二十投而一止者，三脏无气，却后二岁桑椹赤而死。脉来十投而一止者，四脏无气，岁中死。脉来五动而一止者，五脏无气，却后五日而死。自后诸家言脉者，皆宗此说，恐未有一脏无气而尚活四岁、二脏无气而尚活三岁之理，诊者辨之。）

五、三部九候

（素问三部九候论）

黄帝问曰：余闻九针于夫子，众多博大，不可胜数。余愿闻要道，以属子孙，传之后世，着之骨髓，藏之肝肺，歃血而

中
华
藏
书

黄帝内经·最新整理珍藏版

中国书店

中国书店

受，不敢妄泄。（属，付也。着，纪也。歃血，饮血而誓也。数，上声。歃，所甲切。）令合天道，必有终始，上应天光，星辰历纪，下副四时五行，贵贱更立，冬阴夏阳，以人应之奈何？愿闻其方。岐伯对曰：妙乎哉问也！此天地之至数。（天地虽大，万物虽多，莫有能出乎数者，数道大矣，故曰至数。）

帝曰：愿闻天地之至数，合于人形血气，通决死生，为之奈何？岐伯曰：天地之至数，始于一，终于九焉。（数始于一而终于九，天地自然之数也。如易有太极，是生两仪、两仪生四象、四象生八卦，而太极营运乎其中，阳九之数也。又如四象之位，则老阳一、少阴二、少阳三、老阴四；四象之数，则老阳九、少阴八、少阳七、老阴六。以一二三四，连九八七六，而五居乎中，亦阳九之数也。故以天而言岁，则一岁统四季，一季统九十日，是天数之九也。以地而言位，则戴九履一，左三右七，二四为肩，六八为足，五位中宫，是洛书之九也。以人而言事，则黄钟之数起于九，九而九之，则九九八十一分，以为万事之本，是人事之九也。九数之外是为十，十则复变为一矣，故曰天地之至数，始于一终于九焉。）一者天，二者地，三者人，因而三之，三三者九，以应九野。（一者奇也，故应天。二者偶也，故应地。三者参也，故应人。故曰天开于子，地辟于丑，人生于寅，所谓三才也。三而三之，以应九野。九野者，即洛书九宫、禹贡九州之义，详见九宫星野等图。）故人有三部，部有三候，以决死生，以处百病，以调虚实，而除邪疾。（以天地人言上中下，谓之三才。以人身而言上中下，谓之三部。于三部中，而各分其三，谓之三候。三而三之，是谓三部九候。其通身经隧由此出入，故可以决死生，处百病，调虚实，而除邪疾也。愚按：三部九候，本经明指人身上中下动脉如下文所云者，盖上古诊法，于人身三部九候之脉，各有所候，以诊诸脏之气，而针除邪疾，非独以寸口为言也。如仲景脉法，上取寸口，下取趺阳，是亦此意。观十八难曰：三部者，寸关尺也。九候者，浮中沉也。乃单以寸口而分三部九候之诊，后世言脉者皆宗之，虽亦诊家捷法，然非轩岐本旨，学人当并详其义。）帝曰：何谓三部？岐伯曰：有下部，有中部，有上部，部各有三候，三候者，有天有地有人也，必指而导之，乃以为真。（指而导之，言必受师之指授，庶得其真也。）上部天，两额之动脉；（额旁动脉，当颔厌之分，足少阳脉气所行也。）上部地，两颊之动脉；（两颊动脉，即地仓大迎之分，足阳明脉气所行也。）上部人，耳前之动脉。（耳前动脉，即和髎之分，手少阳脉气所行也。）中部天，手太阴也；（掌后寸口动脉，经渠之次，肺经脉气所行也。）中部地，手阳明也；（手大指次指岐骨间动脉，合谷之次，大肠经脉气所行也。）中部人，手少阴也。（掌后锐骨下动脉，神门之次，心经脉气所行也。）下部天，足厥阴也；（气冲下三寸动脉，五里之分，肝经脉气所行也，卧而取之。女子取太冲，在足大趾本节后二寸陷中。）下部地，足少阴也；（内踝后跟骨旁动脉，太溪之分，肾经脉气所行也。）下部人，足太阴也。（鱼腹上越筋间动脉，直五里下箕门之分，沉取乃得之，脾经脉气所行也。若候胃气者，当取足跗上之冲阳。）故下部之天以候肝，（足厥阴脉也，故以候肝。）地以候肾，（足少阴脉也，故以候肾。）人以候脾胃之气。（足太阴脉也，脾胃以膜相连，故可以候脾胃之气。）帝曰：中部之候奈何？岐伯曰：亦有天，亦有地，亦有人。天以候肺，（手太阴脉也，故以候肺。）地以候胸中之气，（手阳明大肠脉也，大肠小肠皆属于胃，胃脘通于胸中，故以候胸中。）人以候心。（手少阴脉也，故以候心。）帝曰：上部以何候之？岐伯曰：亦有天，亦有地，亦有人。天以候头角之气，（两额动脉，故以候头角。）地以候口齿之气，（两颊动脉，故以候口齿。）人以候耳目之气。（耳前动脉，故以候耳目。）三部者，各有天，各有地，各有人。

三而成天，三而成地，三而成人。（上部中部下部各有天地人，是为三部九候。）三而三之，合则为九，九分为九野，九野为九藏。故神藏五，形藏四，合为九藏。（九野义见前。九藏，即上文九候之谓。神藏五，以肝藏魂，心藏神，肺藏魄，脾藏意，肾藏志也。形藏四，即头角、耳目、口齿、胸中。共为九藏。此言人之九藏，正应地之九野，乃合于天地之至数。）五脏已败，其色必夭，夭必死矣。（色者神之帜，脏者神之舍，其色夭者其神去，其神去者其脏败，故必死矣。夭者，枯暗不泽而色异常也。）

帝曰：以候奈何？岐伯曰：必先度其形之肥瘦，以调其气之虚实，实则泻之，虚则补之。（候，谓诊候其病情。度，谓度量其虚实。形之肥瘦者，针有浅深之异，如逆顺肥瘦篇，之谓者是也。病之虚实者，治有补泻之殊，如终始篇、九针、针解等篇者是也。此虽以针法为言，而用药者，亦可以类推矣。愚按：上古针治之法，必察三部九候之脉证，以调九藏之盛衰；今之人，但知按穴以求病，而于诸经虚实之理，茫然不知，曰神曰圣之罕闻者，其在失其本耳。泻，去声。）必先去其血脉而后调之，（凡有瘀血在脉而为壅塞者，必先刺去壅滞，而后可调虚实也。）无问其病，以平为期。（凡病甚者，奏功非易，故不必问其效之迟速，但当以血气平和，为期则耳。此与后二十五章同篇，所当互究。）

六、七诊

（素问三部九候论）

帝曰：何以知病之所在？岐伯曰：察九候独小者病，独大者病，独疾者病，独迟者病，独热者病，独寒者病，独陷下者病。（此言九候之中，而复有七诊之法，谓脉失其常而独大者、独小者、独疾者、独迟者、独寒者、独热者、独陷下者，皆病之所在也。独寒独热，谓其或在上、或在下、或在表、或在里也。陷下，沉伏不起也。此虽以三部九候为言，而于气口部位，类推为用，亦惟此法。此与后二十五章同篇，七诊之义所当并考。愚按：七诊之法，本出此篇。而勿听子谬谓七诊者，诊宜平旦一也，阴气未动二也，阳气未散三也，饮食未进四也，经脉未盛五也，络脉调匀六也，气血未乱七也。夫此七者，焉得皆谓之诊？总之一平旦诊法耳。后世遂尔谬传，竟致失其本原，是真可以勿听矣。）

七、诊有十度诊有阴阳

（素问方盛衰论）

诊有十度：度人脉，度、脏度、肉度、筋度、俞度。（诊法虽有十度，而总不外乎阴阳也。十度，谓脉脏肉筋俞，是为五度，左右相同，各有其二，二五为十也。脉度者，如经脉、脉度等篇是也；脏度，如本藏、肠胃、平人绝谷等篇是也；肉度，如卫气失常等篇是也；筋度，如经筋篇是也；俞度，如气府、气穴、本输等篇是也。度，数也。度人之度音铎，余音杜。）阴阳气尽，人病自具。（凡此十度者，人身阴阳之理尽之矣，故人之疾病亦无不具见于此。）脉动无常，散阴颇阳，脉脱不具，诊无常行。（脉动无常，言脉无常体也。散阴颇阳，言阴气散失者，脉颇类阳也。何也？如仲景曰：若脉浮大者，气实血虚也。叔和曰：诸浮脉无根者皆死。又曰：有表无里者死。谓真阴散而孤阳在，脉颇似阳而无根者，非真阳之脉也，此其脉有所脱，而阴阳不全具矣，诊此者，有不可以阴阳之常法行也，盖谓其当慎耳。）诊必上下，度民君卿。（贵贱尊卑，劳逸有异，膏粱藜藿，气质不同，故当度民君卿，分别上下以为诊。度，入声。）受师不卒，使术不明，不察逆从，是为妄行，持雌失雄，弃阴附阳，不知并合，诊故不明，（卒，尽也。雌雄，即阴阳之义。生气通天论曰：阴阳离决，精神乃绝。故凡善诊者，见其阴必察其阳，见其阳必察其阴。使不知阴阳逆从之理，并合之妙，是真庸庸者耳，诊焉得明？）传之后世，反论自章。（理既不明，而妄传后世，则其谬言反论，终必自章露也。）

至阴虚，天气绝；至阳盛，地气不足。（至阴至阳，即天地之道也，设有乖离，败乱乃至。六微旨大论曰：气之升降，天地之更用也。升已而降，降者谓天。降已而升，升者谓地。天气下降，气流于地。地气上升，气腾于天。故易以地在天上而为泰，言其交也。天在地上而为否，言其不交也。此云至阴虚者，言地气若衰而不升，不升则无以降，故天气绝。至阳盛者，言天气若亢而不降，不降则无以升，故地气不足。盖阴阳二气，互藏其根，更相为用，不可偏废。此借天地自然之道，以喻人之阴阳贵和也。丹溪引此虚盛二字，以证阳常有余，阴常不足，其说左矣。）阴阳并交，至人之所行。（并交者，阴阳不相失而得其和平也。此其调摄之妙，惟至人者乃能行之。）阴阳并交者，阳气先至，阴气后至。是以圣人持诊之道，先后阴阳而持之。（凡阴阳之道，阳动阴静，阳刚阴柔，阳倡阴随，阳施阴受，阳升阴降，阳前阴后，阳上阴下，阳左阴右，数者为阳，迟者为阴，表者为阳，里者为阴，至者为阳，去者为阴，进者为阳，退者为阴，发生者为阳，收藏者为阴，阳之行速，阴之行迟。故阴阳并交者，必阳先至而阴后至。是以圣人之持诊者，在察阴阳先后以测其精要也。）奇恒之势，乃六十首，诊合微之事，追阴阳之变，章五中之情，其中之论，取虚实之要，定五度之事，知此乃足以诊。（奇，异也。恒，常也。六十首，即禁服篇所谓通于九针六十篇之义，今失其传矣。诊合微之事者，参诸诊之法而合其精微也。追阴阳之变者，求阴阳盛衰之变也。章，明也。五中，五脏也。五度，即前十度也。必能会此数者而参伍其妙，斯足以言诊矣。）

是以切阴不得阳，诊消亡，得阳不得阴，守学不湛，知左不知右，知右不知左，知上不知下，知先不知后，故治不久。（切阴不得阳、诊消亡者，言人生以阳为主，不得其阳，焉得不亡？如阴阳别论曰：所谓阴者，真脏也，见则为败，败必死矣。所谓阳者，胃脘之阳也。平人气象论曰：人无胃气死。脉无胃气死。是皆言此阳字。湛，明也。若但知得阳，而不知阳中有阴，及阴平阳秘之道者，是为偏守其学，亦属不明。如左右上下先后者，皆阴阳之道也。使不知左右，则不明升降之理。不知上下，则不明清浊之宜。不知先后，则不明缓急之用，安望其久安长治，而万世不殆哉？）知丑知善，知病知不病，知高知下，知坐知起，知行知止，用之有纪，诊道乃具，万世不殆。（凡此数者，皆有对待之理，若差之毫厘，则缪以千里。故凡病之善恶，形之动静，皆所当辨。能明此义而用之有纪，诊道斯备，故可万世无殆矣。纪，条理也。殆，危也。）起所有余，知所不足。（起，兴起也。言将治其有余，当察其不足。盖邪气多有余，正气多不足。若只知有余，而忘其不足，则取败之道也。此示人以根本当慎之意。）度事上下，脉事因格。（能度形情之高下，则脉事因之可格至而知也。）是以形弱气虚，死；（中外俱败也。）形气有余，脉气不足，死；（外貌无恙，脏气已坏也。）脉气有余，形气不足，生。脏气未伤者，形衰无害，盖以根本为主也。又如三部九候论曰：形肉已脱，九候虽调犹死。盖脱与不足，本自不同，而形肉既脱，脾元绝矣，故脉气虽调，亦所不治。当与此节互求其义。）

八、诊有大方

（素问方盛衰论　连前篇）

是以诊有大方，坐起有常，（大方者，医家之大法也。坐起有常，则举动不苟而先正其身，身正于外，心必随之，故诊之大方必先乎此。）出入有行，以转神明，（行，德行也。医以活人为心，其于出入之时，念念皆真，无一不敬，则德能动天，诚能格心，故可以转运周旋，而无往弗神矣。行，去声。）必清必静，上观下观，（必清必净，则心专志一而神明见，然后上观之，以察其神色声音，下观之，以察其形体逆顺。）司八正邪，别五中部，（司，候也。别，审也。候八节八风之正邪以察其表，审五脏五行之部位以察其里。）按脉动静，循尺滑涩，寒温之意，（按脉动静，可别阴阳。滑涩寒温，可知虚实。凡脉滑，则尺之皮肤亦滑，脉涩，则尺之皮肤亦涩，脉寒，则尺之皮肤亦寒，脉温，则尺之皮肤亦温，故循尺即可以知之。循，揣摩也。）视其大小，合之病能，（大小，二便也。二便为约束之门户，门户不要则仓廪不藏，得守者生，失守者死，故视其大小以合病能。能，情状之谓。）逆从以得，复知病名，（反者为逆，顺者为从，必得逆从，必知病名，庶有定见而无差谬。）诊可十全，不失人情。（诊如上法，庶可十全，其于人情，尤不可失也。愚按：不失人情，为医家最一难事，而人情之说有三：一曰病患之情，二曰旁人之情，三曰同道人之情。所谓病患之情者，有素禀之情。如五脏各有所偏，七情各有所胜，阳脏者偏宜于凉，阴脏者偏宜于热，耐毒者缓之无功，不耐毒者峻之为害，此脏气之有不同也。有好恶之情者，不惟饮食有憎爱，抑且举动皆关心，性好吉者危言见非，意多忧者慰安云伪，未信者忠告难行，善疑者深言则忌，此情性之有不同也；有富贵之情者，富多任性，贵多自尊，任性者自是其是，真是者反成非是，自尊者遇士或慢，自重者安肯自轻，此交际之有不同也。有贫贱之情者，贫者衣食不能周，况乎药饵，贱者焦劳不能释，怀抱可知，此调摄之有不同也。又若有良言甫信，谬说更新，多岐亡羊，终成画饼，此中无主，而易乱者之为害也。有最畏出奇，惟求稳当，车薪杯水，宁甘败亡，此内多惧，而过慎者之为害也；有以富贵而贫贱，或深情而挂牵，戚戚于心，心病焉能心药，此得失之情为害也；有以急性而遭迟病，以更医而致杂投，皇皇求速，速变所以速亡，此缓急之情为害也；有偏执者，曰吾乡不宜补，则虚者受其祸，曰吾乡不宜泻，则实者被其伤，夫十室且有忠信，一乡焉得皆符，此习俗之情为害也；有参术入唇，惧补心先痞塞，硝黄沾口，畏攻神即飘扬，夫杯影亦能为祟，多疑岂法之良，此成心之情为害也；有讳疾而不肯言者，终当自误，有隐情而不敢露者，安得其详？然尚有故隐病情、试医以脉者，使其言而偶中，则信为明良；言有弗合，则目为庸劣。抑孰知脉之常体，仅二十四，病之变象，何啻百千？是以一脉所主非一病，一病所见非一脉。脉病相应者，如某病得某脉则吉。脉病相逆者，某脉值某病则凶。然则理之吉凶，虽融会在心。而病之变态，又安能以脉尽言哉？故知一知二知三，神圣谆谆于参伍；曰工曰神曰明，精详岂独于指端？彼俗人之浅见，固无足怪，而士夫之明慧，亦每有蹈此弊者。故忌望闻者，诊无声色之可辨。恶详问者，医避多言之自惭。是于望闻问切，已舍三而取一，且多有并一未明，而欲得夫病情者，吾知其必不能也，所以志意未通，医不免为病困，而朦胧猜摸，病不多为医困乎？凡此皆病患之情，不可不察也。所谓旁人之情者，如浮言为利害所关，而人多不知检。故或为自负之狂言，则医中有神理，岂其能测？或执有据之凿论，而病情多亥豕，最所难知。或操是非之柄，则同于我者是之，异于我者非之，而真是真非，不是真人不识。或执见在之见，则头疼者云救头，脚疼者云救脚，而本标纲目，反为迂远庸谈。或议论于贵贱之间，而尊贵执言，孰堪违抗，故明哲保身之士，宁为好好先生；或辩析于亲疏之际，而亲者主持，牢不可拔，虽真才实学之师，亦当唯唯而退。又若荐医为死生之攸系，而人多不知慎，有或见轻浅之偶中，而为之荐者，有意气之私浓，而为之荐者，有信其便便之谈，而为之荐者，有见其外饰之貌，而为之荐者，皆非知之真者也。又或有贪得而荐者，阴利其酬；关情而荐者，别图冀望。甚有斗筲之辈者，妄自骄矜，好人趋奉，薰莸不辨，擅肆品评，誉之则盗跖可为尧舜，毁之则鸾凤可为鸱，洗垢索瘢，无所不至，而怀真抱德之士，必其不侔。若此流者，虽其发言容易，欣戚无关，其于淆乱人情，莫此为甚，多致明医有掣肘之去，病家起刻骨之疑，此所以千古是非之不明，总为庸人扰之耳。故竭力为人任事者，岂不岌岌其危哉？凡此皆旁人之情，不可不察也。所谓同道人之情者，尤为闪灼，更多隐微。如管窥蠡测，醯鸡笑天者，固不足道；而见偏性拗，必不可移者，又安足论？有专恃口给者，牵合支吾，无稽信口，或为套语以诳人、或为甘言以悦人、或为强辩以欺人、或为危词以吓人，俨然格物君子，此便佞之流也。有专务人事者，典籍经书，不知何物，道听途说，拾人唾余，然而终日营营，绰风求售，不邀自赴，儇媚取容，偏投好者之心，此阿谄之流也。有专务奇异者，腹无藏墨，眼不识丁，乃诡言神授，伪托秘传，或假脉以言祸福，或弄巧以乱经常，最觉新奇，动人甚易，此欺诈之流也。有务饰外观者，夸张侈口，羊质虎皮，不望色，不闻声，不详问，一诊而药，若谓人浅我深，人愚我明，此粗疏孟浪之流也。有专务排挤者，阳若同心，阴为浸润。夫是曰是，非曰非，犹避隐恶之嫌。第以死生之际，有不得不辨者，固未失为真诚之君子。若以非为是，以是为非，颠倒阴阳，掀翻祸福，不知而然，庸庸不免，知而故言，此其良心已丧，谗妒之小人也。有贪得无知，藐人性命者，如事已疑难，死生反掌，斯时也，虽在神良，未必其活，故一药不敢苟，一着不敢乱，而仅仅冀于挽回。忽遭若辈，求速贪功，谬妄一投，中流失楫，以致必不可救，因而嫁谤自文，极口反噬，虽朱紫或被混淆，而苍赤何辜受害，此贪幸无知之流也。有道不同不相为谋者，意见各持，异同不决。夫轻者不妨少谬，重者难以略差。故凡非常之病，非非常之医不能察，用非常之治，又岂常人之所知？故独闻者不侔于众，独见者不合于人，大都行高者谤多，曲高者和寡。所以一齐之傅，何当众楚之咻，直至于败，而后群然退散，付之一人，则事已无及矣，此庸庸不揣之流也。又有久习成风，苟且应命者，病不关心，些须惟利。盖病家既不识医，则倏赵倏钱。医家莫肯任怨，则惟芩惟梗。或延医务多，则互为观望；或利害攸系，则彼此避嫌。故爬之不痒，挝之不痛，医称隐当，诚然得矣；其于坐失机宜，奚堪耽误乎？此无他，亦惟知医者不真，而任医者不专耳。诗云：发言盈庭，谁执其咎？筑室于道，不溃于成。此病家医家近日之通弊也。凡若此者，孰非人情？而人情之详，尚多难尽。故孔子曰：恶紫之夺朱也，恶郑声之乱雅乐也，恶利口之覆邦家者。然则人情之可畏，匪今若是，振古如兹矣。故圣人以不失人情为戒，而不失二字最难措力。必期不失，未免迁就。但迁就则碍于病情，不迁就则碍于人情。有必不可迁就之病情，而复有不得不迁就之人情，其将奈之何哉？甚矣人情之难言也。故余发此，以为当局者详察之备。设彼三人者，倘亦有因余言而各为儆省，非惟人情不难于不失，而相与共保天年，同登寿域之地，端从此始，惟明者鉴之。）故诊之，或视息视意，故不失条理。（视息者，察呼吸以观其气。视意者，察形色以观其情。凡此诸法，皆诊有大方、诊可十全之道，知之者故能不失条理。条者犹干之有枝，理者犹物之有脉，即脉络纲纪之谓。）道甚明察，故能长久。不知此道，失经绝理，亡言妄期，此谓失道。（不知此道，则亡言妄期，未有不殆者矣。）

九、脉合四时阴阳规矩

（素问脉要精微论）

帝曰：脉其四时动奈何？知病之所在奈何？知病之所变奈何？知病乍在内奈何？知病乍在外奈何？请问此五者，可得闻乎？岐伯曰：请言其与天运转大也。（凡此五者，即阴阳五行之理，而阴阳五行，即天地之道，故伯以天运转大为对，则五者之变动，尽乎其中矣。）万物之外，六合之内，天地之变，阴阳之应，彼春之暖，为夏之暑，彼秋之忿，为冬之怒，四变之动，脉与之上下。（物在天中，天包物外，天地万物，本同一气，凡天地之变，即阴阳之应。故春之暖者，为夏暑之渐也。秋之忿者，为冬怒之渐也。春生夏长，秋收冬藏，是即阴阳四变之动，而脉亦随之以上下也。）以春应中规，（规者，所以为圆之器。春气发生，圆活而动，故应中规，而人脉应之，所以圆滑也。）夏应中矩，（矩者，所以为方之器。夏气茂盛，盛极而止，故应中矩，而人脉应之，所以洪大方正也。）秋应中衡，（衡，平也，秤横也。秋气万宝俱成，平于地面，故应中衡，而人脉应之，所以浮毛，而见于外也。）冬应中权。（权，秤锤也。冬气闭藏，故应中权，而人脉应之，所以沉石而伏于内也。凡兹规矩权衡者，皆发明阴阳升降之理，以合乎四时脉气之变象也。）是故冬至四十五日，阳气微上，阴气微下，夏至四十五日，阴气微上，阳气微下。阴阳有时，与脉为期，期而相失，如脉所分，分之有期，故知死时。（冬至一阳生，故冬至后四十五日以至立春，阳气以渐而微上，阳微上则阴微下矣。夏至一阴生，故夏至后四十五日以至立秋，阴气以渐而微上，阴微上，则阳微下矣。此所谓阴阳有时也。与脉为期者，脉随时而变迁也。期而相失者，谓春规、夏矩、秋衡、冬权不合于度也。如脉所分者，谓五脏之脉，各有所属也。分之有期者，谓衰王各有其时也。知此者，则知死生之时矣。）微妙在脉，不可不察，察之有纪，从阴阳始，始之有经，从五行生，生之有度，四时为宜，（脉之微妙，亦惟阴阳五行为之经纪，而阴阳五行之生，各有其度。如阳生于冬至，阴生于夏至，木生于亥，火生于寅，金生于巳，水土生于申，此四时生王各有其宜也。纪，纲纪也。经，经常也。即大纲小纪之义。）补泻勿失，与天地如一，（天地之道，损有余而补不足。易曰天道亏盈而益谦，地道变盈而流谦。故不足则当补，有余则当泻，补泻不失其宜，则与天地之道如一矣。）得一之精，以知死生。（一之精者，天人一理之精微也。天地之道，阳主乎动，阴主乎静，阳来则生，阳去则死。知天道之所以不息者，则知

中華藏書

《类经》

中國書店

人之所以死生矣。）是故声合五音，色合五行，脉合阴阳。（声合宫商角徵羽，色合金木水火土，脉合四时阴阳，虽三者若乎有分，而理则一也。）是故持脉有道，虚静为保。（凡持脉之道，一念精诚，最嫌扰乱，故必虚其心，静其志，纤微无间，而诊道斯为全矣。保，不失也。）春日浮，如鱼之游在波。（脉得春气，虽浮动而未全出，故如鱼之游在波也。）夏日在肤，泛泛乎万物有余。（脉得夏气，则洪盛于外，故泛泛乎如万物之有余也。）秋日下肤，蛰虫将去。（脉得秋气，则洪盛渐敛，故如欲蛰之虫将去也。）冬日在骨，蛰虫周密，君子居室。（脉得冬气，沉伏在骨，故如蛰虫之周密。君子之于斯时，亦当体天地闭藏之道，而居于室也。）故曰：知内者按而纪之，知外者终而始之。此六者持脉之大法。（内言脏气，藏象有位，故可按而纪之。外言经气，经脉有序，故可终而始之。然必知此四时内外六者之法，则脉之时动，病之所在，及病变之或内或外，皆可得而知也，故为持脉之大法。）

十、四时脏脉病有太过不及

（素问玉机真藏论）

黄帝问曰：春脉如弦，何如而弦？岐伯曰：春脉者肝也，东方木也，万物之所以始生也，故其气来，软弱轻虚而滑，端直以长，故曰弦，反此者病。（弦者，端直以长，状如弓弦有力也。然软弱轻虚而滑，则弦中自有和意，肝脏主之。扁鹊曰：春脉弦者，肝东方木也，万物始生，未有枝叶，故其脉之来，濡弱而长，故曰弦。）帝曰：何如而反？

岐伯曰：其气来实而强，此谓太过，病在外，其气来不实而微，此谓不及，病在中。（其气来实而强，弦之过也。其气来不实而微，弦之不及也。皆为弦脉之反。太过者病在外，不及者病在中，盖外病多有余，内病多不足，此其常也。下准此。）帝曰：春脉太过与不及，其病皆何如？岐伯曰：太过则令人善忘，忽忽眩冒而巅疾；其不及则令人胸痛引背，下则两胁胠满。（忘，当作怒。本神篇曰：肝气虚则恐，实则怒。气交变大论曰：岁木太过，甚则忽忽善怒，眩冒巅疾。皆同此

义。忽忽，恍忽不爽也。冒，闷昧也。巅疾，疾在顶巅也。足
厥阴之脉会于巅上，贯膈布胁肋，故其为病如此。胠音区，腋
下胁也。）

帝曰：善。夏脉如钩，何如而钩？岐伯曰：夏脉者心也，
南方火也，万物之有以盛长也。故其气来盛去衰，故曰钩，反
此者病。（钩者，举指来盛，去势似衰。盖脉盛于外而去则无
力，阳之盛也，心脏主之。扁鹊曰：夏脉钩者，心南方火也，
万物之所茂，垂枝布叶，皆下曲如钩，故其脉之来疾去迟，故
曰钩。长，上声。）帝曰：何如而反？岐伯曰：其气来盛去亦
盛，此谓太过，病在外；其气来不盛去反盛，此谓不及，病在
中。（其气来盛去亦盛，钩之过也。其来不盛去反盛，钩之不
及也。皆为钩脉之反。去反盛者，非强盛之谓。凡脉自骨肉之
分，出于皮肤之际，谓之来。自皮肤之际，还于骨肉之分，谓
之去。来不盛、去反盛者，言来则不足，去则有余，即消多长
少之意。故扁鹊于春肝、夏心、秋肺、冬肾，皆以实强为太
过，病在外。虚微为不及，病在内。辞虽异而意则同也。）帝
曰：夏脉太过与不及，其病皆何如？岐伯曰：太过则令人身热
而肤痛，为浸淫；其不及则令人烦心，上见咳唾，下为气泄。
（夏脉太过，则阳有余而病在外，故令人身热肤痛，而浸淫流
布于形体。不及，则君火衰而病在内，故上为心气不足而烦
心，虚阳侵肺而咳唾，下为不固而气泄。以本经脉起心中，出
属心系，下膈络小肠，又从心系却上肺故也。）

帝曰：善。秋脉如浮，何如而浮？岐伯曰：秋脉者肺也，
西方金也，万物之所以收成也。故其气来轻虚以浮，来急去散
故曰浮，反此者病。（浮者，轻虚之谓。来急去散者，以秋时
阳气，尚在皮毛也，肺脏主之。扁鹊曰：秋脉毛者，肺西方金
也，万物之所终，草木华叶，皆秋而落，其枝独在，若毫毛
也，故其脉之来，轻虚以浮，故曰毛。）帝曰：何如而反？

岐伯曰：其气来，毛而中央坚，两旁虚，此谓太过，病在
外；其气来，毛而微，此谓不及，病在中。（中央坚，浮而中
坚也。凡浮而太过，浮而不及，皆浮之反，而病之在内在外，
义与前同。）帝曰：秋脉太过与不及，其病皆何如？岐伯曰：

太过则令人逆而背痛，愠愠然；其不及则令人喘，呼吸少气而咳，上气见血，下闻病音。（肺脉起中焦，下络大肠，还循胃口，上膈属肺，其脏附背，故太过，则逆气为壅而背痛见于外。愠愠，悲郁貌。其不及则喘咳短气，气不归原，所以上气。阴虚内损，所以见血。下闻病音，谓喘息则喉下有声也。）

帝曰：善。冬脉如营，何如而营？岐伯曰：冬脉者肾也，北方水也，万物之所以合藏也。故其气来沉以搏，故曰营，反此者病。（营者，营叠之谓，如士卒之团聚不散，亦沉石之义也，肾脏主之。扁鹊曰：冬脉石者，肾北方水也，万物之所藏也，盛冬之时，水凝如石，故其脉之来，沉濡而滑，故曰石。甲乙经亦作沉以濡。）帝曰：何如而反？岐伯曰：其气来如弹石者，此谓太过，病在外；其去如数者，此谓不及，病在中。（来如弹石者，其至坚强，营之太过也。其去如数者，动止疾促，营之不及也。盖数本属热，而此真阴亏损之脉，亦必紧数。然愈虚则愈数，原非阳强实热之数，故云如数，则辨析之意深矣。此而一差，祸如反掌也。太过病在外，不及病在中，义俱同前。数音朔。）帝曰：冬脉太过与不及，其病皆何如？

岐伯曰：太过则令人解㑊，脊脉痛而少气不欲言；其不及则令人心悬如病饥，䏚中清，脊中痛，少腹满，小便变。帝曰：善。（冬脉太过，阴邪胜也。阴邪胜，则肾气伤，真阳虚，故令人四体懈怠，举动不精，是谓解㑊。脊痛者，肾脉之所至也。肾藏精，精伤则无气，故少气不欲言。皆病之在外也。其不及则真阴虚，虚则心肾不交，故令人心悬而怯如病饥也。季胁下空软之处曰䏚中，肾之旁也。肾脉贯脊属肾络膀胱，故为脊痛腹满小便变等证。变者，谓或黄或赤、或为遗淋、或为癃闭之类，由肾水不足而然。是皆病之在中也。解义详疾病类五十。㑊音迹。䏚音秒。）

帝曰：四时之序，逆从之变异也，然脾脉独何主？（上文言肝心肺肾之脉，既分四时，而逆从之变，自皆有异，然脾亦一脏，当有所主也。）岐伯曰：脾脉者土也，孤脏以灌四旁者也。（脾属土，土为万物之本，故营运水谷，化津液以灌溉于肝心肺肾之四脏者也。土无定位，分王四季，故称为孤脏。详见藏象类七。）帝曰：然则脾善恶，可得见之乎？岐伯曰：善者不可得见，恶者可见。（脾无病则灌溉周而四脏安，不知脾力之何有，故善者不可得见。脾病则四脏亦随而病，故恶候见矣。）帝曰：恶者何如可见？岐伯曰：其来如水之流者，此谓太过，病在外；如鸟之喙者，此谓不及，病在中。（如水之流者，滑而动也。如鸟之喙者，锐而短也。太过病在外，不及病在中，义俱同前。喙，一本作啄。喙音诲。）帝曰：夫子言脾为孤脏，中央土以灌四旁，其太过与不及，其病皆何如？岐伯曰：太过则令人四肢不举；其不及，则令人九窍不通，名曰重强。（脾土太过病在外，故令人四肢不举，以脾主四肢而湿胜之也。不及病在中，故令人九窍不通，以脾气弱，则四脏皆弱而气不行也。重强，不柔和貌，沉重拘强也。愚按：本篇脾脉一条云：其来如水之流者，此为太过。平人气象论曰：如水之流曰脾死。此其一言太过，一言危亡，词同意异，岂无所辨？盖水流之状，滔滔洪盛者，其太过也。溅溅不返者，其将竭也。凡此均谓之流，而一盛一危，迥然有异，故当详别其状，而勿因词害意也。又如太过则令人四肢不举，此以在外之标，而概言之，故曰太过。若脾虚不能胜湿者，岂亦同太过之谓耶？溅音笺，浅而疾也。）帝瞿然而起，再拜而稽首曰：善。吾得脉之大要，天下至数，五色脉变，揆度奇恒，道在于一。（瞿然，敬肃貌。道在于一，言至数脉变虽多，而理则一而已矣。）神转不回，回则不转，乃失其机。（神即生化之理，不息之机也。五气循环，不愆其序，是为神转不回。若却而回返，则逆其常候而不能运转，乃失生气之机矣。）至数之要，迫近以微。（至数之要，即道在于一，是诚切近人身而最称精微者也。）着之玉版，藏之脏腑，每旦读之，名曰《玉机》。（着之玉版以传不朽。藏之脏腑以志不忘。名曰《玉机》，以璇玑玉衡可窥天道，而此篇神理可窥人道，故以并言，而实则珍重之辞也。上文自至数以至《玉机》，又见玉版论要篇，详论治类十四。）

十一、脉分四时无胃曰死

（素问平人气象论）

平人之常气禀于胃，胃者平人之常气也。人无胃气曰逆，逆者死。（土得天地中和之气，长养万物，分王四时，而人胃应之。凡平人之常，受气于谷，谷入于胃，五脏六腑皆以受气，故胃为脏腑之本。此胃气者，实平人之常气，有不可以一刻无者，无则为逆，逆则死矣；胃气之见于脉者，如玉机真藏论曰：脉弱以滑，是有胃气。终始篇曰：邪气来也紧而疾，谷气来也徐而和。是皆胃气之谓。大都脉代时宜无太过、无不及，自有一种雍容和缓之状者，便是胃气之脉。）

春胃微弦曰平，（春令木王，其脉当弦，但宜微弦而不至太过，是得春胃之充和也，故曰平。弦义见前章。按：此前后诸篇，皆以春弦、夏钩、秋毛、冬石分四季所属者，在欲明时令之脉，不得不然也。然脉之迭见，有随时者，有不随时者。故或春而见钩，便是夏脉，春而见毛，便是秋脉，春而见石，便是冬脉，因变知病，圆活在人，故有二十五变之妙。若谓春必弦、夏必钩，则殊失胃气之精义矣。）弦多胃少曰肝病，（弦多者，过于弦也。胃少者，少和缓也。是肝邪之胜，胃气之衰，故为肝病。）但弦无胃曰死，（但有弦急，而无充和之气者，是春时胃气已绝，而肝之真藏见也，故曰死。）胃而有毛曰秋病，（毛为秋脉属金，春时得之，是为贼邪。以胃气尚存，故至秋而后病。）毛甚曰今病。（春脉毛甚，则木被金伤，故不必至秋，今即病矣。）藏真散于肝，肝藏筋膜之气也。（春木用事，其气升散，故藏真之气散于肝，而肝之所藏则筋膜之气也。金匮真言论曰：东方青色，入通于肝，是以知病之在筋也。藏，上去声，下平声。后皆同。）

夏胃微钩曰平，（夏令火王，其脉当钩，但宜微钩而不至太过，是得夏胃之和也，故曰平。钩义见前章。）钩多胃少曰心病，（钩多者，过于钩也。胃少者，少充和也。是心火偏胜，胃气偏衰，故为心病。）但钩无胃曰死，（但有钩盛而无平和之气者，是夏时胃气已绝，而心之真藏见也，故死。）胃而有石日冬病，（石为冬脉属水，夏时得之，是为贼邪。以胃气尚存，故至冬而后病。）石甚曰今病。（夏脉石甚则无胃气，火被水伤已深，故不必至冬，今即病矣。）藏真通于心，心藏血脉之气也。（夏火用事，其气炎上，故藏真之气通于心，而心之所藏则血脉之气也。金匮真言论曰：南方赤色，入通于心，是以知病之在脉也。）

长夏胃微软弱曰平，（长夏属土，虽主建未之六月，然实兼辰、戌、丑、未四季之月为言也。四季土王之时，脉当软弱，但宜微有软弱而不至太过，是得长夏胃气之和缓也，故曰平。）弱多胃少曰脾病，（弱多胃少，则过于弱而胃气不足，以土王之时而得之，故为脾病。）但代无胃曰死，（代，更代也。脾主四季，脉当随时而更，然必欲皆兼和，方得脾脉之平。若四季相代，而但弦、但钩、但毛、但石，是但代无胃，见真藏也，故曰死。代脉详义见本类前第四章及疾病类二十五。）软弱有石曰冬病，（石为冬脉属水，长夏阳气正盛，而见沉石之脉，以火土气衰而水反乘也，故至冬而病。）弱甚曰今病，（弱，当作石。长夏石甚者，火土大衰，故不必至冬，今即病矣。）藏真濡于脾，脾藏肌肉之气也。（长夏湿土用事，其气濡润，故脏真之气濡于脾，而脾之所藏，则肌肉之气也。金匮真言论曰：中央黄色，入通于脾，是以知病之在肉也。）

秋胃微毛曰平，（秋令金王，其脉当毛，但宜微毛而不至太过，是得秋胃之和也，故曰平。毛者，脉来浮涩，类羽毛之轻虚也。）毛多胃少曰肺病，（毛多胃少，是金气偏胜而少和缓之气也，故为肺病。）但毛无胃曰死，（但毛无胃，是秋时胃气已绝，而肺之真藏见也，故死。）毛而有弦曰春病，（弦为春脉属木，秋时得之，以金气衰而木反乘也，故至春木王时而病。）弦甚曰今病。（秋脉弦甚，是金气大衰，而木寡于畏，故不必至春，今即病矣。）藏真高于肺，以行荣卫阴阳也。（秋金用事，其气清肃，肺处上焦，故藏真之气高于肺，肺主乎气而营行脉中、卫行脉外者，皆自肺宣布，故以行营卫阴阳也。）

冬胃微石曰平，（冬令水王，脉当沉石，但宜微石而不至太过，是得冬胃之和也，故曰平。石者，脉来沉实，如石沉水之谓。）石多胃少曰肾病，（石多胃少，是水气偏胜，反乘土也，故为肾病。）但石无胃曰死，（但石无胃，是冬时胃气已绝，而肾之真藏见也，故死。）石而有钩曰夏病，（钩为夏脉属火，冬时得之，以水气衰而火反侮也，故至夏火王时而病。）钩甚曰今病，（冬脉钩甚，是水气大衰而火寡于畏，故不必至夏，今即病矣。）藏真下于肾，肾藏骨髓之气也。（冬水用事，其气闭藏，故藏真之气下于肾，而肾之所藏，则骨髓之气也。金匮真言论曰：北方黑色，入通于肾，是以知病之在骨也。）

胃之大络，名曰虚里，贯膈络肺，出于左乳下，其动应衣，脉宗气也。（土为万物之母，故上文四时之脉，皆以胃气为主。此言胃气所出之大络，名曰虚里。其脉从胃贯膈，上络于肺，而出左乳之下，其动应于衣，是为十二经脉之宗，故曰脉宗气也。宗，主也，本也。盖宗气积于膻中，化于水谷而出于胃也。经脉篇所载十五络，并此共十六络，详具十六络穴图中。又脾为阴土义，详疾病类五十二。）盛喘数绝者，则病在中；（若虚里动甚而如喘，或数急而兼断绝者，由中气不守而然，故曰病在中。数音朔。）结而横，有积矣；（胃气之出，必由左乳之下，若有停阻，则结横为积，故凡患症者多在左肋之下，因胃气积滞而然。如五十六难曰，肝之积名曰肥气，在左胁下者，盖以左右上下分发五行而言耳，而此实胃气所主也。）绝不至，曰死。（虚里脉绝者，宗气绝也，故必死。）乳之下，其动应衣，宗气泄也。（前言应衣者，言其微动，似乎应衣，可验虚里之胃气。此言应衣者，言其大动，真有若与衣俱振者，是宗气不固，而大泄于外，中虚之候也。愚按：虚里跳动，最为虚损病本，故凡患阴虚劳怯，则心下多有跳动，及为惊悸慌张者，是即此证。人止知其心跳，而不知为虚里之动也。但动之微者病尚微，动之甚者病则甚，亦可因此以察病之轻重。凡患此者，余常以纯甘壮水之剂，填补真阴，活者多矣。然经言宗气之泄，而余谓真阴之虚，其说似左，不知者必谓谬诞，愚请竟其义焉。夫谷入于胃，以传于肺，五脏六腑，皆以受气，是由胃气而上为宗气也。气为水母，气聚则水生，是由肺气而下生肾水也。今胃气传之肺，而肾虚不能纳，故宗气泄于上，则肾水竭于下，肾愈虚，则气愈无所归，气不归则阴愈虚矣。气水同类，当求相济，故凡欲纳气归原者，惟有补阴以配阳一法。）

十二、逆从四时无胃亦死

（素问平人气象论）

岐伯曰：脉从阴阳，病易已；脉逆阴阳，病难已。（素问平人气象论。阴病得阴脉，阳病得阳脉，谓之从，从者易已；脉病相反者为逆，逆者难已。）脉得四时之顺，曰病无他；脉反四时及不间脏，曰难已。（春得弦，夏得钩，秋得毛，冬得石，谓之顺四时，虽曰有病，无他虞也。脉反四时，义如下文，及不间脏，皆为难已。不间脏者，如木必乘土则肝病传脾，土必乘水，则脾病传肾之类，是皆传其所胜，不相假借，脉证得此，均名鬼贼，其气相残，为病必甚。若间其所胜之脏，而传其所生，是谓间脏，如肝不传脾而传心，心不传肺而传脾，其气相生，虽病亦微。故标本病传论曰，间者并行，指间脏而言也；甚者独行，指不间脏而言也。五十三难曰：七传者死，间脏者生。七传者，传其所胜也。间脏者，传其所生也。皆此之谓。考之吕氏注五十三难曰：间脏者，间其所胜之脏而相传也。心胜肺，脾间之。脾胜肾，肺间之。肺胜肝，肾间之。肾胜心，肝间之。肝胜脾，心间之。此谓传其所生也。其说亦通。又玉机真藏论曰：五脏有病，则各传其所胜。不治，法三月若六月，若三日若六日，传五脏而当死，是顺传所胜之次。即此不间脏之义也。详藏象类二十四。间，去声。）脉有逆从四时，未有脏形，春夏而脉瘦，秋冬而脉浮大，命曰逆四时也。（逆，反也。从，顺也。凡脉之逆从四时者，虽未有真脏之形见，若春夏以木火之令，脉当浮大而反见瘦小，秋冬以金水之令，脉当沉细，而反见浮大者，是皆逆四时也。）风热而脉静，泄而脱血脉实，病在中脉虚，病在外脉涩坚者，皆难治，命曰反四时也。（风热者，阳邪也，脉宜大而反静。泄而脱血，伤其阴也，脉宜虚而反实。病在脏中，脉当有力而反虚。病在肌表，脉当浮滑而反涩坚者，皆为相反难治之证，亦犹脉之反四时也。）人以水谷为本，故人绝水谷则死，脉无胃气亦死。所谓无胃气者，但得真脏脉，不得胃气也。所谓脉不得胃气者，肝不弦、肾不石也。（人生所赖者水谷，故胃气以水谷为本，而五脏又以胃气为本。若脉无胃气，而真脏之脉独见者死，即前篇所谓但弦无胃、但石无胃之类是也。然但弦但石虽为真脏，若肝无气则不弦，肾无气则不石，亦由五脏不得胃气而然，与真脏无胃者等耳。）

黄帝曰：（素问玉机真藏论。）凡治病察其形气色泽，脉之盛衰，病之新故，乃治之无后其时。（察其形气色泽、脉之盛衰、病之新故者，是即六十一难所谓望闻问切之法也。既得病情，盒饭速治，若后其时，病必日深，此切戒之词也。）形气相得，谓之可治。（形盛气盛，形虚气虚，是相得也。）色泽以浮，谓之易已。（泽，润也。浮，明也。颜色明润者，病必易已也。）脉从四时，谓之可治。（脉顺四时者，其气和，故可治。）脉弱以滑，是有胃气，命曰易治，取之以时。（谷气来也徐而和，故脉弱以滑者，是得胃气，命曰易治也。）形气相失，谓之难治。（形盛气虚，气盛形虚，皆为相失。此下四节，皆言难治也。）色夭不泽，谓之难已；（夭，晦恶也。不泽，枯焦也。）肺实以坚，谓之益甚。（邪气来也紧而疾，故实以坚者，病必益甚。）脉逆四时，为不可治。（脉逆四时，义如下文。）必察四难而明告之。（形气色脉，如上四节之难治者，谓之四难。必察其详而明告病家，欲其预知吉凶，庶无后怨。）所谓逆四时者，春得肺脉，夏得肾脉，秋得心脉，冬得脾脉，其至皆悬绝沉涩者，命曰逆四时。（春得肺脉，金克木也。夏得肾脉，水克火也。秋得心脉，火克金也。冬得脾脉，土克水也。加之悬绝沉涩，则阴阳偏绝，无复充和之胃气矣，是逆四时之脉也。）未有脏形，于春夏而脉沉涩，秋冬而脉浮大，名曰逆四时也。病热脉静，泄而脉大，脱血而脉实，病在中脉实坚，病在外脉不实坚者，皆难治。（此节与上文平人气象论者略同。盖言脉与时逆者为难治，脉与证逆者亦难治也。如病热脉静者，阳证得阴脉也。泄而脉大、脱血而脉实者，正衰而邪进也。此义与前大同。惟病在中脉实坚、病在外脉不实坚者皆难治，与上文平人气象论者似乎相反。但上文云病在中脉虚，言内积之实者，脉不宜虚也。此云病在中脉实坚，言内伤之虚者，脉不宜实坚也。前云病在外脉涩坚，言外邪之盛者，不宜涩坚，以涩坚为沉阴也；此言病在外脉不实坚，言外邪方炽者，不宜无力，以不实坚为无阳也。四者之分，总皆正不胜邪之脉，故曰难治。词若相反，理则实然，新校正以谓经误，特未达其妙耳。）

十三、五脏平病死脉胃气为本

（素问平人气象论）

夫平心脉来，累累如连珠，如循琅玕，曰心平，（琅玕，按符瑞图曰：玉而有光者。说文曰：琅玕似珠。脉来中手如连珠、如琅玕者，言其盛满滑利，即微钩之义也，是为心之平脉。前篇脉分四时，已悉五脏平病死脉，而此则详言其形也。琅玕，音郎干。）夏以胃气为本。（钩而和也。）病心脉来，喘喘连属，其中微曲，曰心病。（喘喘连属，急促相仍也。其中微曲，即钩多胃少之义，故曰心病。）死心脉来，前曲后居，如操带钩，曰心死。（操，持也。前曲者，谓轻取则坚强而不柔。后居者，谓重取则牢实而不动。如持革带之钩，而全失充和之气，是但钩无胃也。故曰心死。）

平肺脉来，厌厌聂聂，如落榆荚，曰肺平，（厌厌聂聂，众苗齐秀貌。如落榆荚，轻浮和缓貌。即微毛之义也，是为肺之平脉。聂，鸟结切。）秋以胃气为本。（毛而和也。）病肺脉来，不上不下，如循鸡羽，曰肺病。（不上不下，往来涩滞也。如循鸡羽，轻浮而虚也。亦毛多胃少之义，故曰肺病。）死肺脉来，如物之浮，如风吹毛，曰肺死。（如物之浮，空虚无根也。如风吹毛，散乱无绪也。亦但毛无胃之义，故曰肺死。）

平肝脉来，软弱招招，如揭长竿末梢，曰肝平，（招招，犹迢迢也。揭，高举也。高揭长竿，梢心柔软，即和缓弦长之义，是为肝之平脉。）春以胃气为本。（弦而和也。）病肝脉来，盈实而滑，如循长竿，曰肝病。（盈实而滑，弦之甚过也。如循长竿，无末梢之和也。亦弦多胃少之义，故曰肝病。）死肝脉来，急益劲，如新张弓弦，曰肝死。（劲，强急也。如新张弓弦，弦之甚也。亦但弦无胃之义，故曰肝死。）

平脾脉来，和柔相离，如鸡践地，曰脾平，（和柔，雍容不迫也。相离，匀净分明也。如鸡践地，从容轻缓也。此即充和之气，亦微软弱之义，是为脾之平脉。）长夏以胃气为本。（钩而和也。）病脾脉来，实而盈数，如鸡举足，曰脾病。（实而盈数，强急不和也。如鸡举足，轻疾不缓也。前篇言弱多胃少，此言实而盈数，皆失中和之气，故曰脾病。）死脾脉来，锐坚如鸟之喙，如鸟之距，如屋之漏，如水之流，曰脾死。（如鸟之喙，如鸟之距，言坚锐不柔也。如屋之漏，点滴无伦也。如水之流，去而不返也。是皆脾气绝而怪脉见，亦但代无胃之义，故曰脾死。喙音诲，嘴也。距，权与切，鸡足钩距也。）

平肾脉来，喘喘累累如钩，按之而坚，曰肾平，（冬脉沉石，故按之而坚。若过于石，则沉伏不振矣。故必喘喘累累，如心之钩，阴中藏阳，而得微石之义，是为肾之平脉。）冬以胃气为本。（石而和也。）病肾脉来，如引葛，按之益坚，曰肾病。（脉如引葛，坚搏牵连也。按之益坚，石甚不和也。亦石多胃少之义，故曰肾病。）死肾脉来，发如夺索，辟辟如弹石，曰肾死。（索如相夺，其劲必甚。辟辟如弹石，其坚必甚，即但石无胃之义，故曰肾死。愚按：十五难所载平病死脉，与本经互有异同。如以厌厌聂聂、如循榆叶为春平，如鸡举足为夏病，蔼蔼如车盖、按之而益大曰秋平。按之萧索、如风吹毛曰秋死，上大下兑、濡滑如雀之啄口冬平，啄啄连属、其中微曲曰冬病，来如解索、去如弹石曰冬死，此皆与本经之不同者也。至于如引葛、如夺索、如鸟之喙、如鸟之距、弱招招如揭长竿末梢、喘喘累累如钩而坚之类，又皆不载，不知何故异同颠倒若此。意者其必有误或别有所谓耶！且难经之义，原出本论，学人当以本经为主。）

十四、三阳脉体

（素问平人气象论）

太阳脉至，洪大以长；（此言人之脉气，必随天地阴阳之化，而为之卷舒也。太阳之气王于谷雨后六十日，是时阳气太盛，故其脉洪大而长也。）少阳脉至，乍数乍疏，乍短乍长；（少阳之气，王于冬至后六十日，是时阳气尚微，阴气未退，故长数为阳，疏短为阴，而进退未定也。）阳明脉至，浮大而短。（阳明之气，王于雨水后六十日，是时阳气未盛，阴气尚存，故脉虽浮大，而仍兼短也。愚按：此论但言三阳而不及三阴，诸家疑为古文脱简者是也。及阅七难所载，则阴阳俱全。其言少阳之至乍大乍小，乍短乍长。阳明之至，浮大而短。太阳之至，洪大而长。与此皆同。至谓太阴之至，紧大而长。少阴之至，紧细而微。厥阴之至，沉短而敦。此三阴三阳之辨，乃气令必然之理，盖阴阳有更变，脉必随乎时也。又曰：其气以何月各王几日？然，冬至之后得甲子少阳王，复得甲子阳明王、复得甲子太阳王、复得甲子太阴王、复得甲子少阴王、复得甲子厥阴王。王各六十日，六六三百六十日，以成一岁。此三阳三阴之王时日大要也。据此二说，则逐节推之可知矣。又按：至真要大论曰：厥阴之至其脉弦，少阴之至其脉钩，太阴之至其脉沉，少阳之至大而浮，阳明之至短而涩，太阳之至大而长。义若与此有不同者，何也？盖此篇以寒暑分阴阳，彼以六气分阴阳也。观者宜各解其义。详运气类三十一。）

十五、六经独至病脉分治

（素问经脉别论）

太阳脏独至，厥、喘、虚气逆，是阴不足、阳有余也，表里当俱泻，取之下俞。（此言脏气不和而有一脏太过者，气必独至，诸证不同，针治亦异也。太阳者，膀胱经也，太阳独至，则为厥逆，为喘气，为虚气冲逆于上。盖膀胱与肾为表里，皆水脏也。以水脏而阳气独至，则阳有余阴不足矣。当于二经，取其下俞，膀胱下俞名束骨，肾经之俞名太溪，肾阴不足而亦泻之，以阳邪俱盛也，故必表里兼泻，而后可遏其势。）阳明脏独至，是阳气重并也，当泻阳补阴，取之下俞。（阳明者，足阳明胃经也。阳明为十二经脉之海，而行气于三阳。若其独至，则阳气因邪，而重并于本脏，故当泻胃之阳，补脾之阴，而取之下俞也。阳明之俞名陷谷，太阴之俞名太白。）少阳脏独至，是厥气也，跷前卒大，取之下俞。（少阳者，足少阳胆经也。胆经之病连于肝，其气善逆，故少阳独至者，是厥气也。然厥气必始于足下，故于跷前察之。跷，阳跷也，属足太阳经之申脉。阳跷之前，乃少阳之经。少阳气盛则跷前卒大，故当取少阳之下俞，穴名临泣。卒，猝同。跷有五音：跷、皎、乔、脚，又极虐切。）少阳独至者，一阳之过也。（此释独至之义，为一脏之太过。举少阳而言，则太阳阳明之独至者，其为三阳二阳之太过可知矣。一阳，少阳也。六经次序，详疾病类七。）

太阴脏搏者，用心省真，五脉气少，胃气不平，三阴也，宜治其下俞，补阳泻阴。（太阴者，足太阴脾经也。搏，坚强之谓，即下文所谓伏鼓也。太阴脾脉，本贵和缓，今见鼓搏，类乎真脏，若真脏果见，不可治也，故当用心省察其真。今太阴脏搏，即太阴之独至，太阴独至，则五脏之脉气俱少，而胃气亦不平矣，是为三阴之太过也。故宜治其下俞，补足阳明之陷谷，泻足太阴之太白。）一阳独啸，少阳厥也，阳并于上，四脉争张，气归于肾，宜治其经络，泻阳补阴。（一阳当作二阴，少阳当作少阴。详此上明三阳，下明三阴；今此复言少阳而不及少阴，新校正疑其误者是。盖此前言太阴，后言厥阴，本节言气归于肾，末节复有二阴搏至之文，又按全元起本，亦云为少阴厥，以四者合之，则其为二阴少阴之误无疑。二阴者，足少阴肾经也。独啸，独炽之谓。盖啸为阳气所发，阳出阴中，相火上炎，则为少阴热厥，而阳并于上，故心肝脾肺四脉为之争张，而其气则归于肾，故曰独啸。宜治其表里之经络，而泻足太阳、补足少阴也。太阳经穴名昆仑，络穴名飞阳。少阴经穴名复溜，络穴名大钟。）一阴至，厥阴之治也，真虚痏心，厥气留薄，发为白汗，调食和药，治在下俞。（一阴者，足厥阴肝经也。至，即独至之义。治，主也。肝邪独至，真气必虚，木火相干，故心为痏痛。厥气，逆气也。逆气不散，则留薄于经。气虚不固，则表为白汗。调和药食，欲其得宜，用针治之，乃在下俞。厥阴之俞，名曰太冲。愚按：此篇何以知其皆言足经？盖以下俞二字为可知也，亦如热论篇伤寒言足不言手之义。又如诸经皆言补泻，而惟少阳一阴不言者，以少阳承三阳而言，一阴承三阴而言，因前贯后，义实相同，虚补实泻，皆可理会也。至若一阴调食和药一句，盖亦总结上文而言，不独一经为然。古经多略，当会其意。音渊，酸疼也。）

帝曰：太阳藏何象？岐伯曰：象三阳而浮也。帝曰：少阳藏何象？岐伯曰：象一阳也，一阳藏者，滑而不实也。帝曰：阳明藏何象？岐伯曰：象太浮也。（此下复明六经独至之脉象也。太阳之象三阳者，阳行于表，阳之极也，故脉浮于外。少阳之象一阳者，少阳为阳之里，阴之表，所谓半表半里，阳之微也，故虽滑不实。阳明虽太阳之里，而实少阳之表，比之滑而不实者，则大而浮矣。仲景曰：尺寸俱浮者，太阳受病也。尺寸俱长者，阳明受病也。尺寸俱弦者，少阳受病也。义当参会。）太阴脏搏，言伏鼓也。（此即释上文太阴脏搏之义。伏鼓者，沉伏而鼓击，即坚搏之谓。仲景曰：尺寸俱沉细者，太阴受病也。）二阴搏至，肾沉不浮也。（二阴，少阴肾经也。二阴搏而独至者，言肾但沉而不浮也。详此明言二阴之脉，而前无二阴之至，前有一阴之至，而此无一阴之脉，信为古经之脱简，而上文一阳少阳之误，即此节也。仲景曰：尺寸俱沉者，少阴受病也。尺寸俱微缓者，厥阴受病也。）

十六、寸口尺脉诊诸病

（素问平人气象论）

欲知寸口太过与不及，寸口之脉中手短者，曰头痛。（寸口，气口也。详见藏象类十一。短为阳不及，阳不及，则阴凑之，故头痛。一曰短者，短于下也。脉短于下，则邪并于上，故头痛。中，去声，下同。）寸口脉中手长者，曰足胫痛。（长为阴不足，阴不足则阳凑之，故足胫痛。）寸口脉中手促上击者，曰肩背痛。（脉来急促，而上部击手者，阳邪盛于上也，故为肩背痛。）寸口脉沉而坚者，曰病在中。（沉为在里，坚为阴实，故病在中。）寸口脉浮而盛者，曰病在外。（浮为在表，盛为阳强，故病在外。）寸口脉沉而弱，曰寒热及疝瘕少腹痛。（沉为阳虚，弱为阴虚，阳虚则外寒，阴虚则内热，故为寒热也。然沉弱之脉，多阴少阳，阴寒在下，故为疝为瘕，为少腹痛。下文曰：脉急者，曰疝瘕少腹痛。当与此参看。瘕，积聚也。疝音山，又去声。瘕音加，又去声。）寸口脉沉而横，曰胁下有积，腹中有横积痛。（横，急数也。沉主在内，横主有积，故胁腹有积而疝。仲景曰：积者，脏病也，终不移。聚者，腑病也，发作有时，展转痛移，为可治。诸积大法：脉来细而附骨者，乃积也。寸口，积在胸中。微出寸口，积在喉中。关上，积在脐旁。上关上，积在心下。微下关，积在少腹。尺中，积在气冲。脉出左，积在左；脉出右，积在右；脉两出，积在中央。各以其部处之。）寸口脉沉而喘，曰寒热。（喘，急促也。脉沉而喘，热在内也。热在内而为寒热，即诸禁鼓栗，皆属于火之谓。）脉盛滑坚者，曰病在外。（阳脉而坚，故病在外。）脉小实而坚者，病在内。（阴脉而坚，故病在内。）脉小弱以涩，谓之久病。（小弱者气虚，涩者血少，气虚血少，病久而然。）脉滑浮而疾者，谓之新病。（滑而浮者，脉之阳也。阳脉而疾，邪之盛也。邪盛势张，是为新病。）脉急者，曰疝瘕少腹痛。（弦急者，阴邪盛，故为疝瘕少腹痛。）脉滑曰风。（滑脉流利，阳也。风性动，亦阳也。故脉滑曰风。）脉涩曰痹。（涩为阴脉，血不足也，故当病痹。）缓而滑曰热中。（缓因胃热，滑以阳强，故病热中。启玄子曰：缓为纵缓之状，非动之迟缓也。）盛而紧曰胀。（盛则中气滞，紧则邪有余，故为胀也。）

臂多青脉，曰脱血。（血脱则气去，气去则寒凝，凝泣则青黑，故臂见青色。言臂则他可知矣，即诊尺之义。）尺脉缓涩，谓之解㑊。（尺主阴分，缓为气衰，涩为血少，故当病解。解㑊者，困倦难状之名也。㑊音迹。）安卧脉盛，谓之脱血。（凡脉盛者邪必盛，邪盛者卧必不安。今脉盛而卧安，知非气分阳邪，而为阴虚脱血也。此亦承上文尺脉而言，凡尺脉盛者多阴虚，故当脱血。）尺涩脉滑，谓之多汗。（谓尺肤涩而尺脉滑也，尺肤涩者，营血少也。尺脉滑者，阴火盛也。阳盛阴虚，故为多汗。阴阳别论曰：阳加于阴谓之汗。）尺寒脉细，谓之后泄。（尺肤寒者，脾之阳衰，以脾主肌肉四肢也。尺脉细者，肾之阳衰，以肾主二阴下部也。脾肾虚寒，故为后泄。）脉尺粗常热者，谓之热中。（尺粗为真阴不足，常热为阴火有余，故谓之热中也。）

十七、三诊六变与尺相应

（灵枢邪气脏腑病形篇）

黄帝问于岐伯曰：余闻之，见其色，知其病，命曰明；按其脉，知其病，命曰神；问其病，知其处，命曰工。余愿闻见而知之，按而得之，问而极之，为之奈何？（见色者，望其容貌之五色也。按脉者，切其寸口之阴阳也。问病者，问其所病之缘因也。知是三者，则曰明曰神曰工，而诊法尽矣。六十一难曰：望而知之谓之神，闻而知之谓之圣，问而知之谓之工，切脉而知之谓之巧。是为神圣工巧，盖本诸此。）岐伯答曰：夫色脉与尺之相应也，如桴鼓影响之相应也，不得相失也，此亦本末根叶之出候也，故根死则叶枯矣。色脉形肉不得相失也，故知一则为工，知二则为神，知三则神且明矣。（此言色脉形肉，皆当详察。在色可望、在脉可按，其于形肉，则当验于尺之皮肤。盖以尺之皮肤，诊时必见，验于此而形肉之盛衰，概可知矣。夫有诸中必形诸外，故色之与脉，脉之与形肉，亦犹桴鼓影响之相应，本末根叶之候，不相失也。三者皆当参合，故知三则神且明矣。桴，击鼓槌也。桴，孚、浮二音。）黄帝曰：愿卒闻之。岐伯答曰：色青者，其脉弦也；赤者其脉钩也；黄者其脉代也，白者其脉毛；黑者其脉石。（肝主木，其色青，其脉弦。心主火，其色赤，其脉钩。脾主土，其色黄，其脉代。肺主金，其色白，其脉毛。肾主水，其色黑，其脉石。五脉义见前十一。）见其色而不得其脉，反得其相胜之脉，则死矣；得其相生之脉，则病已矣。（不得其脉，言不得其合色之正脉也。相胜之脉，如青色得毛脉，以金克木之类是也。相生之脉，如青色得石脉，以水生木之类，是也。）

黄帝问于岐伯曰：五脏之所生，变化之病形何如？岐伯答曰：先定其五色五脉之应，其病乃可别也。黄帝曰：色脉已定，别之奈何？岐伯曰：调其脉之缓、急、小、大、滑、涩，而病变定矣。（缓急，以至数言。小大滑涩，以形体言。滑，不涩也，往来流利，如盘走珠。涩，不滑也，虚细而迟，往来觉难，如雨沾沙，如刀刮竹。六者相为对待，调此六者，则病变可以定矣。愚按：此节以缓、急、大、小、滑、涩而定病变，谓可总诸脉之纲领也。然五脏生成论，则曰小大滑涩浮沉。及后世之有不同者，如难经则曰：浮沉长短滑涩。仲景则曰：脉有弦紧浮沉滑涩，此六者名为残贼，能为诸脉作病也。滑伯仁曰：大抵提纲之要，不出浮沉迟数滑涩之六脉也。所谓不出乎六者，以其足统夫表里阴阳、虚实冷热、风寒湿燥、脏腑血气之病也。浮为阳为表，诊为风为虚；沉为阴为里，诊为湿为实。迟为在脏，为寒为冷。数为在腑，为热为燥。滑为血有余，涩为气独滞。此诸说者，词虽稍异，义实相通。若以愚见言之，盖总不出乎表里寒热虚实六者之辨而已。如其浮为在表，则散大而芤可类也。沉为在里，则细小而伏可类也。迟者为寒，则徐缓涩结之属可类也。数者为热，则洪滑疾促之属可类也。虚者为不足，则短濡微弱之属可类也。实者为有余，则弦紧动革之属可类也。此其大概，皆亦人所易知者。然即此六者之中，而复有大相悬绝之要，则人多不能识也。夫浮为表矣，而凡阴虚者，脉必浮而无力，是浮不可以概言表，可升散乎？沉为里矣，而凡表邪初感之甚者，阴寒束于皮毛，阳气不能外达，则脉必先见沉紧，是沉不可以概言里，可攻内乎？迟为寒矣，而伤寒初退，余热未清，脉多迟滑，是迟不可以概言寒，可温中乎？数为热矣，而凡虚损之候，阴阳俱亏，气血败乱者，脉必急数，愈数者愈虚，愈虚者愈数，是数不可以概言热，可寒凉乎？微细类虚矣，而痛极壅闭者，脉多伏匿，是伏不可以概言虚，可骤补乎？洪弦类实矣，而真阴大亏者，必关格倍常，是强不可以概言实，可消伐乎？夫如是者，是于纲领之中，而复有大纲领者存焉！设不能以四诊相参，而欲孟浪任意，则未有不覆人于反掌间者，此脉道之所以难言，毫厘不可不辨也。）

黄帝曰：调之奈何？岐伯答曰：脉急者，尺之皮肤亦急。脉缓者，尺之皮肤亦缓。脉小者，尺之皮肤亦减而少气。脉大者，尺之皮肤亦贲而起。脉滑者，尺之皮肤亦滑。脉涩者，尺之皮肤亦涩。凡此变者，有微有甚。（调，察也。此正言脉之与尺，若桴鼓影响之相应，而其为变，则有微有甚，盖甚则病深，微则病浅也。论疾诊尺篇曰：审其尺之缓急小大滑涩，肉之坚脆，而病形定矣。义与此同。见下章。贲，忿、奔二音，大也，沸起也。）故善调尺者，不待于寸，善调脉者，不待于色。能参合而行之者，可以为上工，上工十全九；行二者为中工，中工十全七；行一者，为下工，下工十全六。（此正本末根叶之义也。以尺寸言，则尺为根本，寸为枝叶。以脉色言，则脉为根本，色为枝叶。故善调尺者，不待于寸。善调脉者，不待于色也。然必能参合三者，而兼行之，更为本末皆得，而万无一失，斯足称为上工而十可全其九。若知二知一者，不过中下之材，故所全者亦惟六七而已。然曰六曰七者，轻易者在前也。曰八曰九者，最难者在后也。易者何难之有，难者岂易言哉？此其等差，虽分上下，而成败之贤不肖，其相去也天壤矣。）

十八、诊尺论疾

（灵枢论疾诊尺篇）

黄帝问于岐伯曰：余欲无视色持脉，独调其尺，以言其病，从外知内，为之奈何？（欲诊尺以知脏腑，故曰从外知内。）岐伯曰：审其尺之缓急、小大、滑涩，肉之坚脆，而病形定矣。（寸口之脉，由尺达寸，故但诊尺部之脉，其内可知。通身形体，难以尽见，然肉之盛衰，必形于腕后，故但察尺部之肉，其外可知。是以独调其尺，而病形定矣。）视人之目窠上微痈，如新卧起状，其颈脉动，时咳，按其手足上、窅而不起者，风水肤胀也。（目窠，目下卧蚕处也。痈，壅也，即新起微肿状。颈脉，人迎脉也。而不起，按之有窝也。是即风水肤胀之外候。风水义见疾病类三十一。肤胀义见疾病类五十七。窠音科。痈，去声，音夭。）尺肤滑其淖泽者，风也。（阳

中華藏書

黄帝内经·

最新整理珍藏版

中国书店

一七九四

受风气，故病风者，尺肤滑而淖泽也。）尺肉弱者，解㑊安卧，脱肉者寒热不治。（尺肉弱者，肌必消瘦，肉瘦阴虚，当为解㑊。解㑊者，身体困倦，故欲安卧。无邪而脱肉寒热者，真阴败也，故不治。）尺肤滑而泽脂者，风也。（泽脂，即前淖泽之谓。风者阳气，阳在肌肤，故滑而泽脂。）尺肤涩者，风痹也。（尺肤涩者血少，血不能营，故为风痹。）尺肤粗如枯鱼之鳞者，水泆饮也。（如枯鱼之鳞，干涩甚也。以脾土衰而肌肉消，水得乘之，是为泆饮。又下编肝脉涩甚为溢饮。泆，溢同。）尺肤热甚，脉盛躁者，病温也，其脉盛而滑者，病且出也。（尺肤热者其身必热，脉盛躁者阳邪有余，故当为温病。若脉虽盛而兼滑者，是脉已不躁而正气将复，故不久当愈。出，渐愈之谓。）尺肤寒，其脉小者，泄少气。（肤寒脉小，阳气衰也，故为泄为少气。）尺肤炬然先热后寒者，寒热也。尺肤先寒，久大之而热者，亦寒热也。（炬然，火热貌。或先热而后寒，或先寒而后热，皆寒热往来之候。）肘所独热者，腰以上热；手所独热者，腰以下热。（肘，臂膊之节也。一曰曲池以上为肘。肘在上，手在下，故肘应腰上，手应腰下也。）肘前独热者，膺前热；肘后独热者，肩背热。（肘前，内廉也，手三阴之所行，故应于膺前。肘后，外廉也，手太阳之所行，故应于肩背。）臂中独热者，腰腹热；（肘下为臂，臂在下，故应腰腹。）肘后粗以下三四寸热者，肠中有虫。（肘后粗以下三四寸，谓三里以下，内关以上之所，此阴分也。阴分有热，故应肠中有虫。）掌中热者，腹中热。掌中寒者，腹中寒。（掌中者，三阴之所聚，故或热或寒，皆应于腹中。）鱼上白肉有青血脉者，胃中有寒。（鱼上脉青，胃之寒也。经脉篇亦曰：胃中寒，手鱼之脉多青矣。鱼义见经络类二。）尺炬然热，人迎大者，当夺血；尺坚大，脉小甚，少气，有加，立死。（尺炬然热，火在阴也。人迎大者，阳之胜也。故当失血。若尺肤坚大而脉则小甚，形有余而气衰少也。阴虚既极，而烦再加，故当立死。）

六卷 脉色类（续）

十九、脏脉六变病刺不同

（灵枢邪气脏腑病形篇）

黄帝曰：请问脉之缓急、小大、滑涩之病形何如？岐伯曰：臣请言五脏之病变也。（六者为脉之提纲，故帝特举而问之。）心脉急甚者为瘛疭；微急为心痛引背，食不下。（急者，弦之类。急主风寒，心主血脉，故心脉急甚则为瘛疭。筋脉引急曰瘛，弛长曰疭。弦急之脉多主痛，故微急为心痛引背。心胸有邪，食当不下也。大抵弦急之脉，当为此等病，故急甚亦可为心痛，微急亦可为瘛疭，学人当因理活变可也。余同此意。瘛，炽、寄、系三音。疭音纵。）缓甚为狂笑；微缓为伏梁，在心下，上下行，时唾血。（心气热则脉纵缓，故神散而为狂笑，心在声为笑也。若微缓则为伏梁，在心下而能升能降，及时为唾血，皆心藏之不清也。伏梁义详疾病类七十三。）大甚为喉吤；微大为心痹引背，善泪出。（心脉大甚，心火上炎也，故喉中吤然有声。若其微大而为心痹引背。善泪出者，以手少阴之脉，挟咽喉连目系也。心痹义，详疾病类六十七。吤音介。痹音秘。）小甚为善哕，微小为消瘅。（心脉小甚，则阳气虚，而胃土寒，故善哕。若其微小，亦为血脉枯少，故病消瘅。消瘅者，肌肤消瘦也。哕，于决切。瘅音丹，又上、去二声。）滑甚为善渴；微滑为心疝引脐，小腹鸣。（心脉滑甚则血热，血热则燥，故当为渴。若其微滑则热在于下，当病心疝而引脐腹。脉要精微论曰：病名心疝，心为牡脏，小肠为之使，故曰少腹当有形也。）涩甚为喑；微涩为血溢，维厥，耳鸣，颠疾。（心脉涩甚，则血气滞于上，声由阳发，滞则为喑也。微涩为血溢，涩当伤血也。维厥者，四维厥逆也，以四肢为诸阳之本，而血衰气滞也。为耳鸣、为颠疾者，心亦开窍于耳，而心虚则神乱也。喑音音，声哑也。）

肺脉急甚为癫疾；微急为肺寒热，怠惰，咳唾血，引腰背胸，若鼻息肉不通。（肺脉急甚，风邪胜也，木反乘金，故主癫疾。若其微急，亦以风寒有余，因而致热，故为寒热怠惰等病。）缓甚为多汗；微缓为痿瘘，偏风，头以下汗出不可止。（肺脉缓甚者，皮毛不固，故表虚而多汗。若其微缓，而为痿瘘，偏风，头下汗出，亦以阳邪在阴也。）大甚为胫肿；微大为肺痹引胸背，起恶日光。（肺脉大甚者，心火烁肺，真阴必涸，故为胫肿。若其微大，亦由肺热，故为肺痹引胸背。肺痹者，烦满喘而呕也。起畏日光，以气分火盛，而阴精衰也。）小甚为泄，微小为消瘅。（肺脉小甚，则阳气虚而腑不固，病当为泄。若其微小，亦以金衰，金衰则水弱，故为消瘅。）滑甚为息贲上气，微滑为上下出血。（肺脉滑甚者，气血皆实热，故为息贲上气。息贲，喘急也。若其微滑，亦为上下出血。上言口鼻，下言二阴也。贲音奔。）涩甚为呕血；微涩为鼠瘘，在颈支腋之间，下不胜其上，其应善酸矣。（涩脉因于伤血，肺在上焦，故涩甚当为呕血。若其微涩，气当有滞，故为鼠瘘在颈腋间。气滞则阳病，血伤则阴虚，故下不胜其上，而足膝当酸软也。）

　　肝脉急甚者为恶言；微急为肥气，在胁下若覆杯。（肝脉急甚，肝气强也，肝强者多怒少喜，故言多嗔恶也。若其微急，亦以木邪伤土，故为肥气在胁下。胁下者，肝之经也。愚按：五十六难曰：肝之积名曰肥气，在左胁下。其义本此。然难经以木王东方，故言左胁，而此节本无左字。）缓甚为善呕，微缓为水瘕痹也。（缓为脾脉，以肝脉而缓甚，木土相克也，故善呕。若微缓，而为水瘕为痹者，皆土为木制，不能营运而然。水瘕，水积也。瘕，加、驾二音。）大甚为内痈，善呕衄；微大为肝痹阴缩，咳引小腹。（肝脉大甚，肝火盛也，木火交炽，故为内痈。血热不藏，故为呕衄。若其微大，而为肝痹，为阴缩，为咳引小腹，皆以火在阴分也。肝痹义见疾病类六十七。衄，泥六切，鼻血也。）小甚为多饮，微小为消瘅。（肝藏血，肝脉小甚则血少而渴，故多饮。若其微小，亦以阴虚血燥，而为消瘅也。）滑甚为㿉疝，微滑为遗溺。（肝脉滑甚者，热壅于经，故为㿉疝。若其微滑而为遗溺，以肝火在下而疏泄不禁也。颓，癫同。溺，尿同。）涩甚为溢饮，微涩为瘛瘈挛筋痹。（肝脉涩甚，气血衰滞也，肝木不足，土反乘之，故湿溢支体，是为溢饮。若其微涩而为瘛挛为筋痹，皆血不足以养筋也。瘛，翅、系二音。挛音恋，筋急缩也。）

脾脉急甚为瘛疭；微急为膈中，食饮入而还出，后沃沫。（脾脉急甚，木乘土也，脾主支体而风气客之，故为瘛疭。若其微急，亦为肝邪侮脾，则脾不能运，而膈食还出，土不制水，而复多涎沫也。沃音屋，水汪然貌。）缓甚为痿厥；微缓为风痿，四肢不用，心慧然若无病。（脾脉宜缓，而缓甚则热，脾主肌肉四肢，故脾热，则为肉痿及为厥逆。若微缓，而为风痿四肢不用者，以土弱则生风也。痿弱在经而脏无恙，故心慧然若无病。）大甚为击仆；微大为疝气，腹里大脓血，在肠胃之外。（脾主中气，脾脉大甚为阳极，阳极则阴脱，故如击而仆地。若其微大为疝气，以湿热在经，而前阴为太阴阳明之所合也。腹里大者，以脓血在肠胃之外，亦脾气壅滞所致。）小甚为寒热，微小为消瘅。（脾脉小者，以中焦之阳气不足，故甚则为寒热，而微则为消瘅。）

滑甚为颓癃，微滑为虫毒蛔蝎腹热。（脾脉滑甚，太阴实热也，太阴合宗筋，故为颓癃疝。若其微滑，湿热在脾，湿热熏蒸，故生诸虫及为腹热。颓，癫同。癃，间中切。蛔音回。蝎音歇。）涩甚为肠颓；微涩为内颓，多下脓血。（脾脉涩甚而为肠，微涩而为内，及多下脓血者，以涩为气滞血伤，而足太阴之别，入络肠胃也。肠颓内，远近之分耳。一曰下肿病，盖即疝漏之属）。

肾脉急甚为骨癫疾；微急为沉厥奔豚，足不收，不得前后。（肾脉急甚者，风寒在肾，肾主骨，故为骨癫疾。若微急，而为沉厥足不收者，寒邪在经也。为奔豚者，寒邪在脏也。为不得前后者，寒邪在阴也。按五十六难曰：肾之积名曰奔豚，发于少腹、上至心下若豚状，或上或下无时。其义本此。骨癫疾义，详针刺类三十七。）缓甚为折脊；微缓为洞，洞者，食不化，下嗌还出。（肾脉缓甚者阴不足，故为折脊，以足少阴脉贯脊循脊内也。若其微缓，肾气亦亏，肾亏则命门气衰，下焦不化，下不化则复而上出，故病为洞，而食入还出也。）大甚为阴痿；微大为石水，起脐已下至小腹垂垂然，上至胃腕，死不治。（肾脉大甚，水亏火旺也，故为阴痿。若其微大，肾阴亦虚，阴虚则不化，不化则气停水积而为石水。若至胃脘，则水邪盛极，反乘土脏，泛滥无制，故死不治，石水义见后二十四。垂，重坠也。腕，当作脘。）小甚为洞泄，微小为消瘅。肾脉小甚，则元阳下衰，故为洞泄。若其微小，真气亦亏，故为消瘅。）滑甚为癃㿉；微滑为骨痿，坐不能起，起则目无所见。（肾脉滑甚，阴火盛也，故为癃㿉，癃，膀胱不利也。㿉，疝也。若其微滑，亦由火旺，火旺则阴虚，故骨痿不能起，起则目暗无所见。）涩甚为大痈，微涩为不月沉痔。（肾脉涩者为精伤，为血少，为气滞，故甚则为大痈，微则为不月，为沉痔。）

黄帝曰：病之六变者，刺之奈何？岐伯答曰：诸急者多寒，（急者，弦紧之谓。仲景曰：脉浮而紧者，名曰弦也。紧则为寒。成无己曰：紧则阴气胜。故凡紧急之脉多风寒，而气化从乎肝也。）缓者多热；（缓者，纵缓之状，非后世迟缓之谓。仲景曰：缓则阳气长。又曰：缓者胃气有余。故凡纵缓之脉多中热，而气化从乎脾胃也。）大者多气少血；（大为阳有余，阳盛则阴衰，故多气少血。仲景曰：若脉浮大者，气实血虚也。故脉之大者多浮阳，而气化从乎心也。）小者血气皆少；（小者近于微细，在阳为阳虚，在阴为阴弱，脉体属阴而化从乎肾也。）滑者阳气盛，微有热；（滑脉为阳，气血实也，故为阳气盛而微有热。仲景曰：滑者胃气实。玉机真藏论曰：脉弱以滑，是有胃气。故滑脉从乎胃也。）涩者多血少气，微有寒。（涩为气滞，为血少，气血俱虚，则阳气不足，故微有寒也。仲景曰：涩者荣气不足。亦血少之谓，而此曰多血，似乎有误。观下文刺涩者，无令其血出，少可知矣。涩脉近毛，故气化从乎肺也。）是故刺急者，深内而久留之。（急者多寒，寒从阴而难去也。内，纳同。）刺缓者，浅内而疾发针，以去其热。（缓者多热，热从阳而易散也。）刺大者，微泻其气，无出其血。（大者多阴虚，故无出其血。）刺滑者，疾发针而浅内之，以泻其阳气而去其热。（与刺缓者略同。）刺涩者，必中其脉，随其逆顺而久留之，必先按而循之，已发针，疾按其痏，无令其血出，以和其脉。（脉涩者气血俱少，难于得气，故宜必中其脉而察其逆顺，久留疾按而无出其血。较之诸刺更宜详慎者，以脉涩本虚而恐伤其真气耳。循音巡，摩按也。痏，委、伟二音，刺瘢也。）诸小者，阴阳形气俱不足，勿取以针，而调以甘药也。（脉小者为不足，勿取以针，可见气血俱虚者，必不宜刺而当调以甘药也。愚按：此节阴阳形气俱不足者，调以甘药，甘之一字，圣人用意深矣。盖药食之入，必先脾胃，而后五脏得禀其气。胃气强则五脏俱盛，胃气弱则五脏俱衰。胃属土而喜甘，故中气不足者，非甘温不可。土强则金旺，金旺则水充，此所以土为万物之母，而阴阳俱虚者，必调以甘药也。虽至真要等论所列五味，各有补泻，但彼以五行生克之理，推衍而言。然用之者，但当微兼五味而以甘为主，庶足补中，如四季无土气不可，五脏无胃气不可，而春但微弦、夏但微钩之义，皆是也。观阴阳应象大论曰：形不足者温之以气，精不足者补之以味。故气味之相宜于人者，谓之为补则可。若用苦劣难堪之味，而求其能补，无是理也。气味攻补之学，大有妙处，倘不善于调和，则开手便错，此医家第一着要义！）

二十、搏坚散为病不同

（素问脉要精微论）

心脉搏坚而长，当病舌卷不能言；（搏，谓弦强搏击于手也。心脉搏坚而长者，肝邪乘心，脏气亏甚，而失和平之气也。手少阴脉从心系上挟咽，故令舌卷不能言。愚按：搏击之脉，皆肝邪盛也。肝本属木，而何五脏皆畏之？盖五脏皆以胃气为本，脉无胃气则死，凡木强者土必衰，脉搏者胃多败，故坚搏为诸脏所忌。兹心脉搏坚而长者，以心藏之胃气不足，而邪有余也。搏之微则邪亦微，搏之甚则几于真脏矣。故当以搏之微甚，而察病之浅深。后四脏者彼此。）其软而散者，当消环自已。（若证如前而脉则软散者，心气将和也。消，尽也。环，周也。谓期尽一周而病自已矣。）肺脉搏坚而长，当病唾血；其软而散者，当病灌汗，至今不复散发也。（肺脉搏坚而长，邪乘肺也，肺系连喉，故为唾血。若而散，则肺虚不敛，汗出如水，故云灌汗，汗多亡阳，故不可更为发散也。）肝脉搏坚而长，色不青，当病坠若搏，因血在胁下，令人喘逆；其软而散、色泽者，当病溢饮，溢饮者渴暴多饮，而易入肌皮肠胃之外也。（肝脉搏坚而长，肝自病也，脏病于中，色必外见，其色当青而不青者，以病不在脏而在经也。必有坠伤，若由搏击，则血停胁下而气不利，故令人喘逆。若其软散，则肝木不足，脾湿胜之，湿在肌肤，故颜色光泽，病为溢饮。又肝脉涩甚为溢饮，义见前章。）胃脉搏坚而长，其色赤，当病折髀；其软而散者，当病食痹。（胃脉搏坚，木乘土也，加之色赤、则阳明火盛，木火交炽，胃经必伤。阳明下行者，从气冲下髀抵伏兔，故病髀如折也。若软而散者，胃气本虚。阳明支别上行者，由大迎人迎，循喉咙入缺盆，下膈属胃络脾，故食即气逆，滞闷不行而为食痹。又食痹义详运气类二十八。）脾脉搏坚而长，其色黄，当病少气；其软而散、色不泽者，当病足胻肿，若水状也。（邪脉乘脾，脾气必衰，脾虚无以生血，故本脏之色见于外。脾弱不能生肺，故为少气。若其软散而色不泽者，尤属脾虚。脾经之脉，从拇指上内踝前廉，循胻骨后，交出厥阴之前，故病足胻肿若水状者，以脾虚不能制水也。）肾脉搏坚而长，其色黄而赤者，当病折腰；其软而散者，当病少血，至今不复也。（邪脉干肾，肾气必衰，其色黄赤，为火土有余，而肾水不足，故病腰如折也。若其软散，肾气本虚，肾主水以生化津液，今肾气不化，故病少血。本原气衰，故令不能遽复。愚按：本篇五脏脉病，一曰搏坚而长，一曰软而散，而其为病，多皆不足何也？盖搏坚而长者，邪胜乎正，是谓邪之所凑，其气必虚也。软而散者，本原不足，是谓正气夺则虚也。一以有邪而致虚，一以无邪本虚，虚虽若一，而病本不同，所当辨也。）帝曰：诊得心脉而急，此为何病？病形何如？

岐伯曰：病名心疝，少腹当有形也。（心为牡脏，气本属阳，今脉紧急，阴寒胜也，以阳藏而为阴胜，故病心疝。心疝者，形在少腹，而实以寒乘少阴所致。）帝曰：何以言之？岐伯曰：心为牡脏，小肠为之使，故曰少腹当有形也。（牡，阳也。心属火而居于膈上，故曰牡脏。心与小肠为表里，故脉络相通而为之使。小肠居于少腹，故少腹当有形也。使，上声。）

帝曰：诊得胃脉病形何如？歧伯曰：胃脉实则胀，虚则泄。（实为邪有余，故胀满。虚为正不足，故泄利。）

二十一、诸脉证诊法

（素问脉要精微论）

夫脉者血之府也，（府，聚也，府库之谓也。血必聚于经脉之中，故刺志论曰，脉实血实，脉虚血虚也。然此血字，实兼气为言，非独指在血也。故下文曰：长则气治，短则气病。又如逆顺篇曰：脉之盛衰者，所以候血气之虚实有余不足也。义可知矣。）长则气治，气充和也。短则气病，（气不足也。）数则烦心，火热盛也。大则病进，（邪方张也。）上盛则气高，（寸为上，上盛者，邪壅于上也。气高者，喘满之谓。）下盛则气胀，（关尺为下，下盛者邪滞于下，故腹为胀满，）

代为气衰，（脉多更改不常者曰代，气虚无主也。）细则气少，（脉来微细，正气不足也。）涩则心痛，（涩为血少气滞，故为心痛。）浑浑革至如涌泉，病进而色弊，绵绵其去如弦绝死。（浑浑，浊乱不明也。革至，如皮革之坚也。涌泉，其来汩汩无序，但出不返也。若得此脉而病加日进，色加憔弊，甚至绵绵如泻漆，及如弓弦之断绝者，皆真气已竭，故死。绵音眠。）

粗大者，阴不足、阳有余，为热中也。（粗大者，浮洪之类，阳实阴虚，故为内热。来疾去徐，上实下虚？为厥巅疾。来疾者，其来急也。去徐者，其去缓也。上实者，寸盛也。下虚者，尺弱也。皆阳强之脉，故为阳厥顶巅之疾。滑伯仁曰：察脉须识上下来去至止六字，不明此六字，则阴阳虚实不别也。上者为阳，来者为阳，至者为阳。下者为阴，去者为阴，止者为阴。上者，自尺部上于寸口，阳生于阴也。下者，自寸口下于尺部，阴生于阳也。来者，自骨肉之分，而出于皮肤之际，气之升也。去者，自皮肤之际，而还于骨肉之分，气之降也。应曰至，息曰止也。）来徐去疾，上虚下实，为恶风也。故中恶风者，阳气受也。（来之徐，上之虚者，皆阳不足也。阳受风气，故阳虚者必恶风，而恶风之中人，亦必阳气受之也。恶，上去声，下入声。）有脉俱沉细数者，少阴厥也；（沉细者，肾之脉体也，兼数则热，阴中有火也，故为少阴之阳厥。）沉细数散者，寒热也；（沉细为阴，数散为阳，阴脉数散，阴不固也。故或入之阴，或出之阳，而为往来寒热。）浮而散者，为眴仆。（浮者阴不足，散者神不守，浮而散者阴气脱，故为眴仆也。眴，雄绢切，眩运也。）诸浮不躁者，皆在阳，则为热；其有躁者在手；（脉浮为阳，而躁则阳中之阳，故但浮不躁者，皆属阳脉，未免为热。若浮而兼躁，乃为阳极，故当在手。在手者，阳中之阳，谓手三阳经也。此与终始篇人迎一盛、病在足少阳、一盛而躁、病在手少阳义同。详见针刺类二十九。）诸细而沉者，皆在阴，则为骨痛；其有静者在足。（沉细为阴，而静则阴中之阴，故脉但沉细者，病在阴分，当为骨痛。若沉细而静，乃为阴极，故当在足。在足者，阴中之阴，谓足三阴经也。）数动一代者，病在阳之脉也，泄及便脓血。（数动者，阳脉也。数动一代者，阳邪伤其血气也。故为泄及便脓血。，泄同。）

诸过者切之，涩者阳气有余也，滑者阴气有余也。（脉失其常曰过，可因切而知也。阳有余则血少，故脉涩。阴有余则血多，故脉滑。）阳气有余为身热无汗，阴气有余为多汗身寒，（阳有余者，阴不足也，故身热无汗。阴有余者，阳不足也，故多汗身寒。以汗本属阴也。）阴阳有余则无汗而寒。（阳余无汗，以表实也。阴余身寒，以阴盛也。阴阳有余，阴邪实表之谓也。）推而外之，内而不外，有心腹积也。（此下言察病之法，当推求于脉，以决其疑似也。凡病若在表，而欲求之于外矣，然脉则沉迟不浮，是在内而非外，故知其心腹之有积也。推音吹，诸释作推展之推者非。）推而内之，外而不内，身有热也。（凡病若在里，而欲推求于内矣，然脉则浮数不沉，是在外而非内，故知其身之有热也。）推而上之，上而不下，腰足清也。（凡推求于上部，然脉止见于上，而下部则弱，此以有升无降，上实下虚，故腰足为之清冷也。）推而下之，下而不上，头项痛也。（凡推求于下部，然脉止见于下，而上部则亏，此以有降无升，清阳不能上达，故为头项痛也。或以阳虚而阴凑之，亦为头项痛也。按：此二节，甲乙经以上，而不下作下而不上，下而不上作上而不下，似与上文相类而顺。但既曰下而不上，则气脉在下，何以腰足反清？且本经前二节反言之，后二节顺言之也，一反一顺，两得其义，仍当以本经为正。）按之至骨，脉气少者，腰脊痛而身有痹也。（按之至骨沉，阴胜也。脉气少者，血气衰也。正气衰而阴气盛，故为是病。痹义见疾病类六十七。）

二十二、关格

（素问六节藏象论　脉要精微论）

故人迎一盛病在少阳，二盛病在太阳，三盛病在阳明，四盛以上为格阳。（素问六节藏象论。人迎，足阳明胃脉也，在颈下夹结喉旁一寸五分。一盛二盛，犹言一倍二倍，谓以人迎寸口相较。或此大于彼，或彼大于此，而有三倍四倍之殊也。禁服篇曰：寸口主中，人迎主外，两者相应，俱往俱来，若引绳大小齐等，春夏人迎微大，秋冬寸口微大，如是者命曰平人。故人迎寸口，而至于盛衰相倍者，乃不免于病矣。然人迎候阳，故一盛在少阳，胆与三焦也。二盛在太阳，膀胱小肠也。三盛在阳明，胃与大肠也。四盛以上者，以阳脉盛极而阴无以通，故曰格阳。此义终始、禁服二篇，分别尤详，见针刺类二十八、九。又经脉篇所载亦明，见疾病类十。）寸口一盛病在厥阴，二盛病在少阴，三盛病在太阴，四盛以上为关阴。（寸口，手太阴肺脉也。寸口候阴，故一盛在厥阴，肝与心主也。二盛在少阴，心与肾也。三盛在太阴，脾与肺也。四盛以上者，以阴脉盛极，而阳无以交，故曰关阴。终始、禁服二篇详义同前。）人迎与寸口俱盛四倍以上为关格，关格之脉赢，不能极于天地之精气则死矣。（俱盛四倍以上，谓盛于平常之脉四倍也。物不可以过盛，盛极则败。凡脉盛，而至于关格者，以阴阳离绝，不能相营，故至赢败。极，尽也。精气，天禀也。言不能尽其天年而夭折也。脉度篇曰：邪在腑则阳脉不和，阳脉不和则气留之，气留之则阳气盛矣。阳气太盛则阴不利，阴脉不利则血留之，血留之则阴气盛矣。阴气太盛，则阳气不能荣也，故曰关。阳气太盛，则阴气弗能荣也，故曰格。阴阳俱盛，不得相荣，故曰关格。关格者，不得尽期而死也。愚按：关格脉证，本经垂训极明，世人病此不少；而历代医师，每各立名目以相传训，甚至并其大义而失之，其谬甚矣。夫所谓关格者，阴阳否绝，不相荣运，乖赢离败之候也。故人迎独盛者，病在三阳之腑也。寸口独盛者，病在三阴之脏也。盖太阴行气于三阴，而气口之脉，亦太阴也。阳明行气于三阳，而人迎之脉，在结喉之旁也。故古法诊三阳之气于人迎，诊三阴之气于寸口。如四时气篇曰：气口候阴、人迎候阳。正此谓也。其于关格之证，则以阴阳偏盛之极，而或见于人迎，或见于气口，皆孤阳之逆候，实真阴之败竭也。故六腑之阴脱者曰格阳。格阳者，阳格于阴也。五脏之阴脱者曰关阴，关阴者，阴拒乎阳也。脏腑之阴俱脱，故云关格。然既曰阴阳关格，必其彼此痞绝，似当阴阳对言，而余皆谓之阴脱者何也？正以脉盛之极为无阴，无阴则无根，而孤阳浮露于外耳，凡犯此者，必死无疑。余尝于蒯司马、田宗伯辈见之，其脉则坚盛至极，其证则喘息日增，甚至手颈通身之脉，俱为振动不已，是皆酒色伤精所致，终至不救。故本神篇曰：五脏主藏精者也，不可伤，伤则失守而阴虚，阴虚则无气，无气则死矣。其即关阴格阳之谓欤？又按：关格之脉，如六节藏象、脉度、终始、禁服、经脉等篇，言之再四。盖恐其难明，故宣而又宣，诚重之也。而后世诸贤，鲜有得其旨者，岂皆未之察耶？夫人迎在头，系阳明表脉，故人迎倍大者曰格阳。寸口在手，系太阴里脉，故寸口倍大者曰关阴。此以阴阳痞绝，气不相营，故名关格，不可易也。而三难曰：脉有太过，有不及，有阴阳相乘，有覆有溢，有关有格，何谓也？然，关之前者，阳之动也，脉当见九分而浮，过者法曰太过，减者法曰不及，遂上鱼为溢，为外关内格，此阴乘之脉也。关以后者，阴之动也，脉当见一寸而沉，过者法曰太过，减者法曰不及，遂入尺为覆，为内关外格，此阳乘之脉也。故仲景宗之曰：在尺为关，在寸为格。关则不得小便，格则吐逆。夫人迎四倍，寸口四倍，既非尺寸之谓，而曰吐逆者，特隔食一证耳，曰不得小便者，特癃闭一证耳，二证未必至死，何两经谆谆特重之若是耶？继自王叔和以后，俱莫能辨，悉以尺寸言关格，而且云左为人迎，右为气口，以致后世惑乱，遂并阴阳表里大义尽皆失之。迨及东垣之宗脉经者，则亦以左为人迎，右为气口。曰气口之脉，大四倍于人迎，此清气反行浊道也，故曰格。人迎之脉，大四倍于气口，此浊气反行清道也，故曰关。其宗仲景者，则亦曰格则吐逆，关则不便。甚至丹溪则特立关格一门，曰此证多死，寒在上，热在下，脉两寸俱盛四倍以上。夫两寸俱盛四倍，又安得为寒在上热在下耶？其说愈乖，其义愈失，致使后学茫然，莫知所辨，欲求无误，其可得乎？独近代马玄台知诸子之非，而谓关格之义，非隔食癃闭之证，曰呜呼痛哉！轩岐之旨乎。秦张王李朱，后世业医者所宗，尚与内经渺然如此，况能使后世下工，复知关格为脉体，而非病名也，又焉能决关格脉之死生，治关格脉之病证，及治隔证闭癃证，而无谬也哉？此马子之言诚是矣，然观其诸篇之注，则亦未详经义，谬宗叔和，仍以左为人迎，右为气口，竟置阳明胃脉于乌有，而仍失本经表里阴阳根本对待之义，此其复为误也。故于阴阳别论中三阳在头三阴在手之义，竟皆谬注。呜呼！玄台哀前人之误，而余复哀其误，所谓后人而复哀后人也。使余之后人，又复有哀余之误者，余诚不自知其非，而今日之言，乃又不如无矣。）岐伯曰：反四时者，有余为精，不足为消。（素问脉要精微论。此言四时阴阳，脉之相反者，亦为关格也。禁服篇曰：春夏人迎微大，秋冬寸口微大，如是者命曰平人。以人迎为阳脉而主春夏，寸口为阴脉而主秋冬也。若其反者，春夏气口当不足，而反有余，秋冬人迎当不足，而反有余，此邪气之有余，有余者反为精也。春夏人迎当有余而反不足，秋冬寸口当有余而反不足，此血气之不足，不足者曰为消也。）应太过，不足为精；应不足，有余为消。阴阳不相应，病名曰关格。（如春夏人迎应太过，而寸口之应不足者，反有余而为精，秋冬寸口应太过，而人迎之应不足者，反有余而为精，是不足者为精也。春夏寸口应不足，而人迎应有余者，反不足而为消，秋冬人迎应不足，而寸口应有余者，反不足而为消，是有余者为消也。应不足而有余者，邪之日盛；应有余而不足者，正必日消。若此者，是为阴阳相反，气不相营，皆名关格。前二应字平声，后一应字去声。）

二十三、孕脉

（素问平人气象论　阴阳别论）

妇人手少阴脉动甚者，任子也。（素问平人气象论。手少阴，心脉也。脉要精微论曰：上附上，左外以候心。故心脉当诊于左寸。动甚者，流利滑动也。心生血，血旺乃能胎，妇人心脉动甚者，血旺而然，故当妊子。启玄子云：手少阴脉，谓掌后陷者中，当小指动而应手者也。盖指心经之脉，即神门穴也，其说甚善。然以余之验，左寸亦应。任，妊同，孕也。）

阴搏阳别，谓之有子。（素问阴阳别论。阴，如前手少阴也，或兼足少阴而言亦可。盖心主血，肾主子宫，皆胎孕之所主也。搏，搏击于手也。阳别者，言阴脉搏手，似乎阳邪，然其鼓动滑利，本非邪脉，盖以阴中见阳，而别有和调之象，是谓阴搏阳别也。腹中论曰：何以知怀子之且生也？曰：身有病而无邪脉也。亦此之义。王氏脉经曰：尺中之脉，按之不绝，法妊娠也。滑伯仁曰：三部脉浮沉正等，无他病而不月者，妊也。愚按：妊子有子之义，乃男子女子之通称。盖本经以孕育为言，而于男女皆称子，非男曰子而女则否也，后世以此为男子者非。然本经未分男女，而男女之别将何如？考之叔和脉经曰：左疾为男，右疾为女。又曰：左手沉实为男，右手浮大为女。又曰：尺脉左偏大为男，右偏大为女。又曰；得太阴脉为男，得太阳脉为女。太阴脉沉，太阳脉浮。自后凡言妊脉者，总不出此。及滑伯仁则曰：左手尺脉洪大为男，右手沉实为女。近代徐东皋曰：男女之别，须审阴阳。右肺盛，阴状多，俱主弄瓦。左尺盛，阳状多，俱主弄璋。备察诸义，固已详尽。然多彼此矛盾，难以凭据。若其不易之理，则在阴阳二字。以左右分阴阳，则左为阳右为阴；以寸尺分阴阳，则寸为阳尺为阴。以脉体分阴阳，则鼓搏沉实为阳，虚弱浮涩为阴。诸阳实者为男，诸阴虚者为女，庶为一定之论。然犹当察孕妇之强弱老少，及平日之偏左偏右，尺寸之素强素弱，斯足以尽其妙也。）

二十四、诸经脉证死期

（素问大奇论　全）

肝满肾满肺满，皆实即为肿。（满，邪气壅滞而为胀满也。此言肝肾肺经，皆能为满，若其脉实，当为浮肿，而辨如下文也。）肺之雍，喘而两胠满；（肺居膈上，其系横出腋下，故肺雍则喘而两胠满。雍，壅同。胠音区，腋下胁也。）肝雍，两胠满，卧则惊，不得小便。（肝经之脉环阴器，布胁肋，故肝雍则两胠满而不得小便。肝主惊骇，卧则气愈雍，故多惊也。）肾雍，下至少腹满，胫有大小，髀胻大跛，易偏枯。（肾脉循内踝之后上，出腘内廉，上股内属肾络膀胱而上行，故肾经雍则下至少腹胀满也。足胫或肿或消，是谓大小。自髀至胻，或为大，或为跛，或掉易无力，或偏枯不用，是皆肾经雍滞、不能营运所致。下，诸本皆作脚下，甲乙经作下者是，今从之。髀音皮。胻音杭。）心脉满大，痫瘛筋挛。（心脉满大，火有余也。心主血脉，火盛则血涸，故痫瘛而筋挛。痫音闲，癫痫也。瘛音炽，抽搐也。挛音恋，拘挛也。下同。）肝脉小急，痫瘛筋挛。（肝藏血，小为血不足，急为邪有余，故为是病。夫痫瘛筋挛，病一也，而心肝二经皆有之，一以内热，一以风寒，寒热不同，血衰一也，故同有是病。）肝脉骛暴，有所惊骇，脉不至若喑，不治自已。（骛，驰骤也。暴，急疾也。惊骇者肝之病，故肝脉急乱者，因惊骇而然。甚有脉不至而声喑者，以猝惊则气逆，逆则脉不通，而肝经之脉循喉咙，故声喑而不出也。然此特一时之气逆耳，气通则愈矣，故不治自已。骛音务。喑音音，声不出也。）肾脉小急，肝脉小急，心脉小急，不鼓皆为瘕。（三脉细小而急，阴邪聚于阴分也，故当随三经之位而为瘕。瘕音加，又去声，瘕也。）肾肝并沉为石水，并浮为风水，（此言水病之有阴阳也。肾肝在下，肝主风，肾主水，肝肾俱沉者，阴中阴病也，当病石水。石水者，凝结少腹，沉坚在下也。肝肾俱浮者，阴中阳病也，当病风水。风水者，游行四体，浮泛于上也。诸篇水证详义，当考会通类水胀证。）并虚为死，（肾为五脏之根，肝为发生之主，根本空虚，有表无里也，故当死。）并小弦欲惊。（肝肾并小，真阴虚也。小而兼弦，木邪胜也。气虚胆怯，故为欲惊。）肾脉大急沉，肝脉大急沉，皆为疝。（疝者，寒气结聚所为。脉急者挟肝邪，脉沉者在阴分，沉急而大，阴邪盛也。肝肾之脉络小腹，结于阴器，寒邪居之，故当病疝。愚按：疝病乃寒挟肝邪之证，或结于少腹、或结于睾丸、或结于睾丸之左右上下，而筋急绞痛、脉必急搏者，多以寒邪结聚阴分，而挟风木之气也。如四时刺逆从论曰肺风疝、脾风风疝之类，皆兼一风字，其必挟肝邪可知。疝音讪。睾音高，阴丸也。）心脉搏滑急为心疝，肺脉沉搏为肺疝，（病疝而心脉搏滑急者，寒挟肝邪乘心也。肺脉沉搏者，寒挟肝邪乘肺也。）三阳急为瘕，三阴急为疝。（三阳，手足太阳经也；三阴，手足太阴经也。邪聚三阳为瘕聚，邪聚三阴为疝气，凡脉急者，皆邪盛也。前言肝肾心肺，而此言脾经，所以五脏皆有疝。）二阴急为痫厥，二阳急为惊。（二阴，少阴也；二阳，阳明也。脉急者为风寒，邪乘心肾，故为痫为厥。木邪乘胃，故发为惊。阳明脉解篇曰：胃者土也，故闻木音而惊者，土恶木也。是亦此义。）

脾脉外鼓，沉为肠澼，久自已。（沉为在里而兼外鼓者，邪不甚深，虽为肠澼，久当自已。肠澼，下痢也。凡心肝脾肾，皆主阴分，或寒湿，或热，各有所伤，乃自大肠下血，均谓为肠澼。音劈。）肝脉小缓为肠澼，易治。（肝脉急大则邪盛难愈，今脉小缓，为邪轻易治也。）肾脉小搏沉，为肠澼下血，血温身热者死。（肾居下部，其脉本沉，若小而搏，为阴气不足而阳邪乘之，故为阳澼下血。若其血温身热者，邪火有余，真阴丧败也，故当死。）心肝澼亦下血，二脏同病者可治，（心生血，肝藏血，故二脏之澼亦下血，而不独肾也。然心肝二脏，木火同气，故同病者为顺而可治。若肝脾同病，是为土败木贼，其难治也明矣。）其脉小沉涩为肠澼，其身热者死，热见七日死。（心肝之脉，小沉而涩，以阴不足而血伤也，故为肠澼。然脉沉细者不当热，今脉小身热是为逆，故当死。而死于热见七日者，六阴败尽也。）胃脉沉鼓涩，胃外鼓大，心脉小坚急，皆膈偏枯，（沉鼓涩，阳不足也。外鼓大，阴受伤也。小坚而急，阴邪胜也。胃为水谷之海，心为血脉之主，胃气既伤，血脉又病，故致上下痞隔，半身偏枯也。）男子发左，女子发右，不喑舌转，可治，三十日起，（男子左为逆，右为从。女子右为逆，左为从。今以偏枯而男子发左，女子发右，是逆证也。若声不喑，舌可转，则虽逆于经，未甚于脏，乃为可治，而一月当起。若偏枯而喑者，肾气内竭而然，其病必甚。如脉解篇曰：内夺而厥，则为喑俳，此肾虚也。正以肾脉循喉咙挟舌本故耳。左右逆从义，见论治类十四。）其从者喑，三岁起，（若男发于右而不发于左，女发于左而不发于右，皆谓之从。从，顺也。然证虽从而声则喑，是外轻而内重也，故必三岁而后起。）年不满二十者，三岁死。（以气血方刚之年，辄见偏枯废疾，此禀赋不足，早雕之兆也，不出三年死矣。）脉至而搏，血衄身热者死，脉来悬钩浮为常脉。（搏脉弦强，阴虚者最忌之。凡诸失血鼻衄之疾，其脉搏而身热，真阴脱败也，故当死。然失血之证多阴虚，阴虚之脉多浮大，故悬钩而浮，乃其常脉，无足虑也。悬者不高不下，不浮不沉，如物悬空之义。谓脉虽浮钩，而未失中和之气也。）脉至如喘，名曰暴厥，暴厥者不知与人言。（喘者，如气之喘，言急促也。暴厥，谓猝然厥逆，而不知人也。）脉至如数，使人暴惊，三四日自已。（数脉主热，而如数者，实非真数之脉。盖以猝动肝心之火，故令人暴惊。然脉非真数，故俟三四日而气衰自愈矣。）脉至浮合，浮合如数，一息十至以上，是经气予不足也。微见九十日死。（此下皆言死期也。浮合，如浮波之合，后以催前，泛泛无常也。一息十至以上，其状如数，而实非数热之脉，是经气之衰极也。微见，始见也。言初见此脉，便可期九十日而死。若见之已久，则不必九十日矣。所以在九十日者，以时更季易，天道变而人气从之也。予，与同，党与之义。

下同。）

脉至如火薪然，是心精之予夺也，草干而死。（如火薪然者，来如焰之锐，去如灭之速。此火脏无根之脉，而心经之精气与夺也。夏令火王，犹为可支，草干而死，阳尽时也。）脉至如散叶，是肝气予虚也，木叶落而死。（如散叶者，浮泛无根也。此以肝气大虚，全无收敛。木叶落者，金胜木败，肝死时也。）脉至如省客，省客者脉塞而鼓，是肾气予不足也，悬去枣华而死。（省客，如省问之客，或去或来也；塞者，或无而止；鼓者，或有而搏。是肾原不固，而无所主持也。枣华之候，初夏时也。悬者，华之开；去者，华之落。言于枣华开落之时，火王而水败，肾虚者死也。）脉至如丸泥，是胃精予不足也，榆荚落而死。（丸泥者，泥弹之状，坚强短涩之谓，此胃精中气之不足也。榆荚，榆钱也，春深而落。木旺之时，土败者死。）脉至如横格，是胆气予不足也，禾熟而死。（横格，如横木之格于指下，长而且坚，是为木之真脏，而胆气之不足也。禾熟于秋，金令王也，故木败而死。）脉至如弦缕，是胞精予不足也，病善言，下霜而死。不言，可治。（弦缕者，如弦之急，如缕之细，真元亏损之脉也。胞，子宫也，命门元阳之所聚也。胞之脉系于肾，肾之脉系舌本，胞气不足，当静而无言。今反善言，是阴气不藏，而虚阳外见，时及下霜，虚阳消败而死矣。故与其善言者，不若无言者为肾气犹静，而尚可治也。）脉至如交漆，交漆者左右旁至也，微见三十日死。（交漆者，如泻漆之交，左右旁至，缠绵不清也。微见，初见也。三十日为月建之易，而阴阳偏败者，不过一月之期也。）脉至如涌泉，浮鼓肌中，太阳气予不足也，少气味，韭英而死。（涌泉者，如泉之涌，有升无降，而浮鼓于肌肉之中，是足太阳膀胱之气不足也。膀胱为三阳而主外，今其外实内虚，阴精不足，故为少气。当至味韭英之时而死者，以冬尽春初，水渐衰也。）

脉至如颓土之状，按之不得，是肌气予不足也，五色先见黑，白垒发死。（颓土之状，虚大无力，而按之即不可得。肌气即脾气，脾主肌肉也。黑为水之色，土败极而水反乘之，故当死。壅，有五种，而白者发于春，木王之时，土当败也。）脉至如悬雍，悬雍者浮揣切之益大，是十二俞之予不足也，水凝而死。（悬雍，喉间下垂肉乳也。如悬雍浮揣切之益大者，浮短孤悬，有上无下也。俞皆在背，为十二经脏气之所系。水凝而死，阴气盛而孤阳绝也。揣，杵水切。俞，输同。）脉至如偃刀，偃刀者浮之小急，按之坚大急，五脏菀热，寒热，独并于肾也，如此其人不得坐，立春而死。（偃刀，卧刀也。浮之小急，如刀口也。按之坚大急，如刀背也。此以五脏菀热而发为寒热，阳旺则阴消，故独并于肾也。腰者肾之府，肾阴既亏，则不能起坐。立春阳盛，阴日以衰，所以当死。菀，郁同。）脉至如丸滑不直手，不直手者，按之不可得也，是大肠气予不足也，枣叶生而死。（如丸，短而小也。直，当也。言滑小无根而不胜按也。大肠应庚金，枣叶生初夏，火旺则金衰，故死。）脉至如华者，令人善恐，不欲坐卧，行立常听，是小肠气予不足也，季秋而死。（如华，如草木之华，而轻浮柔弱也。小肠属丙火，与心为表里，小肠不足则气通于心。善恐不欲坐卧者，心气怯而不宁也。行立常听者，恐惧多而生疑也。丙火墓于戌，故当季秋死。）

二十五、决死生

（素问三部九候论）

帝曰：决死生奈何？（谓因其形证脉息，而欲预知其死生也。）岐伯曰：形盛脉细，少气不足以息者危。（形盛脉细而少气不足以息者，外有余而中不足，枝叶盛而根本虚也，故危亡近矣。）形瘦脉大，胸中多气者死。（形体消瘦而脉反大、胸中反多气者，阴不足而阳有余也。阴形既败，孤阳无独留之理，故死。）形气相得者生。（体貌为形，阴也；营运属气，阳也。阴主静，阳无阴不成。阳主动，阴无阳不生。故形以寓气，气以运形，阴阳当和，不得相失。如形盛脉大，形瘦脉细，皆为相得。相得者生，反此者危也。）参伍不调者病。（三以相参，伍以相类，谓之不调。凡或大或小，或迟或疾，往来出入而无常度者，皆病脉也。）三部九候皆相失者死。（三部九候义，见前第五。皆相失者，谓失其常，如下文乍疏乍数、失时、真脏、脱肉、七诊之类皆是也，故死。）上下左右之脉，相应如参舂者病甚。上下左右，相失不可数者死。（上下左右，即三部九候，而各有左右也。参舂，谓大数而鼓，如杵之舂，阳极之脉也，故曰病甚。甚至息数相失，而不可以数计者，死。脉法曰：人一呼脉再至、一息脉亦再至曰平，三至曰离经，四至曰脱精，五至曰死，六至曰命尽。今相失而不可数，盖不止于五六至矣，必死可知。舂，书容切。数，上声。）中部之候虽独调，与众脏相失者死。中部之候相减者死，（三部之脉，上部在头，中部在手，下部在足。此言中部之脉虽独调，而头足众脏之脉已失其常者，当死。若中部之脉减于上下二部者，中气大衰也，亦死。）目内陷者死。（五脏六腑之精气，皆上注于目而为之精，目内陷者，阳精脱矣，故必死。）

以左手足上，上去踝五寸按之，庶右手足当踝而弹之，（手足之络皆可取而验之。手踝之上，手太阴肺络也。足踝之上，足太阴脾络也。肺藏气而主治节，脾属土而主灌溉，故可取之以察吉凶。踝，胡寡切。）其应过五寸以上，蠕蠕然者不病；其应疾，中手浑浑然者病；中手徐徐然者病；其应上不能至五寸，弹之不应者死。（应，动也。应过五寸以上，气脉充也。蠕蠕，虫行貌，谓其奕滑而匀和也，是为不病之脉。疾，急疾也。浑浑，浊乱也。徐徐，迟缓也。不能至五寸者，气脉衰。弹之不应者，气脉绝。故微则为病，而甚则为死也。蠕音如。）是以脱肉身不去者死。（脾胃竭则肌肉消，肝肾败则筋骨愈，肉脱身重，死期至矣。不去者，不能动摇来去也。）中部乍疏乍数者死。（中部，两手脉也。乍疏乍数者，气脉败乱之兆也，故死。）其脉代而钩者，病在络脉。（代而钩者，俱应夏气，而夏气在络也。）九候之相应也，上下若一，不得相失。（上下若一，言其大小迟疾皆贵乎和平也。）一候后则病，二候后则病甚，三候后则病危。所谓后者，应不俱也。（应不俱者，脉失常度，逆顺无伦也。）察其腑脏，以知死生之期。（死生之期，察其克贼生王而可知也。）必先知经脉，然后知病脉。（经者常脉，病者变脉。不知其常，不足以知变也。）真脏脉见者胜死。（真脏脉义见后。胜死，谓遇其胜已之时而死，如肝见庚辛、脾见甲乙之类是也。）足太阳气绝者，其足不可屈伸，死必戴眼。（足太阳之脉，下者合中，贯内，出外踝之后。上者起目内，其脉有通项入于脑者正属目本，名曰眼系。故太阳气绝者，血枯筋急，足不可屈伸，而死心戴眼。戴眼者，睛上视而瞪也。瞪，曹庚切。）

帝曰：冬阴夏阳奈何？（言死时也。）岐伯曰：九候之脉，皆沉细悬绝者为阴，主冬，故以夜半死。盛躁喘数者为阳，主夏，故以日中死。（夜半者，一日之冬也。阴尽阳生，故阴极者死。日中者，一日之夏也，阳尽阴生，故阳极者死。）是故寒热病者，以平旦死。（平旦者，一日之春，阴阳之半也。故寒热病者，亦于阴阳出入之时而死。）热中及热病者，以日中死。（以阳助阳，真阴竭也。）病风者，以日夕死。（日夕者，一日之秋也。风木同气，遇金而死。）病水者，以夜半死。（亥子生王，邪盛极也。）

其脉乍疏乍数，乍迟乍疾者，日乘四季死。（脉变不常者，中虚无主也。日之四季，辰戌丑未也。四季为五行之墓地，故败竭之脏，遇之而死。）形肉已脱，九候虽调，犹死。（脾主肌肉，为五脏之本。未有脾气脱而能生者，故九候虽调亦死。）七诊虽见，九候皆从者不死。（七诊义见前章第六。从，顺也。谓脉顺四时之令，及得诸经之体者，虽有独大独小等脉，不至死也。）所言不死者，风气之病及经月之病，似七诊之病而非也，故言不死。（风者，阳病也。故偶感于风，则阳分之脉或大或疾。经月者，常期也。故适值去血，则阴分之脉或小或迟，或为陷下。此皆似七诊之脉而实非也，皆不可以言死。然则非外感，及经月之病而得七诊之脉者，非吉兆也。）若有七诊之病，其脉候亦败者死矣，必发哕噫。（此承上文而言风气经月之病，本非七诊之类。若其果系脉息证候之败者，又非不死之比。然其死也，必发哕噫。盖哕出于胃，土气败也。噫出于心，阴邪胜也。哕，于决切，呃逆也。噫，伊芳、隘二音，嗳气也。）必审问其所始病，与今之所方病，而后各切循其脉，视其经络浮沉，以上下逆从循之。（凡诊病之道，必问其始病者，察致病之由也。求今之方病者，察见在之证也。本末既明，而后切按其脉，以参合其在经在络，或浮或沉，上下逆从，各因其次以治之也。）其脉疾者不病，其脉迟者病，脉不往来者死，皮肤着者死。（疾言力强有神。迟言气衰不足。若脉不往来者，阴阳俱脱。皮肤着者，血液已尽，谓皮肤枯槁着骨也。）

帝曰：其可治者奈何？岐伯曰：经病者治其经，（经脉为里，支而横者为络。治其经，谓即其经而刺之也。）孙络病者治其孙络血，（络之小者为孙，即络脉之别，而浮于肌肤者也。经脉篇曰：诸刺络脉者，急取之以泻其邪，而出其血，留之发为痹也。故曰治其血。）血病身有痛者治其经络。（血病而身痛者，不止于孙络，而经亦有滞也，当随其经络而刺之。）其病者在奇邪，奇邪之脉则缪刺之。（奇邪者。不入于经而病于络也。邪客大络。则左注右，右注左，其气无常处，故当缪刺之。详针刺类三十。）留瘦不移，节而刺之。（留，病留滞也。瘦，形消瘦也。不移，不迁动也。凡病邪久留不移者，必于四肢八溪之间，有所结聚，故当于节之会处，索而刺之，斯可平也。）上实下虚，切而从之，索其结络脉，刺出其血，以见通之。（上实下虚，有所隔也。故当切其脉以求之，从其经以取之，索其络脉之有结滞者，刺出其血，结滞去而通达见矣。）瞳子高者太阳不足，戴眼者太阳已绝，此决死生之要，不可不察也。（瞳子高者，目上视也。戴眼者，上视之甚而定直不动也。此重明上文足太阳之证，而分其轻重以决死生也。手指及手外踝、五指留针。本节义不相属，及前节单言太阳而不及他经，必皆古文之脱简。）

二十六、脉有阴阳真脏

（素问阴阳别论）

黄帝问曰：人有四经十二从，何谓？岐伯对曰：四经应四时，十二从应十二月，十二月应十二脉。（四经应四时，肝木应春，心火应夏，肺金应秋，肾水应冬。不言脾者，脾主四经，而土王四季也。十二从应十二月，手有三阴三阳，足有三阴三阳，以应十二月之气，而在人则应十二经之脉也。所谓从者，即手之三阴从脏走手等义。）脉有阴阳，知阳者知阴，知阴者知阳。（脉有阴阳，最当详辨。必知阳脉之体，而后能察阴脉。必知阴脉之体，而后能察阳脉。阳中有阴，似阳非阳也。阴中有阳，似阴非阴也。辨阴阳未必难，辨真假为难耳。误认者杀人反掌。）凡阳有五，五五二十五阳。（阳者，如下文所谓胃脘之阳，即胃气也。五者，即五脏之脉，如肝弦、心钩、脾代、肺毛、肾石也。以一脏而兼五脉、则五脏互见，是为五五二十五脉也。然五脏之脉，皆不可以无胃气，故曰凡阳有五。而二十五脉亦皆不可无胃气，故又曰五五二十五阳也。）所谓阴者，真脏也，见则为败，败必死也。（阴者，无阳之谓。无阳者，即无阳明之胃气，而本脏之阴脉独见，如但弦但钩之类，是为真脏，胃气败也，故必死。）所谓阳者，胃脘之阳也。（胃属阳明。胃脘之阳，言胃中阳和之气，即胃气也，五脏赖之以为根本者也。故人无胃气曰逆，逆者死。脉无胃气亦死，即此之谓。脘音管。）别于阳者，知病处也；别于阴者，知死生之期。（能别阳和之胃气，则一有不和，便可知疾病之所。能别纯阴之真脏，则凡遇生克，便可知死生之期也。按：玉机真脏论曰：别于阳者，知病从来；别于阴者，知死生之期。其义与此互有发明，所当并考，见藏象类二十四。别音鳖。）三阳在头，三阴在手，所谓一也。（三阳在头，指人迎也。三阴在手，指气口也。太阴阳明论曰：阳明者表也，为之行气于三阳。盖三阳之气，以阳明胃气为本，而阳明动脉曰人迎，在结喉两旁一寸五分，故曰三阳在头。又曰：足太阴者三阴也，为之行气于三阴。盖三阴之气，以太阴脾气为本，然脾脉本非气口，何云在手？如五脏别论曰：五味入口，藏于胃以养五脏气，而变见于气口，气口亦太阴也。故曰三阴在手。上文以真脏胃气言阴阳，此节以人迎气口言阴阳。盖彼言脉体，此言脉位，二者相根据，所谓一也。气口义见藏象类十一。）别于阳者，知病忌时；别于阴者，知死生之期。（此与前节稍同，而复言之者，盖前以真脏胃气言，而此以阴阳表里言，是正与玉机真藏论者同，二义相关，皆不可缺，观者当会通其意可也。

忌时，言气有衰王，病有时忌也。）谨熟阴阳，无与众谋。（阴阳之理，不可不熟，故曰谨。独闻独见，非众所知，故无与谋。）所谓阴阳者，去者为阴，至者为阳；静者为阴，动者为阳；迟者为阴，数者为阳。（脉之阴阳，其概如此。得阳者生，得阴者死，此其要也。）

二十七、骨枯肉陷真脏脉见者死

（素问玉机真藏论）

大骨枯槁，大肉陷下，胸中气满，喘息不便，其气动形，期六月死，真藏脉见，乃予之期日。（大骨大肉，皆以通身而言。如肩脊腰膝，皆大骨也；尺肤臀肉，皆大肉也。肩垂项倾，腰重膝败者，大骨之枯槁也。尺肤既削，臀肉必枯，大肉之陷下也。肾主骨，骨枯则肾败矣。脾主肉，肉陷则脾败矣。肺主气，气满喘息则肺败矣。气不归原，形体振动，孤阳外浮而真阴亏矣。三阴亏损，死期不出六月。六月者，一岁阴阳之更变也。若其真脏脉已见，则不在六月之例，可因克贼之日而定其期矣。）大骨枯槁，大肉陷下，胸中气满，喘息不便，内痛引肩项，期一月死，真脏见，乃予之期日。（内痛引肩项，病及心经矣。较前已甚，期一月死。一月者，斗建移而气易也。）大骨枯槁，大肉陷下，胸中气满，喘息不便，内痛引肩项，身热，脱肉破䐃，真脏见，十月之内死。（身热者，阴气去也。脱肉者，肌肉消尽也。破䐃者，卧久骨露而筋肉败也。是为五脏俱伤，而真脏又见，当十日内死。十日者，天干尽而旬气易也。月字误，当作日。䐃，劬允切，筋肉结聚之处也。启玄子曰：肘膝后肉如块者。）大骨枯槁，大肉陷下，肩髓内消，动作益衰，真脏来见，期一岁死，见其真脏，乃予之期日。（骨枯肉陷，脾肾已亏，兼之肩髓内消，动作益衰，虽诸证未全，真脏未见，然败竭已兆，仅支一年，岁易气新，不能再振矣。若一见真脏，乃可必其死期也。来见误，当作未见。）大骨枯槁，大肉陷下，胸中气满，腹内痛，心中不便，肩项身热，破䐃脱肉，目眶陷，真脏见，目不见人，立死，其见人者，至其所不胜之时则死。（五脏败证俱见，而目眶陷、真脏见、目不见人者，神气已脱，故当立死。若其见人者，神气犹在，故必待克贼之时而死也。）急虚身中卒至，五脏绝闭，脉道不通，气不往来，譬于堕溺，不可为期。其脉绝不来，若人一息五六至，其形肉不脱，真脏虽不见，犹死也。（急虚者，言元气暴伤而忽甚也。故其邪中于身，必猝然，而至譬之堕者溺者，旦时莫测，有不可以常期论也。若脉绝不至，或一呼五六至者，皆脏气竭而命当尽也，故不必其形肉脱而真脏见，如上文以渐衰惫，而死有期也。中，去声。卒，猝同。息字误，当作呼。）真肝脉至，中外急，如循刀刃责责然，如按琴瑟弦，色青白不泽，毛折，乃死。（此下皆言真脏脉也。肝之真脏如刀刃、如琴瑟弦者，言细急坚搏，而非微弦之本体也。青本木色，而兼白不泽者，金克木也。五脏率以毛折死者，皮毛得血气而充，毛折则精气败矣，故皆死。下同。）真心脉至坚而搏，如循薏苡子累累然，色赤黑不泽，毛折，乃死。（坚而搏，如循薏苡子者，短实坚强而非微钩之本体，心脉之真脏也。赤本火色，而兼黑不泽者，水克火也，故死。毛折义如前。）真肺脉至，大而虚，如以毛羽中人肤，色白赤不泽，毛折乃死。（大而虚，如以毛羽中人肤，浮虚无力之甚，而非微毛之本体，肺脉之真脏也。白本金色，而兼赤不泽者，火克金也，故死。）真肾脉至，搏而绝，如指弹石辟辟然，色黑黄不泽，毛折，乃死。（搏而绝，搏之甚也。如指弹石辟辟然，沉而坚也。皆非微石之本体，而为肾脉之真脏也。黑本水色，兼黄不泽者，土克水也，故死。）真脾脉至，弱而乍数乍疏，色黄青不泽，毛折，乃死。（弱而乍数乍疏，则和缓全无，而非微　弱之本体，脾脉之真脏也。黄本土色而兼青不泽者，木克土也，故死。）诸真脏脉见者，皆死不治也。（无胃气者即名真脏，皆为不治之脉。）

黄帝曰：见真脏曰死，何也？岐伯曰：五脏者皆禀气于胃，胃者五脏之本也。（胃为水谷之海，以养五脏，故为之本。）脏气者，不能自致于手太阴，必因于胃气，乃至于手太阴也。（谷入于胃，以传于肺，五脏六腑皆以受气，故脏气必因于胃气，乃得至于手太阴，而脉则见于气口，此所以五脏之

脉，必赖胃气以为之主也。）故五脏各以其时自为，而至于手
太阴也。（以时自为，如春而但弦、夏而但钩之类，皆五脏不
因于胃气，即真脏之见也。）故邪气胜者，精气衰也；故病甚
者，胃气不能与之俱至于手太阴，故真脏之气独见，独见者，
病胜脏也，故曰死。帝曰：善。（凡邪气盛而正气竭者，是病
胜脏也，故真脏之邪独见。真脏独用者，胃气必败，故不能与
之俱至于手太阴，则胃气不见于脉，此所以为危兆也。）

二十八、真脏脉死期

（素问阴阳别论）

凡持真脉之脏脉者，肝至悬绝急，十八日死；（素问阴阳
别论。真脉之脏脉，即真脏也。悬绝急者，全失和平而弦搏异
常也。十八日者，为木金成数之余，金胜木而死也。此下死
期，悉遵王氏之意，以河图计数，诚为得理。然或言生数，或
言成数，若不归一，弗能无疑，别有愚按在针刺六十四，亦当
参正。）心至悬绝，九日死；（九日者，为火水生成数之余，水
胜火也。）肺至悬绝，十二日死；（十二日者，为金火生成数之
余，火胜金也。）肾至悬绝，七日死；（七日者，为水土生数之
余，土胜水也。）脾至悬绝，四日死。（四日者，为木生数之
余，木胜土也。凡此者皆不胜克贼之气，故真脏独见者，气败
而危矣。）

肝见庚辛死，（素问平人气象论。此言真脏脉见者，遇克
贼之日而死。庚辛为金，伐肝木也。）心见壬癸死，（壬癸属
水，灭心火也。）脾见甲乙死，（甲乙属木，克脾土也。）肺见
丙丁死，（丙丁属火，烁肺金也。）肾见戊己死，（戊己属土，
伤肾水也。）见谓真脏见皆死。（此即三部九候论所谓真脏脉见
者胜死之义。）

二十九、阴阳虚搏病候死期

（素问阴阳别论）

阴搏阳别谓之有子。（注见前二十三。）阴阳虚，肠澼死。
（阴阳虚者，尺寸俱虚也。肠澼，利脓血也。胃气不留，魄门

不禁，而阴阳虚者，脏气竭也，故死。通评虚实论曰：滑大者曰生，悬涩者曰死。）阳加于阴谓之汗。（阳言脉体，阴言脉位。汗液属阴而阳加于阴，阴气泄矣，故阴脉多阳者多汗。）阴虚阳搏谓之崩。（阴虚者，沉取不足。阳搏者，浮取有余。阳实阴虚，故为内崩失血之证。）

三阴俱搏，二十日夜半死。（三阴，手太阴肺、足太阴脾也。搏即真藏之击搏也。二十日者，脾肺成数之余也。夜半阴极，气尽故死。）二阴俱搏，十三日夕时死。（二阴，手少阴心，足少阴肾也。十三日者，心肾之成数也。夕时者，阴阳相半，水火分争之会也。）一阴俱搏，十日平旦死。（一阴，手厥阴心主、足厥阴肝也。十日者，肝心生成之数也。平旦者，木火王极而邪更甚，故死。）三阳俱搏且鼓，三日死。（三阳，手太阳小肠、足太阳膀胱也。水一火二，故死在三日。其死之速者，以既搏且鼓，阳邪之盛极也。）三阴三阳俱搏，心腹满，发尽不得隐曲，五日死。（三阴三阳，脾肺小肠膀胱也。四脏俱搏则上下俱病，故在上则心腹胀满，至于发尽。发尽者，胀之极也。在下则不得隐曲，阴道不利也。四脏俱病，惟以胃气为主，土数五，五数尽而死矣。）二阳俱搏，其病温，死不治，不过十日死。（二阳，手阳明大肠、足阳明胃也。十日者、肠胃生数之余也。此篇独缺一阳搏者，必脱简也。六经次序义，详疾病类七。）

三十、精明五色

（素问脉要稍微论）

夫精明五色者，气之华也。（精明见于目，五色显于面，皆五气之精华也。六节藏象论曰：天食人以五气，五气入鼻，藏于心肺，上使五色修明。本类首章曰：切脉动静，而视精明，察五色，以此参伍，决死生之分。皆此之谓也。）赤欲如白裹朱，不欲如赭；（白裹朱，隐然红润而不露也。赭，代赭也，色赤而紫。此火色之善恶也。赭音者。）白欲如鹅羽，不欲如盐；（鹅羽白而明，盐色白而暗，此金色之善恶也。）青欲如苍璧之泽，不欲如蓝；（苍璧之泽，青而明润，蓝色青而沉

中华藏书

黄帝内经·最新整理珍藏版

晦，此木色之善恶也。）黄欲如罗裹雄黄，不欲如黄土；（罗裹雄黄，光泽而隐，黄土之色，沉滞无神，此土色之善恶也。）黑欲如重漆色，不欲如地苍。（重漆之色，光彩而润，地之苍黑，枯暗如尘，此水色之善恶也。）五色精微象见矣，其寿不久也。（此皆五色精微之象也，凶兆既见，寿不远矣。）夫精明者，所以视万物，别白黑，审短长。以长为短，以白为黑，如是则精衰矣。（五脏六腑之精气，皆上注于目，而为之精，故精聚则神全。若其颠倒错乱，是精衰而神散矣，岂允安之兆哉？）

三十一、五官五阅

（灵枢五阅五使篇　全）

黄帝问于岐伯曰：余闻刺有五官五阅，以观五气。五气者，五脏之使也，五时之副也。愿闻其五使当安出？（刺法当知脏气。欲知脏气，当于五官五阅而察之。五官，如下文鼻者肺之官也。阅，外候也。使，所使也。副，配合也。）岐伯曰：五官者，五脏之阅也。（五脏藏于中，五官见于外，内外相应，故为五脏之阅。）黄帝曰：愿闻其所出，令可为常。岐伯曰：脉出于气口，色见于明堂，五色更出，以应五时，各如其常，经气入脏，必当治里。（可为常者，常行之法；五脏之脉，察于气口；五脏之色，察于明堂。明堂者，鼻也。色应其时，乃其常也。然色见于外而病在内，是为经气入脏，故当治里。）帝曰：善。五色独决于明堂乎？岐伯曰：五官以辨，阙庭必张，乃立明堂。明堂广大，蕃蔽见外，方壁高基，引垂居外，（此言五官诸部，皆当详辨，不惟察色于明堂也。阙，眉间也。庭，颜也。张，布列也。蕃，颊侧也。蔽，耳门也。壁，墙壁也。基，骨胳也。引垂居外，谓明显开豁也。此于五色之外，而言其部位之隆浓也。）五色乃治，平博广大，寿中百岁。（形色皆佳，乃为寿具，故中百岁。治，不乱也。中，宜也，堪也。）见此者，刺之必已。如是之人者，血气有余，肌肉坚致，故可苦以针。（若此之人，是为血气充实，形色坚固，故刺之则病已，而可苦以针也。然则血气内虚，形色外弱者，其不宜用针可知。致音致，密也。）

　　黄帝曰：愿闻五官。岐伯曰：鼻者肺之官也，目者肝之官也，口唇者脾之官也，舌者心之官也，耳者肾之官也。（鼻为肺之窍，目为肝之窍，口唇为脾之窍，舌为心之窍，耳为肾之窍。官者，职守之谓，所以司呼吸、辨颜色、纳水谷、别滋味、听声音者也。）黄帝曰：以官何候？岐伯曰：以候五脏。故肺病者喘息鼻张，肝病者眦青，脾病者唇黄，心病者舌卷短颧赤，肾病者颧与颜黑。（此虽以五脏之色，见于五脏之官为言；然各部有互见者，又当因其理而变通之。卷，上声。）黄帝曰：五脉安出，五色安见，其常色殆者如何？（安出安见，言脉色安然无恙也。常色殆者，谓色本如常，而身亦危也。此又何如其故？）岐伯曰：五官不辨，阙庭不张，小其明堂，蕃蔽不见，又埤其墙，墙下无基，垂角去外，如是者虽平常殆，况加疾哉？（若此者，部位骨胳既无所善，则脉色虽平，不免于殆，尚何疾之能堪哉？是以人之寿夭，尤当以骨胳为主。埤，卑同。）黄帝曰：五色之见于明堂，以观五脏之气，左右高下，各有形乎？（五色见于明堂，而明堂居面之中，故五脏之气，亦仍当有各部之辨。）岐伯曰：腑脏之在中也，各以次舍，左右上下，各如其度也。（腑脏居于腹中、各有左右上下之次舍，而面部所应之色亦如其度，如后篇所谓庭者首面、阙者咽喉之类，皆是也。详具脏腑肢节面部图。）

三十二、色藏部位脉病易难

　　（灵枢五色篇　全）

　　雷公问于黄帝曰：五色独决于明堂乎？小子未知其所谓也。（诸臣之中，惟雷公独少，故自称小子。）黄帝曰：明堂者鼻也，阙者眉间也，庭者颜也，蕃者颊侧也，蔽者耳门也，其间欲方大，去之十步，皆见于外，如是者寿必中百岁。（颜为额角，即天庭也。蕃蔽者，屏蔽四旁。即藩篱之义。十步之外，而骨胳明显，其方大丰隆可知，故能寿终百岁。盖五色之决，不独于明堂也。蕃音烦。）雷公曰：五官之辨奈何？黄帝曰：明堂骨高以起，平以直，五脏次于中央，六腑挟其两侧，首面上于阙庭，王宫在于下极，五脏安于胸中，真色以致，病色不见，明堂润泽以清，五官恶得无辨乎？（肺心肝脾之候，皆在鼻中，六腑之候，皆在四旁，故一曰次于中央，一曰挟其两侧。下极居两目之中，心之部也。心为君主，故曰王宫。惟五脏和平，而安于胸中，则其正色自致，病色不见，明堂必然清润，此五官之所以有辨也。部次诸义，详如下文。恶音乌。）雷公曰：其不辨者，可得闻乎？黄帝曰：五色之见也，各出其色部。部骨陷者，必不免于病矣。其色部乘袭者，虽病甚，不死矣。（不辨者，色失常度而变易难辨也。五色之见，各有其部，惟其部骨弱陷之处，然后易于受邪，而不免于病矣。若其色部虽有变见，但得彼此生王、互相乘袭而无克贼之见者，虽病甚不死。）雷公曰：官五色奈何？黄帝曰：青黑为痛，黄赤为热，白为寒，是谓五官。（官五色，言五色之所主也。）

雷公曰：病之益甚，与其方衰如何？黄帝曰：外内皆在焉。切其脉口滑小紧以沉者，病益甚，在中；人迎气大紧以浮者，其病益甚，在外。（益甚言进，方衰言退也。外内皆在，表里俱当察也。脉口者，太阴脏脉也，故曰在中而主五脏。人迎者，阳明腑脉也，故曰在外而主六腑。脉口滑小紧沉者，阴分之邪盛也。人迎大紧以浮者，阳分之邪盛也，故病皆益甚。）其脉口浮滑者，病日进；人迎沉而滑者，病日损。（脉口为阴，浮滑者以阳加阴，故病日进。人迎为阳，沉滑者阳邪渐退，故病日损。损，减也。）其脉口滑以沉者，病日进，在内；其人迎脉滑盛以浮者，其病日进，在外。（脉口人迎，经分表里，故其沉滑浮滑，而病日进者，有在内在外之辨也。）脉之浮沉及人迎与寸口气小大等者，病难已。（人迎寸口之脉，其浮沉大小相等者，非偏于阴，则偏于阳，故病难已。按禁服篇曰：春夏人迎微大，秋冬寸口微大，如是者命曰平人，则义有可知矣。）病之在脏，沉而大者，易已，小为逆；病在腑，浮而大者，其病易已。（病在脏者，在六阴也，阴本当沉而大为有神，有神者阴气充也，故易已。若沉而细小，则真阴衰而为逆矣。病在腑者，在六阳也，阳病得阳脉者为顺，故浮而大者病易已；若或浮小，亦逆候也。）

　　人迎盛坚者，伤于寒，气口盛坚者，伤于食。（人迎主表，脉盛而坚者，寒伤三阳也，是为外感。气口主里，脉盛而坚者，食伤三阴也，是为内伤。此古有之法也。今则止用寸口诊法，不为不妙。然本无以左右分内外之说，自王叔和以来，谬以左为人迎，右为气口，其失表里之义久矣。详见藏象类十一。）雷公曰：以色言病之间甚奈何？黄帝曰：其色粗以明，沉夭者为甚，其色上行者病益甚，其色下行如云彻散者病方已。（间甚，轻重也。粗，显也。言色有显而明，若沉夭者，其病必甚也。上行者浊气方升而色日增，日增者病日重。下行者滞气将散而色渐退，渐退者病将已。）五色各有脏部，有外部，有内部也。色从外部走内部者，其病从外走内；其色从内走外者，其病从内走外。病生于内者，先治其阴，后治其阳，反者益甚；其病生于阳者，先治其外，后治其内，反者益甚。（各有脏部，统言色脏所属，各有分部也。外部言六腑之表，六腑挟其两侧也。内部言五脏之里，五脏次于中央也。故凡病色先起外部，而后及内部者，其病自表入里，是外为本而内为标，故当先治其外，后治其内。若先起内部，而后及外部者，其病自里出表，是阴为本而阳为标，故当先治其阴，后治其阳。若反之者，皆为误治，病必益甚矣。此与标本病传论文异义同，所当互考。详标本类四五。）其脉滑大以代而长者，病从外来，目有所见，志有所恶，此阳气之并也，可变而已。（滑大以代而长者，阳邪之脉也。阳邪自外传里，故令人目有妄见，志有所恶，此阳并于阴而然。治之之法，或阴或阳，或先或后，择其要者先之，可交易而已也。）雷公曰：小子闻风者，百病之始也；厥逆者，寒湿之起也。别之奈何？黄帝曰：常候阙中，薄泽为风，冲浊为痹，在地为厥，此其常也，各以其色言其病。（阙中，眉间也。风病在阳，皮毛受之，故色薄而泽。痹病在阴，肉骨受之，故色冲而浊。冲，深也。至如厥逆病起四肢，则病在下而色亦见于地。地者，面之下部也。此其常候，故可因其色以言其病。）

　　雷公曰：人不病卒死，何以知之？黄帝曰：大气入于脏腑者，不病而卒死矣。（大气，大邪之气也。大邪之入者，未有

中華藏書

黄帝内经·最新整理珍藏版

中国书房

不由元气大虚，而后邪得袭之，故致卒死。卒，猝同。）雷公曰：病小愈而卒死者，何以知之？黄帝曰：赤色出两颧，大如拇指者，病虽小愈，必卒死。黑色出于庭，大如拇指，必不病而卒死。（如拇指者，成块成条，聚而不散也。此为最凶之色，赤者固不佳，而黑者为尤甚，皆卒死之色也。）雷公再拜曰：善哉！其死有期乎？黄帝曰：察色以言其时。（察色以言时，谓五色有衰王，部位有克贼，色藏部位，辨察明而时可知也。）

雷公曰：善乎！愿卒闻之。黄帝曰：庭者首面也。（庭者，颜也，相家谓之天庭。天庭最高，色见于此者，上应首面之疾。）阙上者咽喉也。（阙在眉心。阙上者，眉心之上也。其位亦高，故应咽喉之疾。）阙中者肺也。（阙中，眉心也，中部之最高者，故应肺。）下极者心也。（下极者，两目之间，相家谓之山根。心居肺之下，故下极应心。）直下者肝也。（下极之下为鼻柱，相家谓之年寿。肝在心之下，故直下应肝。）肝左者胆也。（胆附于肝之短叶，故肝左应胆，而在年寿之左右也。）下者脾也。（年寿之下者，相家谓之准头，是为面王，亦曰明堂。准头属土。居面之中央，故以应脾。）方上者胃也。（准头两旁为方上，即迎香之上，鼻隧是也，相家谓之兰台廷尉。脾与胃为表里，脾居中而胃居外，故方上应胃。）中央者大肠也。（中央者，面之中央，谓迎香之外，颧骨之下，大肠之应也。）挟大肠者肾也。（挟大肠者，颊之上也。四脏皆一，惟肾有两；四脏居腹，惟肾附脊。故四脏次于中央，而肾独应于两颊。）当肾者脐也。（肾与脐对，故当肾之下应脐。）面王以上者小肠也。（面王，鼻准也。小肠为腑，应挟两侧，故面王之上，两颧之内，小肠之应也。）面王以下者膀胱子处也。（面王以下者，人中也，是为膀胱子处之应。子处，子宫也。凡人人中平浅而无髭者多无子，是正子处之应。以上皆五脏六腑之应也。）颧者肩也。（此下复言肢节之应也。颧为骨之本，而居中部之上，故以应肩。）颧后者臂也。（臂接乎肩，故颧后以应臂。）臂下者手也。（手接乎臂也。）目内眦上者膺乳也。（目内眦上者，阙下两旁也。胸两旁高处为膺。膺乳者，应胸前也。）挟绳而上者背也。颊之外曰绳，身之后为背，故背应于挟绳之上。）循牙车以下者股也。（牙车，牙床也。牙车以下主下部，故以应股。）中央者膝也。（中央，两牙车之中央也。）膝以下者胫也。当胫以下者足也。（胫接于膝，足接于胫，以次而下也。）巨分者股里也。（巨分者，口旁大纹处也。股里者，股之内侧也。）巨屈者膝膑也。（巨屈，颊下曲骨也。膝膑，膝盖骨也。此盖统指膝部而言。膑音牝。）此五脏六腑肢节之部也，（以上脏腑肢节部位，有色见面部三图，在图翼四卷。）各有部分。有部分，用阴和阳，用阳和阴，当明部分，万举万当。（部分既定，阴阳乃明。阳胜者阴必衰，当助其阴以和之。阴胜者阳必衰，当助其阳以和之。阴阳之用，无往不在，知其盛衰，万举万当矣。）能别左右，是谓大道，男女异位，故曰阴阳，审察泽夭，谓之良工。（阳从左，阴从右。左右者，阴阳之道路也。故能别左右，是谓大道。男女异位者，男子左为逆右为从，女子右为逆左为从，故曰阴阳。阴阳既辨，又必能察其润泽枯夭，以决善恶之几，庶足谓之良工也。）沉浊为内，浮泽为外，（内主在里在脏，外主在表在腑，皆言色也。）黄赤为风，青黑为痛，白为寒，黄而膏润为脓，赤甚者为血，痛甚为挛，寒甚为皮不仁。（凡五色之见于面部者，皆可因此而知其病矣。不仁，麻痹无知也。）五色各见其部，察其浮沉，以知浅深，察其泽夭，以观成败，察其散抟，以知远近，视色上下，以知病处，（浮者病浅，沉者病深，泽者无伤，夭者必败，散者病近，抟者病远。抟，聚也。上者病在上，下者病在下。抟音团。）积神于心，以知往今。故相气不微，不知是非，属意勿去，乃知新故。（神积于心则明，故能知已往来今之事。相气不微，气不能隐也。不知是非，无是非之惑也。属意勿去，专而无贰也。新故，即往今之义。相，去声。）色明不粗，沉夭为甚；不明不泽，其病不甚。（色明不粗，言色之明泽不显，而但见沉夭者，其病必甚。若其虽不明泽，而亦无沉夭之色者，病必不甚也。）其色散，驹驹然未有聚，其病散而气痛，聚未成也。（稚马曰驹。驹驹然者，如驹无定，散而不聚之谓。故其为病尚散。若有痛处，因于气耳，非积聚成形之病也。）肾乘心，心先病，肾为应，色皆如是。（水邪克火，肾乘心也。

肾邪乘心，心先病于中，而肾色则应于外，如以下极，而见黑色者是也。不惟心肾，诸脏皆然。凡肝部见肺色，肺部见心色，肾部见脾色，脾部见肝色，及六腑之相克者，其色皆如是也。）

男子色在于面王，为小腹痛，下为卵痛，其圆直为茎痛，高为本，下为首，狐疝㿗阴之属也。（面王上下，为小肠膀胱子处之部，故主小腹痛下及卵痛。圆直者，色垂绕于面王之下也。茎，阴茎也。高为本，下为首，因色之上下而分茎之本末也。凡此者，总皆狐疝㿗阴之属。㿗，癫同。）女子在于面王，为膀胱子处之病，散为痛，抟为聚，方圆左右，各如其色形，其随而下至胝为淫，有润如膏状，为暴食不洁。（面王之部与男子同，而病与男子异者，以其有血海也。色散为痛，气滞无形也。色抟为聚，血凝有积也。然其积聚之或方或圆，或左或右，各如其外色之形见。若其色从下行，当应至尾，而为浸淫带浊，有润如膏之物。或暴因饮食，即下见不洁。盖兼前后而言也。胝，当作㞻，音底，尻臀之间也。）左为左，右为右，其色有邪。聚散而不端，面色所指者也。（色见左者病在左。色见右者病在右。凡色有邪而聚散不端者，病之所在也。故但察面色所指之处，而病可知矣。）色者，青黑赤白黄，皆端满有别乡。别乡赤者，其色亦大如榆荚，在面王为不日。（色者，言正色也。正色凡五，皆宜端满。端谓无邪，满谓充足。有别乡者，言方位时日各有所主之正向也。别乡赤者，又言正向之外，而有邪色之见也。赤如榆荚见于面王，非其位也。不当见而见者，非其时也。是为不日。不日者，失其常度之谓。此单举赤色为喻，而五色之谬见者，皆可类推矣。乡，向同。）其色上锐，首空上向，下锐下向，在左右如法。（凡邪随色见，各有所向，而尖锐之处，即其乘虚所进之方。故上锐者，以首面正气之空虚，而邪则乘之上向也。下锐亦然。其在左在右皆同此法。）以五色命脏，青为肝，赤为心，白为肺，黄为脾，黑为肾。肝合筋，心合脉，肺合皮，脾合肉，肾合骨也。（此总结上文而言五色五脏之配合，如青属肝肝合筋，凡色青筋病者，即为肝邪，而察其所见之部，以参酌其病情。诸脏之吉凶，可彼此而类推矣。）

三十三、色脉诸诊

（灵枢论疾诊尺篇）

目赤色者病在心，白在肺，青在肝，黄在脾，黑在肾。黄色不可名者，病在胸中。（五脏六腑，目为之候，故目之五色，各以其气而见本脏之病。脾应中州，胸中者，脾肺之部也。）诊目痛，赤脉从上下者太阳病，从下上者阳明病，从外走内者少阳病。（足太阳经为目上网，故赤脉从上下者为太阳病。足阳明经为目下网，故赤脉从下上者为阳明病。足少阳经外行于锐眦之后，故从外走内者为少阳病也。）诊寒热，赤脉上下至瞳子，见一脉一岁死，见一脉半一岁半死，见二脉二岁死，见二脉半二岁半死，见三脉三岁死。（此邪入阴分，而病为寒热者，当反其目以视之，中有赤脉，形如红线，下贯瞳子，因其多少以知其死之远近也。寒热篇文与此同，但彼专言瘰疬之毒发为寒热，此节单以寒热为言，理则同也。详见疾病类九十。）诊龋齿痛，按其阳之来，有过者独热，在左左热，在右右热，在上上热，在下下热。（龋齿，齿痛也。足阳明入上齿中，手阳明入下齿中，故按其阳脉之来，其脉太过者，其经必独热，而其左右上下，亦因其部而可察也。龋，丘雨切。）诊血脉者，多赤多热，多青多痛，多黑为久痹，多赤、多黑、多青皆见者寒热。（血脉者，言各部之络脉也。赤黑青皆见者，阴阳互胜之色，故或寒或热。）身痛而色微黄，齿垢黄，爪甲上黄，黄胆也，安卧，小便黄赤，脉小而涩者，不嗜食。（黄胆，黄病也。疸有阴阳，脉小而涩者为阴疸。阴疸者，脾土弱也，故不嗜食。详疾病类五十九。）人病，其寸口之脉，与人迎之脉小大等及其浮沉等者，病难已也。（气口候阴，人迎候阳、故春夏人迎微大，秋冬寸口微大，此阴阳表里之分也。若寸口人迎大小浮沉相等者，非偏于阴则偏于阳，此病之所以难已。五色篇与此稍同，见前三十二。）

女子手少阴脉动甚者，妊子。（手少阴，左寸心脉也。此与平人气象论所云相同，详见前二十三。）婴儿病，其头毛皆逆上者，必死。（婴儿渐成，水为之本，发者肾水之荣。头毛逆上者，水不足则发干焦，如草之枯者，必劲直而竖也。老子曰：人之生也柔弱，其死也坚强。万物草木之生也柔脆，其死也枯槁。故坚强者死之徒，柔弱者生之徒。亦此理也。然此以既病为言，若无病而头毛逆上者，即非吉兆。）耳间青脉起者，掣痛。（耳者，少阳胆之经。青者，厥阴肝之色。肝胆本为表里，青主痛，肝主筋，故为掣痛。掣音彻。）大便赤瓣飧泄脉小者，手足寒，难已；飧泄脉小，手足温，泄易已。（赤瓣者，血秽成条成片也。赤瓣飧泄，火居血分。若脉小而手足寒，是为相反，所以难已。若止于飧泄而无赤瓣，非火证也，脉虽小而手足温，以脾主四肢而脾气尚和，所以易已。瓣，当作瓣，瓜瓣之类也。飧音孙。）四时之变，寒暑之胜，重阴必阳，重阳必阴，故阴主寒，阳主热，故寒甚则热，热甚则寒，故曰寒生热，热生寒，此阴阳之变也。故曰：冬伤于寒，春生瘅热；春伤于风，夏生飧泄肠澼；夏伤于暑，秋生痎疟；秋伤于湿，冬生咳嗽。是谓四时之序也。（阴阳之气，极则必变，故寒极则生热，热极则生寒，此天地四时消长更胜之道也。本节义与阴阳应象论大同，详见阴阳类一。瘅音丹，即温热之病。澼音劈。痎音皆。）

三十四、能合脉色可以万全

（素问五脏生成篇）

夫脉之小大滑涩浮沉，可以指别；（小者细小，阴阳俱不足也。大者豁大，阳强阴弱也。滑者往来流利，血实气壅也。涩者往来艰难，气滞血少也。浮者轻取，所以候表。沉者重按，所以候里。夫如是者得之于手，应之于心，故可以指而分别也。）五脏之象，可以类推；（象，气象也。肝象木之曲直而应在筋，心象火之炎上而应在脉，脾象土之安静而应在肉，肺象金之坚敛而应在皮毛，肾象水之润下而应在髓骨。凡若此者，脏象之辨，各有所主，皆可以类而推也。）五脏相音，可以意识；（相，形相也。音，五音也。相音，如阴阳二十五人篇所谓木形之人比于上角之类，又如肝音角、心音徵、脾音宫、肺音商、肾音羽。若以胜负相参，脏瘀自见，五而五之、二十五变，凡耳聪心敏者，皆可意会而识也。相，去声。）五色微诊，可以目察。（五色者，肝青心赤脾黄肺白肾黑，此其常色也。至于互为生克，诊有精微，凡目明智圆者，可以视察而知也。）能合脉色，可以万全。（因脉以知其内，因色以察于外，脉色明则参合无遗，内外明则表里具见，斯可万全无失矣。）赤脉之至也，喘而坚，诊曰有积气在中，时害于食，名曰心痹，得之外疾，思虑而心虚，故邪从之。（此下即所以合脉色也。赤者，心之色。脉喘而坚者，谓急盛如喘而坚强也。心脏居高，病则脉为喘状，故于心肺二脏独有之。喘为心气不足，坚为病气有余。心脉起于心胸之中，故积气在中，时害于食。积为病气积聚，痹为脏气不行。外疾，外邪也。思虑心虚，故外邪从而居之矣。）白脉之至也，喘而浮，上虚不实，惊有积，气在胸中，喘而虚，名曰肺痹，寒热，得之醉而使内也。（白者，肺色见也。脉喘而浮者，火乘金而病在肺也。喘为气不足，浮为肺阴虚。肺虚于上，则气不行而积于下，故上虚则为惊，下实则为积。气在胸中，喘而且虚，病为肺痹者，肺气不行，而失其治节也。寒热者，金火相争，金胜则寒，火胜则热也。其因醉以入房，则火必更炽，水必更亏，肾虚盗及母气，故肺病若是矣。）青脉之至也，长而左右弹，有积气在心下支，名曰肝痹，得之寒湿，与疝同法，腰痛足清头痛。（青者，肝色见也。长而左右弹，言两手俱长而弦强也。弹，搏击之义。此以肝邪有余，故气积心下，及于支，因成肝痹。然得之寒湿而积于心下支胠者，则为肝痹；积于小腹前阴者，则为疝气。总属厥阴之寒邪，故云与疝同法。肝脉起于足大趾，与督脉会于巅，故病必腰痛足冷头痛也。胠音区，腋下胁也，）黄脉之至也，大而虚，有积气在腹中，有厥气，名曰厥疝，女子同法，得之疾使四肢，汗出当风。（黄者，脾色见也。脉大为邪气盛，虚为中气虚。中虚则脾不能运，故有积气在腹中。脾虚则木乘其弱，水无所畏，而肝肾之气上逆，是为厥气。且脾肝肾三经，皆结于阴器，故名曰厥疝，而男女无异也。四肢皆禀气于脾，疾使之则劳伤脾气而汗易泄，汗泄则表虚，而风邪客之，故为是病。）黑脉之至也，上坚而大，有积气在小腹与阴，名曰肾痹，得之沐浴清水而卧。（黑者，肾色见也。上言尺之上，即尺外以候肾也。肾主下焦，脉坚而且大者，肾邪有余，故主积气在小腹与阴处，因成肾痹。其得于沐浴清水而卧者，以寒湿内侵而气归同类，故病在下焦而邪居于肾。）凡相五色之奇脉，面黄目青，面黄目赤，面黄目白，面黄目黑者，皆不死也。（凡此色脉之不死者，皆兼面黄，盖五行以土为本，而胃气之犹在也。相，去声。）面青目赤，面赤目白，面青目黑，面黑目白，面赤目青，皆死也。（此脉色之皆死者，以无黄色。无黄色则胃气已绝，故死。上文言合脉色以图万全，此二节则单言五色，亦可以决死生也。）

三十五、经有常色络无常变

（素问经络论　全）

黄帝问曰：夫络脉之见也，其五色各异，青黄赤白黑不同，其故何也？岐伯对曰：经有常色，而络无常变也。（经有五行之分，故有常色。络兼阴阳之应，故无常变。）

帝曰：经之常色何如？岐伯曰：心赤、肺白、肝青、脾黄、肾黑，皆亦应其经脉之色也。（五脏合于五行，故五色各有所主，而经脉之色亦与本脏相应，是为经之常色。按此节但言五脏而不及六腑者，大都经文皆以五脏为主，言五脏则六腑在其中矣。凡三阴三阳十二经之常色，皆当以此类推。）

帝曰：络之阴阳，亦应其经乎？岐伯曰：阴络之色应其经，阳络之色变无常，随四时而行也。（此言络有阴阳，而色与经应亦有同异也。脉度篇曰：经脉为里，支而横者为络，络之别者为孙。故合经络而言，则经在里为阴，络在外为阳。若单以络脉为言，则又有大络孙络在内在外之别。深而在内者是为阴络，阴络近经，色则应之，故分五行以配五脏而色有常也。浅而在外者，是为阳络，阳络浮显，色不应经，故随四时之气以为进退，而变无常也。观百病始生篇曰：阳络伤则血外溢，阴络伤则血内溢。其义可知。何近代诸家之注，皆以六阴为阴络，六阳为阳络，岂阳经之络必无常，阴经之络必无变

一八三〇

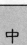

乎？皆误也。）寒多则凝泣，凝泣则青黑；热多则淖泽，淖泽则黄赤。（此即言阳络之变色也。泣，涩同。淖音闹，濡润也。）此皆常色，谓之无病。五色具见者，谓之寒热。（如前五色之应五脏者，皆常色也。常色者，无病之色也。若五色具见，则阴阳变乱，失其常矣，故为往来寒热之病。）帝曰：善。

三十六、新病久病毁伤脉色

（素问脉要精微论）

帝曰：有故病五脏发动，因伤脉色，各何以知其久暴至之病乎？（有故病，旧有宿病也。五脏发动，触感而发也。脉色可辨如下文。）岐伯曰：悉乎哉问也！征其脉小色不夺者，新病也；（征，验也。脉小者邪气不盛，色不夺者形神未伤，故为新病。）征其脉不夺其色夺者，此久病也；（病久而经气不夺者有之，未有病久，而形色不变者，故脉不夺，而色夺者为久病。）征其脉与五色俱夺者，此久病也；（表里俱伤也。）征其脉与五色俱不夺者，新病也。（表里俱无恙也。）肝与肾脉并至，其色苍赤，当病毁伤，不见血已见血，湿若中水也。（肝脉弦，肝主筋。肾脉沉，肾主骨。苍者，肝肾之色，青而黑也。赤者，心火之色，心主血也。脉见弦沉而色苍赤者，筋骨血脉俱病，故必当为毁伤也。凡毁伤筋骨者，无论不见血、已见血，其血必凝，其经必滞，气血凝滞，形必肿满，故如湿气在经，而同于中水之状。中，去声。）

三十七、五脏五色死生

（素问五脏生成篇）

故色见青如草兹者死，（兹，滋同。如草滋者，纯于青而色深也。此以土败木贼，全失红黄之气故死。）黄如枳实者死，（黄黑不泽也。）黑如炲者死，（炲，烟煤也。）赤如衃血者死，（衃血，死血也，赤紫而黑。衃，铺杯切。）白如枯骨者死，（枯槁无神也。）此五色之见死也。（脏气败于中，则神色夭于外。三部九候论曰：五脏已败，其色必夭，夭必死矣。此之谓也。）青如翠羽者生，赤如鸡冠者生，黄如蟹腹者生，白如豕膏者生，黑如乌羽者生，此五色之见生也。（此皆五色之明润光彩者，故见之者生。）生于心，如以缟裹朱，生于肺，如以缟裹红，生于肝，如以缟裹绀，生于脾，如以缟裹栝蒌实，生于肾，如以缟裹紫，此五脏所生之外荣也。（生，生气也，言五脏所生之正色也。缟，素帛也。以缟裹五物者，谓外皆白净而五色隐然内见也。朱与红皆赤，朱言其深，红言其浅也。绀，青而含赤也。凡此皆五脏所生之正色，盖以气足于中，而后色荣于外者若此。前第三十章精明五色，当与此篇互阅。绀，高暗切。）色味当五脏，白当肺辛，赤当心苦，青当肝酸，黄当脾甘，黑当肾咸。（当，合也。此五色五味之合于五脏者，皆五行之一理也。）故白当皮，赤当脉，青当筋，黄当肉，黑当骨。（肺主皮毛，故白当皮。心主血脉，故赤当脉。肝主筋，故青当筋。脾主肉。故黄当肉。肾主骨，故黑当骨也。）

七卷　经络类

一、人始生先成精脉道通血气行

（灵枢经脉篇）

雷公问于黄帝曰：禁脉之言，（脉当作服，即本经禁服篇也。）凡刺之理，经脉为始，营其所行，制其度量，内次五脏，外别六腑。愿尽闻其道。（营其所行，言经络之营行也。制其度量，言裁度其分数也。五脏属里，故言内次；六腑属表，故言外别。此数语即禁服篇之言，但彼次别二字，俱作刺字。详针刺类二十九。）黄帝曰：人始生，先成精，（精者，人之水也。万物之生，其初皆水。故易曰：天一生水；道家曰：水是三才之母，精为元气之根；本神篇曰：故生之来谓之精；决气篇曰：两神相搏，合而成形，常先身生，是谓精。故人始生先成精也。）精成而脑髓生。（精藏于肾，肾通于脑，脑者阴也，髓者骨之充也，诸髓皆属于脑，故精成而后脑髓生。）骨为干，（犹木之有干，土之有石，故能立其身。）脉为营，（脉络经营一身，故血气周流不息。）筋为刚，（筋力刚劲，故能约束骨胳，动作强健。）肉为墙，（肉象墙垣，故能蓄藏血气。）皮肤坚而毛发长。（皮肤不坚则气不聚，故万物皮壳无弗坚者，所以固其外也。）谷入于胃，脉道以通，血气乃行。（前言成形始于精，此言养形在于谷。如营卫生会篇曰：人受气于谷，谷入于胃，以传于肺，五脏六腑，皆以受气。其清者为营，浊者为卫。故脉道通，血气行，此经脉之谓。明经脉之道，则可以决死生、处百病、调虚实、施治疗矣。经脉义连后篇。）

二、十二经脉

（灵枢经脉篇）

雷公曰：愿卒闻经脉之始生。黄帝曰：经脉者，所以能决死生，处百病，调虚实，不可不通。（卒，尽也。）

肺手太阴之脉，起于中焦，（十二经脉所属，肺为手太阴经也。中焦当胃中脘，在脐上四寸之分。手之三阴，从脏走手，故手太阴脉发于此。凡后手三阴经，皆自内而出也。愚按：此十二经者，即营气也。营行脉中，而序必始于肺经者，以脉气流经，经气归于肺，肺朝百脉以行阴阳，而五脏六腑皆以受气。故十二经以肺经为首，循序相传，尽于足厥阴肝经而又传于肺，终而复始，是为一周。）下络大肠，（络，联系也。当任脉水分穴之分，肺脉络于大肠，以肺与大肠为表里也。按：十二经相通，各有表里。凡在本经者皆曰属，以此通彼者皆曰络。故在手太阴则曰属肺络大肠，在手阳明则曰属大肠络肺，彼此互更，皆以本经为主也。下文十二经皆仿此。）还循胃口，（还，复也。循，巡绕也。自大肠而上，复循胃口。）上膈属肺，（膈，膈膜也。人有膈膜，居心肺之下，前齐鸠尾，后齐十一椎，周遭相着，所以遮隔浊气，不使上熏心肺也。属者，所部之谓。）从肺系横出腋下，（肺系，喉咙也。喉以通气，下连于肺。膊之下，胁之上曰腋。腋下，即中府之旁。系音系。）下循臑内，（膊之内侧，上至腋，下至肘，嫩白肉曰臑，天府侠白之次也。臑，儒、软二音，又奴刀、奴到二切。）行少阴、心主之前，（少阴，心经也。心主，手厥阴经也。手之三阴，太阴在前，厥阴在中，少阴在后也。）下肘中，循臂内，（膊臂之交曰肘中，穴名尺泽。肘以下为臂。内，内侧也。行孔最、列缺、经渠之次。）

上骨下廉，入寸口，（骨，掌后高骨也。下廉，骨下侧也。寸口，关前动脉也，即太渊穴处。）上鱼，循鱼际，（手腕之前，大指本节之间，其肥肉隆起形如鱼者，统谓之鱼。寸口之前，鱼之后，曰鱼际穴。）出大指之端；（端，指尖也，即少商穴，手太阴肺经止于此。）其支者，从腕后直出次指内廉，出其端。（支者，如木之有枝，此以正经之外，而复有旁通之络也。臂掌之交曰腕，此本经别络，从腕后上侧列缺穴直出次指之端，交商阳穴而接乎手阳明经也。此下十二经为病，见疾病类第十，与此本出同篇，所当互考。）

大肠手阳明之脉，起于大指次指之端，（大肠为手阳明经也。大指次指，即食指之端也，穴名商阳。手之三阳，从手走头，故手阳明脉发于此。凡后手三阳经皆然。）循指上廉，出合谷两骨之间，（循义见前，凡前已注明者后不再注，余仿此。上廉，上侧也。凡经脉阳行于外，阴行于内，后诸经皆同。循指上廉，二间、三间也。合谷，穴名。两骨，即大指次指后岐骨间也，俗名虎口。）上入两筋之中，（腕中上侧两筋陷中，阳溪穴也。）循臂上廉，入肘外廉，（循阳溪等穴以上曲池也。）上臑外前廉，上肩出髃骨之前廉，（上臑外前廉，行肘髎、五里、臂臑也。肩端骨罅为髃骨。髃，隅同。）上出于柱骨之会上，（肩背之上，颈项之根，为天柱骨。六阳皆会于督脉之大椎，是为会上。）下入缺盆络肺，下膈属大肠；（自大椎而前，入足阳明之缺盆，络于肺中，复下膈，当脐旁天枢之分属于大肠，与肺相为表里也。）其支者，从缺盆上颈贯颊，入下齿中，（头茎为颈。耳下曲处为颊。颈中之穴，天鼎、扶突也。）还出挟口交人中，左之右，右之左，上挟鼻孔。（人中，即督脉之水沟穴。由人中而左右互交、上挟鼻孔者，自禾髎以交于迎香穴也。手阳明经止于此，乃自山根交承泣穴，而接乎足阳明经也。）

胃足阳明之脉，起于鼻之交頞中，（胃为足阳明经也。頞，鼻茎也，亦曰山根。交頞，其脉左右互交也。足之三阳，从头走足，故足阳明脉发于此。凡后足三阳经皆然。颊音遏。）旁纳太阳之脉，（纳，入也。足太阳起于目内眦睛明穴，与相近，阳明由此下行，故入之也。）下循鼻外，入上齿中，（鼻外，即承泣、四白、巨髎之分。）还出挟口环唇，下交承浆，（环，绕也。承浆，任脉穴。）却循颐后下廉，出大迎，（腮下为颔。颔中为颐。由地仓以下大迎也。）循颊车，上耳前，过客主人，循发际，至额颅；（颊车，本经穴，在耳下。上耳前，下关也。客主人，足少阳经穴，在耳前。循发际以上头维，至额颅，会于督脉之神庭。额颅，发际前也。）其支者，从大迎前下人迎，循喉咙，入缺盆，下膈属胃络脾；（人迎，缺盆，俱本经穴；属胃，谓本经之所属也；络脾，胃与脾为表里也。此支自缺盆入内下膈，当上脘中脘之分，属胃络脾。）其直者，从缺盆下乳内廉，（直者，直下而外行也。从缺盆下行气户等穴，以至乳中、乳根也。）下挟脐，（天枢等穴也。）入气街中；（自外陵等穴下入气街，即气冲也，在毛际两旁鼠鼷上一寸。）其支者，起于胃口，下循腹里，下至气街中而合，（胃口，胃之下口，当下脘之分，难经谓之幽门者是也。循腹里，过足少阴肓俞之外，此即上文支者之脉，由胃下行，而与直者复合于气街之中也。）以下髀关，抵伏兔，下膝膑中，下循胫外廉，下足跗，入中趾内间；（髀，股也。抵，至也。髀关、伏兔，皆膝上穴名。自此由阴市诸穴以下。膝盖曰膑。骨曰胫。足面曰跗。此三者，即犊鼻、巨虚、冲阳等穴之次。乃循内庭入中趾内间，而出厉兑，足阳明经止于此。厉兑义详本穴条下。髀，并米切，又音比。膑，频、牝二音。胫，形敬切。跗，附、孚二音。）其支者，下廉三寸而别；下入中趾外间；其支者，别跗上，入大趾间，出其端。（廉，上廉也。下廉三寸，即丰隆穴。是为阳明别络，故下入中趾外间；又其支者，自跗上冲阳穴次，别行入大趾间，斜出足厥阴行间之次，循大趾出其端，而接乎足太阴经也。）

脾足太阴之脉，起于大趾之端，（脾为足太阴经也。起于足大趾端隐白穴。足之三阴，从足走腹，故足太阴脉发于此。凡后足三阴经皆然。）循趾内侧白肉际，过核骨后，上内踝前

中华藏书 《类经》 中国书房 一八三五 中国书房

廉，（循趾内侧白肉际，行大都、太白等穴；核骨，即大趾本节后内侧圆骨也。滑氏言为孤拐骨者非，盖孤拐即名踝骨，古有击踝之说，即今北人所谓打孤拐也。核骨唯一，踝骨则有内外之分。滑氏以足跟骨为踝者亦非，盖彼曰跟踵，非踝也。踝，胡寡切。）上端内，循胫骨后，交出厥阴之前，（端，足肚也，亦名腓肠。本经自漏谷上行，交出厥阴之前，即地机，阴陵泉也。端，本经与侣通用，音篆。盖端本音煅，玉篇以足跟为端。）上膝股内前廉，（股，大腿也，一曰髀内为股。前廉，上侧也，当血海、箕门之次。）入腹属脾络胃，（自冲门穴入腹内行。脾与胃为表里，故于中脘、下脘之分，属脾络胃也。）上膈挟咽，连舌本，散舌下；（咽以咽物，居喉之后。自胃脘上行至此，连舌本，散舌下而终。本，根也。）其支者，复从胃别上膈，注心中。（足太阴外行者，由腹之四行，上府舍，腹结等穴，散于胸中而止于大包。其内行而支者，自胃脘别上膈，注心中，而接乎手少阴经也。）

心手少阴之脉，起于心中，（心为手少阴经，故脉发于心中。）出属心系，（心当五椎之下，其系有五，上系连肺，肺下系心，心下三系连脾肝肾，故心通五脏之气而为之主也。）下膈络小肠；（心与小肠为表里，故下膈当脐上二寸下脘之分络小肠也。）其支者，从心系上挟咽，系目系；（支者，从心系出任脉之外，上行挟咽，系目系，以合于内。）

其直者，复从心系却上肺，下出腋下，（直者，经之正脉也。此自前心系复上肺，由足少阳渊腋之次出腋下，上行极泉穴，手少阴经行于外者始此。）下循臑内后廉，行太阴、心主之后，（臑内后廉，青灵穴也。手之三阴，少阴居太阴、厥阴之后。）下肘内，循臂内后廉，（少海、灵道等穴也。）抵掌后锐骨之端，（手腕下踝为锐骨，神门穴也。）入掌内后廉，循小指之内出其端。（少府、少冲也。手少阴经止于此，乃交小指外侧，而接乎手太阳经也。滑氏曰：心为君主之官，尊于他脏，故其交经接受，不假支别云。）

小肠手太阳之脉，起于小指之端，（小肠为手太阳经也，起于小指外侧端少泽穴。）循手外侧上腕，出踝中，（前谷、后溪、腕骨等穴也。）直上循臂骨下廉，出肘内侧两筋之间，（循臂骨下廉阳谷等穴，出肘内侧两骨尖陷中，小海穴也。此处捺之，应于小指之上。）上循臑外后廉，（行手阳明、少阳之外。）出肩解，绕肩胛，交肩上，（肩后骨缝曰肩解，即肩贞穴也。肩胛、、天宗等处也。肩上，秉风、曲垣等穴也。左右交于两肩之上，会于督脉之大椎。滑氏曰：脊两旁为膂，膂上两角为肩解，肩解下成片骨为肩胛，即肩骨也。胛音甲。）入缺盆络心，（自缺盆由胸下行，入膻中络心，心与小肠为表里也。）循咽下膈，抵胃属小肠；（自缺盆之下，循咽下膈，抵胃下行，当脐上二寸之分属小肠。此本经之行于内者。）其支者，从缺盆循颈上颊，至目锐眦，却入耳中；（其支行于外者，出缺盆，循颈中之天窗，上颊后之天容，由颧以入耳中听宫穴也，手太阴经止于此。眦音资。）其支者，别颊上颐抵鼻，至目内，斜络于颧。（目下为眦。目内角为内眦。颧，即颧骨下颧髎穴，手太阳自此交目内，而接乎足太阳经也。颐音拙。颧音权。）

膀胱足太阳之脉，起于目内眦，（膀胱为足太阳经也。起于目内眦睛明穴。）上额交巅；（由攒竹上额，历曲差、五处等穴，自络却穴左右斜行，而交于项巅之百会。）其支者，从巅至耳上角；（其支者由百会旁行，至耳上角，过足少阳之曲鬓、率谷、天冲、浮白、窍阴、完骨，故此六穴者皆为足太阳、少阳之会。）其直者，从巅入络脑，（自百会行通天、络却、玉枕，入络于脑中也。）还出别下项，循肩膊内，挟脊抵腰中，（自脑复出别下项，由天柱而下会于督脉之大椎、陶道，却循肩膊内分作四行而下。此节言内两行者，挟脊两旁，各相去一寸半，自大杼行风门及脏腑诸而抵腰中等穴也。中行椎骨曰脊。臀骨上曰腰。膊音博。）入循膂，络肾属膀胱；（自腰中入膂，络肾，前属膀胱，肾与膀胱为表里也。挟脊两旁之肉曰膂。膂音旅。）其支者，从腰中下挟脊贯臀，入腘中；（从腰中循髋骨下挟脊，历四髎穴，贯臀之会阳，下行承扶、殷门、浮郄、委阳，入之委中也。尻旁大肉曰臀。膝后曲处曰。臀音屯。腘音国。郄音辽。）其支者，从膊内左右别下贯胛，挟脊内，（此支言肩膊内、大杼下，外两行也。左右贯胛，去脊各三寸别行，历附分、魄户、膏肓等穴，挟脊下行，由秩边而过髀枢也。）过髀枢，循髀外，从后廉下合腘中，（过髀枢，会于足少阳之环跳，循髀外后廉，去承扶一寸五分之间下行，复与前之入腘中者相合。）以下贯踹内，出外踝之后，循京骨，至小趾外侧。（贯踹内者，由合阳以下承筋、承山等穴也。出外踝之后，昆仑、仆参等穴也。小趾本节后大骨曰京骨。小趾外侧端曰至阴，足太阳经穴止此，乃交于小趾之下，而接乎足少阴经也。踹，侣同。）

肾足少阴之脉，起于小趾之下，邪走足心，（肾为足少阴经也。起于小趾下，斜走足心之涌泉穴。邪，斜同。）出于然谷之下，循内踝之后，别入跟中，（然谷，在内踝前大骨下。内踝之后别入跟中，即太溪、大钟等穴。）以上踹内，出内廉，（自复溜、交信，过足太阴之三阴交，以上踹内之筑宾，出内廉之阴谷。）上股内后廉，贯脊属肾络膀胱；（上股内后廉，结于督脉之长强，以贯脊中而后属于肾，前当关元中极之分，而络于膀胱，以其相为表里也。滑氏曰：由阴谷上股内后廉、贯脊，会于脊之长强穴，还出于前，循横骨、大赫、气穴、四满、中注、肓俞，当肓俞之所脐之左右属肾，下脐，过关元、中极而络膀胱也。）其直者，从肾上贯肝膈，入肺中，循喉咙，挟舌本；（滑氏曰：其直行者，从肓俞属肾处上行，循商曲、石关、阴都、通谷诸穴，贯肝，上循幽门上膈，历步廊入肺中，循神封、灵墟、神藏、中、俞府而上循喉咙，并人迎，挟舌本而终也。愚按：足少阴一经，考之本篇及经别、经筋等篇，皆言由脊里，上注心肺而散于胸中。惟骨空论曰：冲脉者，起于气街，并少阴之经，挟齐上行，至胸中而散。故甲乙经于俞府、中、神藏、灵墟、神封、步廊等穴，皆云足少阴脉气所发。幽门、通谷、阴都、石关、商曲、肓俞、中注、四满、气穴、大赫、横骨十一穴，皆云冲脉足少阴之会。故滑氏之注如此，实本于甲乙、铜人诸书，而甲乙等书实本之骨空论也。）其支者，从肺出络心，注胸中。（其支者，自神藏之际，从肺络心注胸中，以上俞府诸穴，足少阴经止于此，而接乎手厥阴经也。胸中，当两乳之间，亦曰膻中。）

心主手厥阴心包络之脉，起于胸中，（心主者，心之所主也。心本手少阴，而复有手厥阴者，心包络之经也。如邪客篇曰：心者，五脏六腑之大主也；诸邪之在心者，皆在心之包络；包络者，心主之脉也。其脉之出入屈折，行之疾徐，皆如手少阴心主之脉行也。故曰：心主手厥阴心包络之脉。胸中义见上文。滑氏曰：或问手厥阴经曰心主，又曰心包络何也？曰：君火以明，相火以位。手厥阴代君火行事，以用而言，故曰手心主，以经而言，则曰心包络，一经而二名，实相火也。）出属心包络，下膈，历络三膲；（心包络，包心之膜络也。包络为心主之外卫，三膲为脏腑之外卫，故为表里而相络。诸经皆无历字，独此有之，盖指上中下而言，上即膻中，中即中脘，下即脐下，故任脉之阴交穴为三膲募也。膲，焦通用。）其支者，循胸出胁，下腋三寸，（胁上际为腋。腋下三寸，天池也，手厥阴经穴始此。）上抵腋下，循臑内，行太阴少阴之间，（上抵腋下之天泉，循臑内行太阴、少阴之间，以手之三阴，厥阴在中也。）入肘中，下臂行两筋之间，（入肘中，曲泽也。下臂行两筋之间，门、间使、内关、大陵也。）入掌中，循中指出其端；（入掌中，劳宫也。中指端，中冲也，手厥阴经止于此。）其支者，别掌中，循小指次指出其端。（小指次指，谓小指之次指，即无名指也。其支者，自劳宫别行名指端，而接乎手少阳经也。）

三焦手少阳之脉，起于小指次指之端。（三焦为手少阳经也。起于无名指端关冲穴。）上出两指之间，（即小指次指之间液门、中渚穴也。）循手表腕，出臂外两骨之间，（手表之腕，阳池也。臂外两骨间，外关、支沟等穴也。）上贯肘，循臑外，上肩而交出足少阳之后，（上贯肘之天井，循臑外，行手太阳之前，手阳明之后，历清冷渊、消泺、会上肩，过足少阳之肩井，自天髎而交出足少阳之后也。）入缺盆，布膻中，散络心包，下膈，循属三焦；（其内行者入缺盆，复由足阳明之外，下布膻中，散络心包，相为表里，乃自上焦下膈，循中焦下行，并足太阳之正，入络膀胱以约下焦，故足太阳经委阳穴为三焦下辅腧也。详见后十六。）其支者，从膻中上出缺盆，上项，系耳后，直上出耳上角，以屈下颊至；（其支行于外者，自膻中上行，出缺盆，循天倭上项，会于督脉之大椎，循天髎，系耳后之翳风、螾脉、颅息，出耳上角之角孙，过足少阳之悬厘、颔厌，下行耳颊至颐会于手太阳颧髎之分。颐音拙，目下也。）其支者，从耳后入耳中，出走耳前，过客主人前交颊，至目锐眦。（此支从耳后翳风入耳中，过手太阳之听宫，出走耳前之耳门，过足少阳之客主人，交颊，循和倭，上丝竹空，至目锐眦，会于瞳子髎穴，手少阳经止于此，而接乎足少阳经也。）

胆足少阳之脉，起于目锐眦，（胆为足少阳经也。起于目锐眦瞳子髎穴。目之外角曰锐眦。）上抵头角，下耳后，（自目锐，由听会、客主人上抵头角，循颔厌，下悬颅、悬厘，从耳上发际入曲鬓、率谷，历手少阳之角孙外折下耳后，行天冲、浮白、窍阴、完骨，又自完骨外折上行，循本神，前至阳白，复内折上行，循临泣、目窗、正营、承灵、脑空，由风池而下行也。）循颈行手少阳之前，至肩上，却交出手少阳之后，入缺盆；（自风池循颈，过手少阳之天髎，行少阳之前，下至肩上，循肩井，复交出手少阳之后，过督脉之大椎，会于手太阳之秉风，而前入于足阳明缺盆之外。）其支者，从耳后入耳中，出走耳前，至目锐眦后；（其支者，从耳后颞俆间，过手少阳之翳风，入耳中，过手太阳之听宫，出走耳前，复自听会至目锐眦后瞳子倭之分。）其支者，别锐皆，下大迎，合于手少阳，抵于倭，（其支者，别自目外瞳子，下足阳明大迎之次，由手少阳之丝竹、和倭而下抵于俆也。）下加颊车，下颈合缺盆，（其下于足阳明者，合于下关，乃自颊车下颈，循本经之前，与前之入缺盆者相合，以下胸中。）以下胸中，贯膈络肝属胆，循胁里，出气街，绕毛际，横入髀厌中；（其内行者，由缺盆下胸，当手厥阴天池之分贯膈，足厥阴期门之分络肝，本经日月之分属胆。而相为表里，乃循胁里，由足厥阴之章门下行，出足阳明之气街，绕毛际，合于足厥阴，以横入髀厌中之环跳穴也。）其直者，从缺盆下腋，循胸过季胁，下合髀厌中，（其直下而行于外者，从缺盆下腋循胸，历渊腋、辄筋、日月过季胁，循京门、带脉等穴下行，由居入足太阳之上中下，下行，复与前之入髀厌者相合。）以下循髀阳，出膝外廉，下外辅骨之前，（髀阳，髀之外侧也。辅骨，膝下两旁高骨也。由髀阳行太阳阳明之中，历中渎、阳关、出膝外廉，下外辅骨之前，自阳陵泉以下阳交等穴也。）直下抵绝骨之端，下出外踝之前，循足跗上，入小趾次趾之间；（外踝上骨际曰绝骨。绝骨之端，阳辅穴也。下行悬钟，循足面上之丘墟、临泣等穴，乃入小趾次趾之间，至窍阴穴，足少阳经止于此。）其支者，别跗上，入大趾之间，循大趾岐骨内出其端，还贯爪甲，出三毛。（足大趾次趾本节后骨缝为岐骨，大趾爪甲后二节间为三毛。其支者自足跗上别行入大趾，循岐骨内，出大趾端，还贯入爪甲，出三毛，而接乎足厥阴经也。）

　　肝足厥阴之脉，起于大趾丛毛之际，（肝为足厥阴经也。起于足大趾，去爪甲横纹后，丛毛际大敦穴。丛毛，即上文所谓三毛也。）上循足跗上廉，去内踝一寸，（足跗上廉，行间、太冲也。内踝前一寸，中封也。）上踝八寸，交出太阴之后，上腘内廉，（上踝过足太阴之三阴交，历蠡沟、中都，复上一寸，交出太阴之后，上腘内廉，至膝关、曲泉也。）循股阴，入毛中，过阴器，（股阴，内侧也。循股内之阴包、五里、阴廉，上会于足太阴之冲门、府舍，入阴毛中之急脉，遂左右相交，环绕阴器，而会于任脉之曲骨。）抵小腹，挟胃属肝络胆，（自阴上入小腹，会于任脉之中极、关元，循章门至期门之所挟胃属肝，下足少阳日月之所络胆，而肝胆相为表里也。）上贯膈，布胁肋，（自期门上贯膈，行足太阴食窦之外，大包之里，散布胁肋，上足少阳渊腋，手太阴云门之下，足厥阴经穴止于此。）循喉咙之后，上入颃颡，连目系，上出额，与督脉会于巅；（颃颡，咽颡也。目内深处为目系。其内行而上者，自胁肋间，由足阳明人迎之外，循喉咙之后入颃颡，行足阳明大迎、地仓、四白之外，内连目系，上出足少阳阳白之外，临泣之里，与督脉相会于顶巅之百会。）其支者，从目系下颊里，环唇内；（此支者，从前目系之分，下行任脉之外。本经之里，下颊里，交环于口唇之内。）其支者，复从肝别贯膈，上注肺。

中華藏書

黄帝内经·最新整理珍藏版

（又其支者，从前期门属肝所行足太阴食窦之外。本经之里，别贯膈，上注于肺，下行至中焦，挟中脘之分，复接于手太阴肺经，以尽十二经之一周，终而复始也。）

三、十二经离合

（灵枢经别篇全）

黄帝问于岐伯曰：余闻人之合于天道也，内有五脏，以应五音、五色、五时、五味、五位也；外有六腑以应六律，六律建阴阳诸经而合之十二月、十二辰、十二节、十二经水、十二时、十二经脉者，此五脏六腑之所以应天道。（此言人身脏腑经脉，无非合于天道者。五音五色等义，见藏象类；六律义，见附翼律原。十二月等义，俱详载图翼中。）夫十二经脉者，人之所以生，病之所以成，人之所以治，病之所以起，学之所始，工之所止也，粗之所易，上之所难也。请问其离合出入奈何？（经脉者，脏腑之枝叶。脏腑者，经脉之根本。知十二经脉之道，则阴阳明，表里悉，气血分，虚实见，天道之逆从可察，邪正之安危可辨。凡人之生，病之成，人之所以治，病之所以起，莫不由之。故初学人必始于此，工之良者亦止于此而已。第粗工忽之，谓其寻常易知耳。上工难之，谓其应变无穷也。十二经脉已具前经脉篇，但其上下离合、内外出入之道犹有未备，故此复明其详。然经脉篇以首尾循环言，故上下起止有别。此以离合言，故但从四末始。虽此略彼详，然义有不同，所当参阅。）岐伯稽首再拜曰：明乎哉问也！此粗之所过，上之所息也，请卒言之。（过犹经过，谓忽略不察也。息如止息，谓必所留心也。）

足太阳之正，别入于腘中，其一道下尻五寸，别入于肛，属于膀胱，散之肾，循膂当心入散；直者，从膂上出于项，复属于太阳，此为一经也。足少阴之正，至腘中，别走太阳而合，上至肾，当十四顀，出属带脉；直者，系舌本，复出于项，合于太阳，此为一合。成以诸阴之别，皆为正也。（此膀胱与肾为表里，故其经脉相为一合也。足太阳之正，入腘中，与少阴合而上行；其别一道下尻五寸，当承扶之次，上入肛门，内行腹中，属于膀胱，散于肾，循膂当心入散，上出于项，而复属于本经太阳，此内外同为一经也。足少阴之正，自腘中合于太阳，内行上至肾，当十四椎旁肾俞之次，出属带脉，其直者上系舌本，复出于项，合于太阳，是为六合之一也。然有表必有里，有阳必有阴，故诸阳之正，必成于诸阴之别，此皆正脉相为离合，非旁通交会之谓也。余仿此。尻，开高切。肛音工，又好刚切。骶，椎同，音槌。）

足少阳之正，绕髀入毛际，合于厥阴；别者，入季胁之间，循胸里属胆，散之上肝贯心，以上挟咽，出颐颔中，散于面，系目系，合少阳于外眦也。足厥阴之正，别跗上，上至毛际，合于少阳，与别俱行，此为二合也。（此胆肝二经为表里，经脉相为一合也。足少阳绕髀阳，入毛际，与足厥阴合。其内行而别者，乃自季胁入胸属胆、散之上肝，由肝之上系贯心，上挟咽，自颐颔中出，散于面，上系目系，复合少阳本经于目外眦瞳子髎也。足厥阴之正，别足跗内行，上至阴毛之际，合于足少阳、与别者俱行，上布胁肋，是为六合之二也。颐音移。颔，何敢切。）

足阳明之正，上至髀，入于腹里，属胃，散之脾，上通于心，上循咽出于口，上頞颅，还系目系，合于阳明也。足太阴之正，上至髀，合于阳明，与别俱行，上结于咽，贯舌中，此为三合也。（此胃脾二经表里相为一合也。足阳明上至髀关，其内行者，由气街入腹里，属于胃，散于脾，上通于心，循咽出于口，上頞颅，入承泣之次，系目系为目下网，以合于阳明本经也。足太阴之正，上股内，合于足阳明，与别者俱行，上咽贯舌，是为六合之三也。頞音遏。颅音拙。）

手太阳之正，指地，别于肩解，入腋走心，系小肠也。手少阴之正，别入于渊腋两筋之间，属于心，上走喉咙，出于面，合目内眦，此为四合也。（此小肠与心表里经脉相为一合也。指地者，地属阴，居天之内。手太阳内行之脉，别于肩解，入腋走心，系于小肠，皆自上而下，自外而内，故曰指地。经脉篇言交肩上，入缺盆络心。此言别于肩解，入腋走心。盖前后皆有入心之脉。手少阴之正，自腋下三寸足少阳渊腋之次，行两筋之间，内属于心，与手太阳入腋走心者合，乃上行挟于咽、出于面，合于目内，是当与足太阳睛明相会矣。此六合之四也。）

手少阳之正，指天，别于巅，入缺盆，下走三焦，散于胸中也。手心主之正，别下渊腋三寸，入胸中，别属三焦，出循喉咙，出耳后，合少阳完骨之下，此为五合也。（此三焦心主表里经脉相为一合也。指天者，天属阳，运于地之外。手少阳之正，上别于巅，入缺盆，下走三焦，散于胸中，包罗脏腑之外，故曰指天；手厥阴之正，其别而内行者，与少阴之脉，同自腋下三寸，足少阳渊腋之次，入胸中，属于三焦，乃出循喉咙，行耳后，合手足少阳于完骨之下，此六合之五也。）

手阳明之正，从手循膺乳，别于肩髃，入柱骨，下走大肠，属于肺，上循喉咙，出缺盆，合于阳明也。手太阴之正，别入渊腋少阴之前，入走肺，散之大肠，上出缺盆，循喉咙，复合阳明，此六合也。（此大肠与肺为表里，经脉相为一合也。手阳明之正，循胸前膺乳之间，其内行者，别于肩髃，入柱骨，由缺盆下走大肠，属于肺。其上者，循喉咙，复出缺盆，而合于阳明本经也。手太阴之正，其内行者，自天府别入渊腋，由手少阴心经之前入内走肺，散之大肠。其上行者，出缺盆，循喉咙，复合于手阳明经。以上共十二经，是为六合也。）

四、十二经筋结支别

（灵枢经筋篇）

足太阳之筋，起于足小趾，上结于踝，邪上结于膝，（足太阳之筋，起于足小趾爪甲之侧，即足太阳经脉所止之处，至阴穴次也。循足跗外侧，上结于外踝昆仑之分，乃邪上附阳，而结于膝腘之分。结，聚也。凡后十二经筋所起所行之次，与十二经脉多相合。其中有小异者，乃其支别，亦互相发明耳。独足之三阴，则始同而终不同也，所当并考。愚按：十二经脉之外，而复有所谓经筋者何也？盖经脉营行表里，故出入脏腑，以次相传；经筋联缀百骸，故维络周身，各有定位。虽经筋所行之部，多与经脉相同；然其所结所盛之处，则惟四肢溪谷之间为最，以筋会于节也。筋属木，其华在爪，故十二经筋皆起于四肢指爪之间，而后盛于辅骨，结于肘腕，系于膝关，联于肌肉，上于颈项，终于头面，此人身经筋之大略也。筋有刚柔，刚者所以束骨，柔者所以相维，亦犹经之有络，纲之有纪，故手足项背直行附骨之筋皆坚大，而胸腹头面支别横络之筋皆柔细也。但手足十二经之筋，又各有不同者，如手足三阳行于外，其筋多刚，手足三阴行于内，其筋多柔。而足三阴、阳明之筋皆聚于阴器，故曰前阴者，宗筋之所聚，此又筋之大会也。然一身之筋，又皆肝之所生，故惟足厥阴之筋络诸筋，而肝曰罢极之本，此经脉经筋之所以异也。）其下循足外踝，结于踵，上循跟，结于腘；（其下，足跗之下也。踵即足跟之突出者，跟即踵上之鞭筋处也，乃仆参申脉之分。结于腘，委中也。腘音国。鞭，硬同。）其别者结于踹外，上腘中内廉，与腘中并，（此即大筋之旁出者，别为柔软短筋，亦犹木之有枝也。后凡言别者、支者皆仿此。此支自外踝别行，由足踹肚之下尖处，行少阳之后，结于踹之外侧络穴飞阳之分，乃上腘内廉，合大筋于委中而一之也。）上结于臀，（尾侹骨旁，会阳之分也。臀音屯。）上挟脊上项；（挟脊背，分左右上项，会于督脉之陶道、大椎，此皆附脊之刚筋也。）其支者，别入结于舌本；（其支者，自项别入内行，与手少阳之筋结于舌本，散于舌下。自此以上，皆柔之筋而散于头面。）其直者，结于枕骨，上头下颜，结于鼻；（其直者，自项而上，与足少阴之筋，合于脑后枕骨间，由是而上过于头，前下于颜，以结于鼻下之两旁也。额上曰颜。）其支者，为目上网，下结于頄；（网，纲维也，所以约束目睫、司开阖者也。目下曰頄，即颧也。此支自通顶入脑者下属目本，散于目上，为目上网，下行者结于，与足少阳之筋合。頄音求。）其支者，从腋后外廉，结于肩髃；（又其支者，从挟脊，循腋后外廉，行足少阳之后，上至肩，会手阳明之筋，结于肩髃。）其支者，入腋下，上出缺盆，上结于完骨；（此支后行者，从腋后走腋下，向前邪出阳明之缺盆，乃从耳后直上，会手太阳、足少阳之筋，结于完骨。完骨，耳后高骨也。）其支者，出缺盆，邪上出于頄。（此支前行者，同前缺盆之筋岐出，别上颐颔，邪行出于𬱖，与前之下结于𬱖者相合也。此下仍有十二经筋病刺法，见疾病类六十九，与此本出同篇，所当互考。）

足少阳之筋，起于小趾次趾，上结外踝，上循胫外廉，结于膝外廉；（小趾次趾，即第四趾窍阴之次也。外踝，丘墟之次。胫外廉，外丘、阳交之次。膝外廉，阳陵泉、阳关之次。此皆刚筋也。胫，奚敬切。）其支者，别起外辅骨，上走髀，前者结于伏兔之上，后者结于尻；（膝下两旁突出之骨曰辅骨，膝上六寸起肉曰伏兔。尾俚骨曰尻。此支自外辅骨上走于髀，分为二岐，前结于阳明之伏兔，后结于督脉之尻，至此刚柔相制，所以联臀膝而运枢机也。髀，并米切，又音比。尻，开高切。）其直者，上乘䏚季胁，上走腋前廉，系于膺乳，结于缺盆；（季胁下两旁软处曰䏚，胸上两旁高处曰膺。此直者，自外辅骨走髀，由髀枢上行乘，循季胁上走腋，当手太阴之下，出腋前廉，横系于胸乳之分，上结于缺盆，与手太阴之筋相合，皆刚筋也。䏚音秒，一作眇，五音篇曰少也，盖其处少骨之义。）直者，上出腋，贯缺盆，出太阳之前，循耳后，上额角，交巅上，下走颔，上结于𬱖；（此直者，自上走腋处直上出腋，贯于缺盆，与上之结于缺盆者相合，乃行足太阳经筋之前，循耳上额角，交太阳之筋于巅上，复从足阳明头维之分走耳前，下腮颔，复上结于𬱖。颔，何敢切，腮下也。云燕颔者即此。）支者，结于目眦为外维。（此支者，从颧上斜趋结于目外，而为目之外维，凡人能左右盼视者，正以此筋为之伸缩也。按本篇有曰从左之右，右目不开，上过右角，并跷脉而行，左络于右等义，详疾病类六十九。）

足阳明之筋，起于中三趾，结于跗上，邪外上加于辅骨，上结于膝外廉，直上结于髀枢，上循胁，属脊；（中三趾，即足之中趾，厉兑之旁也。结于跗上冲阳之次，乃从足面邪行，出太阴、少阳两筋之间，上辅骨，结于膝之外廉，直上髀枢，行少阳之前，循胁向后，内属于脊。）其直者，上循骭，结于膝，其支者，结于外辅骨，合少阳；（骭，足胫骨也。其直者，自跗循骭，结于膝下外廉三里之次，以上膝膑中。其支者，自前跗上邪外上行，结于外辅骨阳陵泉之分，与少阳相合。骭音干。）其直者，上循伏兔，上结于髀，聚于阴器，上腹而布，（此直者，由膝膑直上，循伏兔、髀关之分，结于髀中，乃上行聚于阴器，阴阳总宗筋之会，会于气街，而阳明为之长也。乃自横骨之分，左右挟行，循天枢、关门等穴，而上布于腹，此上至颈，皆刚筋也。）至缺盆而结，上颈，上挟口，合于頄，下结于鼻，上合于太阳，太阳为目上网，阳明为目下网；（自缺盆上颈中人迎穴，乃循颐颊上挟口吻、与阳跷会于地仓，上合于颧髎，下结于鼻旁，复上睛明穴合于足太阳。太阳细筋，散于目上，故为目上网。阳明细筋，散于目下，故为目下网。）其支者，从颊结于耳前。其支者，自颐颊间上结耳前，会于足少阳之上关、颔厌，上至头维而终也。）

足太阴之筋，起于大趾之端内侧，上结于内踝；（大趾之端内侧，隐白也。循核骨而上，结于内踝下商丘之次。）其直者，络于膝内辅骨，上循阴股，结于髀，聚于阴器，（络当作结。此自内踝直上，结于膝内辅骨阴陵泉之次。股之内侧曰阴股，结于髀，箕门之次也。乃上横骨两端，与足厥阴会于冲门，横绕曲骨，并足少阴阳明之筋，而聚于阴器，皆刚筋也。）上腹，结于脐，循腹里，结于肋，散于胸中；其内者，着于脊。（其前行者，自阴器上腹，会手少阴之筋结于脐，循腹里由大横、腹哀之次结于肋，乃散为柔细之筋上行，布于胸中胸乡、大包之次。其内行者，由阴器宗筋之间，并阳明少阴之筋而上着于脊。）

足少阴之筋，起于小趾之下，并足太阴之筋，邪走内踝之下，结于踵，与太阳之筋合，而上结于内辅之下，（足少阴之筋，起小趾下，邪趋足心。又邪趋内侧，上然谷，并足太阴商丘之次，走内踝之下，结于根踵之间，与太阳之筋合，由踵内侧上行，结于内辅骨下阴谷之次。并太阴之筋，而上循阴股，结于阴器，自内辅并太阴之筋，上循阴股，上横骨，与太阴、厥阴、阳明之筋合，而结于阴器。皆刚筋也。）循脊内，挟膂上至项，结于枕骨，与足太阳之筋合。（自阴器内行，由子宫上系肾间，并冲脉循脊两旁，挟膂上至项，与足太阳之筋合，结于枕骨，内属髓海。臑音旅。）

足厥阴之筋，起于大趾之上，上结于内踝之前，（大趾上三毛际，大敦次也。行跗上，与足太阴之筋并行，结于内踝前中封之次。）上循胫，上结内辅之下，上循阴股，结于阴器，络诸筋。（由内踝上足胫，循三阴交之分上行，并足少阴之筋，上结于内辅骨下曲泉之次，复并太阴之筋。上循阴股中五里、阴廉之分，上急脉而结于阴器。阴器者，合太阴、厥阴、阳明、少阴之筋，以及冲、任、督之脉皆聚于此，故曰宗筋。厥阴属肝，肝主筋，故络诸筋而一之，以成健运之用。）

手太阳之筋，起于小指之上，结于腕，上循臂内廉，结于肘内锐骨之后，弹之应小指之上，入结于腋下；（手小指之上外侧，少泽穴也。上行结于手腕外侧腕骨、阳谷之次，上循臂内侧，结于肘下锐骨之后，小海之次。但于肘尖下两骨罅中，以指捺其筋，则酸麻应于小指之上，是其验也。又由肘上臑外廉，入结于后腋之下，此皆刚筋也。）其支者，后走腋后廉，上绕肩胛，循颈出走太阳之前，结于耳后完骨；（其支者，自腋下与足太阳之筋合，走腋后廉，上绕肩胛，行肩外腧、肩中腧，循颈中天窗之分，出走太阳经筋自缺盆出者之前，同上结于耳后完骨之次也。）其支者，入耳中；直者，出耳上，下结于颔，上属目外眦。（此支者，自颈上曲牙，入耳中听宫之分。其直者，上行出耳上，会于手少阳角孙之次。其前而下者，循颐结于颔，与手阳明之筋合。其前而上者，属目外腧瞳子髎之次，与手足少阳之筋合也。）

手少阳之筋，起于小指次指之端，结于腕中，循臂结于肘，上绕臑外廉，上肩走颈，合手太阳；（小指次指之端，无名指关冲之次也。上结于手腕之阳池，循臂外关、支沟之次，出臂上两骨间结于肘，自肘上臑外廉，由臑会行太阳之里、阳明之外，上肩腧，走颈中天牖之分，与手太阳之筋合，此皆刚筋也。）其支者，当曲颊，入系舌本；（其支者，自颈中当曲颊下入系舌本，与足太阳之筋合。）其支者，上曲牙，循耳前，属目外眦，上乘颔，结于角。（又支者，自颊行曲牙，会足阳明之筋，循耳前上行，与手太阳、足少阳之筋屈曲交缩，而会于耳上之角孙，乃属目外眦而复会于瞳子髎之次。额当作颞，盖此筋自耳前行外，与三阳交会，上出两额之左右，以结于额之上角也。）

手阳明之筋，起于大指次指之端，结于腕，上循臂，上结于肘外，上臑，结于髃；（大指次指之端，食指尖商阳之次也。历合谷，结于腕上阳溪之次，循臂上廉，又结于肘外肘髎之次，乃上臑会与足太阳之筋合，结于肩髃，此皆刚筋也。）其支者，绕肩胛，挟脊；（此支自肩髃屈曲后行，绕肩胛，与手足太阳之筋合而挟于脊。）直者，从肩髃上颈；（此直者自肩，行巨骨，上颈中天鼎、扶突之次。）其支者，上颊，结于頄；（此支者，自颈上颊入下齿中，上结于手太阳颧髎之分。）直者，上出手太阳之前，上左角，络头，下右颔；（此直者，自颈，出手太阳天窗、天容之前，行耳前上额左角络头，以下右颔。此举左而言，则右在其中，亦如经脉之左之右右之左也。故右行者，亦上额右角，交络于头，下左颔，以合于太阳、少阳之筋。）

手太阴之筋，起于大指之上，循指上行，结于鱼后，行寸口外侧，（手大指上，少商之次也。鱼后，鱼际也。寸口外侧，即列缺之次。）上循臂，结肘中，上臑内廉，入腋下，（上循臂结于肘中尺泽之次，上臑内廉天府之次，乃横入腋下，与手少阴之筋合，此上皆刚筋也。）出缺盆，结肩前髃，（此自腋下上出缺盆，行肩上三阳之前，而结于肩之前髃也。）上结缺盆，下结胸里，散贯贲，合贲，下抵季胁。（此上行者，自腋而上，并足三阳之筋上结于缺盆。下行者，自腋入胸，结于胸里，散贯于胃上口贲门之分，与手厥阴之筋合，下行抵季胁，与足少阳、厥阴之筋合也。愚按：四十四难七冲门者，胃为贲门；杨玄操云：贲者膈也，胃气之所出，胃出谷气以传于肺，肺在膈上，故胃为贲门。详此则经络之行于三焦，脏腑之列于五内，其脉络相贯之处，在上焦则联于咽喉，中焦则联于贲膈，下焦则联于二阴，舍此三处，无所连属矣。贲音秘，又音奔。）

手心主之筋，起于中指，与太阴之筋并行，结于肘内廉，（中指端，中冲之次也。循指入掌中，至掌后大陵之次，并手太阴之筋，上结于肘内廉曲泽之次。）上臂阴，结腋下，下散前后挟胁；（上臂阴天泉之次，由曲腋间并太阴之筋结于腋下，当天池之次下行，前后布散挟胁，联于手太阴、足少阳之筋。此经自掌至腋，皆刚筋也。）其支者，入腋，散胸中，结于臂。（此支者，自天池之分，入腋内，散于胸中。臂当作贲，盖此支并太阴之筋入散胸中，故同结于贲也。）

手少阴之筋，起于小指之内侧，结于锐骨，上结肘内廉，上入腋，交太阴，挟乳里，（小指内侧，少冲次也。结于锐骨，神门次也。肘内廉，少海次也。上入腋极泉之次，交手太阴之筋，邪络挟乳内行。此经自指至腋，皆刚筋也。）结于胸中，循臂，下系于脐。（自乳里内行结于胸中，与三阴之筋合。臂字亦当作贲，盖心主、少阴之筋，皆与太阴合于贲而下行也。）

五、十五别络病刺

（灵枢经脉篇）

手太阴之别，名曰列缺，起于腕上分间，并太阴之经，直入掌中，散入于鱼际。（此下即十五络穴也。不曰络而曰别者，以本经由此穴，而别走邻经也。手太阴之络名列缺，在腕后一寸五分，上侧分肉间，太阴自此别走阳明者。其太阴本经之脉，由此直入掌中，散于鱼际也。人或有寸关尺三部脉不见，自列缺至阳溪见者，俗谓之反关脉，此经脉虚而络脉满，千金翼谓阳脉逆，反大于气口三倍者是也。）其病实则手锐掌热，虚则欠㰦，小便遗数，取之去腕半寸，别走阳明也。（掌后高骨为手锐骨。实为邪热有余，故手锐掌热。欠㰦，张口伸腰也。虚因肺气不足，故为欠㰦及小便遗而且数。通俗文曰：体倦则伸，志倦则㰦也。治此者取列缺，谓实可泻之，虚可补之。后诸经皆准此。半寸当作寸半。此太阴之络别走阳明，而阳明之络曰偏历，亦入太阴，以其相为表里，故互为注络以相通也。他经皆然。㰦音去。）

手少阴之别，名曰通里，去腕一寸半，别而上行，循经入于心中，系舌本，属目系。其实则支膈，虚则不能言，取之掌后一寸，别走太阳也。（手少阴之络名通里，在腕后一寸陷中。

别走手太阳者也。此经入心下膈，故邪实则支膈，谓膈间若有所支而不畅也。其支者上系舌本，故虚则不能言。当取通里，或补或泻以治之也。）

手心主之别，名曰内关，去腕二寸，出于两筋之间，循经以上系于心包络心系。实则心痛。虚则为头强，取之两筋间也。（手厥阴之络名内关，在掌后去腕二寸两筋间，别走手少阳者也。此经系心包，络心系，又去耳后，合少阳完骨之下。故邪实则心痛，虚则头强不利也，皆取内关以治之。）

手太阳之别，名曰支正，上腕五寸，内注少阴；其别者上走肘，络肩髃。实则节弛肘废，虚则生肬，小者如指痂疥，取之所别也。（手太阳之络名支正，在腕后五寸，走臂内侧，注手少阴者也。此经走肘络肩，故邪实则脉络壅滞，而节施肘废，正虚则血气不行，大则为局，小则为指间痂疥之类。取之所别，即支正也。肬音尤，赘也、瘤也。）

手阳明之别，名曰偏历，去腕三寸，别入太阴；其别者，上循臂，乘肩髃，上曲颊偏齿；其别者，入耳合于宗脉。实则龋聋，虚则齿寒痹隔，取之所别也。（手阳明之络名偏历，在腕后三寸上侧间，别走手太阴者也。按本经筋脉皆无入耳上目之文，惟此别络有之。宗脉者，脉聚于耳目之间者也。龋，齿蠹病也。此经上曲颊偏齿入耳，络肺下膈，故实则为齿龋耳聋，虚则为齿寒内痹而隔。治此者，当取所别之偏历。龋，丘雨切。）

手少阳之别，名曰外关，去腕二寸，外绕臂，注胸中，合心主。病实则肘挛，虚则不收，取之所别也。（手少阳之络名外关，在腕后二寸两筋间，别走手厥阴心主者也。此经绕臂，故为肘挛及不收之病。治此者，当取所别之外关。）

足太阳之别，名曰飞阳，去踝七寸，别走少阴。实则鼽窒头背痛，虚则鼽衄，取之所别也。（足太阳之络名飞阳，在足外踝上七寸，别走足少阴者也。此经起于目内眦，络脑行头背，故其为病如此。治此者，当取所别之飞阳。鼽音求，鼻塞也。窒音质。衄，女六切，鼻出血也。）

足少阳之别，名曰光明，去踝五寸，别走厥阴，下络足跗。实则厥，虚则痿躄，坐不能起，取之所别也。（足少阳之络名光明，在外踝上五寸，别走足厥阴者也。此经下络足跗，故为厥为痿。治此者，当取所别之光明。躄音璧，足不能行也。）

足阳明之别，名曰丰隆，去踝八寸，别走太阴；其别者，循胫骨外廉，上络头项，合诸经之气，下络喉嗌。其病气逆则喉痹瘁喑，实则狂巅，虚则足不收胫枯，取之所别也。（足阳明之络名丰隆，在外踝上八寸，别走足太阴者也。此经循喉咙入缺盆，胃为五脏六腑之海，而喉嗌缺盆为诸经之孔道，故合诸经之气下络喉嗌，而为病如此。治之者，当取所别之丰隆也。胫，奚敬切。嗌音益。瘁，悴同，病乏也。喑音音。巅，癫同。）

足太阴之别，名曰公孙，去本节之后一寸，别走阳明；其别者，入络肠胃。厥气上逆则霍乱，实则肠中切痛，虚则鼓胀，取之所别也。（足太阴之络名公孙，在足大趾本节后一寸，别走足阳明者也。厥气者，脾气失调而或寒或热，皆为厥气。逆而上行则为霍乱。本经入腹属脾络胃，故其所病如此。治此者，当取所别之公孙也。）

足少阴之别，名曰大钟，当踝后绕跟，别走太阳；其别者，并经上走于心包，下外贯腰脊。其病气逆则烦闷，实则闭癃，虚则腰痛，取之所别也。（足少阴之络名大钟，在足跟后骨上两筋间，别走足太阳者也。前十二经脉言本经从肺出络心，此言上走心包，下外贯腰脊，故其为病如此。而治此者，当取所别之大钟也。）

足厥阴之别，名曰蠡沟，去内踝五寸，别走少阳；其别者，循胫上睾，结于茎。其病气逆则睾肿卒疝，实则挺长，虚则暴痒，取之所别也。（足厥阴之络名蠡沟，在足内踝上五寸，别走足少阳者也。本经络阴器，上睾结于茎，故其所病如此。而治此者，当取所别之蠡沟。蠡音里。睾音高，阴丸也。茎，英、行二音，阴茎也。）

任脉之别，名曰尾翳，下鸠尾，散于腹。实则腹皮痛，虚则痒搔，取之所别也。（尾翳，误也，任脉之络名屏翳，即会阴穴，在大便前、小便后、两阴之间，任督冲三脉所起之处。此经由鸠尾下行散于腹，故其为病若此。而治之者，当取所别之会阴。搔，思高切，爬也。）

督脉之别，名曰长强，挟脊上项，散头上，下当肩胛左右，别走太阳，入贯膂。实则脊强，虚则头重高摇之，挟脊之有过者，取之所别也。（督脉之络名长强，在尾骶骨端，别走任脉足少阴者也。此经上头项走肩背，故其所病如此。头重高摇之，谓力弱不胜而颤掉也。治此者，当取所别之长强。膂音吕。）

脾之大络，名曰大包，出渊腋下三寸，布胸胁。实则身尽痛，虚则百节尽皆纵，此脉若罗络之血者，皆取之脾之大络脉也。（脾之大络名大包，在渊腋下三寸，布胸胁，出九肋间，总统阴阳诸络，由脾灌溉五脏者也，故其为病如此。罗络之血者，言此大络包罗诸络之血，故皆取脾之大络以去之。大络，即大包也。）

凡此十五络者，实则必见，虚则必下，视之不见，求之上下，人经不同，络脉异所别也。（十二经共十二络，而外有任督之络，及脾之大络，是为十五络也。凡人之十二经脉，伏行分肉之间，深不可见；其脉之浮而可见者，皆络脉也。然又必邪气盛者脉乃壅盛，故实则必见。正气虚者，脉乃陷下，而视之不见矣。故当求上下诸穴，以相印证而察之，何也？盖以人经有肥瘦长短之不同，络脉亦异其所别，故不可执一而求也。愚按：本篇以督脉之长强，任脉之尾翳，合为十五络，盖督脉统络诸阳，任脉统络诸阴，以为十二经络阴阳之纲领故也。而二十六难以阳跷阴跷，合为十五络者，不知阳跷为足太阳之别，阴跷为足少阴之别，不得另以为言也，学人当以本经为正。又按：本篇足太阴之别名曰公孙，而复有脾之大络名曰大包。足阳明之别名曰丰隆，而平人气象论复有胃之大络名曰虚里。然则诸经之络唯一，而脾胃之络各二。盖以脾胃为脏腑之本，而十二经皆以受气者也。）

六、经络之辨刺诊之法

（灵枢经脉篇　脉度篇）

黄帝曰：经脉十二者，伏行分肉之间，深而不见；其常见者，足太阴过于外踝之上，无所隐故也。诸脉之浮而常见者，皆络脉也。（灵枢经脉篇。足太阴当作手太阴，经脉深而直行，故手足十二经脉，皆伏行分肉之间，不可得见。其有见者，惟手太阴一经，过于手外踝之上，因其骨露皮浅，故不能隐。下文云经脉者常不可见也，其虚实也以气口知之，正谓此耳。此外诸脉，凡浮露于外而可见者，皆络脉也。分肉，言肉中之分理也。）六经络手阳明少阳之大络，起于五指间，上合肘中。（此举手络之最大者，以明视络之法也。手足各有六经，而手六经之络，则惟阳明少阳之络为最大。手阳明之络名偏历，左腕后三寸上侧间，别走太阴。手少阳之络名外关，在臂表腕后二寸两筋间，邪行向内，历阳明、太阴别走厥阴。二络之下行者，阳明出合谷之次，分络于大食二指。少阳出阳池之次，散络于中名小三指，故起于五指间。其上行者，总合于肘中内廉厥阴曲泽之次。凡人手背之露筋者，皆显然可察，俗谓之青筋，此本非筋非脉，即蓄血之大络也。凡浮络之在外者，皆可推此而知耳。）饮酒者，卫气先行皮肤、先充络脉，络脉先盛，故卫气已平，营气乃满，而经脉大盛。（卫气者，水谷之悍气也，其气疾疾滑利，不入于经。酒亦水谷之悍气，其疾疾之性亦然。故饮酒者，必随卫气先达皮肤，先充络脉，络脉先盛，则卫气已平，而后营气满，经脉乃盛矣。平，犹潮平也，即盛满之谓。愚按：脉有经络，经在内，络在外；气有营卫，营在内，卫在外。今饮酒者，其气自内达外，似宜先经而后络，兹乃先络而后经者何也？盖营气者，犹原泉之混混，循行地中，周流不息者也，故曰营行脉中。卫气者，犹雨雾之郁蒸，透彻上下，遍及万物者也，故曰卫行脉外。是以雨雾之出于地，必先入百川，而后归河海；卫气之出于胃，必先充络脉，而后达诸经，故经水篇以十二经分发十二水。然则经即大地之江河，络犹原野之百川也。此经络营卫之辨。）脉之卒然动者，皆邪气居之，留于本末；不动则热，不坚则陷且空，不与众同，是以知其何脉之动也。（上文言饮酒者能致经脉之盛，故脉之平素不甚动，而卒然动者，皆邪气居之，留于经脉之本末而然耳。邪气者，即指酒气为言。酒邪在脉，则浮络者虽不动，亦必热也。虽大而不坚，故陷且空也。此浮络与经脉之不同，故可因之以知其动者为何经之脉也。此特举饮酒为言者，正欲见其动与不动，空与不空，而经脉络脉为可辨矣。）雷公曰：何以知经脉之与络脉异也？黄帝曰：经脉者常不可见也，其虚实也以气口知之，脉之见者皆络脉也。（气口者，手太阴肺经也。肺朝百脉，气口为脉之大会，凡十二经脉，深不可见，而其虚实，惟于气口可知之，因其无所隐也。若其他浮露在外，而可见者，皆络脉而非经也。）雷公曰：细子无以明其然也。黄帝曰：诸络脉皆不能经大节之间，必行绝道而出入，复合于皮中，其会皆见于外。（大节，大关节也。绝道，间道也。凡经脉所行，必由溪谷大节之间。络脉所行，乃不经大节，而于经脉不到之处，出入联系以为流通之用。然络有大小，大者曰大络、小者曰孙络。大络犹木之干，行有出入。孙络犹木之枝，散于肤腠，故其会皆见于外。）故诸刺络脉者，必刺其结上，甚血者虽无结，急取之以泻其邪而出其血，留之发为痹也。（凡刺络脉者，必刺其结上，此以血之所聚，其结粗突倍常，是为结上，即当刺处也。苦血聚已甚，虽无结络，亦必急取之以去其邪血，否则发为痹痛之病。今西北之俗，但遇风寒痛痹等疾，即以绳带紧束上臂，令手肘青筋胀突，乃用磁锋于肘中曲泽穴次，合络结上，砭取其血，谓之放寒，即此节之遗法，勿谓其无所据也。）凡诊络脉，脉色青则寒且痛。赤则有热。胃中寒，手鱼之络多青矣；胃中有热，鱼际络赤；其暴黑者，留久痹也；其有赤有黑有青者，寒热气也；其青短者，少气也。（诊，视也。此诊络脉之色可以察病，而手鱼之络尤为显浅易见也。寒则气血凝涩，凝涩则青黑，故青则寒且痛；热则气血淖泽，淖泽则黄赤，故赤则有热。手鱼者，大指本节间之丰肉也。鱼虽手太阴之部，而胃气至于手太阴，故可以候胃气。五色之病，惟黑为甚，其暴黑者，以痹之留久而致也。其赤黑青色不常者，寒热气之往来也。其青而短者，青为阴胜，短为阳不足，故为少气也。）凡刺寒热者皆多血络，必间日而一取之，血尽而止，乃调其虚实。（凡邪气客于皮毛，未入于经，而为寒热者，其病在血络，故当间日一取以去其血。血尽则邪尽，邪尽则止针，而后因其虚实以调治之也。邪自皮毛而入，极于五脏之次，义详针刺类三十。）其小而短者少气，甚者泻之则闷，闷甚则仆不得言，闷则急坐之也。（视其络脉之小而短者，气少故也，不可刺之。虚甚而泻，其气重虚，必致昏闷，甚则运仆暴脱不能出言，急扶坐之，使得气转以渐而苏。若偃卧则气滞，恐致不救也。）

经脉为里，支而横者为络，络之别者为孙，盛而血者疾诛之，盛者泻之，虚者饮药以补之。（灵枢脉度篇；经脉直行深伏，故为里而难见；络脉支横而浅，故在表而易见。络之别者为孙，孙者言其小也，愈小愈多矣。凡人遍体细脉，即皆肤腠之孙络也。络脉有血而盛者，不去之则壅而为患，故当疾诛之。诛，除也。然必盛者而后可泻，虚则不宜用针。故邪气脏腑病形篇曰：阴阳形气俱不足，勿取以针而调以甘药。即虚者饮药以补之之谓。）

七、气穴三百六十五

（素问气穴论）

黄帝问曰：余闻气穴三百六十五，以应一岁，未知其所，愿卒闻之。（人身孔穴，皆气所居，本篇言穴不言经，故曰气穴。周身三百六十五气穴，周岁三百六十五日，故以应一岁。卒，尽也。）岐伯稽首再拜对曰：窘乎哉问也！其非圣帝，孰能穷其道焉？因请溢意尽言其处。（窘，穷而难也。孰，谁也。溢，畅达也。）帝捧手逡巡而却曰：夫子之开余道也，目未见其处，耳未闻其数，而目以明，耳以聪矣。岐伯曰：此所谓圣人易语，良马易御也。（圣人者闻声知情，无所不达，故圣人易语。良马者不称其力，称其德也，故良马易御。）帝曰：余非圣人之易语也，世言真数开人意，今余所访问者真数，发蒙解惑，未足以论也。然余愿闻夫子溢志尽言其处，令解其意，请藏之金匮，不敢复出。（真数，格物穷理之数也。发蒙解惑未足以论，盖帝自谦非圣人，故不有真数，不足以论也。）

岐伯再拜而起曰：臣请言之。（此下旧本有云：背与心相控而痛，所治天突与十椎及上纪，上纪者胃脘也，下纪者关元也。背胸邪系阴阳左右如此，其病前后痛涩，胸胁痛而不得息，不得卧，上气短气，偏痛，脉满起，斜出尻脉，络胸胁，支心贯膈，上肩加天突，斜下肩交十椎下。以上共计八十七字，按其文义与上下文不相流贯，新校正疑其为骨空论文脱误于此者是，今移入针刺类四十七。）脏俞五十穴，（脏，五脏也。俞，井荥俞经合也。五脏之俞，五五二十五穴，左右合之，共五十穴。肝之井，大敦也。荥，行间也。俞，太冲也。经，中封也。合，曲泉也。心主之井，中冲也。荥，劳宫也。俞，大陵也。经，间使也。合，曲泽也。脾之井，隐白也。荥，大都也。俞，太白也。经，商丘也。合，阴陵泉也。肺之井，少商也。荥，鱼际也。俞，太渊也。经，经渠也。合，尺泽也。肾之井，涌泉也。荥，然谷也。俞，太溪也。经，复溜也。合，阴谷也。右五脏言心主而不言心，以邪客篇云：手少阴之脉独无。诸邪之在于心者，皆在于心之包络，包络者心主之脉也，故独无腧焉。义详针刺类二十三。）腑俞七十二穴，（腑，六腑也。脏俞惟五，腑俞有六，曰井荥俞原经合也。六腑之俞，六六三十六穴，左右合之，共七十二穴。胆之井，窍阴也。荥，侠溪也。俞，临泣也。原，丘墟也。经，阳辅也。合，阳陵泉也。胃之井，厉兑也。荥，内庭也。俞，陷谷也。原，冲阳也。经，解溪也。合，三里也。大肠之井，商阳也。荥，二间也。俞，三间也。原，合谷也。经，阳溪也。合，曲池也。小肠之井，少泽也。荥，前谷也。俞，后溪也。原，腕骨也。经，阳谷也。合，小海也。三焦之井，关冲也。荥，液门也。俞，中渚也。原，阳池也。经，支沟也。合，天井也。膀胱之井，至阴也。荥，通谷也。俞，束骨也。原，京骨也。经，昆仑也。合，委中也。）热俞五十九穴，（具水热穴论注中，详针刺类三十九。）水俞五十七穴，（详针刺类三十六，并出水热穴论王氏注中。）头上五行行五，五五二十五穴，（此即前热俞五十九穴中之数，而重言之也。）中胪两旁各五凡十穴，（此五脏之背俞，谓肺俞心俞肝俞脾俞肾俞也，皆足太阳经挟脊之两旁者，共十穴。胪，膂同。）大椎上两旁各一凡二穴，（大椎，督脉穴，连上两旁者共三穴。其两旁二穴，按王氏云：甲乙经、经脉流注孔穴图经并不载，未详何俞也。新校正云：大椎上旁无穴。今于大椎上旁按之甚，必当有穴，意者甲乙等经犹有未尽。）目瞳子浮白二穴，（瞳子、浮白各二穴，皆足少阳经也，共四穴。）两髀厌分中二穴，（髀厌分中，谓髀枢骨分缝中，即足少阳环跳穴也。）犊鼻二穴，（犊鼻，足阳明穴也。）耳中多所闻二穴，（手太阳听宫也。）眉本二穴，（足太阳攒竹也。）完骨二穴，（足少阳经也。）项中央一穴，（督脉风府也。）枕骨二穴，（足少阳上窍阴也。）上关二穴，（足少阳客主人也。）大迎二穴，（足阳明穴也。）下关二穴，（足阳明穴也。）天柱二穴，（足太阳经穴也。）巨虚上下廉四穴，（巨虚上廉，巨虚下廉，皆足阳明经穴。）曲牙二穴，（足阳明颊车也。）天突一穴，（任脉穴也。）天府二穴，（手太阴穴也。）天牖二穴，（手少阳穴也。）扶突二穴，（手阳明穴也。）天窗二穴，（手太阳穴也。）肩解二穴，（足少阳肩井也。）关元一穴，（任脉穴也。）委阳二穴，（足太阳穴也。）肩贞二穴，（手太阳穴也。）喑门一穴，（督脉瘂门也。）齐一穴，（任脉神阙也。）胸俞十二穴，（谓俞腑、或中、神藏、灵墟、神封、步廊，左右共十二穴，俱足少阴经穴。）背俞二穴，（足太阳大杼也。）膺俞十二穴，（胸之两旁曰膺。膺俞者，手太阴之云门、中府，足太阴之周荣、胸乡、天溪、食窦，左右共十二穴也。）分肉二穴，（足少阳阳辅也，重出。）踝上横二穴，（内踝上，交信也，足少阴经穴。外踝上，附阳也，足太阳经穴。左右共四穴。）阴阳跷四穴，阴跷穴，足少阴照海也。阳跷穴，足太阳申脉也。左右共四穴。跷有五音，跷、皎、乔、脚，又极虐切。）水俞在诸分，（水属阴，多在肉理诸分之间，故治水者当取诸阴分，如水俞五十七穴者是也。）热俞在气穴，（热为阳，多在气聚之穴，故治热者当取诸阳分，如热俞五十九穴者是也。）寒热俞在两骸厌中二穴，（两骸厌中，谓膝下外侧骨厌中，足少阳阳关穴也。骸音鞋，说文：胫骨。）大禁二十五，在天府下五寸，（大禁者，禁刺之穴，谓手阳明五里也。在手太阴天府穴下五寸，左右共二穴。玉版篇曰：迎之五里，中道而止，五至而已，五往而脏之气尽矣，故五五二十五而竭其输矣。正此谓也。详针刺类六十一。）凡三百六十五穴，针之所由行也。（自脏俞五十穴至此，共三百六十五穴。若连前移附针刺类原文所列天突、十椎、胃脘、关元四穴，则总计三百六十九穴。内除天突、关元及头上二十五穴俱系重复外，实止三百四十二穴。盖去古既远，相传多失，必欲考其详数不能也。）

八、孙络溪谷之应

（素问气穴论 连前篇）

帝曰：余已知气穴之处，游针之居，愿闻孙络溪谷亦有所应乎？（游针之居，针所游行之处也。孙络，支别之小络也。溪谷义见后。）岐伯曰：孙络三百六十五穴会，亦以应一岁，（孔络之云穴会，以络与穴为会也。穴深在内，络浅在外，内外为会，故曰穴会。非谓气穴之外，别有三百六十五络穴也。）以溢奇邪，以通荣卫，（溢，注也，满也。奇，异也。邪自皮毛而溢于络者，以左注右，以右注左，其气无常处而不入于经，是为奇邪。表里之气，由络以通，故以通营卫。荣营通用，下同。）荣卫稽留，卫散荣溢，气竭血着，外为发热，内为少气，（邪气留于荣卫，故卫气散，荣气溢；气竭于内，故为少气。血着于经，故为发热。着，直略切，留滞也。）疾泻无怠，以通荣卫，见而泻之，无问所会。（邪客于络。则病及荣卫，故疾泻之，则荣卫通矣。疾，速也。然泻络者，但见其结，即可刺之，不必问其经穴之所会。）

帝曰：愿闻溪谷之会也。岐伯曰：肉之大会为谷，肉之小会为溪，肉分之间，溪谷之会，以行荣卫，以会大气。（肉之会根据乎骨，骨之会在乎节，故大节小节之间。即大会小会之所，而溪谷出乎其中。凡分肉之间，溪谷之会，皆所以行荣卫之大气者也。愚按：溪谷之义，说文：泉出通川为谷；又诗有谷风，诗诂风自谷出也；宋均曰：无水曰谷，有水曰溪。故溪谷之在天地，则所以通风水。在人身，则所以通血气。凡诸经俞穴，有曰天曰星者，皆所以应天也。有曰地、曰山陵溪谷渊海泉泽都里者，皆所以应地也。又如穴名府者，为神之所集。穴名门户者，为神之所出入。穴名宅舍者，为神之所安。穴名台者，为神之所游行。此先圣之取义命名，皆有所因，用以类推，则庶事可见。）邪溢气壅，脉热肉败，荣卫不行，必将为脓，内销骨髓，外破大腘，（腘当作倖，误也。盖倖可称大，腘不必称大也。）留于节凑，必将为败。（若邪气溢壅于溪谷，郁而成热，则荣卫不行，必为痈脓破腘等疾。设或留于节凑，则必更甚而为败矣。）积寒留舍，荣卫不居，卷肉缩筋，肋肘不得伸，内为骨痹，外为不仁，命曰不足，大寒留于溪谷也。（若积寒留舍于溪谷，阴凝而滞，则荣卫之气不能居，卷肉缩筋，故肋肘不得伸，乃为骨痹不仁等疾，皆阳气不足而寒邪得留也。）溪谷三百六十五，穴会亦应一岁。（有骨节而后有溪谷，有溪谷而后有穴俞，人身骨节三百六十五，而溪谷穴俞应之，故曰穴会亦应一岁之数。）其小痹淫溢，循脉往来，微针所及，与法相同。（邪在孙络，邪未深也，是为小痹，故可微针以治，而用法则同也。）

帝乃辟左右而起，再拜曰：今日发蒙解惑，藏之金匮，不敢复出。乃藏之金兰之室，署曰气穴所在。（署，表识也。）岐伯曰：孙络之脉别经者，其血盛而当泻者，亦三百六十五脉，并注于络，传注十二络脉，非独十四络脉也。（三百六十五脉，即首节三百六十五穴会之义。孙络之多，皆传注于十二经之大络，非独十四络穴也。络有十五而此言十四，内大包即脾经者。）内解泻于中者十脉。（解，解散也，即刺节真邪篇解结之谓。泻，泻去其实也。中者，五脏也。此言络虽十二，而分属于五脏，故可解泻于中。左右各五，故云十脉。）

九、气府三百六十五

（素问气府论　全）

足太阳脉气所发者七十八穴：（详考本经下文，共得九十三穴，内除督脉、少阳二经其浮气相通于本经，而重见者凡十五穴，则本经止七十八穴。近世经络相传，足太阳左右共一百二十六穴，即下文各经之数，亦多与今时者不同。盖本篇所载者，特举诸经脉气所发，及别经所会而言，故曰气府；至于俞穴之详，仍散见各篇，此犹未尽。）两眉头各一，（本经攒竹二穴也。）入发至项，三寸半，旁五，相去三寸，（项当作顶。自眉上入发，曲差穴也。自曲差上行至顶中通天穴，则三寸半也。并通天而居中者，督脉之百会也。百会为太阳督脉之会，故此以为言。百会居中，而前后共五穴，左右凡五行，故曰旁五。自百会前至囟会，后至强间，左右至少阳经穴，相去各三寸，共五五二十五穴，如下文者是也。）其浮气在皮中者，凡五行，行五，五五二十五，（浮气者，言脉气之浮于顶也，共五行，行五穴，五行之中而太阳惟二。其中行者，督脉也，囟会、前项、百会、后顶、强间，共五穴。次两行者，本经也，五处、承光、通天、络却、玉枕，左右各五穴。又次两行者，少阳经也，临泣、目窗、正营、承灵、脑空，左右各五穴。共二十五穴也。行音杭。）项中大筋两旁各一，（天柱二穴也。）风府两旁各一，（风府，督脉穴。两旁各一，足少阳风池二穴也。按：此穴与太阳无涉，今此言之，必其脉气之所会者。后仿此。）挟背以下至尻尾二十一节，十五间各一，（脊骨二十一节，自大椎穴为第一节以下至尻尾而言，除项骨三节不在内也。间，骨节之间也。十五间各一，今考之甲乙等经惟十四穴，乃大杼、附分、魄户、神堂、膏肓、膈关、魂门、阳纲、意舍、胃仓、肓门、志室、胞肓、秩边也。近世复有膏肓一穴，亦合十五穴。然此穴自晋以前所未言，而原数则左右共二十八穴也。）五脏之俞各五，六腑之俞各六，（五脏俞，谓肺俞、心俞、肝俞、脾俞、肾俞也。六腑俞，谓胆俞、胃俞、三焦俞、大肠俞、小肠俞、膀胱俞。合脏腑之俞，左右共二十二穴。）委中以下至足小趾旁各六俞。（谓委中、昆仑、京骨、束骨、通谷、至阴也，左右共十二穴。）

足少阳脉气所发者六十二穴：（此足少阳脉气所发，及别经有关于本经脉气者，共六十二穴。）两角上各二，（角，耳角也。角上各二，天冲、曲鬓也，共四穴。）直目上发际内各五，

（谓临泣、目窗、正营、承灵、脑空也，左右共十穴。重见前足太阳下。）耳前角上各一，（耳前角，曲角也。角上各一，颔厌二穴也。）耳前角下各一，（悬厘二穴也。）锐发下各一，（手少阳和髎也，手足少阳之会。）客主人各一，（上关二穴也。）耳后陷中各一，（手少阳翳风二穴也，手足少阳之会。）下关各一，（足阳明穴也。足少阳阳明之会。）耳下牙车之后各一，（足阳明颊车二穴也。经别篇曰足少阳出颐颔中，故会于此。）缺盆各一，（足阳明经穴。手足六阳，俱出于此。）掖下三寸，胁下至胠八间各一，（掖下三寸，渊腋也。自渊腋下胁至胠，八间各一者，谓辄筋、天池、日月、章门、带脉、五枢、维道、居，连渊腋共九穴，左右合十八穴。内天池属手厥阴，章门属足厥阴，皆足少阳之会。掖，腋同。，区、去二音。）髀枢中旁各一，（环跳二穴也。）膝以下至足小趾次趾各六俞。（谓阳陵泉、阳辅、丘墟、临泣、侠溪、窍阴，左右共十二穴也。）

足阳明脉气所发者，六十八穴：额颅发际旁各三，（谓悬颅、阳白、头维也，左右共六穴。内悬颅、阳白俱足少阳穴。王氏曰：悬颅为足阳明脉气所发，阳白为足阳明阴维之会。）面鼽骨空各一，（四白二穴也。鼽，煩同，音求。）大迎之骨空各一，（即大迎二穴也。）人迎各一，（人迎脉即此也，左右二穴。）缺盆外骨空各一，（手少阳天 二穴也。）膺中骨间各一，（谓气户、库房、屋翳、膺窗、乳中、乳根，左右共十二穴也。）挟鸠尾之外，当乳下三寸，挟胃脘各五，（谓不容、承满、梁门、关门、太乙，左右共十穴也。）挟齐广三寸各三，（谓滑肉门、天枢、外陵，左右共六穴也。齐，脐同。）下齐二寸，挟之各三，（谓大巨、水道、归来，左右共六穴也。）气街动脉各一，（即气冲也，左右二穴。）伏兔上各一，（髀关二穴也。）三里以下至足中趾各八俞，分之所在穴空。（谓三里、上廉、下廉、解溪、冲阳、陷谷、内庭、厉兑，左右共十六穴。足阳明支者，一出下廉三寸而别下入中趾，一自跗上别入大趾端，故曰分之所在穴空。之，走也。）

手太阳脉气所发者三十六穴：目内眦各一，（足太阳睛明二穴也，为手太阳之会。）目外各一，（足少阳瞳子髎二穴也，手太阳之会。）顴骨下各一，（顴当作䪼。颧髎二穴也。）耳郭上各一，手少阳角孙二穴也，手太阳之会。）耳中各一，（听宫二穴也。）巨骨穴各一，（手阳明经二穴也。）曲掖上骨穴各一，（俞二穴也。）柱骨上陷者各一，（足少阳肩井二穴也。）上天窗四寸各一，（谓天窗、窍阴四穴。窍阴，足少阳穴也。）肩解各一，（秉风二穴也。）肩解下三寸各一，（天宗二穴也。）肘以下至手小指本各六俞。（脉起于指端，故曰本六俞。谓小海、阳谷、腕骨、后溪、前谷、少泽，左右共十二俞也。）

手阳明脉气所发者二十二穴：鼻空外廉项上各二，（谓迎香、扶突，左右共四穴也。）大迎骨空各一，（大迎二穴，足阳明经也，重出。）柱骨之会各一，（天鼎二穴也。）骨之会各一，（肩髃二穴也。）肘以下至手大指次指本各六俞。（谓三里、阳溪、合谷，三间、二间、商阳，左右共十二穴。）

手少阳脉气所发者三十二穴：顴骨下各一，（手太阳颧髎二穴也，手少阳之会，重出。）眉后各一，（丝竹空二穴也。）角上各一，（足少阳颔厌二穴也，手少阳之会，重出。）下完骨后各一，（天牖二穴也。）项中足太阳之前各一，（足少阳风池二穴也，重出。）挟扶突各一，（手太阳天窗二穴也，重出。）肩贞各一，（手太阳二穴也。）肩贞下三寸分间各一，（谓肩、会、消泺，左右各六穴也。）肘以下至手小指次指本各六俞。（谓天井、支沟、阳池、中渚、液门、关冲，左右共十二穴也。）

督脉气所发者二十八穴：（今多一穴。）项中央二，（风府、哑门二穴也。）发际后中八，（前发际以至于后，中行凡八穴，谓神庭、上星、囟会、前顶、百会、后顶、强间、脑户也。内囟会等五穴，重见前足太阳下。）面中三，（素了、水沟、兑端三穴也。）大椎以下至尻尾及旁十五穴。（谓大椎、陶道、身柱、神道、灵台、至阳、筋缩、中枢、脊中、悬枢、命门、阳关、腰俞、长强、会阳也。内会阳二穴属足太阳经，在尻尾两旁，故曰及旁。共十六穴。本经连会阳则二十九穴也。）至骶下凡二十一节，脊椎法也。（此除项骨而言。若连项骨三节，则共二十四节。骶音底，尾骶也。椎音槌，脊骨也。）

任脉之气所发者二十八穴：（今少一穴。）喉中央二，（廉泉、天突也。）膺中骨陷中各一，谓璇玑、华盖、紫宫、玉堂、膻中、中庭，共六穴也。）鸠尾下三寸胃脘，五寸胃脘，以下至横骨六寸半，一，腹脉法也。（鸠尾，心前蔽骨也。胃脘，言上脘也。自蔽骨下至上脘三寸，故曰鸠尾下三寸胃脘。自脐上至上脘五寸，故又曰五寸胃脘。此古经颠倒文法也。又自脐以下至横骨长六寸半，骨度篇曰：髑骭以下至天枢长八寸，天枢以下至横骨长六寸半。正合此数。一，谓一寸当有一穴。此上下共十四寸半，故亦有十四穴，即鸠尾、巨阙、上脘、中脘、建里、下脘、水分、齐中、阴交、气海、丹田、关元、中极、曲骨是也。此为腹脉之法。）下阴别一，（自曲骨之下，别络两阴之间，为冲督之会。故曰阴别。一，谓会阴穴也。）目下各一，（足阳明承泣二穴，任脉之会。）下唇一，（承浆穴也。）龈交一。（督脉穴，任脉之会。）

冲脉气所发者二十二穴：挟鸠尾外各半寸至齐寸一，（齐，脐同。寸一，谓每寸一穴，即幽门、通谷、阴都、石关、商曲、肓俞，左右共十二穴也。）挟齐下旁各五分至横骨寸一，腹脉法也。（谓中注、髓府、胞门、阴关、横骨，左右共十穴。上俱腹二行脉法也。按：此皆足少阴穴，盖冲脉并足少阴之经而上行也。）

足少阴舌下，（刺疟论曰：舌下两脉者，廉泉也。指此而言。故廉泉虽任脉之穴，而实为肾经脉气所发，重出。）厥阴毛中急脉各一，（急脉在阴毛之中，凡疝气急痛者，上引小腹，下引阴丸，即急脉之验，厥阴脉气所发也。今甲乙针灸等书，俱失此穴。）手少阴各一，阴阳跷各一，（阴跷之郄，足少阴交信也。阳跷之郄，足太阳跗阳也。）手足诸鱼际脉气所发者，凡三百六十五穴也。（手足诸鱼际，言手足鱼际非一也。然则手足掌两旁丰肉处，皆谓之鱼。此举诸鱼际为言者，盖四肢为十二经发脉之本，故言此以明诸经气府之纲领也。总计前数，共三百八十六穴，除重复十二穴，仍多九穴，此则本篇之数。愚按：气穴论言气穴三百六十五以应一岁，而气府论复言三百六十五，其数既多，又将何所应乎？余尝求之天道，此正所以应人也。夫天象有竖有横，有经有纬。经分南北，纬分东西，如岁数之应天者，特以纬度言之耳。而天之四正四隅，盖无往而非此数。其在人者，故有气穴、气府及孙络、溪谷、骨度之分，亦无往而不相应，此正天人气数之合也。今考之气穴之数，则三百四十二，气府之数则三百八十六，共七百二十八穴，内除气府重复十二穴，又除气穴气府相重者二百一十三穴，实存五百零三穴，是为二篇之数。及详考近代所传十四经俞穴图经总数，通共六百六十穴，则古今之数，已不能全合矣。此其中虽后世不无发明，而遗漏古法者，恐亦不能免也。）

十、项腋头面诸经之次

（灵枢本输篇）

缺盆之中，任脉也，名曰天突。（此下言颈项中诸经之次也。缺盆，足阳明经穴，居横骨之上，左右各一。缺盆之中，即任脉之天突穴，是为颈前居中第一行脉也。）一次任脉侧之动脉，足阳明也，名曰人迎。（一次者，次于中脉一行，足阳明也。其动脉名曰人迎，即颈中第二行脉也。）二次脉，手阳明也，名曰扶突。（二次于足阳明之外者，手阳明也。穴名扶突，在颈当曲颊下一寸，人迎后一寸五分，即第三行脉也。）三次脉，手太阳也，名曰天窗。（三次于手阳明之外者，手太阳也，穴名天窗，在颈大筋前，曲颊下，扶突后，即第四行脉也。）四次脉，足少阳也，名曰天容。（四次于手太阳之后者，足少阳也。上出天窗之外，而颈中无穴，是第五行脉也。此云天容者，系手太阳经穴，疑误。）五次脉，手少阳也，名曰天牖。（五次于足少阳之后者，手少阳也。穴名天牖，在颈大筋外，天容后，天柱前，完骨下，发际上，是第六行脉也。牖音有。）六次脉，足太阳也，名曰天柱。（六次于手少阳之后者，足太阳也。穴名天柱，在挟项后，大筋外廉发际陷中，是第七行脉也。）七次脉。颈中央之脉，督脉也，名曰风府。（七次于足太阳之后，而居颈之中央者，督脉也。穴名风府，在项后入发际一寸，自前中行任脉至此，是为第八行，而颈脉止于此

中華藏書

黄帝内经·最新整理珍藏版

中国书店

也。）腋内动脉，手太阴也，名曰天府。腋下三寸，手心主也，名曰天池。（此言腋下二经之脉也。手太阴之穴名天府，手厥阴之脉名天池，二穴俱在腋下三寸，然天府则在臂内廉，天池则在肋间乳后一寸也。）刺上关者，呿不能欠；刺下关者，欠不能呿。刺犊鼻者，屈不能伸；刺两关者，伸不能屈。（此言取穴之法有所验也。呿，张口也。呿欠，张而复合也。上关，足少阳客主人也，在耳前开口有空，张口取之，故刺上关则呿不能欠。下关，足阳明穴也，在客主人下，合口有空，开口则闭，故刺下关则欠不能呿也。犊鼻，足阳明穴也，屈足取之，故刺犊鼻则屈不能伸。两关，内关外关也，内者手厥阴，外者手少阳，俱伸手取之，故刺两关，则伸不能屈也。）足阳明挟喉之动脉也，其腧在膺中。（此下乃重言上文六阳经脉以明其详也。挟喉动脉，即足阳明人迎也。阳明之脉，自挟喉而下行于胸膺，凡气户、库房之类，皆阳明之，故曰其腧在膺中。）手阳明次在其腧外，不至曲颊一寸。（此复言扶突穴，在足阳明动腧之外，当曲颊下一寸也。）手太阳当曲颊。（此复言天窗穴也。）足少阳在耳下曲颊之后。（耳下曲颊后，仍如上文言手太阳之天容也。此非足少阳之穴，而本篇重言在此，意者古以此穴属足少阳经也。）手少阳出耳后，上加完骨之上。（此复言天牖穴也。）足太阳挟项大筋之中发际。（此复言天柱穴，挟后项大筋中发际也。）

十一、五脏背

（灵枢背输篇　素问血气形志篇）

黄帝问于岐伯曰：愿闻五脏之腧，出于背者。（灵枢背输篇全。五脏居于腹中，其脉气俱出于背之足太阳经，是为五脏之腧。故唐太宗读明堂针灸书云：人五脏之系，咸附于背。诏自今毋得笞囚背，盖恐伤其脏气，则伤其命也。太宗之仁恩被天下，于此可想见矣。其有故笞人背以害人者，呜呼！又何心哉？腧音恕，本经腧、输、俞，三字俱通用。）岐伯曰：背中大腧在杼骨之端，（大腧，大杼穴也，在项后第一椎两旁，故云杼骨之端。）肺腧在三焦之间，心腧在五焦之间，膈腧在七焦之间，肝腧在九焦之间，脾腧在十一焦之间，肾腧在十四焦之间，皆挟脊相去三寸所。（焦即椎之义，指脊骨之节间也，古谓之焦，亦谓之膲，后世作椎。此自大腧至肾腧左右各相去脊中一寸五分，故云挟脊相去三寸所也。愚按：诸焦字义，非专指骨节为言，盖谓脏气自节间而出，以行于肉理脉络之分，凡自上至下皆可言焦。所以三焦之义，本以上中下通体为言，固可因此而知彼也。）则欲得而验之，按其处，应在中而痛解，乃其腧也。（此所以验取穴之法也。但按其腧穴之处，必痛而且解，即其所也。解，软解散之谓。解音械。）灸之则可，刺之则不可。气盛则泻之，虚则补之。以火补者，毋吹其火，须自灭也。以火泻者，疾吹其火，传其艾，须其火灭也。（此言五脏之，但可灸而不可刺也。不惟针有补泻，而灸亦有补泻。凡欲以火补者，勿吹其火致令疾速，必待其从容自灭可也。凡欲以火泻者，必疾吹其火，欲其迅速，即传易其艾，须其火之速灭可也。此用火补泻之法。）

欲知背俞，先度其两乳间，中折之，更以他草度去半已，即以两隅相拄也，乃举以度其背，令其一隅居上，齐脊大椎，两隅在下，当其下隅者，肺之俞也。（素问血气形志篇。此亦取五脏之俞，而量之有法也。背俞，即五脏之俞，以其在足太阳经，而出于背，故总称为背俞。其度量之法，先以草横量两乳之间，中半折折之，又另以一草比前草，而去其半，取齐中折之数，乃竖立长草，横置短草于下，两头相拄，象三隅，乃举此草以量其背，令一隅居上，齐脊中之大椎，其在下两隅当三椎之间，即肺俞穴也。度音铎。拄音主。令，平声。）复下一度，心之俞也。（复下一度，谓以上隅齐三椎，即肺俞之中央，其下两隅，即五椎之间，心之俞也。度，如字，下同。）复下一度，左角肝之俞也，右角脾之俞也。复下一度，肾之俞也。是谓五脏之俞，灸刺之度也。（复下一度，皆如前法，递相降也。按：肝俞脾俞肾俞，以此法折量、乃与前背腧篇及甲乙经、铜人等书皆不相合，其中未必无误，或古时亦有此别一家法也。仍当以前背腧篇及甲乙等书者为是。）

中华藏书

黄帝内经·最新整理珍藏版

中国书店

一八六八

十二、诸经标本气街

（灵枢卫气篇　全）

黄帝曰：五脏者，所以藏精神魂魄者也。六腑者，所以受水谷而行化物者也。其气内干五脏而外络肢节，其浮气之不循经者为卫气，其精气之行于经者为营气，阴阳相随，外内相贯，如环之无端，亭亭淳淳乎，孰能穷之？（人之精神魂魄，赖五脏以藏。食饮水谷、赖六腑以化。其表里营运之气，内则为脏腑，外则为经络。其浮气之不循经者，为卫气，卫行脉外也。其精气之行于经者，为营气，营行脉中也。此阴阳外内相贯之无穷也。亭，释名曰：停也。淳，广韵曰：清也。亭亭淳淳乎，言停集虽多而不乱也，然孰能穷之哉？）然其分别阴阳，皆有标本虚实所离之处。能别阴阳十二经者，知病之所生。候虚实之所在者，能得病之高下。知六腑之气街者，能知解结契绍于门户。能知虚石之坚软者，知补泻之所在。能知六经标本者，可以无惑于天下。（阴阳标本，各有所在，即虚实所离之处也。街，犹道也。契合也。绍，继也。门户，出入要地也。六腑主表，皆属阳经，知六腑往来之气街者，可以解其结聚，凡脉络之相合相继，自表自内，皆得其要，故曰契绍于门户。石，犹实也。标本，本末也。知本知末，则虽天下之广，何所不知，故可无惑于天下。解结义，详针刺类三十五。）

岐伯曰：博哉圣帝之论！臣请尽意悉言之。足太阳之本，在跟以上五寸中，标在两络命门，命门者，目也。（足太阳之本，在跟上五寸中，即外踝上三寸，当是附阳穴也。标在两络命门，即睛明穴。睛明左右各一，故云两络。此下诸经标本，与后三十章稍有互异，然亦不甚相远。）足少阳之本，在窍阴之间，标在窗笼之前，窗笼者，耳也。（窍阴，在小趾次趾端。窗笼者耳也，即手太阳听宫穴。）足少阴之本，在内踝下上三寸中，标在背腧与舌下两脉也。（内踝下上三寸中，踝下一寸，照海也；踝上二寸，复溜、交信也。皆足少阴之本。背腧，肾腧也。舌下两脉，廉泉也。皆足少阴之标。）足厥阴之本，在行间上五寸所，标在背腧也。（行间上五寸所，当是中封穴。

背腧即肝腧。）足阳明之本，在厉兑，标在人迎，颊挟颃颡也。（厉兑，在足次趾端。人迎，在颊下，挟结喉旁也。颃音杭，又上、去二声。颡，思党切。）足太阴之本，在中封前上四寸之中，标在背腧与舌本也。（中封，足厥阴经穴。前上四寸之中，当是三阴交也。背腧，即脾腧也。舌本，舌根也。）手太阳之本，在外踝之后，标在命门之上一寸也。（手外踝之后，当是养老穴也。命门之上一寸，当是睛明穴上一寸，盖睛明为手足太阳之会也。）手少阳之本，在小指次指之间上二寸，标在耳后上角下外眦也。（手小指次指之间上二寸，当是液门穴也。耳后上角，当是角孙穴。下外眦，当是丝竹空也。）手阳明之本，在肘骨中，上至别阳，标在颜下，合钳上也。（肘骨中，当是曲池穴也。别阳义未详。手阳明上挟鼻孔，故标在颜下。颜，额庭也。钳上，即根结篇钳耳之义，谓脉由足阳明大迎之次，挟耳之两旁也。）手太阴之本，在寸口之中，标在腋内动也。（寸口之中，太渊穴也。腋内动脉，天府穴也。）手少阴之本，在锐骨之端，标在背腧也。（锐骨之端，神门穴也。背腧，心腧也。）手心主之本，在掌后两筋之间二寸中，标在腋下下三寸也。（掌后两筋间二寸中，内关也。腋下三寸，天池也。）凡候此者，下虚则厥，下盛则热，上虚则眩，上盛则热痛。（此诸经之标本，上下各有所候。在下为本，本虚则厥，元阳下衰也。下盛则热，邪热在下也；在上为标，上虚则眩，清阳不升也；上盛则热痛，邪火上炽也。）故石者绝而止之，虚者引而起之。（石，实也。绝而止之，谓实者可泻，当决绝其根；而止其病也。引而起之，谓虚者宜补，当导助其气而振其衰也。）

请言气街：胸气有街，腹气有街，头气有街，胫气有街。（此四街者，乃胸腹头胫之气，所聚所行之道路，故谓之气街。上文言各经有标本，此下言诸部有气聚之所也。）故气在头者，止之于脑。（诸髓者皆属于脑，乃至高之气所聚，此头之气街也。）气在胸者，止之膺与背腧。（胸之两旁为膺，气在胸之前者止之膺，谓阳明少阴经分也。胸之后者在背腧，谓自十一椎膈膜之上，足太阳经诸脏之，皆为胸之气街也。）气在腹者，止之背腧，与冲脉于脐左右之动脉者。（腹之背腧，谓自十一椎膈膜以下，太阳经诸脏之腧皆是也。其行于前者，则冲脉并少阴之经行于腹，与脐之左右动脉，即肓、天枢等穴，皆为腹之气街也。）气在胫者，止之于气街与承山踝上以下。（此云气街，谓足阳明经穴，即气冲也。承山，足太阳经穴，以及踝之上下，亦皆足之气街也。）取此者用毫针，必先按而在久，应于手，乃刺而予之。（毫针，即第七针也。凡取此四街者，先按所针之处久之，俟其气应于手，乃纳针而刺之。）所治者，头痛眩仆，腹痛中满暴胀。及有新积痛可移者，易已也；积不痛，难已也。（凡此者，皆四街所治之病。又若以新感之积，知痛而可移者，乃血气所及，无固结之形也，故治之易已。若其不痛，及坚硬如石不动者，其积结已深，此非毫针能治矣。）

八卷　经络类（续1）

十三、三经独动

（灵枢动输篇　全）

黄帝曰：经脉十二，而手太阴、足少阴、阳明独动不休何也？（手足之脉共十二经，然惟手太阴、足少阴、足阳明三经独多动脉，而三经之脉，则手太阴之太渊，足少阴之太溪，足阳明上则人迎，下则冲阳，皆动之尤甚者也。）岐伯曰：是明胃脉也。胃为五脏六腑之海，其清气上注于肺，肺气从太阴而行之，其行也以息往来，故人一呼脉再动，一吸脉亦再动，呼吸不已，故动而不止。（是明胃脉者，言三经之动，皆因于胃气也。胃为五脏六腑之海，其盛气所及，故动则独甚。此手太阴之脉动者，以胃受水谷，而清气上注于肺，肺气从手太阴经而行之，其行也以息往来，息行则脉动，故呼吸不已，而寸口之脉亦动而不止也。）黄帝曰：气之过于寸口也，上十焉息，下八焉伏？何道从还？不知其极。（寸口，手太阴脉也。上下，言进退之势也。十八，喻盛衰之形也。焉，何也。息，生长也。上十焉息，言脉之进也其气盛，何所来而生也？下八焉

左侧边栏：

中华藏书

黄帝内经·最新整理珍藏版

中国书店

读书随笔

伏，言脉之退也其气衰，何所去而伏也？此其往还之道，真若有难穷其极者。）岐伯曰：气之离脏也，卒然如弓弩之发，如水之下岸，上于鱼以反衰，其余气衰散以逆上，故其行微。（凡脉气之内发于脏，外达于经。其卒然如弓弩之发，如水之下岸，言其劲锐之气不可遏也。然强弩之末，其力必柔，急流之末，其势必缓。故脉由寸口以上鱼际，盛而反衰，其余气以衰散之势而逆上，故其行微。此脉气之盛衰，所以不等也。）

黄帝曰：足之阳明何因而动？（胃经脉也。）岐伯曰：胃气上注于肺，其悍气上冲头者，循咽上走空窍，循眼系入络脑，出颅，下客主人，循牙车合阳明，并下人迎，此胃气别走于阳明者也。（胃气上注于肺，而其悍气之上头者，循咽喉上行，从眼系入络脑，出颅，下会于足少阳之客主人，以及牙车，乃合于阳明之本经，并下人迎之动脉。此内为胃气之所发，而外为阳明之动也。按：牙车即曲牙，当是颊车也。之释义云饥而面黄色，乃与经旨不相合。今据本经所言，如杂病篇曰：痛，刺足阳明曲周动脉见血，立已。癫狂篇治狂者取头两颅。盖皆言头面之部位也。此节言自脑出颅下客主人，则此当在脑之下，鬓之前，客主人之上，其即鬓骨之上，两太阳之间为颅也。颅音坎，又海敢切。）故阴阳上下，其动也若一。故阳病而阳脉小者为逆，阴病而阴脉大者为逆。故阴阳俱静俱动，若引绳相倾者病。（此云阴阳上下者，统上文手太阴而言也。盖胃气上注于肺，本出一原。虽胃为阳明，脉上出于人迎，肺为太阴，脉下出于寸口，而其气本相贯，故彼此之动，其应若一也；然人迎属腑为阳，阳病则阳脉宜大，而反小者为逆；寸口属脏为阴，阴病则阴脉宜小，而反大者为逆。故四时气篇曰：气口候阴，人迎候阳也。是以阴阳大小，脉各有体。设阴阳不分，而或为俱静，或为俱动，若引绳之匀者，则其阴阳之气，非此则彼，必有偏倾而致病者矣。人迎气口阴阳详义，见藏象类十一。）

黄帝曰：足少阴何因而动？（肾经脉也。）岐伯曰：冲脉者，十二经之海也，与少阴之大络起于肾下，出于气街，循阴股内廉，邪入腘中，循胫骨内廉，并少阴之经，下入内踝之后，入足下；其别者，邪入踝，出属跗上，入大趾之间，注诸络以温足胫，此脉之常动者也。（足少阴之脉动者，以冲脉与之并行也。冲脉亦十二经之海，与少阴之络同起于肾下，出于足阳明之气冲，循阴股、中、内踝等处以入足下。其别者，邪出属跗上，注诸络以温足胫，此太溪等脉，所以常动不已也。此节与逆顺肥瘦篇大同，详针刺类二十。）

黄帝曰：营卫之行也，上下相贯，如环之无端，今有其卒然遇邪气，及逢大寒，手足懈惰，其脉阴阳之道，相输之会，行相失也，气何由还？（营卫之行，阴阳有度，若邪气居之，则其运行之道，宜相失也。又何能往还不绝？因问其故。）岐伯曰：夫四末阴阳之会者，此气之大络也。四街者，气之径路也。故络绝则径通，四末解则气从合，相输如环。黄帝曰：善。此所谓如环无端，莫知其纪，终而复始，此之谓也。（四末，四肢也。十二经皆终始于四肢，故曰阴阳之会，而为气之大络也。然大络虽会于四肢，复有气行之径路，谓之四街，如前篇所谓气街者，是也。凡邪之中人，多在大络，故络绝则径通、及邪已行而四末解，彼绝此通，气从而合，回还转输，何能相失？此所以如环无端，莫知其纪也。）

十四、井荥经合数

（灵枢九针十二原篇）

黄帝曰：愿闻五脏六腑所出之处。（言脉气所出之处也。）岐伯曰：五脏五腧，五五二十五；六腑六腧，六六三十六。（五腧，即各经井荥腧经合穴，皆谓之腧。六腑复多一原穴，故各有六腧。）经脉十二，络脉十五，凡二十七气以上下。（脏有五，腑有六，而复有手厥阴心主一经，是为十二经。十二经各有络脉，如手太阴别络在列缺之类是也。此外又有任脉之络曰屏翳，督脉之络曰长强，脾之大络曰大包，共为十五络。十二、十五，总二十七气，以通周身上下也。）所出为井，（脉气由此而出，如井泉之发，其气正深也。）所溜为荥，（急流曰溜。小水曰荥。脉出于井而溜于荥，其气尚微也。溜，力救切。荥，盈、荥二音。）所注为腧，（注，灌注也。腧，输运也。脉注于此而输于彼，其气渐盛也。）所行为经，（脉气大行，经营于此，其气正盛也。）所入为合，（脉气至此，渐为收藏，而入合于内也。）二十七气所行，皆在五也。（二十七经络所行之气，皆在五腧之间也。）节之交，三百六十五会，知其要者，一言而终，不知其要，流散无穷。（人身气节之交，虽有三百六十五会，而其要则在乎五腧而已。故知其要，则可一言而终。否则流散无穷，而莫得其绪矣。）所言节者，神气之所游行出入也，非皮肉筋骨也。（神气之所游行出入者，以穴俞为言也，故非皮肉筋骨之谓。知邪正之虚实而取之弗失，即所谓知要也。小针解曰：节之交三百六十五会者，络脉之渗灌诸节者也。即此神气之义。）

十五、十二原

（灵枢九针十二原篇）

五脏有六腑，六腑有十二原，十二原出于四关。四关主治五脏，五脏有疾，当取之十二原。（脏腑之气，表里相通。故五脏之表有六腑，六腑之外有十二原，十二原出于四关。四关者，即两肘两膝，乃周身骨节之大关也。故凡井荥腧原经合穴，皆手不过肘，足不过膝。而此十二原者，故可以治五脏之疾。）十二原者，五脏之所以禀三百六十五节气味也。五脏有疾也，应出十二原，十二原各有所出。明知其原，睹其应，而知五脏之害矣。（此十二原者，乃五脏之气所注，三百六十五节气味之所出也。故五脏有疾者，其气必应于十二原而各有所出。知其原，睹其应，则可知五脏之疾为害矣。）

阳中之少阴，肺也，其原出于大渊，大渊二。（心肺居于膈上，皆为阳脏。而肺则阳中之阴，故曰少阴。其原出于大渊二穴，即寸口也。）阳中之太阳，心也，其原出于大陵，大陵二。（心为阳中之阳，故曰太阳。其原出于大陵，按大陵系手厥阴心主穴也。邪客篇：帝曰：手少阴之脉独无腧，何也？岐伯曰：少阴，心脉也。心者，五脏六腑之大主也，精神之所舍也，其脏坚固，邪弗能容也；容之则心伤，心伤则神去，神去则死矣。故诸邪之在于心者，皆在于心之包络，包络者心主之脉。故此言大陵也。大陵二穴，在掌后骨下两筋间。）阴中之少阳，肝也，其原出于太冲，太冲二。（肝脾肾居于膈下，皆为阴脏，而肝则阴中之阳，故曰少阳。其原出于太冲二穴，在足大趾本节后二寸，动脉陷中。）阴中之至阴，脾也，其原出于太白，太白二。（脾属土而象地，故为阴中之至阴。其原出于太白二穴，在足大趾后内侧核骨下陷中。）

阴中之太阴，肾也，其原出于太溪，太溪二。（肾在下而属水，故为阴中之太阴。其原出于太溪二穴，在足内踝后跟骨上动脉陷中。此上五脏阴阳详义，又见阴阳类五。）膏之原，出于鸠尾，鸠尾一。（鸠尾，任脉穴，在膺前蔽骨下五分。）肓之原，出于脖胦，脖胦一。（脖胦，即下气海，一名下肓，在脐下一寸半，任脉穴。脖音孛。胦音英。）凡此十二原者，主治五脏六腑之有疾者也。（上文五脏之原各二，并膏肓之原，共为十二，而脏腑表里之气，皆通于此，故可以治五脏六腑之有疾者也。）

十六、五脏五六腑六

（灵枢本输篇）

黄帝问于岐伯曰：凡刺之道，必通十二经络之所终始，（谓如十二经脉之，起止有序也。）络脉之所别处，（如十五络脉各有所别也。）五腧之所留，（如下文井荥腧经合穴，各有所留止也。）六腑之所与合，（如藏象类脏腑有相合也。）四时之所出入，（如针刺类四时之刺也。）五脏之所溜处，（言脏气所流之处，即前篇所出为井，所溜为荥也。）阔数之度，浅深之状，高下所至，愿闻其解。（阔数以察巨细，浅深以分表里，高下以辨本末。凡此者，皆刺家之要道，不可不通者也。）岐伯曰：请言其次也。

肺出于少商，少商者，手大指端内侧也，为井木；（少商穴，乃肺经脉气所出为井也，其气属木。此下凡五脏之井，皆属阴木，故六十四难谓之阴井木也。）溜于鱼际，鱼际者，手鱼也，为荥；（此肺之所溜为荥也，属阴火。手鱼义详前二，肺经条下。按：本篇五脏止言井木，六腑止言井金，其他皆无五行之分。考之六十四难，分析阴阳十变，而滑氏详注，谓阴井木生阴荥火，阴荥火生阴俞土，阴俞土生阴经金，阴经金生阴合水，此言五脏之俞也。六腑则阳井属金，阳井金生阳荥水，阳荥水生阳俞木，阳俞木生阳经火，阳经火生阳合土，而五行始备矣。下仿此。）注于太渊，太渊，鱼后一寸陷者中也，为腧。（此肺经之所注为腧也，属阴土。）行于经渠，经渠，寸口中也，动而不居，为经。（此肺经之所行为经也，属阴金。经渠当寸口陷中，动而不止，故曰不居。居，止也。）入于尺泽，尺泽肘中之动脉也，为合。（此肺经所入为合也，属阴水。）手太阴经也。（以上肺之五，皆手太阴经也。）

心出于中冲，中冲，手中指之端也，为井木。（此心主之所出为井也，属阴木。按：此下五腧，皆属手厥阴之穴，而本经直指为心腧者，正以心与心胞，本同一脏，其气相通，皆心所主，故诸邪之在于心者，皆在于心之包络。包络者，心主之脉也。邪客篇曰：手少阴之脉独无。正此之谓。详义见前章及图翼四卷十二原解中。）溜于劳宫，劳宫掌中中指本节之内间也，为荥。（此心主之所溜为荥也，属阴火。）注于大陵，大陵掌后两骨之间方下者也，为腧。（此心主之所注为也，属阴土。方下，谓正当两骨之下也。）行于间使，间使之道，两筋之间，三寸之中也，有过则至，无过则止，为经。（此心主之所行为经也，属阴金。有过，有病也。此脉有病则至，无病则止也。）入于曲泽，曲泽肘内廉下陷者之中也，屈而得之，为合。（此心主之所入为合也，属阴水。）手少阴也。（以上心主五，皆心所主，故曰手少阴也。）

肝出于大敦，大敦者，足大趾之端及三毛之中也，为井木；（此肝经之所出为井也，属阴木。）溜于行间，行间足大趾间也，为荥；（此肝经之所溜为荥也，属阴火。）注于太冲，太冲行间上二寸陷者之中也，为腧。（此肝经之所注为腧也，属阴土。）行于中封，中封，内踝之前一寸半陷者之中，使逆则宛，使和则通，摇足而得之，为经；（此肝经之所行为经也，属阴金。使逆则宛，使和则通，言用针治此者，逆其气则郁，和其气则通也。宛，郁同。）入于曲泉，曲泉辅骨之下，大筋

中華藏書

黄帝内经·最新整理珍藏版

中国书店

之上也，屈膝而得之，为合。（此肝经之所入为合也，属阴水。）足厥阴也。（以上肝之五，皆足厥阴经也。）脾出于隐白，隐白者，足大趾之端内侧也，为井木。（此脾经之所出为井也，属阴木。）溜于大都，大都本节之后下陷者之中也，为荥。（此脾经之所溜为荥也，属阴火。）注于太白，太白腕骨之下也，为腧。（此脾经之所注为腧也，属阴土。）

行于商丘，商丘，内踝之下，陷者之中也，为经；（此脾经之所行为经也，属阴金。）入于阴之陵泉，阴之陵泉，辅骨之下，陷者之中也，伸而得之，为合，（此脾经之所入为合也，属阴水。）足太阴也。（以上脾之五，皆足太阴经也。）

肾出于涌泉，涌泉者足心也，为井木；（此肾经之所出为井也，属阴木。）溜于然谷，然谷然骨之下者也，为荥。（此肾经之所溜为荥也，属阴火。）注于太溪，太溪内踝之后，跟骨之上陷中者也，为腧。（此肾经之所注为腧也，属阴土。）

行于复留，复留上内踝二寸，动而不休，为经；（此肾经之所行为经也，属阴金。）入于阴谷，阴谷辅骨之后，大筋之下，小筋之上也，按之应手，屈膝而得之，为合。（此肾经之所入为合也，属阴水。）足少阴经也。（以上肾之五，皆足少阴经也。）

膀胱出于至阴，至阴者，足小趾之端也，为井金。（此膀胱经所出为井也。以下凡六腑之井皆属阳金，故六十四难谓之阳井金也。）溜于通谷，通谷本节之前外侧也，为荥。（此膀胱经所溜为荥也，属阳水。）注于束骨，束骨本节之后陷者中也，为腧。（此膀胱经所注为腧也，属阳木。）过于京骨，京骨足外侧大骨之下，为原。（本篇惟六腑有原而五脏则无，前十二原篇所言五脏之原，即本篇五脏之腧，然则阴经之腧即原也。阳经之原自腧而过，本为同气，亦当属阳木。下仿此。详义见图翼四卷十二原解中。）行于昆仑，昆仑在外踝之后，跟骨之上，为经。（此膀胱经所行为经也，属阳火。）入于委中，委中，腘中央，为合，委而取之。（此膀胱经所入为合也，属阳土。）足太阳也。（以上膀胱六腧，皆足太阳经也。）

胆出于窍阴，窍阴者足小趾次趾之端也，为井金；（此胆经之所出为井也，属阳金。）溜于侠溪，侠溪，足小趾次趾之间也，为荥；（此胆经之所溜为荥也，属阳水。）注于临泣，临泣，上行一寸半陷者中也，为腧；（此胆经之所注为腧也，属阳木。）过于丘墟，丘墟，外踝之前下，陷者中也，为原。（此胆经之所过为原也，亦属阳木。）行于阳辅，阳辅外踝之上，辅骨之前，及绝骨之端也，为经。（此胆经之所行为经也，属阳火。）入于阳之陵泉，阳之陵泉在膝外陷者中也，为合，伸而得之。（此胆经之所入为合也，属阳土。）足少阳也。（以上胆之六，皆足少阳经也。）

胃出于厉兑，厉兑者，足大趾内次趾之端也，为井金。（此胃经之所出为井也，属阳金。）溜于内庭，内庭次趾外间也，为荥。（此胃经之所溜为荥也。属阳水。）注于陷谷，陷谷者上中趾内间上行二寸陷中者也，为腧。（此胃经之所注为腧也，属阳木。）过于冲阳，冲阳足跗上五寸陷者中也，为原，摇足而得之。（此胃经之所过为原也，亦当属木。）行于解溪，解溪，上冲阳一寸半陷者中也，为经。（此胃经之所行为经也，属阳火。）入于下陵，下陵膝下三寸，胻骨外三里也，为合。（此胃经之所入为合也，属阳土。）复下三里三寸为巨虚上廉，复下上廉三寸为巨虚下廉也，大肠属上，小肠属下，足阳明胃脉也，大肠小肠皆属于胃，（三里下三寸为上廉，上廉下三寸为下廉，大肠属上廉，小肠属下廉。盖胃为六腑之长，而大肠小肠皆与胃连，居胃之下，气本一贯，故皆属于胃，而其下亦合于足阳明经也。）是足阳明也。（以上皆胃之腧，即足阳明经也。）

三焦者，上合手少阳，出于关冲，关冲者，手小指次指之端也，为井金。（此三焦之所出为井也，属阳金。按：诸经皆不言上合，而此下三经独言之者，盖以三焦并中下而言，小肠大肠俱在下，而经则属手，故皆言上合某经也。）溜于液门，液门小指次指之间也，为荥。（此三焦之所溜为荥也，属阳水。）注于中渚，中渚本节之后陷者中也，为腧。（此三焦之所注为腧也，属阳水。）过于阳池，阳池在腕上陷者之中也，为原。（此三焦之所过为原也，亦属阳木。）行于支沟，支沟上腕三寸两骨之间陷者中也，为经。（此三焦之所行为经也，属阳火。）入于天井，天井在肘外大骨之上，陷者中也，为合，屈肘乃得之。（此三焦之所入为合也，属阳土。）三焦下腧，在于足大趾之前，少阳之后，出于腘中外廉，名曰委阳，是太阳络也。（足大趾当作足小趾，盖小趾乃足太阳脉气所行，而三焦下腧，则并足太阳经出小趾之前，上行足少阳经之后，上出腘中外廉，委阳穴，是足太阳之络也。按邪气脏腑病形篇曰：三焦病者，候在足太阳之外大络，大络在太阳少阳之间。则此为小趾无疑，详针刺类二十四。愚按：三焦者，虽经属手少阳，而下腧仍在足，可见三焦有上中下之分，而通身脉络无所不在也。详注见藏象类第三及本类后二十三，俱当互考。）手少阳经也。（以上三焦之腧皆手少阳经也。）三焦者，足少阳太阴之所将，（阳阴二字互谬也，当作少阴太阳，盖三焦属肾与膀胱也。义详藏象类三。）太阳之别也，上踝五寸别入贯踹肠，出于委阳，并太阳之正入络膀胱，约下焦，实则闭癃，虚则遗溺，遗溺则补之，闭癃则泻之。（此复言三焦下腧之所行及其所主之病也。将，领也。三焦下腧，即足太阳之别络，故自踝上五寸间别入贯踹肠，以出于委阳穴，乃并太阳之正脉，入络膀胱以约束下焦，而其为病如此。癃，良中切。溺，娘吊切。）

手太阳小肠者，上合于太阳，出于少泽，少泽小指之端也，为井金。（此小肠经所出为井也，属阳金。）溜于前谷，前谷，在手外廉本节前陷者中也，为荥。（此小肠经所溜为荥也，属阳水。）注于后溪，后溪者在手外侧本节之后也，为腧。（此小肠经所注为腧也，属阳木。）过于腕骨，腕骨，在手外侧腕骨之前，为原。（此小肠经所过为原也，亦属阳木。）行于阳谷，阳谷，在锐骨之下陷者中也，为经。（此小肠经所行为经也，属阳火。）入于小海，小海在肘内大骨之外，去端半寸陷者中也，伸臂而得之，为合。（此小肠经所入为合也，属阳土。）手太阳经也。（以上小肠之六腧，皆手太阳经也。）

大肠上合手阳明，出于商阳，商阳大指次指之端也，为井金。（此大肠经所出为井也，属阳金。）溜于本节之前二间，为荥。（此大肠经所溜为荥也，属阳水。）注于本节之后三间，为腧。（此大肠经所注为腧也，属阳木。）过于合谷，合谷，在大指岐骨之间，为原。（此大肠经所过为原也，亦属阳木。）行于阳溪，阳溪在两筋间陷者中也，为经。（此大肠经所行为经也，属阳火。）入于曲池，在肘外辅骨陷者中，屈臂而得之，为合。（此大肠经所入为合也，属阳土。）手阳明也。（以上大肠之六，皆手阳明经也。）是谓五脏六腑之，五五二十五，六六三十六腧也。（五脏各有井荥腧经合五穴，共计二十五腧，六腑复多一原穴，故共计三十六腧也。）六腑皆出足之三阳，上合于手者也。（凡五脏六腑之经，脏皆属阴，腑皆属阳。虽六腑皆属三阳，然各有手足之分，故足有太阳膀胱经，则手有太阳小肠经。足有阳明胃经，则手有阳明大肠经。足有少阳胆经，则手有少阳三焦经，此所谓上合于手者也。不惟六腑，六脏亦然。如足有太阴脾经，则手有太阴肺经。足有少阴肾经，则手有少阴心经。足有厥阴肝经，则手有厥阴心主，此脏腑阴阳，手足皆相半也。然其所以分手足者，以经行有上下，故手经之腧在手，足经之腧在足也。）

十七、脉度

（灵枢脉度篇）

黄帝曰：愿闻脉度。岐伯答曰：手之六阳，从手至头，长五尺，五六三丈。（手有三阳，以左右言之，则为六阳。凡后六阴，及足之六阴六阳皆仿此。手太阳起小指少泽，至头之听宫。手阳明起次指商阳，至头之迎香。手少阳起四指关冲，至头之丝竹空。六经各长五尺，五六共长三丈。）手之六阴，从手至胸中，三尺五寸，三六一丈八尺，五六三尺，合二丈一尺。（手太阴起大指少商，至胸中中府。手少阴起小指少冲，至胸中极泉。手厥阴起中指中冲，至胸中天池。各长三尺五寸，六阴经共长二丈一尺。按：手足十二经脉，手之三阴从脏走手，手之三阳从手走头，足之三阳从头走足，足之三阴从足走腹，此其起止之度。今云手之六阴，从手至胸中，盖但计其丈尺之数，俱以四末为始而言，非谓其行度如此也。后仿此。）足之六阳，从足上至头，八尺，六八四丈八尺。（足太阳起小趾至阴，至头之睛明。足阳明起次趾厉兑，至头之头维。足少阳起四趾窍阴，至头之瞳子髎。各长八尺，六八共长四丈八尺。）尺之六阴，从足至胸中，六尺五寸，六六三丈六尺，五六三尺，合三丈九尺。（足太阴起大趾隐白，至胸中大包；足少阴起足心涌泉，至胸中俞府；足厥阴起大趾大敦，至胸中期门。各长六尺五寸，六阴经共长三丈九尺。）跷脉从足至目，七尺五寸，二七一丈四尺，二五一尺，合一丈五尺。（跷脉者，足少阴太阳之别，从足至目内，各长七尺五寸，左右共长一丈五尺。玄台马氏曰：按跷脉有阴跷阳跷，阳跷自足申脉行于目、阴跷自足照海行于目。然阳跷左右相同，阴跷亦左右相同，则跷脉宜乎有四。今曰二七一丈四尺，二五一尺，则止于二脉者何也？观本篇末云：跷脉有阴阳，何脉当其数？岐伯答曰：男子数其阳，女子数其阴。则知男子之所数者，左右阳跷，女子之所数者，左右阴跷也。详见后二十八。）督脉任脉各四尺五寸，二四八尺，二五一尺，合九尺。凡都合一十六丈二尺，此气之大经隧也。（督行于背，任行于腹，各长四尺五寸，共长九尺。右连前共二十八脉，通长一十六丈二尺，此周身经隧之总数也。愚按：人身经脉之行，始于水下一刻，昼夜五十周于身，总计每日气候凡百刻，则二刻当行一周。故卫气行篇曰：日行一舍，人气行一周，与十分身之八。五十营篇曰：二百七十息，气行十六丈二尺，一周于身。此经脉之常度也。而后世子午流注针灸等书，因水下一刻之纪，遂以寅时定为肺经，以十二时挨配十二经，而为之歌曰：肺寅大卯胃辰宫，脾巳心午小未中，膀申肾酉心包戌，亥三子胆丑肝通。继后张世贤、熊宗立复为分时注释，遂致历代相传，用为模范。殊不知纪漏者，以寅初一刻为始，而经脉营运之度起于肺经，亦以寅初一刻为纪，故首言水下一刻，而一刻之中，气脉凡半周于身矣，焉得有大肠属卯时、胃属辰时等次也？且如手三阴脉长三尺五寸，足三阳脉长八尺，手少阴、厥阴左右俱止十八穴，足太阳左右凡一百二十六穴，此其长短多寡，大相悬绝，安得以十二经均配十二时？其失经旨也远矣，观者须知辨察。）

十八、骨度

（灵枢骨度篇　全）

黄帝问于伯高曰：脉度言经脉之长短，何以立之？伯高曰：先度其骨节之大小广狭长短，而脉度定矣。黄帝曰：愿闻众人之度，人长七尺五寸者，其骨节之大小长短各几何？（此言欲知脉度者，必先求骨度以察其详也。众人者，众人之常度也，常人之长多以七尺五寸为率。如经水篇岐伯云八尺之士，周礼考工记亦曰人长八尺，乃指伟人之度而言，皆古黍尺数也。黍尺一尺，得今曲尺八寸。详义见附翼律原黄钟生度条中。）伯高曰：头之大骨围二尺六寸，（此下言头围、胸围、腰围之总数也。围，周遭也。二尺六寸，皆古黍尺之数。后仿此。人身之骨，头为最巨，头骨谓之髑髅。男子自顶及耳并脑后共八片，惟蔡州人多一，共九片，脑后横一缝，当正直下至发际，别有一直缝。女人头骨止六片，亦脑后一横缝，当正直下则无缝也。此男女头骨之别。髑音独。髅音娄。）胸围四尺五寸，（此兼胸胁而言也。缺盆之下两乳之间为胸，胸前横骨三条，左右肋骨各十二条，八长四短，女人多檕夫骨两条，左右各十四条也。）腰围四尺二寸。（平脐周遭曰腰。人之肥瘦不同，腰之大小亦异，四尺二寸，以中人之大略言也。）发所复者颅至项尺二寸，（此下言仰人之纵度也。发所复者，谓发际也。前发际为额颅。后发际以下为项。前自颅，后至项，长一尺二寸。）发以下至颐长一尺，（腮下为颔。颔中为颐。前发际下至颐长一尺。）君子终折。（终，终始也。折，折衷也。言上文之约数虽如此，然人有大小不同。故君子当约其终始，而因人以折衷之。此虽指头胸为言，则下部亦然矣。）结喉以下至缺盆中长四寸，（舌根之下，肺之上系，屈曲外凸者为结喉。膺上横骨为巨骨。巨骨上陷中为缺盆。）缺盆以下至髑骬长九寸，过则肺大，不满则肺小。（髑骬，一名鸠尾，一名尾翳，蔽心骨也。缺盆之下，鸠尾之上，是为之胸，肺脏所居，故胸大则肺亦大，胸小则肺亦小也。髑骬音结于。）髑骬以下至天枢长八寸，过则胃大，不及则胃小。（天枢，在脐旁二寸，足阳明经穴。自𩩲骬之下，脐之上，是为中焦，胃之所居，故上腹长大者，胃亦大，上腹短小者，胃亦小也。）天枢以下至横骨长六寸半，过则回肠广长，不满则狭短。（横骨，阴毛中曲骨也。自天枢下至横骨，是为下焦，回肠所居也。故小腹长大者回肠亦大，小腹短狭者回肠亦小也。）横骨长六寸半，横骨上廉以下至内辅之上廉长一尺八寸，（横骨横长六寸半，一曰七寸半。廉，隅际也。内辅，膝间内侧大骨也。亦曰辅骨。）内辅之上廉以下至下廉长三寸半，（此言辅骨之上下隅也。）内辅下廉下至内踝长一尺三寸，内踝以下至地长三寸，（足跟前两旁高骨为踝骨，内曰内踝，外曰外踝。踝，胡寡切。）膝腘以下至跗属长一尺六寸，跗属以下至地长三寸。（膝后曲处曰。足面曰跗。跗属，言足面前后皆跗之属也。腘音国。跗，附、敷二音。）故骨围大则大过，小则不及。（凡上文所言皆中人之度，其有大者过之，小者不及也。下文同法。）角以下至柱骨长一尺，（此下言侧人之纵度也，角，头侧大骨，耳上高角也。柱骨，肩骨之上，颈项之根也。）行腋中不见者长四寸，（此自柱骨下通腋中，隐伏不见之处。）腋以下至季胁长一尺二寸，（胁下尽处短小之肋，是为季胁。季，小也。）季胁以下至髀枢长六寸，（足股曰髀。髀上外侧骨缝曰枢，此运动之机也。髀，并米切，又音比。）髀枢以下至膝中长一尺九寸，（膝中，言膝外侧骨缝之次。）膝以下至外踝长一尺六寸，外踝以下至京骨长三寸，京骨以下至地长一寸。（京骨，足太阳穴名，在足小趾本节后大骨下，赤白肉际陷中。）耳后当完骨者广九寸，（此言耳后之横度也。耳后高骨曰完骨，足少阳穴名，入发际四分，左右相去广九寸。）耳前当耳门者广一尺三寸，两颧之间相去七寸，两乳之间广九寸半，两髀之间广六寸半。（此言仰人之横度也。耳门者，即手太阳听宫之分。目下高骨为颧，两髀之间，言两股之中，横骨两头尽处也。）

　　足长一尺二寸，广四寸半。（此下言手足之度也。足掌长一尺二寸。广，阔也。）肩至肘长一尺七寸，（肩，肩端也。臂之中节曰肘。）肘至腕长一尺二寸半，（臂掌之节曰腕。）腕至中指本节长四寸，本节至其末长四寸半。（本节，指之后节根

中華藏書 《類經》

也。末，指端也。）项发以下至背骨长二寸半，（项发，项后发际也。背骨，除项骨之外，以第一节大椎骨为言也。）膂骨以下至尾骶二十一节长三尺，上节长一寸四分分之一，奇分在下，故上七节至于膂骨九寸八分分之七。（膂骨，脊骨也。项脊骨共二十四椎，内除项骨三节，膂骨自大椎而下至尾骶计二十一节，共长三尺。上节各长一寸四分分之一，即一寸四分一厘也。故上之七节，共长九寸八分七厘。其有余不尽之奇分，皆在下部诸节也。脊骨外小而内大，人之能负重者，以是骨之巨也。尾骶骨，男子者尖，女子者圆而平。骶音底。）此众人骨之度也，所以立经脉之长短也。是故视其经脉之在于身也，其见浮而坚、其见明而大者多血，细而况者多气也。（此结首节而言。因骨度以辨经络，乃可察其血气之盛衰也。）

十九、骨空

（素问骨空论）

辅骨上，横骨下为楗，（辅骨，膝辅骨。横骨，前阴横骨。是楗为股骨也。楗音健，刚木。）挟髋为机，（髋，尻也，即臀也，一曰两股间也。机，枢机也。挟臀之外，即楗骨上运动之机，故曰挟髋为机，当环跳穴处是也。髋音宽。音谁。）膝解为骸关，（骸，说文云：胫骨也。胫骨之上，膝之节解也，是为骸关。骸音鞋。）挟膝之骨为连骸，（膝上两侧，皆有挟膝高骨，与骸骨相为接连，故曰连骸。）骸下为辅，（连骸下高骨，是为内外辅骨。）辅上为腘，（辅骨上向膝后曲处为，即委中穴也。腘音国。）腘上为关，（腘上骨节动处，即所谓骸关也。）头横骨为枕。（脑后横骨为枕骨。）

水俞五十七穴者，尻上五行行五，伏菟上两行行五，左右各一行行五，踝上各一行行六穴。（此与水热穴论同，亦骨空也，故并及之，详针刺类三十八。菟，兔、徒二音。）髓空在脑后五分，在颅际锐骨之下，（髓，脑髓也。髓空，即风府也，在脑后入发际一寸，督脉穴。）一在龈基下，（唇内上齿缝中曰龈交，则下齿缝中当为龈基。今曰龈基下者，乃颐下正中骨罅也。王氏曰：当颐下骨陷中有穴容豆，中诰图经名下颐。龈音银。）一在项后中复骨下，（即大椎上骨节空也。复当作伏，盖项骨三节不甚显，故云伏骨下也。）一在脊骨上空、在风府上。（风府上，脑户也，督脉穴。）脊骨下空，在尻骨下空。（脊骨之末为尻骨。尻骨下空，长强也，督脉穴。）数髓空在面挟鼻，（数，数处也。在面者，如足阳明之承泣、巨，手太阳之颧，足太阳之睛明，手少阳之丝竹空，足少阳之瞳子髎、听会。挟鼻者，如手阳明之迎香等处。皆在面之骨空也。）或骨空在口下，当两肩。（足阳明大迎分也，亦名髓孔。）两膊骨空，在膊中之阳。（膊，肩膊也。中之阳，肩中之上也，即手阳明肩之次。）臂骨空，在臂阳，去踝四寸，两骨空之间。（臂阳，臂外也。去踝四寸两骨之间，手少阳通间之次也，亦名三阳络。）股骨上空在股阳，出上膝四寸。（股阳，股面也。出上膝四寸，当足阳明伏兔、阴市之间。）䯒骨空，在辅骨之上端。（䯒，足胫骨也。䯒骨之上为辅骨。辅骨之上端，即足阳明犊鼻之次。䯒，形敬切，又音杭。）股际骨空，在毛中动下。（毛中动下，谓曲骨两旁股际，足太阴冲门动脉之下也。）尻骨空，在髀骨之后，相去四寸。（即尻上两旁，足太阳八髎穴也。）扁骨有渗理凑，无髓孔，易髓无空。（扁骨者，对圆骨而言。凡圆骨内皆有髓，有髓则有髓孔。若扁骨，则但有血脉渗灌之理凑而内无髓，故凡诸扁骨以渗灌易髓者，则无髓亦无空矣，此胁肋诸骨之类是也。）

二十、十二经血气表里

（素问血气形志篇）

夫人之常数，太阳常多血少气，少阳常少血多气，阳明常多气多血，少阴常少血多气，厥阴常多血少气，太阴常多气少血，此天之常数。（十二经血气，各有多少不同，乃天禀之常数，故凡用针者，但可泻其多，不可泻其少，当详察血气，而为之补泻也。按：两经言血气之数者凡三，各有不同。如五音五味篇三阳经与此皆相同，三阴经与此皆相反，详见藏象类十七。又如九针论诸经与此皆同，惟太阴一经云多血少气，与此相反。须知灵枢多误，当以此篇为正，观末节出气出血之文，与此正合，无差可知矣。外灵枢九针论文与此同者，俱不重载。）

足太阳与少阴为表里，少阳与厥阴为表里，阳明与太阴为表里，是为足阴阳也。（足太阳膀胱也，足少阴肾也，是为一合；足少阳胆也，足厥阴肝也，是为二合；足阳明胃也，足太阴脾也，是为三合。阳为腑，经行于足之外侧。阴为脏，经行于足之内侧。此足之表里也。）手太阳与少阴为表里，少阳与心主为表里，阳明与太阴为表里，是为手之阴阳也。（手太阳小肠也，手少阴心也，是为四合；手少阳三焦也，手心主厥阴也，是为五合；手阳明大肠也，手太阴肺也，是为六合。阳为腑，经行于手之外侧。阴为脏，经行于手之内侧。此手之表里也。）今知手足阴阳所苦，凡治病必先去其血，乃去其所苦，伺之所欲，然后泻有余，补不足。（知手足之阴阳，则病在何经，其苦可知。治之者，于血脉壅盛、为病异常之处，先去其血。血去则去其所苦矣，非谓凡刺者，必先去血也。滞血既去，然后伺察脏气之所欲，如肝欲散、心欲、肺欲收、脾欲燥、肾欲坚之类，以泻有余补不足，而调治之也。）

刺阳明出血气，刺太阳出血恶气，刺少阳出气恶血，刺太阴出气恶血，刺少阴出气恶血，刺厥阴出血恶气也。（此明三阴三阳血气，各有多少，而刺者之出血出气，当知其约也。手足阳明多血多气，故刺之者出其血气。手足太阳多血少气，故刺之者，但可出其血而恶出其气。总而计之，则太阳厥阴均当出血恶气，少阳少阴太阴均当出气恶血，唯阳明可出气出血，正与首节义相合。恶，去声。）

二十一、诸脉髓筋血气溪谷所属

（素问五脏生成篇）

诸脉者皆属于目，（大惑论曰：五脏六腑之精气，皆上注于目而为之精。口问篇曰：目者，宗脉之所聚也。故诸脉者皆属于目。）诸髓者皆属于脑，（脑为髓海，故诸髓皆属之。）诸筋者皆属于节，（筋力坚强，所以连属骨节。如宣明五气篇曰：久行伤筋。以诸筋皆属于节故也。）诸血者皆属于心，（阴阳应

中
華
藏
書

黄帝内经·最新整理珍藏版

中国书房

象大论曰：心生血。痿论曰：心主身之血脉。故诸血皆属于心。）诸气者皆属于肺，（调经论、本神篇皆曰：肺藏气。五味篇曰：其大气之搏而不行者，积于胸中，命曰气海。出于肺，循喉咽，故呼则出，吸则入。此诸气之皆属于肺也。）此四肢八溪之朝夕也。（四肢者，两手两足也。八溪者，手有肘与腋，足有髀与腘也，此四肢之关节，故称为溪。朝夕者，言人之诸脉髓筋血气。无不由此出入，而朝夕运行不离也。邪客篇曰：人有八虚，皆机关之室，真气之所过，血络之所游。即此之谓。一曰：朝夕即潮汐之义，言人身气血往来，如海潮之消长，早曰潮，晚曰汐者，亦通。）故人卧血归于肝，（人寤则动，动则血随气行阳分，而运于诸经，人卧则静，静则血随气行阴分，而归于肝，以肝为藏血之脏也。故人凡寐者，其面色多白，以血藏故耳。）肝受血而能视，（肝开窍于目，肝得血则神聚于目，故能视。）足受血而能步，（足得之则神在足，故步履健矣。）掌受血而能握，（掌得之则神在手，故把握固矣。）指受血而能摄。（指得之则神在指，故摄持强矣。愚按：血气者，人之神也，而此数节皆，但言血而不言气何也？盖气属阳而无形，血属阴而有形，而人之形体，以阴而成。如九针篇曰：人之所以生成者，血脉也。营卫生会篇曰：血者神气也。平人绝谷篇曰：血脉和则精神乃居。故此皆言血者，谓神根据形生，用自体出也。）卧出而风吹之，血凝于肤者为痹，（卧出之际，若玄府未闭、魄汗未藏者，为风所吹，则血凝于肤，或致麻木，或生疼痛而病为痹。）

凝于脉者为泣，（风寒外袭，血凝于脉，则脉道泣滞而为病矣。泣，涩同。）凝于足者为厥，（四肢为诸阳之本，风寒客之，而血凝于足，则阳衰阴胜，而气逆为厥也。）此三者，血行而不得反其空，故为痹厥也。（血得热则行，得寒则凝。凡此上文三节者，以风寒所客，则血脉凝涩，不能营运而反其空，故为痹厥之病也。空，孔同，谓血行之道。）人有大谷十二分，（大谷者，言关节之最大者也。节之大者无如四肢，在手者肩肘腕，在足者髁膝腕，四肢各有三节，是为十二分。分，处也。按：此即上文八溪之义，夫既曰溪，何又曰谷？如

中華藏書

《类经》

中国书房

一八八七

气穴论曰：肉之大会为谷，小会为溪，肉分之间，溪谷之会，以行荣卫，以会大气。是溪谷虽以小大言，而为气血之会则一，故可以互言也。上文单言之，故止云八溪；此节与下文小溪三百五十四名相对为言，故云大谷也。诸注以大谷十二分，为十二经脉之部分者，皆非。）小溪三百五十四名，少十二俞，（小溪者，言通身骨节之交也。小针解曰：节之交三百六十五会者，络脉之渗灌诸节者也。十二俞，谓十二脏之俞，如肺俞、心俞之类是也。此除十二俞皆通于脏气者，不在小溪之列，则当为三百五十三名。兹云五十四者，传写之误也。）

此皆卫气之所留止，邪气之所客也，针石缘而去之。（凡此溪谷之会，本皆卫气留止之所。若其为病，则亦邪气所客之处也。邪客于经，治以针石，必缘其所在，取而去之。缘，因也。）

二十二、五脏之气上通七窍阴阳不和乃成关格

（灵枢脉度篇）

五脏常内阅于上七窍也，（阅，历也。五脏位次于内而气达于外，故阅于上之七窍如下文者。人身共有九窍，在上者七，耳目口鼻也。在下者二，前阴后阴也。）故肺气通于鼻，肺和则鼻能知臭香矣；心气通于舌，心和则舌能知五味矣；肝气通于目，肝和则目能辨五色矣；脾气通于口，脾和则口能知五谷矣；肾气通于耳，肾和则耳能闻五音矣。（阴阳应象大论曰：肺在窍为鼻，心在窍为舌，肝在窍为目，脾在窍为口，肾在窍为耳。故其气各有所通，亦各有所用。然必五脏气和而后各称其职，否则脏有所病则窍有所应矣。）五脏不和则七窍不通，六腑不和则留为痈。（五脏属阴主里，故其不和。则七窍为之不利，六腑属阳主表，故其不利，则肌腠留为痈疡。）故邪在腑则阳脉不和，阳脉不和则气留之，气留之则阳气盛矣。阳气太盛则阴不利，阴脉不利则血留之，血留之则阴气盛矣。阴气太盛，则阳气不能荣也，故曰关。阳气太盛，则阴气弗能荣也，故曰格。阴阳俱盛，不得相荣，故曰关格。关格者，不得尽期而死也。（阴阳之气，贵乎和平，邪气居之，不在于阴，

必在于阳。故邪气在腑，则气留之而阳胜，阳胜则阴病矣。阴病则血留之而阴胜，阴胜则阳病矣。故阴气太盛，则阳气不荣而为关。阳气太盛，则阴气不荣而为格。阴阳俱盛，不得相荣，则阴自阴，阳自阳，不相浃洽而为关格，故不得尽天年之期而死矣；本经荣营通用，不能荣，谓阴阳乖乱不能营行；彼此格拒不相通也。人迎盛者为格阳，寸口盛者为关阴，义详脉色类二十二。）

二十三、营卫三焦

（灵枢营卫生会篇）

黄帝问于岐伯曰：人焉受气？阴阳焉会？何气为营？何气为卫？营安从生？卫于焉会？老壮不同气，阴阳异位，愿闻其会。（焉，何也。会，合也。五十以上为老。二十以上为壮。此帝问人身之气，受必有由，会必有处，阴阳何所分，营卫何所辨，而欲得其详也。）岐伯答曰：人受气于谷，谷入于胃，以传于肺，五脏六腑，皆以受气，（人之生由乎气，气者所受于天，与谷气并而充身者也，故谷食入胃，化而为气，是为谷气，亦曰胃气。此气出自中焦，传化于脾，上归于肺，积于胸中气海之间，乃为宗气。宗气之行，以息往来，通达三焦，而五脏六腑皆以受气。是以胃为水谷血气之海，而人所受气者，亦唯谷而已，故谷不入，半日则气衰，一日则气少矣。）其清者为营，浊者为卫，（谷气出于胃而气有清浊之分：清者水谷之精气也，浊者水谷之悍气也，诸家以上下焦言清浊者皆非。清者属阴，其性精专，故化生血脉而周行于经隧之中，是为营气。浊者属阳，其性慓疾滑利，故不循经络而直达肌表，充实于皮毛分肉之间，是为卫气。然营气卫气，无非资借于宗气，故宗气盛则营卫和，宗气衰则营卫弱矣。）营在脉中，卫在脉外，（营，营运于中也。卫，护卫于外也。脉者非气非血，其犹气血之囊也。营属阴而主里，卫属阳而主表。故营在脉中，卫在脉外。卫气篇曰：其浮气之不循经者为卫气，其精气之行于经者为营气。正此之谓。）营周不休，五十而复大会，阴阳相贯，如环无端。（营气之行，周流不休，凡一昼一夜五十周于身而复为大会。其十二经脉之次，则一阴一阳，一表一里，迭行相贯，终而复始，故曰如环无端也。五十周义，见下章及二十六。）卫气行于阴二十五度，行于阳二十五度，分为昼夜，故气至阳而起，至阴而止。（卫气之行，夜则行阴分二十五度，昼则行阳分二十五度，凡一昼一夜亦五十周于身。义详后二十五。气至阳而起，至阴而止，谓昼与夜息，即下文万民皆卧之义。）故曰：日中而阳陇为重阳，夜半而阴陇为重阴。（此分昼夜之阴阳，以明营卫之行也。陇，盛也，生气通天论作隆。昼为阳，日中为阳中之阳，故曰重阳。夜为阴，夜半为阴中之阴，故曰重阴。陇音笼。）故太阴主内，太阳主外，各行二十五度，分为昼夜。（太阴，手太阴也；太阳，足太阳也。内言营气。外言卫气。营气始于手太阴，而复会于太阴，故太阴主内。卫气始于足太阳，而复会于太阳，故太阳主外。营气周流十二经，昼夜各二十五度。卫气昼则行阳，夜则行阴，亦各二十五度。营卫各为五十度，以分昼夜也。）夜半为阴陇，夜半后而为阴衰，平旦阴尽而阳受气矣。日中为阳陇，日西而阳衰，日入阳尽而阴受气矣。（夜半后为阴衰，阳生于子也。日西而阳衰，阴生于午也。如金匮真言论曰：平旦至日中，天之阳，阳中之阳也。日中至黄昏，天之阳，阳中之阴也。合夜至鸡鸣，天之阴，阴中之阴也。鸡鸣至平旦，天之阴，阴中之阳也，故人亦应之。即此节之义。）夜半而大会，万民皆卧，命曰合阴，平旦阴尽而阳受气，如是无已，与天地同纪。（大会，言营卫阴阳之会也。营卫之行，表里异度，故尝不相值。惟于夜半子时，阴气已极，阳气将生，营气在阴，卫气亦在阴，故万民皆瞑而卧，命曰合阴。合阴者，营卫皆归于脏，而会于天一之中也。平旦阴尽而阳受气，故民皆张目而起。此阴阳消息之道，常如是无已而与天地同其纪。所谓天地之纪者，如天地日月各有所会之纪也。天以二十八舍为纪，地以十二辰次为纪，日月以行之迟速为纪。故天与地一岁一会，如玄枵加于子宫是也。天与日亦一岁一会，如冬至日缠星纪是也。日与月则一月一会，如晦朔之同宫是也。人之营卫，以昼夜为纪，故一日凡行五十周而复为大会焉。）

黄帝曰：老人之不夜瞑者，何气使然？少壮之人不昼瞑者，何气使然？（此帝因上文言夜则万民皆卧。故特举老人之不夜瞑者，以求其详也。）岐伯答曰：壮者之气血盛，其肌肉滑，气道通，营卫之行不失其常，故昼精而夜瞑。老者之气血衰，其肌肉枯，气道涩，五脏之气相搏，其营气衰少而卫气内伐，故昼不精夜不瞑。（老者之气血衰，故肌肉枯，气道涩，五脏之气搏聚不行，而营气衰少矣。营气衰少，故卫气乘虚内伐，卫失其常故昼不精，营失其常故夜不瞑也。）

　　黄帝曰：愿闻营卫之所行，皆何道从来？岐伯答曰：营出于中焦，卫出于下焦。（何道从来，言营卫所由之道路也。营气者，由谷入于胃，中焦受气取汁，化其精微而上注于肺，乃自手太阴始，周行于经隧之中，故营气出于中焦。卫气者，出其悍气之疾疾，而先行于四末分肉皮肤之间，不入于脉。故于平旦阴尽，阳气出于目，循头项下行，始于足太阳膀胱经而行于阳分，日西阳尽，则始于足少阴肾经，而行于阴分，其气自膀胱与肾，由下而出，故卫气出于下焦。详义见后营气卫气二章。愚按：人身不过表里，表里不过阴阳，阴阳即营卫，营卫即血气。脏腑筋骨居于内，必赖营气以资之，经脉以疏之。皮毛分肉居于外，经之所不通，营之所不及，故赖卫气以煦之，孙络以濡之。而后内而精髓，外而发肤，无弗得其养者，皆营卫之化也。然营气者，犹天之有宿度，地之有经水，出入有期，营运有序者也。卫气者，犹天之有清阳，地之有郁蒸，阴阳昼夜，随时而变者也。卫气属阳，乃出于下焦，下者必升，故其气自下而上，亦犹地气上为云也。营本属阴，乃自中焦，而出于上焦，上者必降，故营气自上而下，亦犹天气降为雨也。虽卫主气而在外，然亦何尝无血。营主血而在内，然亦何尝无气？故营中未必无卫，卫中未必无营，但行于内者便谓之营，行于外者便谓之卫，此人身阴阳交感之道，分之则二，合之则一而已。前第六章有按，当与此互阅。）

　　黄帝曰：愿闻三焦之所出。岐伯答曰：上焦出于胃上口，并咽以上贯膈而布胸中，走腋循太阴之分而行，还至阳明，上至舌，下足阳明，（胃上口，即上脘也；咽为胃系，水谷之道路也；膈上曰胸中，即膻中也。其旁行者，走两腋，出天池之次，循手太阴肺经之分，而还于手阳明。其上行者，至于舌。其下行者，交于足阳明，以行于中下二焦。凡此皆上焦之部分也。）常与荣俱行于阳二十五度，行于阴亦二十五度，一周也，故五十度而复大会于手太阴矣。（上焦者，肺之所居，宗气之所聚。营气者，随宗气以行于十四经脉之中。故上焦之气，常与营气俱行于阳二十五度，阴亦二十五度。阳阴者，言昼夜也。昼夜周行五十度，至次日寅时，复会于手太阴肺经，是为一周。然则营气虽出于中焦，而施化则由于上焦也。）

黄帝曰：愿闻中焦之所出。岐伯答曰：中焦亦并胃中，出上焦之后，此所受气者，泌糟粕，蒸津液，化其精微，上注于肺脉，乃化而为血，以奉生身，莫贵于此，故独得行于经隧，命曰营气。（胃中，中脘之分也。后，下也。受气者，受谷食之气也。五谷入胃，其糟粕、津液、宗气，分为三隧，以注于三焦。而中焦者，泌糟粕，蒸津液，受气取汁，变化而赤是谓血，以奉生身而行于精隧，是为营气，故曰营出中焦。按下文云：下焦者，别回肠，注膀胱。然则自膈膜之下，至脐上一寸水分穴之上，皆中焦之部分也。泌，秘、弼二音。粕音朴。隧音遂，伏道也。）黄帝曰：夫血之与气，异名同类，何谓也？岐伯答曰：营卫者精气也，血者神气也，故血之与气，异名同类焉。故夺血者无汗，夺汗者无血，故人生有两死而无两生。（营卫之气，虽厘清浊，然皆水谷之精华，故曰营卫者精气也。血由化而赤，莫测其妙，故曰血者神气也。然血化于液，液化于气，是血之与气，本为同类。而血之与汗，亦非两种。但血主营，为阴为里，汗属卫，为阳为表，一表一里，无可并攻，故夺血者无取其汗，夺汗者无取其血。若表里俱夺，则不脱于阴，必脱于阳，脱阳亦死，脱阴亦死，故曰人生有两死。然而人之生也，阴阳之气皆不可无，未有孤阳能生者，亦未有孤阴能生者，故曰无两生也。）

黄帝曰：愿闻下焦之所出。岐伯答曰：下焦者，别回肠，注于膀胱而渗入焉。故水谷者，常并居于胃中，成糟粕而俱下于大肠，而成下焦，渗而俱下，济泌别汁，循下焦而渗入膀胱焉。（回肠，大肠也。济，同，犹醝滤也；泌，如狭流也；别汁，分别清浊也；别回肠者，谓水谷并居于胃中，传化于小肠，当脐上一寸水分穴处，糟粕由此别行回肠，从后而出，津液由此别渗膀胱，从前而出。膀胱无上口，故云渗入。凡自水分穴而下，皆下焦之部分也。按三十一难曰：下焦者，当膀胱上口，主分别清浊。其言上口者，以渗入之处为言，非真谓有口也。如果有口，则不言渗入矣。何后世不解其意，而争言膀胱有上口，其谬为甚。三焦下腧义，详前十六。醝音筛。滤音虑。）黄帝曰：人饮酒，酒亦入胃，谷未熟而小便独先下何也？岐伯答曰：酒者熟谷之液也，其气悍以清，故后谷而入，先谷而液出焉。（此因上文言水谷入胃必济泌别汁而后出，而何以饮酒者独先下也？盖以酒之气悍，则直连下焦，酒之质清，则速行无滞，故后谷而入，先谷而出也。）黄帝曰：善。余闻上焦如雾，中焦如沤，下焦如渎，此之谓也。（如雾者，气浮于上也。言宗气积于胸中，司呼吸，而布护於经隧之间，如天之雾，故曰上焦如雾也。沤者，水上之泡，水得气而不沉者也。言营血化于中焦，随气流行以奉生身。如沤处浮沉之间，故曰中焦如沤也。渎者，水所注泄。言下焦主出而不纳，逝而不反，故曰下焦如渎也。然则肺象天而居上，故司雾之化。脾象地而在中，故司沤之化。大肠膀胱象江河淮泗而在下，故司川渎之化也。愚按：三焦者，本全体之大脏，统上中下而言也。本经发明不啻再四，如本输、本脏、论勇、决气、营卫生会、五脏别论、六节藏象论、邪客、背输等篇，皆有详义，而二十五难经独言三焦包络，皆有名而无形，遂起后世之疑，莫能辨正。第观本经所言，凡上中下三焦之义，既明且悉，乌得谓其以无为有、以虚为实哉？余因遍考诸篇，着有三焦包络命门辨，及藏象类第三章俱有详按，所当互考。）

二十四、营气营运之次

（灵枢营气篇　全）

黄帝曰：营气之道，内谷为实，谷入于胃，乃传之肺，流溢于中，布散于外，精专者行于经隧，常营无已，终而复始，是谓天地之纪。（营气之行，由于谷气之化，谷不入则营气衰，故云内谷为宝。谷入于胃，以传于肺，清者为营，营行脉中，故其精专者，行于经隧，常营无已，终而复始，以周流于十二经也。天地之纪，义见前章。内，纳同。）故气从太阴出，注手阳明。（此下言营气营运之次，即前十二经脉之序也。营气出于中焦，上行于肺，故于寅时始，于手太阴肺经，出注中府、云门，下少商以交于手阳明商阳也。）上行注足阳明，下行至跗上，注大趾间，与太阴合。（手阳明大肠经，循臂上行至鼻旁迎香穴，交于目下承泣穴，注足阳明胃经。下行至足跗，出次趾之厉兑。其支者，别跗上，入大趾出其端，以交于足，太阴隐白也。）上行抵髀，从脾注心中。（足太阴脾经，自足上行抵髀，入腹属脾，上膈注于心中，以交于手少阴经也。）循手少阴出腋下臂，注小趾，合手太阳，（心脉发自心中，循手少阴经，出腋下极泉穴，下臂注小指内侧少冲穴，出外侧以交于手太阳少泽也。）上行乘腋，出颐内，注目内眦，上巅下项，合足太阳。（手太阳小肠经，自小指上行，乘腋外，上出于颐内颧髎之次注目内眦，以交于足太阳睛明穴。颐音拙。）循脊下尻，下行注小指之端，循足心注足少阴，上行注肾。（足太阳膀胱经，过巅下项，循脊下尻，注小指端之至阴，循小趾入足心，以交于足少阴之涌泉，而上行注肾也。）从肾注心，外散于胸中，循心主脉出腋下臂，出两筋之间，入掌中，出中指之端。（足少阴肾经，从足心上行入肾，注于心。外散于胸中，以交于手心主。其脉出腋下之天池下臂，出两筋之间，入掌中，出中指端之中冲也。）还注小指次指之端，合手少阳，上行注膻中，散于三焦。（手厥阴心主之支者，别掌中，还注无名指端，以交于手少阳之关冲，循臂上行注膻中，下膈散于三焦也。）从三焦注胆，出胁注足少阳，下行至跗上。（手少阳经自三焦注于胆，出胁肋间，以交于足少阳经，上者行于头，起于目锐　瞳子倭穴，下者至足跗，出小趾次趾端之窍阴穴也。）复从跗注大趾间，合足厥阴上行至肝，从肝上注肺，上循喉咙入颃颡之窍，究于畜门。其支别者，上额循巅下项中，循脊入骶，是督脉也。（足少阳胆经，支者别跗上，注大趾间，以交于足厥阴之大敦穴，乃上行至肝上肺，上循喉咙之上，入颃颡之窍。究，深也。蓄门，即喉咙上通鼻之窍门也。如评热病论启玄子有云：气冲突于蓄门而出于鼻。即此谓也。其支别者，自颃颡上出额，循巅以交于督脉，循脊下行入尾骶也。蓄，臭同，许救切。）络阴器，上过毛中，入脐中，上循腹里入缺盆，下注肺中，复出太阴，此营气之所行也，逆顺之常也。（督脉自尾骶前络阴器，即名任脉。上过阴毛中，入脐上腹，入缺盆，下肺中，复出于手太阴经。前经脉篇未及任督，而此始全备，是十四经营气之序。）

二十五、卫气营运之次

（灵枢卫气行篇　全）

黄帝问于岐伯曰：愿闻卫气之行，出入之合何如？岐伯曰：岁有十二月，日有十二辰，（十二辰，即十二支也，在月为建，在日为时。）子午为经，卯酉为纬。（天象定者为经，动者为纬。子午当南北二极，居其所而不移，故为经。卯酉常东升西降，列宿周旋无已，故为纬。）天周二十八宿而一面七星，四七二十八星，（天分四面，曰东西南北，一面七星，如角亢氐房心尾箕。东方七宿也，斗牛女虚危室壁，北方七宿也，奎娄胃昴毕觜参，西方七宿也。井鬼柳星张翼轸，南方七宿也，是为四七二十八星。）房昴为纬，虚张为经。（房在卯中，昴在酉中，故为纬。虚在子中，张在午中，故为经。）

是故房至毕为为阳，昴至心为阴，阳主昼，阴主夜。（自房至毕，其位在卯辰巳午未申，故属阳而主昼。自昴至尾，其位在酉戌亥子丑寅，故属阴而主夜。）故卫气之行，一日一夜五十周于身，昼日行于阳二十五周，夜行于阴二十五周，周于五岁。（卫气之行于身者，一日一夜凡五十周于身。天之阳主昼，阴主夜。人之阳主腑，阴主脏。故卫气昼，则行于阳分二十五周，夜则行于阴分二十五周。阳分者言表言腑，阴分者言里言脏也，故夜则周于五脏。岁当作脏，误也。）

是故平旦阴尽、阳气出于目，目张则气上行于头，循项下足太阳，循背下至小趾之端。（此下言卫气昼行阳分，始于足太阳经，以周六腑而及于肾经，是为一周。太阳始于睛明，故出于目。然目者宗脉之所聚，凡五脏六腑之精阳气皆上走于目而为睛，故平旦阴尽则阳气至目而目张。目张则卫气由睛明穴上头，循项下足太阳经之分，循背下行，以至足小趾端之至阴穴也。）其散者，别于目锐，下手太阳，下至手小指之间外侧。（散者，散行者也。卫气之行，不循经相传，故始自目内眦而下于足太阳，其散者，自目锐眦而行于手太阳也。下至手小指之间外侧，少泽穴也。）其散者，别于目锐眦，下足少阳，注小趾次趾之间。（此自太阳行于足手少阳也。目锐眦，足少阳瞳子髎也。足小趾次趾之间，窍阴穴也。）以上循手少阳之分侧，下至小指之间。（分侧当作外侧，小指下当有次指二字，谓手少阳关冲穴也。）别者以上至耳前，合于颔脉，注足阳明，以下行至跗上，入五趾之间。（此自少阳而行于手足阳明也。合于颔脉，谓由承泣颊车之分，下注足阳明经。五趾当作中趾，谓厉兑穴也。颔，何敢切。）其散者，从耳下，下手阳明，入大指之间，入掌中。（手阳明之别者入耳，故从耳下行本经。大指下当有次指二字，谓商阳穴也。）其至于足也，入足心，出内踝，下行阴分，复合于目，故为一周。（此自阳明入足心出内踝者，由足少阴肾经，以下行阴分也。少阴之别为跷脉，跷脉属于目内，故复合于目，交于足太阳之睛明穴。此卫气昼行之序，自足手六阳，而终于足少阴经，乃为一周之数也。愚按：卫气之行，昼在阳分，然又兼足少阴肾经，方为一周。考之邪客篇亦曰：卫气者昼日行于阳，夜行于阴，尝从足少阴之分间，行于五脏六腑。然则无论昼夜皆不离于肾经者，何也？盖人之所本，惟精与气。气为阳也，阳必生于阴。精为阴也，阴必生于阳。故营本属阴，必从肺而下行。卫本属阳，必从肾而上行。此即卫出下焦之义。而肾属水，水为气之本也，故上气海在膻中，下气海在丹田，而人之肺肾两脏，所以为阴阳生息之根本。）

是故日行一舍，人气行一周与十分身之八；（此下言卫气营运之数也。天周二十八舍而一日一周，人之卫气昼夜凡行五十周。以五十周为实，而用二十八归除之，则日行一舍，卫气当行一周与十分身之七分八厘五毫，有奇为正数。此言一周与十分身之八者，亦如天行过日一度而犹有奇分也。奇分义见后。舍即宿也。按太史公律书及天官等书，俱以二十八宿作二十八舍。曰舍者，为七政之所舍也。）日行二舍，人气行三周于身与十分身之六，（日行二舍，人气当行三周于身与十分身之五分七厘一毫，有奇为正数。云十分身之六者，有奇分也。后仿此。）日行三舍，人气行于身五周与十分身之四；（人气当行五周与十分身之三分五厘七毫，有奇为正数，余者为奇分。）日行四舍，人气行于身七周与十分身之二；（人气当行七周与十分身之一分四厘二毫，有奇为正数，余者为奇分。）日行五舍，人气行于身九周；（人气当行八周与十分身之九分二厘八毫为正数，余者为奇分。）日行六舍，人气行于身十周与十分身之八；（人气当行十周与十分身之七分一厘四毫，有奇为正数，余者为奇分。）日行七舍，人气行于身十二周在身与十分身之六；（人气当行十二周与十分身之四分九厘，有奇为正数，余者为奇分，此一面七星之数也。）日行十四舍。人气二十五周于身有奇分与十分身之二，阳尽于阴，阴受气矣。（日行七舍为半日，行十四舍则自房至毕为一昼，人气当行二十五周为正数。今凡日行一舍，人气行一周与十分身之八，则每舍当余一厘四毫有奇为奇分。合十四舍而计之，共得十分身之二，是为一昼之奇分也。昼尽则阳尽，阳尽则阴受气而为夜矣。）其始入于阴，常从足少阴注于肾，肾注于心，心注于肺，肺注于肝，肝注于脾，脾复注于肾为周。（此言卫气夜行阴分，始于足少阴肾经以周五脏，其行也以相克为序。故肾心肺肝脾相传为一周，而复注于肾也。）是故夜行一舍，人气行于阴脏一周与十分藏之八，（其正数奇分俱如前。）亦如阳行之二十五周而复合于目。（卫气行于阴分二十五周则夜尽，夜尽则阴尽，阴尽则人气复出于目之睛明穴，而行于阳分，是为昼夜五十周之度。）阴阳一日一夜，合有奇分十分身之四，与十分藏之二，是故人之所以卧起之时有早晏者，奇分不尽故也。（前日行十四舍，人气行二十五周为半日，凡得奇分者十分身之二。故此一昼一夜日行二十八舍，人气行五十周合有奇分者，在身得十分身之四，在脏得十分藏之二。所谓奇分者，言气有过度不尽也，故人之起卧，亦有早晏不同耳。）

黄帝曰：卫气之在于身也，上下往来不以期，候气而刺之奈何？（不以期，谓或上或下，或阴或阳，而期有不同也。）伯高曰：分有多少，日有长短，春秋冬夏，各有分理，然后常以平旦为纪，以夜尽为始。（四时分至昼夜，虽各有长短不同，然候气之法，必以平旦为纪，盖阴阳所交之候也。）是故一日一夜，水下百刻，二十五刻者半日之度也，常如是毋已，日入而止，随日之长短，各以为纪而刺之。（一昼一夜凡百刻，司天者纪以漏水，故曰水下百刻。二十五刻者，得百刻四分之一，是为半日之度。分一日为二，则为昼夜。分一日为四时，则朝为春，日中为夏，日入为秋，夜半为冬。故当以平旦为阳始，日入为阳止，各随日之长短，以察其阴阳之纪而刺之也。）谨候其时，病可与期，失时反候者，百病不治。（失时反候，谓不知四时之气候，阴阳之盛衰，而误施其治也。）故曰刺实者，刺其来也；刺虚者，刺其去也。（邪盛者为实。气衰者为虚。刺实者刺其来，谓迎其气至而夺之。刺虚者刺其去，谓随其气去而补之也。）此言气存亡之时，以候虚实而刺之。是故谨候气之所在而刺之，是谓逢时。在于三阳，必候其气在于阳而刺之。病在于三阴，必候其气在阴分而刺之。（病在三阳，必候其气在阳分而刺之，病在三阴，必候其气在阴分而刺之，此刺卫气之道，是谓逢时。逢时者，逢合阴阳之气候也。）水下一刻，人气在太阳；水下二刻，人气在少阳；水下三刻，人气在阳明；水下四刻，人气在阴分。（此以平旦为始也。太阳少阳阳明，俱兼手足两经为言，阴分，则单以足少阴经为言。此卫气行于阳分之一周也。）水下五刻，人气在太阳；水下六刻，人气在少阳；水下七刻，人气在阳明；水下八刻，人气在阴分。（此卫气行于阳分二周也。）

水下九刻，人气在太阳；水下十刻，人气在少阳；水下十一刻，人气在阳明；水下十二刻，人气在阴分。（此卫气行于阳分三周也。）水下十三刻，人气在太阳；水下十四刻，人气在少阳；水下十五刻，人气在阳明；水下十六刻，人气在阴分。（此卫气行于阳分四周也。）水下十七刻，人气在太阳；水下十八刻，人气在少阳；水下十九刻，人气在阳明；水下二十刻，人气在阴分。（此卫气行于阳分五周也。）水下二十一刻，人气在太阳；水下二十二刻，人气在少阳；水下二十三刻，人气在阳明；水下二十四刻，人气在阴分。（此卫气行于阳分六周也。）水下二十五刻，人气在太阳，此半日之度也。（水下二十五刻，计前数凡六周于身而又兼足手太阳二经，此日行七舍，则半日之度也。按：前数二十五刻，得周日四分之一，而卫气之行止六周有奇，然则总计周日之数，惟二十五周于身，乃与五十周之义未合。意者水下一刻，人气在太阳二，者二周，或以一刻作半刻，则正合全数。此中或有别解，惟后之君子再正。）从房至毕一十四舍，水下五十刻，日行三，半度。（从房至毕十四舍为阳，主一昼之度，水下当五十刻。从昴至心十四舍为阴，主一夜之度，亦水下五十刻。昼四，夜百刻，日行共少天一度，故此一昼五十刻，日行于天者半度也。）回行一舍，水下三刻与七分刻之四。（此言日度五，回行一舍，则漏水当下三刻与七分刻之四。若以二十八归除分百刻之数，则每舍当得三刻与十分刻之五分七厘一毫六，四丝有奇，亦正与七分刻之四毫忽无差也。此节乃约言二十八舍之总数，故不论宿度之有多寡也。）大要曰常以日之七，加于宿上也，人气在太阳。是故日行一舍，人气行三阳行与阴分，常如是无已，天与地同纪，（以日行之数，加于宿八，度之上，则天运人气皆可知矣。此总结上文而言人与天地同其纪也。）纷纷份份，终而复始，一日一夜，水下百刻而尽矣。（纷纷份份，言于纷纭丛杂之中而条理不乱也。故终而复始，昼夜循环无穷尽矣。份，普巴切。）

二十六、一万三千五百息五十营气脉之数

（灵枢五十营篇　全）

黄帝曰：余愿闻五十营奈何？岐伯答曰：天周二十八宿，宿三十六分，人气行一周千八分。（五十营者，即营气营运之数，昼夜凡五十度也。以周天二十八宿，宿三十六分相因，共

得一千零八分。人之脉气，昼夜营运一周，亦合此数。）

日行二十八宿，人经脉上下、左右、前后二十八脉，周身十六丈二尺，以应二十八宿，漏水下百刻，以分昼夜。（二十八宿义见前章。人之经脉十二，左右相同，则为二十四脉，加以跷脉二，任督脉二，共为二十八脉，以应周天二十八宿，以分昼夜之百刻也。二十八脉，及十六丈二尺详义见前十七。）故人一呼，脉再动，气行三寸，一吸脉亦再动，气行三寸，呼吸定息，气行六寸。十息气行六尺，日行二分。（人之宗气积于胸中，以行呼吸而通经脉。凡一呼一吸是为一息，脉气行六寸，十息气行六尺。其日行之数，当以每日千八分之数为实，以一万三千五百息为法除之，则每十息日行止七厘四毫六丝六忽不尽。此云日行二分者，传久之误也。下仿此。呼吸脉再动，详脉色类三，所当互考。）二百七十息，气行十六丈二尺，气行交通于中，一周于身，下水二刻，日行二十五分。（凡一百三十五息，水下一刻之度也，人气当半周于身，脉行八丈一尺。故二百七十息，气行于身一周，水下当二刻，日行当得二十分一厘六毫为正。）五百四十息，气行再周于身，下水四刻，日行四十分。（气行二周，脉行三十二丈四尺，日行当得四十分三厘二毫为正。上文言二十五分者太多，本节言四十分者太少，此其所以有误也。）二千七百息，气行十周于身，下水二十刻，日行五宿二十分。（气行十周，脉行一百六十二丈，日行当得五宿二十一分六厘为正。）一万三千五百息，气行五十营于身，水下百刻，日行二十八宿，漏水皆尽，脉终矣。（此一昼夜百刻之总数，人气亦尽而复起矣。）所谓交通者，并行一数也。（此释上文交通二字之义。并行一数，谓并二十八脉通行，一周之数也。）故五十营备，得尽天地之寿矣，凡行八百一十丈也。（使五十营之数常周备无失，则寿亦无穷，故得尽天地之寿矣。八百一十丈，脉气周行昼夜五十营之总数也。）

中華藏書

黄帝内经·最新整理珍藏版

中国书店

九卷　经络类（续2）

二十七、任冲督脉为病

（素问骨空论）

任脉者，起于中极之下，以上毛际，循腹里，上关元，至咽喉，上颐，循面入目。（以下任冲督脉，皆奇经也。中极，任脉穴名，在曲骨上一寸。中极之下，即胞宫之所。任、冲、督三脉皆起于胞宫，而出于会阴之间。任由会阴而行于腹，督由会阴而行于背，冲由会阴出并少阴，而散于胸中，故此自毛际行腹里关元上至咽喉面目者，皆任脉之道也。）冲脉者，起于气街，并少阴之经，挟齐上行，至胸中而散。（起，言外脉之所起，非发源之谓也。下仿此。气街即气冲，足阳明经穴，在毛际两旁。冲脉起于气街，并足少阴之经，会于横骨大赫等十一穴，挟脐上行至胸中而散，此言冲脉之前行者也。然少阴之脉上股内后廉，贯脊属肾，冲脉亦入脊内为伏冲之脉，然则冲脉之后行者，当亦并少阴无疑也。痿论曰：冲脉者，经脉之海也，主渗灌溪谷，与阳明合于宗筋，阴阳总宗筋之会。会于气街，而阳明为之长，皆属于带脉而络于督脉。五音五味篇曰：冲脉任脉，皆起于胞中，上循背里，为经络之海。其浮而外者，循腹右上行，会于咽喉，别而络唇口。逆顺肥瘦篇曰：冲脉者，五脏六腑之海也，五脏六腑皆禀焉。其上者，出于颃颡，渗诸阳，灌诸精；其下者，注少阴之大络，出于气街，循阴股内廉，入腘中，伏行骭骨内，下至内踝之后属而别。其下者，并于少阴之经，渗三阴。其前者，伏行出跗属，下循跗，入大趾间，渗诸络而温肌肉。故别络结则跗上不动、不动则厥，厥则寒矣。动输篇曰：冲脉者，十二经之海也，与少阴之大络起于肾下，出于气街，并足少阴之经入足下。其别者，邪入踝，出属跗上，入大趾之间，注诸络以温足胫。海论曰：冲脉者，为十二经之海，其输上在于大杼，下出于巨虚之上下廉。按此诸篇之义，则冲脉之下行者，虽会于阳明之气街，而实并于足少阴之经。且其上自头，下自足，后自背，前自腹，内自溪谷，外自肌肉，阴阳表里无所不涉。又按岁露篇曰：入脊内，注于伏冲之脉。百病始生篇曰：传舍于伏冲之脉。所谓伏冲者，以其最深也。故凡十二经之气血，此皆受之以荣养周身，所以为五脏六腑之海也。又冲为血海义，详后三十二。）任脉为病，男子内结七疝，女子带下瘕聚。（任脉自前阴上毛际，行腹里，故男女之为病如此。七疝义详疾病类七十。带下，赤白带下也。瘕，瘕也。聚，积聚也。瘕，加、驾二音。）冲脉为病，逆气里急。（冲脉挟脐上行至于胸中，故其气不顺，则隔塞逆气，血不和，则胸腹里急也。）

督脉为病，脊强反折。（督脉贯于脊中，故令脊强反折而屈伸不利。）督脉者，起于少腹以下骨中央，女子入系廷孔。（此下皆言督脉也。少腹，小腹也，胞宫之所居。骨中央，横骨下近外之中央也。廷，正也，直也。廷孔，言正中之直孔，即溺孔也。）其孔，溺孔之端也。（此释廷孔即溺孔之义。女人溺孔，在前阴中横骨之下。孔之上际谓之端，乃督脉外起之所。此虽以女子为言，然男子溺孔，亦在横骨下中央，第为宗筋所函，故不见耳。溺，娘吊切。）其络，循阴器，合篡间，绕篡后，（督脉别络，自溺孔之端，循阴器分行向后，复合于篡间，乃又自篡间分而为二，绕行于篡之后。篡，交篡之义，谓两便争行之所，即前后二阴之间也。篡，初患切。）别绕臀，至少阴，与巨阳中络者，合少阴上股内后廉，贯脊属肾，（足少阴之脉，上股内后廉。足太阳之脉，外行者过髀枢，中行者挟脊贯臀，故此督脉之别络，自篡后绕臀，至股内后廉少阴之分，与巨阳中络者，合少阴之脉并行，而贯脊属肾也。臀音屯。）与太阳起于目内眦，上额交巅上，入络脑，还出别下项，循肩膊内，挟脊抵腰中，入循膂络肾。（此亦督脉之别络，并足太阳之经上头下项，挟脊抵腰中，复络于肾。若其直行者，自尻上循脊里上头，由鼻而至于人中也。眦音资。膊音搏。膂，吕同。）其男子循茎下至篡，与女子等。（茎，英、行二音，阴茎也。）其少腹直上者，贯齐中央，上贯心，入喉上颐环唇，上系两目之下中央。（按此自少腹直上者，皆任脉之道，而本节列为督脉。五音五味篇曰：任脉波脉皆起于胞中，上循背里为经络之海。然则前亦督也，后亦任也。故启玄子引古经云：任脉循背谓之督脉，自少腹直上者谓之任脉，亦谓之督脉。由此言之，则是以背腹分阴阳，而言任督，若三脉者，则名虽异，而体则一耳，故曰任脉波脉督脉，一源而三岐也。）此生病，从少腹上冲心而痛，不得前后，为冲疝。（此督脉自脐上贯于心，故其为病如此。名为冲疝，盖兼冲任而为病者。）其女子，不孕癃痔遗溺嗌干。（此在女子为不孕、癃痔、遗溺、嗌干等证，虽皆由此督脉所生，而实亦任冲之病。王氏曰：任脉者，女子得之以任养也。冲脉者，以其气上冲也。督脉者，以其督领经脉之海也。且此三脉皆由阴中而上行，故其为病如此。癃，良中切。痔音雉。嗌音益。）督脉生病治督脉，治在骨上，甚者在齐下营。（骨上，谓横骨上毛际中曲骨穴也。齐下营，谓脐下一寸阴交穴也。皆任脉之穴而治此督脉之病，正以本篇所发明者，虽分三脉，其所言治则但云督脉，而不云任冲，故所用之穴亦以任为督，可见三脉本同一体，督即任冲之纲领，任冲即督之别名耳。）

二十八、跷脉分男女

（灵枢脉度篇）

黄帝曰：跷脉安起安止？何气荣水？（跷脉有二，曰阴跷，曰阳跷，皆奇经也。何气荣水，言跷脉为何经之气，乃亦如经水之营行也。跷有五音，跷、皎、乔、脚，又极虐切。）岐伯答曰：跷脉者，少阴之别，起于然骨之后，（少阴之别，足少阴肾经之别络也。然骨之后，照海也，足少阴穴，即阴跷之所生。按：本篇止言阴跷之起，而未及阳跷，惟缪刺论曰：邪客于足阳跷之脉，刺外踝之下半寸所。盖阳跷为太阳之别，故二十八难曰：阳跷脉者，起于跟中，循外踝上行，入风池。阴跷者，亦起于跟中，循内踝上行，至咽喉，交贯冲脉。故阴跷为足少阴之别，起于照海，阳跷为足太阳之别，起于申脉，庶得其详也。）上内踝之上，直上循阴股入阴，上循胸里，入缺盆，上出人迎之前，入頄属目内眦，合于太阳阳跷而上行，气并相还则为濡目，气不荣则目不合。（跷脉自内踝直上阴股、入阴、循胸里者，皆并足少阴而上行也。然足少阴之直者，循喉咙而挟舌本。此则入缺盆，上出人迎之前，入頄属目内眦，以合于足太阳之阳跷，是跷脉有阴阳之异也。阴跷阳跷之气，并行回还，而濡润于目。若跷气不荣，则目不能合。故寒热病篇曰：阴跷阳跷，阴阳相交，阳入阴，阴出阳，交于目锐，阳气盛则瞋目，阴气盛则瞑目。此所以目之瞋与不瞋，皆跷脉为之主也。）黄帝曰：气独行五脏，不荣六腑何也？（帝以跷脉为少阴之别，因疑其气独行五脏，不荣六腑也，故有此问。）岐伯答曰：气之不得无行也，如水之流，如日月之行不休，故阴脉荣其脏，阳脉荣其腑，如环之无端，莫知其纪，终而复始。其流溢之气，内溉脏腑，外濡腠理。（如水之流，如日月之行，皆言不得无行也。阴荣其脏，指阴跷也。阳荣其腑，指阳跷也。言无分脏腑，跷脉皆所必至也。流者流于内，溢者溢于外。故曰流溢之气，内溉脏腑，外濡腠理，谓其不独在脏也。按：此跷脉之义，阴出阳则交于足太阳，阳入阴，则交于足少阴，阳盛，则目张，阴盛则目瞑，似皆随卫气为言者，故阴脉荣其脏，阳脉荣其腑也。）黄帝曰：跷脉有阴阳，何脉当其数？岐伯答曰：男子数其阳，女子数其阴，当数者为经，其不当数者为络也。（跷脉阴阳之数，男女各有所属。男属阳，当数其阳；女属阴，当数其阴。故男子以阳跷为经，阴跷为络；女子以阴跷为经，阳跷为络也。）

二十九、阴阳离合

（素问阴阳离合论　全）

黄帝问曰：余闻天为阳，地为阴，日为阳，月为阴，大小月三百六十日成一岁，人亦应之。今三阴三阳，不应阴阳，其故何也？（此言天地之阴阳，无不合于人者。如上为阳，下为阴，前为阳，后为阴，皆其理也。然而三阴三阳，其亦有不相应者，故疑以为问。）岐伯对曰：阴阳者，数之可十，推之可百，数之可千，推之可万，万之大不可胜数，然其要一也。（谓阴阳之道，合之则一，散之则十百千万，亦无非阴阳之变化，故于显微大小，象体无穷，无不有理存焉。然变化虽多，其要则一，一即理而已。是以人之三阴三阳，亦岂有不应乎天地者哉？此上二节义，又出五营运大论，详运气类四。）天覆地载，万物方生，未出地者，命曰阴处，名曰阴中之阴；（天覆地载，即阴阳之上下也。凡万物方生者，未出乎地，处阴之中，故曰阴处。以阴形而居阴分，故又曰阴中之阴也。）则出地者，名曰阴中之阳。（形成于阴而出于阳，故曰阴中之阳。）阳予之正，阴为之主。（阳正其气，万化乃生。阴主其质，万形乃成。易曰：干知大始，坤作成物。大抵阳先阴后，阳施阴受，阳之轻清未形，阴之重浊有质，即此之谓。予，与同。）故生因春，长因夏，收因秋，藏因冬，失常则天地四塞。（四时阴阳，先后有序，若失其常，则天地四塞矣。四塞者，阴阳痞隔，不相通也。长，上声。塞，入声。）阴阳之变，其在人者，亦数之可数。（凡如上文者，皆天地阴阳之变也。其在于人，则亦有阴中之阳，阳中之阴，上下表里，气数皆然，知其数则无不可数矣。数，推测也。数字，上者去声，下者上声。）

帝曰：愿闻三阴三阳之离合也。（分而言之谓之离，阴阳各有其经也。并而言之谓之合，表里同归一气也。）岐伯曰：圣人南面而立，前曰广明，后曰太冲。（云圣人者，崇人道之大宗也。南面而立者，正阴阳之向背也。广，大也。南方者，丙丁之位。天阳在南，故曰处之；人阳亦在南，故七窍处之。易曰：相见乎离。即广明之谓。且人身前后经脉，任脉循腹里，至咽喉，上颐循面入目。冲脉循背里，出颃颡，其输上在于大杼。分言之，则任行乎前，而会于阳明，冲行乎后，而为十二经脉之海，故前曰广明，后曰太冲；合言之，则任冲名位虽异，而同出一原，通乎表里，此腹背阴阳之离合也。）太冲之地，名曰少阴，少阴之上，名曰太阳，太阳根起于至阴，结于命门，名曰阴中之阳。（冲脉并少阴而行，故太冲之地为少阴。地者，次也。有少阴之里，则有太阳之表，阴气在下，阳气在上。故少阴经起于小指之下，太阳经止于小指之侧，故曰少阴之上名太阳也。太阳之脉起于目，止于足，下者为根，上者为结，故曰根于至阴，结于命门。命门者，目也。此以太阳而合于少阴，故为阴中之阳。然离则阴阳各其经，合则表里同其气，是为水脏阴阳之离合也。下仿此。）中身而上，名曰广明，广明之下，名曰太阴，太阴之前，名曰阳明，阳明根起于厉兑，名曰阴中之阳。（中身，身之中半也。中身而上，心之所居，心属火而通神明，故亦曰广明。心脏之下，太阴脾也，故广明之下，名曰太阴。太阴之表，阳明胃也，故太阴之前，名曰阳明。阳明脉止于足之次趾，与太阴为表里。故曰根起于厉兑，为阴中之阳。此土脏阴阳之离合也。）厥阴之表，名曰少阳，少阳根起于窍阴，名曰阴中之少阳。（少阳与厥阴为表里，而少阳止于足之小趾次趾端。故厥阴之表，为阴中之少阳也。所谓少阳者，以厥阴气尽，阴尽而阳始，故曰少阳。此木脏阴阳之离合也。）是故三阳之离合也。太阳为开，阳明为阖，少阳为枢。（此总三阳为言也。太阳为开，谓阳气发于外，为三阳之表也。阳明为阖，谓阳气蓄于内，为三阳之里也。少阳为枢，谓阳气在表里之间，可出可入，如枢机也。然开阖枢者，有上下中之分，亦如上文出地未出地之义，而合乎天地之气也。）三经者，不得相失也，搏而勿浮，命曰一阳。（三经者，言阳经也。阳从阳类，不得相失也。其为脉也，虽三阳各有其体，然阳脉多浮，若纯于浮，则为病矣。故但欲搏手有力，得其阳和之象，而勿至过浮，是为三阳合一之道，故命曰一阳，此三阳脉之离合也。）

帝曰：愿闻三阴。岐伯曰：外者为阳，内者为阴，然则中为阴。（外者为阳，言表也。内者为阴，言里也。然则中为阴，总言属里者为三阴如下文也。）其冲在下，名曰太阴，太阴根起于隐白，名曰阴中之阴。（其冲在下，名曰太阴，以太阴居冲脉之上也。上文曰广明之下，名曰太阴，广明以心为言，冲脉并肾为言，盖心脾肾三脏，心在南，脾在中，肾在北也。凡此三阳三阴皆首言冲脉者，以冲为十二经脉之海，故先及之，以举其纲领也。太阴起于足大趾，故根于隐白；以太阴而居阴分，故曰阴中之阴；此下三阴表里离合之义，俱如前三阳经下。后准此。）太阴之后，名曰少阴，少阴根起于涌泉，名曰阴中之少阴。（脾下之后，肾之位也，故太阴之后，名曰少阴；

少阴脉起小趾之下，斜趋足心，故根于涌泉穴。肾本少阴而居阴分，故为阴中之少阴。）少阴之前，名曰厥阴，厥阴根起于大敦，阴之绝阳，名曰阴之绝阴。（肾前之上，肝之位也，故曰少阴之前，名曰厥阴。厥阴起于足大趾，故根于大敦。厥，尽也，绝，亦尽也。此阴极之经，故曰阴之绝阳，又曰阴之绝阴。）是故三阴之离合也，太阴为开，厥阴为阖，少阴为枢。（此总三阴为言，亦有内外之分也。太阴为开，居阴分之表也；厥阴为阖，居阴分之里也。少阴为枢，居阴分之中也，开者主出，阖者主入，枢者主出入之间，亦与三阳之义同。）三经者，不得相失也，搏而勿沉，名曰一阴。（三经皆阴，阴脉皆沉，不得相失也。若过于沉，则为病矣。故但宜沉搏有神，各得其阴脉中和之体，是为三阴合一之道，故名曰一阴。此三阴脉之离合也。）阴阳𩅲𩅲，积传为一周，气里形表，而为相成也。（𩅲𩅲一作冲冲，言阴阳之气，运动无已也。积传为一周，言诸经流传相积，昼夜五十营而为一周也。然形以气而成，气以形而聚，故气运于里，形立于表，交相为用，此则阴阳表里、离合相成之道也。愚按：本篇所言，惟足经阴阳，而不及手经者何也？观上文云：天覆地载，万物方生，未出地者，命曰阴处，名曰阴中之阴。则出地者，名曰阴中之阳。盖言万物之气，皆自地而升也。而人之腰以上为天，腰以下为地。言足则通身上下经气皆尽，而手在其中矣，故不必言手也。然足为阴，故于三阳也言阴中之阳，三阴也言阴中之阴。然则手经亦有离合，其在阳经，当为阳中之阳，其在阴经，当为阳中之阴，可类推矣。言足不言手义，详疾病类三十九，所当互考。）

三十、诸经根结开阖病刺

（灵枢根结篇）

岐伯曰：天地相感，寒暖相移，阴阳之道，孰少孰多？阴道偶，阳道奇。（天地阴阳之道，有相感则有相移，有相移则有相胜。而孰多孰少，斯不齐矣。欲求其道，则阴阳有奇偶之分。奇者数之单，如一三五七九是也。偶者数之拆，如二四六八十是也。奇得其清，偶得其浊，所以成阴阳之象数。）发于春夏，阴气少，阳气多，阴阳不调，何补何泻？发于秋冬，阳气少，阴气多，阴气盛而阳气衰，故茎叶枯槁，湿雨下归，阴阳相移，何泻何补？（四时之气，阴阳各有盛衰，人气随之，故治法当分补泻。）奇邪离经，不可胜数，不知根结，五脏六腑，折关败枢，开阖而走，阴阳大失，不可复取。（奇邪，弗常之邪也。离经，流传无定也。下者为根，上者为结，疾之中人，不可胜数。而治之者，当审根结之本末，察脏腑之阴阳，明开阖枢之浅深出入，斯得其要，否则败折其关枢，走失其阴阳，不可复取矣。）九针之玄，要在终始，故能知终始，一言而毕，不知终始，针道咸绝。（终始，本末也，即下文根结开阖之义。又本经有终始篇，所载者皆针道，故不知终始，针道咸绝。见针刺类诸章。）太阳根于至阴，结于命门，命门者目也。（足太阳下者根于至阴穴，上者结于睛明穴，故曰命门者目也。王氏曰：命门者，藏精光照之所，则两目也。）阳明根于厉兑，结于颡大，颡大者钳耳也。足阳明下者根于厉兑，上者结于承泣。今曰颡大者，意谓项颡之上，大迎穴也。大迎在颊下两耳之旁，故曰钳耳。钳音钤。）

少阳根于窍阴，结于窗笼，窗笼者耳中也。（足少阳下者根于窍阴，上者结于窗笼。耳中者，乃手太阳听宫穴也。为手足少阳手太阳之会，故足少阳结于此。）太阳为开，阳明为阖，少阳为枢。（开阖枢义见前章。所谓开阖枢者，不过欲明内外，而分其辨治之法也。）故开折则肉节渎而暴病起矣，故暴病者取之太阳，视有余不足，渎者皮肉宛焦而弱也。（折，损伤也，下同。开属太阳，为阳中之表，故气在肌肉为肉节渎也。表主在外，邪易入之，故多新暴病也。凡治开折之为病者，当取太阳之经，因其虚实而补泻之。所谓渎者，其皮肉宛焦而弱，即消瘦干枯之谓。）阖折则气无所止息而痿疾起矣，故痿疾者取之阳明，视有余不足，无所止息者，真气稽留，邪气居之也。（阖属阳明，为阳中之里，其气在内，故阖折，则气无所止息也。阳明主润宗筋，束骨而利机关，故为痿疾。凡治阖折之为病者，当取阳明之虚实而补泻之。真气稽留，谓胃气不行也，故邪居之，则气上逆而痿生于下矣。）枢折即骨繇而不安于地，故骨繇者取之少阳，视有余不足，骨繇者节缓而不收也，所谓骨繇者摇故也，当穷其本也。（枢属少阳，为三阳之半表半里，故其气在筋骨间。骨繇者，骨节纵缓不收，摇动不安于地也。凡治枢折之为病者，当取少阳经之虚实，而补泻之。穷其本者，穷此三阳所在之本，或开或阖或枢以治之也。繇，摇同。）太阴根于隐白，结于太仓。足太阳下者根于隐白，上者结于太仓。太仓即中脘，任脉穴也。）

少阴根于涌泉，结于廉泉。（足少阴下者根于涌泉，上者结于廉泉任脉穴也。）厥阴根于大敦，结于玉英，络于膻中。（足厥阴下者根于大敦，上者结于玉英。玉英即玉堂，任脉穴也。）太阴为开，厥阴为阖，少阴为枢。（此三阴开阖之义，详如前章。）故开折则仓廪无所输膈洞，膈洞者取之太阴，视有余不足，故开折者气不足而生病也。（开属太阴，主于脾也。输，营运也。膈，膈塞也。洞，如邪气脏腑病形篇曰：洞者，食不化，下嗌还出也。脾伤则营运失职，而为是病，故当取之太阴，视其有余不足以治之。然脾虽阴经，而开折者，则亦阴中之阳气不足，而生病也。）阖折即气绝而喜悲，悲者取之厥阴，视有余不足。（阖属厥阴，主于肝也。肝伤即气绝于里，而肺气乘之，则为悲。故阖折者当取足厥阴，视其有余不足而治之。）枢折则脉有所结而不通，不通者取之少阴，视有余不足，有结者皆取之不足。（枢属少阴，主于肾也。肾伤则脉有所结，而下焦有所不通。故枢折者当取足少阴，视其有余不足而治之。然脉有结者，皆不足之所致。）

足太阳根于至阴，溜于京骨，注于昆仑，入于天柱、飞扬也。（此下言手足三阳之盛络，凡治病者所当取也。足太阳之至阴，井也。京骨，原也。昆仑，经也。天柱在头，飞扬在足。皆本经之当取者。后仿此。溜，良救切。）足少阳根于窍阴，溜于丘墟，注于阳辅，入于天容、光明也。（足少阳之窍阴，井也。丘墟，原也。阳辅，经也。天容乃手太阳经穴，此在头者当为天冲，在足者为光明也。）足阳明根于厉兑，溜于冲阳，注于下陵，入于人迎、丰隆也。（足阳明之厉兑，井也；冲阳，原也；下陵当作解溪，经也；人迎在头，丰隆在足。）

手太阳根于少泽，溜于阳谷，注入小海，入于天窗、支正也。（手太阳之少泽，井也。阳谷，经也。小海，合也。天窗在头，支正在手。）手少阳根于关冲，溜于阳池，注于支沟，入于天髎、外关也。（手少阳之关冲，井也；阳池，原也；支沟，经也；天髎在颈，外关在手。）手阳明根于商阳，溜于合谷，注于阳，入于扶突、偏历也。（手阳明之商阳，井也。合谷，原也。阳溪，经也。扶突在颈，偏历在手。）

此所谓十二经者，盛络皆当取之。（此六阳盛络之当取也。所谓十二经者，以手足左右共言之。）

三十一、阴阳内外病生有纪

（素问皮部论　全）

黄帝问曰：余闻皮有分部，脉有经纪，筋有结络，骨有度量，其所生病各异。别其分部，左右上下，阴阳所在，病之始终，愿闻其道。（皮有分部，言人身皮肤之外，上下前后，各有其位，而经络筋骨，亦各有其次，如经脉、经筋、骨度、脉度、骨空等篇，皆详明其道。而凡生病者，亦各因其部而证有异也。）

岐伯对曰：欲知皮部以经脉为纪者，诸经皆然。（皮之有部，纪以经脉，故当因经以察部也。）阳明之阳，名曰害蜚，（害，损也。蜚，古飞字。阳明之阳，释阳明之义也。下准此。害蜚者，当与后心主之阴名曰害肩者，相对参看。按至真要等论曰：阳明何谓也？曰两阳合明也。厥阴何也？曰两阴交尽也。盖三阳之阳，惟阳明为盛，故曰合明。三阴之阴，惟厥阴为盛，故曰交尽。此云蜚者，飞扬也，言阳盛而浮也。凡盛极者必损，故阳之盛也在阳明。阳之损也亦在阳明，是以阳明之阳，名曰害蜚。如阴阳别论曰：所谓阴者，真脏也，见则为败，败必死也。所谓阳者，胃脘之阳也。又如平人气象论曰：人无胃气曰逆，逆者死。脉无胃气亦死。总以阳衰为言，是即害蜚之类。）上下同法，视其部中有浮络者，皆阳明之络也，（上者，言手大肠经也。下者，言足胃经也。二经皆属阳明，故视察之法相同。凡其上下部中，有浮络之见者，皆阳明之络也。）其色多青则痛，多黑则痹，黄赤则热，多白则寒，五色皆见则寒热也，络盛则入客于经，阳主外，阴主内。（此因阳明浮络之色，而察阳明经病之异也。凡病之始生，必自浅而后深，故络脉之邪盛，而后入于经脉。络为阳，故主外。经为阴，故主内。如寿夭刚柔篇曰：内有阴阳，外亦有阴阳。在内者，五脏为阴，六腑为阳。在外者，筋骨为阴，皮肤为阳也。凡后六经之上下，五色之为病，其阴阳内外皆同此。）

少阳之阳，名曰枢持，（枢，枢机也。持，主持也。少阳居三阳表里之间，如枢之运，而持其出入之机，故曰枢持。）上下同法，视其部中有浮络者，皆少阳之络也，络盛则入客于经，故在阳者主内，在阴者主出，以渗于内，诸经皆然。（上者，手少阳三焦经也。下者，足少阳胆经也。凡二经部中，有浮络之见于外者，皆少阳之络也。其五色为病，皆与阳明者同。然邪必由络入经，故其有阳者主内，言自阳分而入于内也。在阴者主出以渗于内，言出于经而渗于脏也。此邪气之序，诸经之皆然者。按：出字义，非外出之谓。说文曰：出，进也，象草木益滋，上出达也。观下文少阴经云：其出者，从阴内注于骨。与此出字相同。）

太阳之阳，名曰关枢，（关，卫固也。少阳为三阳之枢，展布阳气于中。太阳则卫固其气而约束于外，故曰关枢。阴阳离合论曰：太阳为开。辞异而义同也。）上下同法，视其部中有浮络者，皆太阳之络也，络盛则入客于经。（上者，手太阳小肠经。下者，足太阳膀胱经。二经色病皆如前。）

少阴之阴，名曰枢儒，（儒，说文：柔也。王氏曰：顺也。少阴为三阴开阖之枢，而阴气柔顺，故名曰枢儒。）上下同法，视其部中有浮络者，皆少阴之络也，络盛则入客于经，其入经也，从阳部注于经，其出者，从阴内注于骨。（上者，手少阴心经。下者，足少阴肾经。二经色病俱如前。其入也从阳部注于经，即自络入经之谓。其出者从阴内注于骨，谓出于经而入于骨，即前少阳经云：在阴者主出以渗于内之义。）

心主之阴，名曰害肩，（心主之阴，手厥阴之阴也。厥阴者，两阴交尽，阴之极也。肩，任也，载也。阳主乎运，阴主乎载。阴盛之极，其气必伤，是阴之盛也在厥阴，阴之伤也亦在厥阴，故曰害肩。然则阳明曰害蜚，此曰害肩者，即阴极阳极之义。）上下同法，视其部中有浮络者，皆心主之络也，络盛则入客于经。（上者，手厥阴心主也。下者，足厥阴肝经也。二经色病皆如前。此但言心主，而又曰上下同法，则肝经在所遗耳。）

太阴之阴，名曰关蛰，（关者，固于外。蛰者，伏于中。阴主脏而太阴卫之，故曰关蛰，此亦太阴为开之义。）上下同法，视其部中有浮络者，皆太阴之络也，络盛则入客于经。（上者，手太阴肺经。下者，足太阴脾经。二经色病皆如前。）凡十二经络脉者，皮之部也。（浮络见于皮，故曰皮之部。）

是故百病之始生也，必先于皮毛，邪中之则腠理开，开则入客于络脉，留而不去，传入于经，留而不去，传入于腑，廪于肠胃。（廪，积也，聚也。中，去声。）邪之始入于皮也，然起毫毛，开腠理；然，竖起也，寒栗貌。腠理，肤腠之文理也。）其入于络也，则络脉盛色变；（络脉盛，色变异于常也。即上文五色为病之义。）其入客于经也，则感虚乃陷下。（感虚乃陷下，言邪所客者，必因虚乃深也。）其留于筋骨之间，寒多则筋挛骨痛，热多则筋骨消，肉烁䐃破，毛直而败。（挛，急也。䐃，纵缓也。消，枯竭也。烁，销烁也。寒多则血脉凝涩，故为筋挛骨痛。热多则真阴散亡，故为筋 骨消等证。破者，反侧多而热溃肌肉也。毛直而败者，液不足而皮毛枯槁也。挛，闾员切，又去声。烁，收勺切。）

帝曰：夫子言皮之十二部，其生病皆何如？岐伯曰：皮者脉之部也，（十二经脉，各有其部。察之于皮，其脉可知，故曰皮者脉之部。）邪客于皮则腠理开，开则邪入客于络脉，络脉满则注于经脉，经脉满则入舍于腑脏也，故皮者有分部，不与而生大病也。帝曰：善。（经脉既有分部，则邪之中人，可视而知，当速去之。若不预为之治，则邪将日深，而变生大病也。与，预同。）

三十二、人之四海

（灵枢海论　全）

黄帝问于岐伯曰：余闻刺法对夫子，夫子之所言，不离于营卫血气。夫十二经脉者，内属于腑脏，外络于肢节，夫子乃合之于四海乎？岐伯答曰：人亦有四海、十二经水。经水者，皆注于海，海有东西南北，命曰四海。黄帝曰：以人应之奈何？岐伯曰：人有髓海，有血海，有气海，有水谷之海，凡此四者，以应四海也。（十二经水义见后。四海者，百川之宗。人亦有四海，则髓、血、气、水谷之海也。详如下文。）黄帝曰：远乎哉，夫子之合人天地四海也，愿闻应之奈何？岐伯答曰：必先明知阴阳表里荥输所在，四海定矣。（阴阳者，经脉之阴阳也。表里者，脏腑之内外也。荥输义详前十四。知此数者，则经络之道明而四海可定矣。输、腧、俞，本经皆通用。）

黄帝曰：定之奈何？岐伯曰：胃者水谷之海，其输上在气街，下至三里。（人受气于水谷，水谷入口，藏于胃，以养五脏气，故五脏六腑之气味皆出于胃，而胃为水谷之海也。其胃气营运之输，上者在气街，即气冲穴。下者至三里，在膝下三寸。）冲脉者为十二经之海，其输上在于大杼，下出于巨虚之上下廉。（此即血海也。冲脉起于胞中，其前行者，并足少阴之经，挟脐上行至胸中而散。其后行者，上循背里为经络之海。其上行者，出于颃颡。下行者，出于足。故其输上在于足太阳之大杼，下在于足阳明之巨虚上下廉。愚按：动输篇曰：胃为五脏六腑之海。太阴阳明论曰：阳明者表也，五脏六腑之海也。逆顺肥瘦篇曰：夫冲脉者，五脏六腑之海也，五脏六腑皆禀焉。此篇言冲脉者，为十二经之海。若此诸论，则胃与冲脉，皆为十二经之海，亦皆为五脏六腑之海，又将何以辨之？故本篇有水谷之海、血海之分。水谷之海者，言水谷盛贮于此，营卫由之而化生也。血海者，言受纳诸经之灌注，精血于此而蓄藏也。此固其辨矣，及考之痿论曰：阳明者，五脏六腑之海，主润宗筋，宗筋主束骨而利机关也。冲脉者，经脉之海也，主渗灌溪谷，与阳明合于宗筋，阴阳总宗筋之会，会于气街，而阳明为之长。盖阳明为多血、多气之府，故主润宗筋而利机关。冲脉为精血所聚之经，故主渗灌溪谷。且冲脉起于胞中，并少阴之大络而下行。阳明为诸经之长，亦会于前阴。故男女精血皆由前阴而降者，以二经血气总聚于此，故均称为五脏六腑十二经之海，诚有非他经之可比也。又冲脉义，详前二十七，所当互考。）膻中者，为气之海，其输上在于柱骨之上下，前在于人迎。（膻中，胸中也，肺之所居。诸气者皆属于肺，是为真气，亦曰宗气。宗气积于胸中，出于喉咙，以贯心脉而行呼吸，故膻中为之气海。柱骨，项后天柱骨也。忧恚无言篇曰：颃颡者，分气之所泄也。故气海营运之输，一在颃颡之后。即柱骨之上下，谓督脉之喑门大椎也。一在颃颡之前，谓足阳明之人迎也。）脑为髓之海，其输上在于其盖，下在风府。（凡骨之有髓，惟脑为最巨，故诸髓皆属于脑，而脑为髓之海。盖，脑盖骨也，即督脉之囟会。风府，亦督脉穴。此皆髓海之上下前后输也。）黄帝曰：凡此四海者，何利何害？何生何败？岐伯曰：得顺者生，得逆者败；知调者和，不知调者害。（凡此四海，俱有顺逆。得顺者，知所养者也，故生。不知所养则逆矣，故败。）

黄帝曰：四海之逆顺奈何？岐伯曰：气海有余者，气满胸中，悗息面赤；气海不足，则气少不足以言。（气有余者，邪气实也。气不足者，正气虚也。下仿此。气海在胸中而属阳，故气实则胸中悗闷喘息，面热而赤。声由气发，气不足则语言轻怯，不能出声。脉要精微论曰：言而微，终日乃复言者，此夺气也。悗，母本切，又音瞒。）血海有余，则常想其身大，怫然不知其所病；血海不足，亦常想其身小，狭然不知其所病。（形以血充，故血有余，则常想其身大。怫，怫郁也，重滞不舒之貌。血不足则常想其身小。狭，隘狭也，索然不广之貌。此皆血海不调之为病，病在血者徐而不显，故茫然不觉其所病。怫音佛。）水谷之海有余，则腹满；水谷之海不足，则饥不受谷食。（有余者，水谷留滞于中，故腹为胀满。不足者，脾虚则不能运，胃虚则不能纳，故虽饥不受谷食。）髓海有余，则轻劲多力，自过其度；髓海不足，则脑转耳鸣。胫酸眩冒，目无所见，懈怠安卧。（髓海充足，即有余也。故身轻而劲，便利多力，自有过人之度，而无病也。若其不足，则在上者为脑转，以脑空而运，似旋转也。为耳鸣，以髓虚者精必衰，阴虚则耳鸣也。为胫酸，髓空无力也。为眩冒忽不知人，为目无所见，怠惰安卧，皆以髓为精类，精衰则气去而诸证以见矣。）黄帝曰：余已闻逆顺，调之奈何？岐伯曰：审守其输而调其虚实，无犯其害，顺者得复，逆者必败。黄帝曰：善。（审守其输，谓审察其输穴如上文也。无犯其害，无盛盛、无虚虚也。顺者得复，逆者必败，切戒夫天时人事皆宜慎而不可忽也。）

三十三、十二经水阴阳刺灸之度

（灵枢经水篇　全）

黄帝问于岐伯曰：经脉十二者，外合于十二经水，而内属于五脏六腑。夫十二经水者，其有大小、深浅、广狭、远近各不同，五脏六腑之高下小大，受谷之多少亦不等，相应奈何？（人有经脉十二，手足之三阴三阳也。天地有经水十二，清、渭、海、湖、汝、渑、淮、漯、江、河、济、漳也。经脉有高下小大不同，经水有广狭远近不同，故人与天地皆相应也。）夫经水者，受水而行之；五脏者，合神气魂魄而藏之；六腑者，受谷而行之，受气而扬之；经脉者，受血而营之。合而以治奈何？刺之深浅，灸之壮数，可得闻乎？（经水者，受水而行于地也。人之五脏者，所以藏精神魂魄者也。六腑者，所以受水谷，化其精微之气，而布扬于内外者也。经脉犹江河也，血犹水也。江河受水而经营于天下，经脉受血而营运于周身，合经水之道以施治。则其源流远近固自不同，而刺之浅深，灸之壮数，亦当有所辨也。）岐伯答曰：善哉问也。天至高不可度，地至广不可量，此之谓也。且夫人生于天地之间，六合之内，此天之高、地之广也，非人力之所能度量而至也。若夫八尺之士，皮肉在此，外可度量切循而得之，其死可解剖而视之，其脏之坚脆，腑之大小，谷之多少，脉之长短，血之清浊，气之多少，十二经之多血少气，与其少血多气，与其皆多血气，与其皆少血气，皆有大数。其治以针艾，各调其经气，固其常有合乎！（天至高，地至广，难以测度。人生天地六合之间，虽气数亦与天地相合，似难测识。然而八尺之士，有形可据，其生也可度量其外，其死也可剖视其内。故如脏之坚脆，则见于本藏篇。腑之大小，谷之多少，则见于平人绝谷篇。脉之长短，则见于脉度篇；血之清浊，则见于根结篇。十二经血气多少各有大数，则见于血气形志等篇。此其针艾浅深多寡，故各有所宜如下文也。）

黄帝曰：余闻之，快于耳，不解于心，愿卒闻之。岐伯答曰：此人之所以参天地而应阴阳也，不可不察。（人与天地相参，所以为三也，应阴阳义如下文。）

足太阳外合于清水，内属于膀胱，而通水道焉。（此下以经脉配经水，盖欲因其象，以辨血气之盛衰也。足太阳经内属膀胱，是经多血少气，故外合于清水。按清水即大小清河。舆地图志曰：大清河即济水之故道，自兖州府东北流出长清等县，由利津等界入海。小清河一名滦水，源发济南府趵突泉，经章丘，受漯河之水，由新城入海。禹贡曰浮于济漯达于河者，必此河也。今俱属山东省济南府。）

足少阳外合于渭水，内属于胆。（足少阳经内属于胆，常少血多气，故外合于渭水。按地志：渭水出陇西郡渭源县西南乌鼠山，至同州入河。今俱隶陕西省，渭源属临洮府，同州属西安府。）

足阳明外合于海水，内属于胃。（足阳明经内属于胃，常多气多血，为五脏六腑之海，故外合于海水。按海包地外，地在海中，海水周流，实一而已。今云四海者，以东西南北而分言之也。故东曰渤海，南曰涨海，西曰青海，北曰瀚海。）

足太阴外合于湖水，内属于脾。（足太阴经内属于脾，常多气少血。九针论云多血少气，故外合于湖水。湖即五湖，谓彭蠡、洞庭、巢湖、太湖、鉴湖也。五湖皆在东南，《周礼·职方氏》：扬州泽薮曰具区。）

足少阴外合于汝水，内属于肾。（足少阴经内属于肾，常少血多气，故外合于汝水。按汝水源出汝州天息山，由西平、上蔡、汝阳等县入淮，今属河南省汝宁府。）

足厥阴外合于渑水，内属于肝。（足厥阴经内属于肝，常多血少气，故外合于渑水。按渑水即涧水，源出新安县东北白石山，由渑池、新安之间入洛，而洛入于河也，今属河南省河南府。渑音免。）

手太阳外合淮水，内属小肠，而水道出焉。（手太阳经内属小肠，常多血少气，故外合于淮水。按淮水出唐州桐柏山，绕徐扬之界，东入于海，今属河南省南阳府，改名唐县。）

手少阳外合于漯水，内属于三焦。（手少阳经内属三焦，常少血多气，故外合于漯水。按漯水源出章丘长白山，入小清河归海，今属山东省济南府。详见前足太阳经条下。漯音磊，又太合切。）

手阳明外合于江水，内属于大肠。（手阳明经内属大肠，常多血多气，故外合于江水。按江源出西蜀之岷山，今属四川省成都府茂州。其长万里，至吴地入海，此即所以限南北也。）

手太阴外合于河水，内属于肺。（手太阴经内属于肺，常多气少血。肺为脏腑之盖，其经最高而朝百脉，故外合于河水。按河有两源，一出葱岭，一出于阗，合流东注蒲昌海，潜行地中，南出积石以入中国。一说黄河源出星宿海，在中国西南直四川马湖府之正西三千余里，云南丽江府之西北一千五百余里，合诸流自西而东，行二十日至昆仑，绕昆仑之西南，折而东北，又折而西北，又转而东北，又行二十余日，历云中、九原，至大宁始入中国，是为四渎之宗。）

手少阴外合于济水，内属于心。（手少阴经内属于心，常少血多气，故外合于济水。按江源初发王屋山下曰　水，既见而伏，复出为济。济截河而流，不混其清，故又曰清济。流虽微而独尊，故居四渎之一。今属河南省怀庆府济源县。）

手心主外合于漳水，内属于心包。（手厥阴经内属心主，常多血少气，故外合于漳水。按漳水有二：一出上党沾县大黾谷，曰清漳。一出上党长子县发鸠山，曰浊漳。皆入于河，今俱隶山西省。沾县即乐平县，属太原府。长子具属潞安府。以上经水、经脉俱有图。）

凡此五脏六腑十二经水者，外有源泉而内有所禀，此皆内外相贯，如环无端，人经亦然。故天为阳，地为阴，腰以上为天，腰以下为地。故海以北者为阴，湖以北者为阴中之阴，漳以南者为阳，河以北至漳者为阳中之阴，漯以南至江者为阳中之太阳，此一隅之阴阳也，所以人与天地相参也。（此以经水经脉相参，而合乎天地之阴阳也。夫经水者，河海行于外，而源泉出于地。经脉者，脉络行于表，而脏腑主于中。故内外相贯，如环无端也。然经水经脉，各有阴阳之分。如天以轻清在上，故天为阳；地以重浊在下，故地为阴。六微旨大论曰：天枢之上，天气主之。天枢之下，地气主之。人身应天地，故腰以上为天属阳，腰以下为地属阴，而经脉脏腑之应于经水者亦然。如海合于胃，湖合于脾，脾胃居于中州，腰之分也。海以北者为阴，就胃腑言，自胃而下，则小肠胆与膀胱皆属腑，居胃之北而为阴也。湖以北者为阴中之阴，就脾脏言，自脾而下。则肝肾皆属脏，居脾之北，而为阴中之阴也。腰以上者，如漳合于心主，心主之上，惟心与肺，故漳以南者为阳也。河合于肺，肺之下亦惟心与心主，故河以北至漳者，为阳中之阴也。凡此皆以上南下北言阴阳耳。然更有其阳者，则脏腑之外为三焦，三焦之外为皮毛。本藏篇曰：肺合大肠，大肠者皮其应。今三焦合于漯水，大肠合于江水，故曰漯以南至江者，为阳中之太阳也。此天地人相合之道，天地至广。而兹所言合者，特举中国之水耳，故曰此一隅之阴阳也，所以人与天地相参也。）

黄帝曰：夫经水之应经脉也，其远近浅深，水血之多少各不同，合而以刺之奈何？岐伯答曰：足阳明，五脏六腑之海也，其脉大血多，气盛热壮，刺此者不深弗散，不留不泻也。（用针之法，诸经不同故人有浅深，分寸可察，留有迟速，呼吸可纪，各随经脉之浅深远近，而施其宜也。十二经中，惟足阳明之脉最大，而多气多血，其邪盛者热必壮，凡刺此者，不深入则邪弗能散，不久留则邪不能泻，数详下文。）足阳明刺深六分，留十呼。足太阳深五分，留七呼。足少阳深四分，留五呼。足太阴深三分，留四呼。足少阴深二分，留三呼。足厥阴深一分，留二呼。（此足六经之刺度也。出气曰呼，入气曰吸。曰十呼七呼之类，则吸在其中矣，盖一呼即一息也。但刺有补泻之异，呼吸有先后之分。故凡用泻者，必候病者之吸而入针，再吸转针，候呼出针。凡用补者，必因其呼而入针，再呼转针，候吸出针。故针赋曰：补者先呼后吸，泻者先吸后呼。正此义也。后世令病患咳嗽以代呼，收气以代吸。气有出入，亦与呼吸相同耳。）手之阴阳，其受气之道近，其气之来疾，其刺深者皆无过二分，其留皆无过一呼。（手之六经皆在于上，肌肉薄而溪谷浅，故刺不宜深。经脉短而气易泄，故留不宜久。）其少长大小肥瘦，以心撩之，命曰法天之常。（刺法大概，虽如上文所云；然人有不同，如少者盛、长者衰、大者广、小者狭、肥者深、瘦者浅，有不可以一例论者，故当以心撩之。盖以天道无穷，造化莫测，医当效之，则妙用无方，命曰法天之常也。故梅孤高氏曰：针之留几呼，虽有是言，然病有浅深，病浅者如经言可也，病甚则邪盛，邪气吸针，转针尚难，况强出乎？必俟其正气之来徐而虚，然后出针，病气斯去，固不可以经言为执也。是即心撩之法。少长大小肥瘦义，详针刺类二十。撩音辽，又上、去二声，通俗文：理乱谓之撩理。）灸之亦然。灸而过此者得恶火，则骨枯脉涩；刺而过此者，则脱气。（刺有浅深迟速之度，灸有壮数大小之度。刺有补泻，灸亦有补泻。凡以火补者，毋吹其火。以火泻者，疾吹其火。血实气壅、病深肉浓者，宜泻。阳衰气怯、元虚体弱者，宜补。背腹股髀、道远势缓者，宜大而多。头面臂、羸弱幼小者，宜小而少。此其大法也。设不知此而灸过其度，非惟无益，反以害之，是恶火也。故灸失其宜则骨枯脉涩，刺失其宜则脱泄元气，均致人之夭殃矣。）

黄帝曰：夫经脉之小大，血之多少，肤之浓薄，肉之坚脆，及腘之大小，可为量度乎？（言其可测否也。）岐伯答曰：其可为度量者，取其中度也，不甚脱肉而血气不衰也。若夫度之人，病瘦而形肉脱者，恶可以度量刺乎？审切循扪，按视其寒温盛衰而调之，是谓因适而为之真也。（中度，言中人之常度也。其肌肉不至脱，气血不甚衰者，乃可为常法之准则。若肌体瘠而形肉脱，不得以程度拘泥也。故必当审切循摸，随其盛衰而善调之。然则上文所云者，特为后学设规矩耳。而因其情，适其宜，必出于心，应于手，斯得病治之真诀矣。痟，通作消。）

三十四、手足阴阳系日月

（灵枢阴阳系日月篇　全）

黄帝曰：余闻天为阳，地为阴，日为阳，月为阴，其合之于人奈何？岐伯曰：腰以上为天，腰以下为地，故天为阳，地为阴。故足之十二经脉以应十二月，月生于水，故在下者为阴；手之十指以应十日，日主火，故在上者为阳。（日为阳精，故日主火。月为阴精，故月生于水。日为阳，阳数五，五者中数之奇也。二五为十，故旬有十日，而纪日者所以作十干也。月为阴，阴数六，六者中数之偶也。二六一十二，故岁有十二月，而纪月者所以作十二支也。其合于人，则腰以上为天，腰以下为地。手在腰之上，故属阳。而左右共十指，所以应十日也。足在腰之下，故属阴，而左右共十二经，所以应十二月也。）

黄帝曰：合之于脉奈何？岐伯曰：寅者正月之生阳也，主左足之少阳；未者六月，主右足之少阳。卯者二月，主左足之太阳；午者五月，主右足之太阳。辰者三月，主左足之阳明；巳者四月，主右足之阳明。此两阳合于前，故曰阳明。申者七月之生阴也，主右足之少阴；丑者十二月，主左足之少阴。酉者八月，主右足之太阴；子者十一月，主左足之太阴。戌者九月，主右足之厥阴；亥者十月，主左足之厥阴。此两阴交尽，故曰厥阴。（此言十二支为阴，足亦为阴，故足经以应十二月也。然一岁之中，又以上半年为阳，故合于足之六阳。下半年为阴，故合于足之六阴。人之两足，亦有阴阳之分，则左为阳，右为阴。以上下半年之阴阳，而合于人之两足，则正二三为阳中之阳，阳之进也。故正月谓之生阳。阳先于左而后于右，故正月主左足之少阳，二月主左足之太阳，三月主左足之阳明。四五六为阳中之阴，阳渐退、阴渐生也。故四月主右足之阳明，五月主右足之太阳，六月主右足之少阳。然则一岁之阳，会于上半年之辰巳两月，是为两阳合于前，故曰阳明。阳明者，言阳盛之极也。七八九为阴中之阴，阴之进也，故七月谓之生阴。阴先于右而后于左，故七月主右足之少阴，八月主右足之太阴，九月主右足之厥阴。十月十一十二月为阴中之阳，阴渐退、阳渐生也。故十月主左足之厥阴，十一月主左足之太阴，十二月主左足之少阴。然则一岁之阴，会于下半年之戌亥两月，是为两阴交尽，故曰厥阴。厥者，尽也，阴极于是也。此总计一岁阴阳之盛衰，故正与六合，二与五合，三与四合，而阳明合于前也。七与十二合，八与十一合，九与十合，而厥阴合于后也。非如六气厥阴主风木、阳明主燥金者之谓。）甲主左手之少阳，己主右手之少阳。乙主左手之太阳，戊主右手之太阳。丙主左手之阳明，丁主右手之阳明。此两火并合，故为阳明。庚主右手之少阴，癸主左手之少阴。辛主右手之太阴，壬主左手之太阴。（此言十干为阳，手亦为阳，故手经以应十日也。十日之中，居前者木火土为阳，居后者金水为阴，阳以应阳经，阴以应阴经，亦如足之与月也。故甲主左手之少阳、乙主左手之太阳、丙主左手之阳明、己主右手之少阳、戊主右手之太阳、丁主右手之阳明。十干之火在于丙丁，此两火并合，故为阳明也。自己以后，则庚辛壬癸，俱金水为阴，故庚主右手之少阴，辛主右手之太阴，癸主左手之少阴，壬主左手之太阴。第足言厥阴而手不言者，盖足以岁言，岁气有六。手以旬言，旬惟五行而已。且手厥阴者心包络也，其脏附心，故不言耳。）故足之阳者，阴中之少阳也；足之阴者，阴中之太阴也。手之阳者，阳中之太阳也；手之阴者，阳中之少阴也。腰以上者为阳，腰以下者为阴。（此即两仪四象之道，阴中无太阳，阳中无太阴。故足为阴，而阴中之阳惟少阳耳，阴中之阴则太阴也。手为阳，阳中之阴惟少阴耳，阳中之阳则太阳也。故以腰之上下分阴阳。而手配十干，足配十二支，而三阴三阳各有所属焉。可见腰以上者，阳中亦有阴，腰以下者，阴中亦有阳也。）其于五脏也，心为阳中之太阳，肺为阳中之少阴，肝为阴中之少阳，脾为阴中之至阴，肾为阴中之太阴。（五脏以心肺为阳，故居膈上而属手经。肝脾肾为阴，故居膈下而属足经。然阴阳之中，又有阴阳之分，亦如上节足手之义。故金匮真言论曰：阳中之阳，心也。阳中之阴，肺也。阴中之阴，肾也。阴中之阳，肝也。阴中之至阴，脾也。义与此同。详阴阳类五。）

黄帝曰：以治之奈何？岐伯曰：正月二月三月，人气在左，无刺左足之阳。（人气所在，不可以刺，恐伤其王气也。正月在左足之少阳，二月在左足之太阳，三月在左足之阳明，刺所当忌也。）四月五月六月，人气在右，无刺右足之阳。（四月在右足之阳明，五月在右足之太阳，六月在右足之少阳，刺所当忌。）七月八月九月，人气在右，无刺右足之阴。（七月在右足之少阴，八月在右足之太阴，九月在右足之厥阴，皆当忌刺。）十月十一月十二月，人气在左，无刺左足之阴。（十月在左足之厥阴，十一月在左足之太阴，十二月在左足之少阴，皆当忌刺。愚按：本篇但言人气在足之刺忌，而不言手者，盖言足之十二支，则手之十干可类推矣。故甲乙丙在左手之少阳太阳阳明，己戊丁在右手之少阳太阳阳明，庚辛在右手之少阴太阴，癸壬在左手之少阴太阴，皆不可以刺也。）黄帝曰：五行以东方为甲乙木王春，春者苍色主肝，肝者足厥阴也。今乃以甲为左手之少阳，不合于数何也？（五行以东方甲乙为木而王于春，在色为苍，在脏为肝，在经为足厥阴。今上文以为左手之少阳，是不合于数也，故有此问。）岐伯曰：此天地之阴阳也，非四时五行之以次行也。且夫阴阳者，有名而无形，故数之可十，离之可百，散之可千，推之可万，此之谓也。（天地之阴阳，言变化之多也。夫干支手足者，分上下也。左右少太者，辨盛衰也。今甲为天干之首，故当主左手之少阳，非四时五行之次，厥阴风木之列也。且夫阴阳之道，有名无形，可以十、可以百、可以千、可以万。左右逢原，无非其道，故不可以执一论之。数之可十四句，又见前二十九及运气类四。）

三十五、身形应九野、天忌

（灵枢九针论）

黄帝曰：愿闻身形应九野奈何？（九野，即八卦九宫之位也。）岐伯曰：请言身形之应九野也，左足应立春，其日戊寅己丑。（此左足应艮宫，东北方也。立春后，东北节气也。寅丑二日，东北日辰也。故其气皆应于艮宫。然乾坤艮巽，四隅之宫也。震兑坎离，四正之宫也。土王于四季，故四隅之宫皆应戊己，而四正之宫各有所王。后仿此。）左胁应春分，其日乙卯。（此左胁应震宫也。左胁，正东方也。春分后，正东节气也；乙卯日，东方之正也。故其气皆相应。）左手应立夏，其日戊辰己巳。（此左手应巽宫，东南方也。立夏后，东南节气也；戊辰己巳，东南日辰也。故其气皆相应。）膺喉首头应夏至，其日丙午。（胸前曰膺。膺喉首头应离宫，正南方也。夏至后，正南节气也；丙午日，南方之正也。故其气皆相应。）右手应立秋，其日戊申己未。（此右手应坤宫，西南方也。立秋后，西南节气也；戊申己酉，西南日辰也。故其气皆相应。）右胁应秋分，其日辛酉。（此右胁应兑宫，正西方也。秋分后，正西节气也；辛酉日，西方之正也。故其气皆相应。）右足应立冬，其日戊戌己亥。（此右足应干宫，西北方也。立冬后，西北节气也；戊戌己亥，西北日辰也。故其气皆相应。）腰尻下窍应冬至，其日壬子。（此腰尻下窍应坎宫，正北方也。冬至后，正北节气也；壬子日，北方之正也。故其气皆相应。）六腑、膈下三脏应中州，其大禁，大禁太一所在之日及诸戊己。（此膈下应中宫也。膈下，腹中也；三脏，肝脾肾也。六腑三脏，俱在膈下腹中，故应中州。其大禁者，在太一所在之日及诸戊己日。盖戊己属土，虽寄王于四季，而实为中宫之辰，故其气应亦如太一。按：太一义出九宫八风篇，详运气类三十五，如冬至居叶蛰宫四十六日、立春居天留宫四十六日之类是也。但彼止言八宫，而不及中宫，此节乃言中宫太一所在之日，意者于八宫太一数中，凡值四季土王用事之日，即中宫太一之期也，惟博者正之。）凡此九者，善候八正所在之处，（九，九宫也。正，正风也。八正，即八方王气之所在，太一之谓也。九宫定则八正之气可候矣。）所主左右上下体体有痈肿者，欲治之，无以其所直之日溃治之，是谓天忌日也。（天地八正之方，即人身气王之所。故所主左右上下，凡身体有痈肿之处，勿以所直之日溃治之，恐其走泄元气，以犯天忌不吉也。此当与九宫八风，及贼风邪气乘虚伤人二章参阅，详运气类三十五、三十六。）

十卷　标本类

一、六气标本所从不同

（素问至真要大论）

帝曰：六气标本，所从不同，奈何？（六气者，风寒暑湿火燥，天之令也。标，末也；本，原也。犹树木之有根枝也。分言之则根枝异形，合言之则标出乎本。此篇当与六微旨大论，少阳之上，火气治之，中见厥阴之义参看，详运气类第六。）岐伯曰：气有从本者，有从标本者，有不从标本者也。帝曰：愿卒闻之。（不从标本者，从中气也。）岐伯曰：少阳太阴，从本；（六气少阳为相火，是少阳从火而化。故火为本，少阳为标。太阴为湿土，是太阴从湿而化。故湿为本，太阴为标。二气之标本同，故经病之化皆从乎本。）少阴太阳，从本从标；（少阴为君火，从热而化。故热为本，少阴为标，是阴从乎阳也。太阳为寒水，从寒而化。故寒为本，太阳为标，是阳从乎阴也。二气之标本异，故经病之化，或从乎标，或从乎本。）阳明厥阴，不从标本，从乎中也。（阳明为燥金，从燥而化。故燥为本，阳明为标。厥阴为风木，从风而化。故风为本，厥阴为标。但阳明与太阴为表里，故以太阴为中气，而金从湿土之化。厥阴与少阳为表里，故以少阳为中气，而木从相火之化。是皆从乎中也。详义见图翼三卷，上中下本标中气图解。）故从本者，化生于本；从标本者，有标本之化；从中者，以中气为化也。（六气之太过不及皆能为病，病之化生必有所因，故或从乎本、或从乎标、或从乎中气，知其所从，则治无失矣。）帝曰：脉从而病反者，其诊何如？（谓脉之阴阳必从乎病，其有脉病不应而相反者，诊当何如也。）

岐伯曰：脉至而从，按之不鼓，诸阳皆然。（阳病见阳脉，

一九二三

脉至而从也。若浮洪滑大之类，本皆阳脉，但按之不鼓，指下无力，便非真阳之候，不可误认为阳。凡诸阳证得此者，似阳非阳皆然也。故有为假热、有为格阳等证，此脉病之为反也。）

帝曰：诸阴之反，其脉何如？岐伯曰：脉至而从，按之鼓甚而盛也。（阴病见阴脉，脉至而从矣。若虽细小而按之鼓甚有力者，此则似阴非阴也。凡诸阴病而得此，有为假寒，有为格阴，表里异形，所以为反。凡此相反者，皆标本不同也。如阴脉而阳证，本阴标阳也。阳脉而阴证，本阳标阴也。故治病当必求其本。）

二、病有标本取有逆顺

（素问至真要大论　随前篇）

是故百病之起，有生于本者，有生于标者，有生于中气者；有取本而得者，有取标而得者，有取中气而得者，有取标本而得者；有逆取而得者，有从取而得者。（百病之生于本标中气者，义见前篇。中气，中见之气也。如少阳厥阴互为中气，阳明太阴互为中气，太阳少阴互为中气，以其相为表里，故其气互通也。取，求也。病生于本者，必求其本而治之。病生于标者，必求其标而治之。病生于中气者，必求中气而治之。或生于标、或生于本者，必或标或本而治之。取有标本，治有逆从，以寒治热，治真热也。以热治寒，治真寒也，是为逆取。以热治热，治假热也，以寒治寒，治假寒也，是为从取。逆从义，详论治类第四。）逆，正顺也。若顺，逆也。（病热而治以寒，病寒而治以热，于病似逆，于治为顺，故曰逆，正顺也。病热而治以热，病寒而治以寒，于病若顺，于治为反，故曰若顺，逆也。本论曰：逆者正治，从者反治。是亦此意。）故曰：知标与本，用之不殆，明知逆顺，正行无问。此之谓也。不知是者，不足以言诊，足以乱经。（用，运用也。殆，危也。正行，执中而行，不偏不倚也。无问，无所疑问以资惑乱也。不有真见，乌能及此？错乱经常，在不知其本耳。）故《大要》曰：粗工嘻嘻，以为可知，言热未已，寒病复始，同气异形，迷诊乱经。此之谓也。（粗工，浅辈也。嘻嘻，自得貌。妄谓道之易知，故见标之阳，辄从火治，假热未除，真寒复起。虽阴阳之气若同，而变见之形则异。即如甲乙同为木化，而甲阳乙阴。一六同为水数，而一阳六阴，何非同气异形者？粗工昧此，未有不迷乱者矣。）夫标本之道，要而博，小而大，可以言一而知百病之害，言标与本，易而勿损，察本与标，气可令调，明知胜复，为万民式，天之道毕矣。（要而博、小而大者，谓天地之运气，人身之疾病，变化无穷，无不有标本在也。如三阴三阳，皆由六气所化。故六气为本，三阴三阳为标。知标本胜复之化，则气可令调，而天之道毕矣。然疾病之或生于本，或生于标，或生于中气。凡病所从生，即皆本也。夫本者，一而已矣。故知其要则一言而终，不知其要则流散无穷也。）

三、病反其本中标之病治反其本中标之方

（素问至真要大论）

帝曰：病生于本，余知之矣；生于标者，治之奈何？（病之先受者为本，病之后变者为标。生于本者，言受病之原根。生于标者，言目前之多变也。）岐伯曰：病反其本，中标之病；治反其本，中标之方。（谓病有标本，但反求其所致之本。则见在之标病，可得其阴阳表里之的矣。治有本末，但反求其拔本之道，则治标之运用，可得其七方十剂之妙矣。此无他，亦必求于本之意。）

四、病有标本刺有逆从

（素问标本病传论）

黄帝问曰：病有标本，刺有逆从奈何？（逆者，谓病在本而刺其标，病在标而刺其本。从者，病在本而刺其本，病在标而刺其标也。）岐伯对曰：凡刺之方，必别阴阳，（阴阳二字，所包者广，如经络时令气血疾病，无所不在。）前后相应，逆从得施，标本相移。（取其前则后应，取其后则前应。故或逆或从，得施其法，而在标在本，可相移易矣。）故曰有其在标而求之于标，有其在本而求之于本；（当从取者若此。）有其在

本而求之于标，有其在标而求之于本。（当逆取者若此。）故治有取标而得者，有取本而得者，有逆取而得者，有从取而得者。（各有所宜也。）故知逆与从，正行无问，知标本者，万举万当，不知标本，是谓妄行。（既知标本逆从之道，尚何疑问，又何不当？此甚言标本之不可不知也。当，去声。）

五、标本逆从治有先后

（素问标本病传论　灵枢病本篇与此篇同者不重载）

夫阴阳逆从，标本之为道也，小而大，言一而知百病之害，少而多，浅而博，可以言一而知百也。（一者本也，百者标也。）以浅而知深，察近而知远，言标与本，易而勿及。（此标本逆从阴阳之道，似乎浅近，言之虽易，而实无能及者。）

治反为逆，治得为从。（此释逆从为治之义。得，相得也，犹言顺也。）先病而后逆者治其本，先逆而后病者治其本，先寒而后生病者治其本，先病而后生寒者治其本，先热而后生病者治其本，（有因病，而致血气之逆者，有因逆，而致变生之病者，有因寒热，而生为病者，有因病，而生为寒热者，但治其所因之本原，则后生之标病，可不治而自愈矣。）先热而后生中满者治其标，先病而后泄者治其本，先泄而后生他病者治其本，必且调之，乃治其他病，先病而后生中满者治其标，先中满而后烦心者治其本。（诸病皆先治本，而惟中满者先治其标，盖以中满为病，其邪在胃，胃者脏腑之本也，胃满则药食之气不能行，而脏腑皆失其所禀。故先治此者，亦所以治本也。）人有客气，有同气。（客气者，流行之运气也，往来不常，故曰客气。同气者，四时之主气也，岁岁相同，故曰同气。气有不和，则客气同气皆令人病矣。）小大不利治其标，小大利治其本。（无论客气同气之为病。即先有他病，而后为小大不利者，亦先治其标。诸皆治本，此独治标，盖二便不通，乃危急之候。虽为标病，必先治之，此所谓急则治其标也。凡诸病而小大利者，皆当治本无疑矣。愚按：此篇标本之义，凡治本者十之八九，治标者惟中满，及小大不利二者而已。盖此二者，亦不过因其急，而不得不先之也。又如阴阳应象大论曰：治病必求于本。观此必字，即中满及小大不利二证，亦有急与不急之分，而先后乎其间者，此则圣人治本治标大义，可洞悉矣。奈何今之医家，多不知求本求标、孰缓孰急之道，以故治标者常八九，治本者无二三，且动称急则治其标，缓则治其本，尚不知孰为可缓，孰为最急，颠倒错认，举手误人，是未明此篇标本之真义耳。）病发而有余，本而标之，先治其本，后治其标。病发而不足，标而本之，先治其标，后治其本。（此以病气强弱而言标本也。如病发之气有余，则必侮及他脏他气，而因本以传标，故必先治其本。病发之气不足，则必受他脏他气之侮。而因标以传本，故必先治其标。盖亦治所从生也。）谨察间甚，以意调之，间者并行，甚者独行。（间者言病之浅，甚者言病之重也。病浅者可以兼治，故曰并行。病甚者难容杂乱，故曰独行。盖治不精专，为法之大忌，故当加意以调之也。一曰病轻者，邪气与元气互为出入，故曰并行。病甚者，邪专王而肆虐，故曰独行。于义亦通。间，去声。）先小大不利而后生病者治其本。（二便不利，皆为急证，故无论标本，即当先治。此一句当在前，小大不利之后，必古文脱简误入于此。愚按：二便之治，小便尤难，但知气化则能出矣之意，则大肠之血燥者，不在硝黄，而膀胱之气闭者，又岂在五苓之类？）

十一卷　气味类

一、天食人以五气地食人以五味

（素问六节藏象论　附：草根树皮说）

帝曰：余闻气合而有形，因变以正名，天地之运，阴阳之化，其于万物，孰少孰多，可得闻乎？（因气之合，而有万物之形，因形之变，而有万物之名，皆天地之运，阴阳之化也。然万物之广，孰少孰多，无不有数，欲详知之，故以为问。）

岐伯曰：悉哉问也，天至广，不可度，地至大，不可量，大神灵问，请陈其方。（天地广大，不可度量，万物众多，亦难尽悉，请陈其方，谓举其要者言之耳。）草生五色，五色之变，不可胜视。草生五味，五味之美，不可胜极。（此以草言者，木亦在其中矣。青黄赤白黑，五色之正也，然色有浅深间杂之异，故五色之变不可胜视。酸、辛、甘、苦、咸，五味之正也，然味有浓薄优劣之殊，故五味之美，不可胜极。即此五色五味之变，已不可穷，而天地万物之化，又乌得而量哉？）嗜欲不同，各有所通。（物性不齐，各有嗜欲，声色臭味，各有相宜，故各有所通也。）天食人以五气，地食人以五味。（天以五气食人者，臊气入肝、焦气入心、香气入脾、腥气入肺、腐气入肾也。地以五味食人者，酸先入肝，苦先入心，甘先入脾，辛先入肺，咸先入肾也。清阳化气出乎天，浊阴成味出乎地。故天食人以气，地食人以味，此即天地之运，阳阴之化，而人形之所以成也。）五气入鼻，藏于心肺，上使五色修明，音声能彰。（五气入鼻，由喉而藏于心肺，以达五脏。心气充则五色修明，肺气充则声音彰着。盖心主血，故华于面。肺主气，故发于声。）五味入口，藏于肠胃。味有所藏，以养五气，气和而生，津液相成，神乃自生。（五味入口，由咽而藏于肠胃，胃藏五味，以养五脏之气，而化生津液以成精。精气充而神自生，人生之道，止于是耳。而其所以成之者，则在于天之气，地之味。气味之切于用者，则在乎药食之间而已。愚按：本篇帝以天地阴阳之化为问，而伯独以草为对，因发明五气五味之理。观者但谓其言草，而不知人生所赖者惟此，故特明其义，诚切重之也。余居京邸，尝治一荐绅之疾，愈已七八，势在将安。忽其契者，荐一伪诞庸流，以导引栽接称长技，极口眇医，冀要其功。且云：彼医药者，虽为古法，然但可除轻浅之疾，疗不死之病耳。至于存真接气，固本回天，岂果草根树皮之力所能及哉？病者忻服，信为神仙。自后凡见相侯者，辄云近得神仙之术，幸脱沉奇，今赖为主，而以药副之。余闻是言，殊为不平。然窃计之，则又安忍以先圣之道，为人之副。由是谢绝，不为加意。居无何，旧疾大作，遣人相延者再四且急。余不得已，勉效冯妇之举。既至，察其药缺已久，更剧于前，复为殚竭心力，仅获保全。乃相问曰：向闻得导引之功，今则何以至此？彼赧颜答曰：此固一说，然亦无可凭据，及病作而用之，则无济于事，以今观之，似不可与斯道争先也。余因告之曰：医祖三皇，其来尚矣，岂易言者哉？虽轩岐之教，初未尝废恬惔虚无、呼吸精气之说，然而缓急之宜，各有所用。若于无事之时，因其固有而存之养之，亦足为却病延年之助。此于修养之道，而有能及其妙者，固不可不知也。至于疾病既成，营卫既乱，欲舍医药，而望其邪可除，元可复，则无是理也。亦犹乱世之甲兵，饥馑之粮饷。所必不容已者，即此药也。孰谓草根树皮，果可轻视之哉？然余犹有说焉，按史氏曰：人生于寅。朱子曰：寅为人统。夫寅属三阳，木王之乡也。而人生应之，其为属木可知矣。至察养生之用，则琼浆玉粒，何所生也？肥鲜甘脆，何所成也？高堂广厦安其居，何所建也？布帛衣裳温其体，何所制也？然则草木之于人也，服食居处，皆不可以顷刻无也，无则无生矣。而人之属木也，果信然否？第以谷食之气味，得草木之正。药饵之气味，得草木之偏。得其正者，每有所亏。钟其偏者，常有所胜。以所胜而治所亏，则致其中和而万物育矣。此药饵之功用，正所以应同声，求同气，又孰有更切于是，而谓其可忽者哉？是以至圣如神农，不惮其毒，而遍尝以救蒸民者，即此草根树皮也。何物狂生，敢妄肆口吻，以眇圣人之道乎？病者闻之曰：至哉言也，谨奉教矣。言者闻之，乃缩颈流汗，而不敢面者许久焉。余观本篇之言，知岐伯之意正亦在此，因并附之，用以彰其义云。)

二、五谷五味其走其宜其禁

(灵枢五味　全)

黄帝曰：愿闻谷气有五味，其入五脏，分别奈何？伯高曰：胃者，五脏六腑之海也，(玉版篇曰：胃者，水谷气血之海也。)水谷皆入于胃，五脏六腑皆禀气于胃。(气味之正者，莫如水谷，水谷入胃以养五脏。故脏腑者皆禀气于胃，而胃为五脏六腑之本。)五味各走其所喜，谷味酸，先走肝；谷味苦，先走心；谷味甘，先走脾；谷味辛，先走肺；谷味咸，先走肾。（五脏嗜欲不同，各有所喜，故五味之走，亦各有先。然既有所先，必有所后，而生克佐使，五脏皆有相涉矣。《至真要大论》言五味各有先入，义与此同，见论治类第七。）谷气津液已行，营卫大通，乃化糟粕，以次传下。（人受气于谷，故谷气入于营卫。其糟粕之质，降为便溺，以次下传，而出于大肠膀胱之窍。）黄帝曰：营卫之行奈何？伯高曰：谷始入于胃，其精微者，先出于胃，之两焦，以溉五脏，别出两行营卫之道。（谷之精气，先出于胃，即中焦也。而后至上下两焦，以溉五脏。之，至也。溉，灌注也。两行，言清者入营，营行脉中，浊者入卫，卫行脉外。故营主血而濡于内，卫主气而布于外，以分营卫之道。）其大气之搏而不行者，积于胸中，命曰气海，出于肺，循喉咽，故呼则出，吸则入。（大气，宗气也。搏，聚也。循，由也。气海，即上气海，一名膻中，居于膈上。盖人有三气：营气出于中焦，卫气出于下焦，宗气积于上焦，出于肺，由喉咙而为呼吸出入，故曰气海。搏音团。咽音烟。循音巡。）天地之精气，其大数常出三入一，故谷不入，半日则气衰，一日则气少矣。（人之呼吸，通天地之精气，以为吾身之真气。故真气者，所受于天，与谷气并而充身也。然天地之气，从吸而入。谷食之气，从呼而出。总计出入大数，则出者三分，入止一分。惟其出多入少，故半日不食，则谷化之气衰；一日不食，则谷化之气少矣。知气为吾身之宝，而得养气之玄者，可以语道矣。）

黄帝曰：谷之五味，可得闻乎？伯高曰：请尽言之。五谷：秔米甘，麻酸，大豆咸，麦苦，黄黍辛。（秔，俗作粳。麻，芝麻也。大豆，黄、黑、青、白等豆均称大豆。黍，糯小米也，可以酿酒，北人呼为黄米，又曰黍子。此五谷之味合五行者。秔音庚。）五果：枣甘，李酸，栗咸，杏苦，桃辛。（此五果之味合五行者。）五畜：牛甘，犬酸，猪咸，羊苦，鸡辛。（此五畜之味合五行者。）五菜：葵甘，韭酸，藿咸，薤苦，葱辛。（藿，大豆叶也。薤，野蒜也。尔雅翼曰：薤似韭而无实。此五菜之味合五行者。薤音械。）五色：黄色宜甘，青色宜酸，黑色宜咸，赤色宜苦，白色宜辛。凡此五者，各有所宜，五宜所言五色者。（此五色之合于五味者。）

脾病者，宜食秔米饭牛肉枣葵。（此下言脏病所宜之味也。脾属土，甘入脾，故宜用此甘物。）心病者，宜食麦羊肉杏薤。（心属火，苦入心，故宜用此苦物。）肾病者，宜食大豆黄卷猪肉栗藿。（大豆黄卷，大豆芽也。肾属水，咸入肾，故宜用此咸物。）肝病者，宜食麻犬肉李韭。（肝属木，酸入肝，故宜用此酸物。）肺病者，宜食黄黍鸡肉桃葱。（肺属金，辛入肺，故宜用此辛物。此上五节，与五脏生成论之五合，宣明五气篇之五入者意同，皆用本脏之味，以治本脏之病也。）五禁：肝病禁辛，（辛味属金，能克肝木。此下五节，当与宣明五气篇辛走气、气病无多食辛等义参看。）心病禁咸，（咸味属水，能克心火。）脾病禁酸，（酸味属木，能克脾土。）肾病禁甘，（甘味属土，能克肾水。）肺病禁苦。（苦味属火，能克肺金。）

肝色青，宜食甘，秔米饭牛肉枣葵皆甘。（此下言脏气所宜之味也。藏气法时论曰：肝苦急，急食甘以缓之。即此意也。此下五节，仍与藏气法时论后文相同，见疾病类二十四。）心色赤，宜食酸，犬肉麻李韭皆酸。（藏气法时论曰：心苦缓，急食酸以收之。）脾色黄，宜食咸，大豆豕肉栗藿皆咸。（启玄子云：究斯宜食，乃调利机关之义也。肾为胃关，脾与胃合，故假咸柔软以利其关，关利而胃气乃行，胃行而脾气方化。故脾之宜味，与他脏不同。藏气法时论曰：脾苦湿，急食苦以燥之。）肺色白，宜食苦，麦羊肉杏薤皆苦。（藏气法时论曰：肺苦气上逆，急食苦以泄之。）肾色黑，宜食辛，黄黍鸡肉桃葱皆辛。（藏气法时论曰：肾苦燥，急食辛以润之，开腠理、致津液、通气也。）

三、五味之走各有所病

（灵枢五味论　全）

黄帝问于少俞曰：五味入于口也，各有所走，各有所病。酸走筋，多食之令人癃；咸走血，多食之令人渴；辛走气，多食之令人洞心；苦走骨，多食之令人变呕；甘走肉，多食之，令人悗心。余知其然也，不知其何由，愿闻其故。（癃，良中切。悗，美本切。）少俞答曰：酸入于胃，其气涩以收，上之两焦弗能出入也。（谓上中二焦涩结不舒也。）不出即留于胃中，胃中和温则下注膀胱，膀胱之胞薄以懦，得酸则缩，绻约而不通，水道不行，故癃。（绻，不分也。约，束也。癃，小水不利也。味过于酸，则上之两焦弗能出入。若留于胃中，则为吞酸等疾。若胃中温和不留，则下注膀胱。膀胱得酸则缩，故为癃也。愚按：阴阳别论有云女子胞者，气厥论有云胞移热于膀胱者，五音五味篇有云，冲脉任脉皆起于胞中者，凡此胞字皆音包，乃以子宫为言也。此节云膀胱之胞者，其音抛，以溲脬为言也。盖胞音有二，而字则相同，恐人难辨，故在本篇特加膀胱二字，以明此非子宫，正欲辨其疑似耳。奈何后人不解其意，俱读为包，反因经语，遂认膀胱与胞为二物？故在类纂则曰膀胱者胞之室，王安道则曰膀胱为津液之府，又有胞居膀胱之室之说，甚属不经。夫脬即膀胱，膀胱即脬也，焉得复有一物耶？致资后学之疑，莫知所辨。皆见之不真耳，知者当详察之。）阴者，积筋之所终也，故酸入而走筋矣。（阴者，阴器也。积筋者，宗筋之所聚也。肝主筋，其味酸，故内为膀胱之癃，而外走肝经之筋也。又宣明五气篇曰：酸走筋，筋病无多食酸。）

黄帝曰：咸走血，多食之，令人渴，何也？少俞曰：咸入于胃，其气上走中焦，注于脉则血气走之，血与咸相得则凝，凝则胃中汁注之，注之则胃中竭，竭则咽路焦，故舌本干而善渴。血脉者，中焦之道也，故咸入而走血矣。（血为水化，咸亦属水。咸与血相得，故走注血脉。若味过于咸，则血凝而结。水液注之，则津竭而渴。然血脉必化于中焦，故咸入中焦而走血。又宣明五气篇曰：咸走血，血病无多食咸。）黄帝曰：辛走气，多食之，令人洞心何也？少俞曰：辛入于胃，其气走于上焦，上焦者受气而营诸阳者也，姜韭之气熏之，营卫之气不时受之，久留心下，故洞心。辛与气俱行，故辛入而与汗俱出。（洞心，透心若空也。营诸阳，营养阳分也。辛味属阳，故走上焦之气分。过于辛则开窍而散，故为洞心，为汗出。又宣明五气篇曰：辛走气，气病无多食辛。）

黄帝曰：苦走骨，多食之，令人变呕何也？少俞曰：苦入于胃，五谷之气皆不能胜苦，苦入下脘，三焦之道皆闭而不通，故变呕。齿者骨之所终也，故苦入而走骨，故入而复出，知其走骨也。（苦味性坚而沉，故走骨。味过于苦，则抑遏胃中阳气，不能运化，故五谷之气不能胜之，三焦之道闭而不通。所以入而复出，其变为呕。又如齿为骨之所终，苦通于骨，内不能受，其气复从口齿而出，正因其走骨也。又宣明五气篇曰：苦走骨，骨病无多食苦。）黄帝曰：甘走肉，多食之，令人悗心何也？少俞曰：甘入于胃，其气弱小，不能上至于上焦，而与谷留于胃中者，令人柔润者也，胃柔则缓，缓则虫动，虫动则令人悗心。其气外通于肉，故甘走肉。（甘性柔缓，故其气弱小，不能至于上焦。味过于甘，则与谷气留于胃中，令人柔润而缓。久则甘从湿化，致生诸虫，虫动于胃，甘缓于中，心当悗矣。悗，闷也。甘入脾，脾主肉，故甘走肉。宣明五气篇曰：甘走肉，肉病无多食甘。）

十二卷　论治类

一、治病必求于本

（素问阴阳应象大论）

黄帝曰：阴阳者，天地之道也，万物之纲纪，变化之父母，生杀之本始，神明之府也，（凡天地万物变化、生杀、神明之道，总不外乎阴阳之理，故阴阳为万事之本。）治病必求于本。（万事万变既皆本于阴阳，而病机药性脉息论治，则最切于此，故凡治病者，在必求于本，或本于阴，或本于阳，求得其本，然后可以施治。此篇上下详义已见阴阳类第一章，本类复列首篇者，盖以治病之道，所重在本。故特表而冠之，观者当彼此互阅。愚按：本者，原也，始也，万事万物之所以然也。世未有无源之流，无根之木，澄其源而流自清，灌其根而枝乃茂，无非求本之道。故黄帝曰：治病必求于本。孔子曰：其本乱而末治者否矣。此神圣心传出乎一贯，可见随几应变，必不可忽于根本。而于疾病尤所当先，察得其本，无余义矣。惟是本之一字，合之则唯一，分之则无穷。所谓合之唯一者，即本篇所谓阴阳也。未有不明阴阳而能知事理者，亦未有不明阴阳而能知疾病者，此天地万物之大本，必不可不知也。所谓分之无穷者，有变必有象，有象必有本。凡事有必不可罔顾者，即本之所在也。姑举其略曰，死以生为本，欲救其死，勿伤其生。邪以正为本，欲攻其邪，必顾其正。阴以阳为本，阳存则生，阳尽则死。静以动为本，有动则活，无动则止。血以气为本，气来则行，气去则凝。证以脉为本，脉吉则吉，脉凶则凶。先者后之本，从此来者，须从此去。急者缓之本，孰急可忧，孰缓无虑。内者外之本，外实者何伤，中败者堪畏。下者上之本，滋苗者先固其根，伐下者必枯其上。虚者实之本，有余者拔之无难，不足者攻之何忍？真者假之本，浅陋者只知见在，精妙者疑似独明。至若医家之本在学力，学力不到，安能格物致知？而尤忌者，不畏难而自足。病家之本在知医，遇士无礼，不可以得贤，而尤忌者，好杂用而自专。凡此者。虽未足以尽求本之妙，而一隅三反，从可类推。总之求本之道无他也，求勿伤其生而已。列子曰：圣人不察存亡，而察其所以然。淮南子曰：所以贵扁鹊者，知病之所从生也。所以贵圣人者，知乱之所由起也。王应震曰：见痰休治痰，见血休治血，无汗不发汗，有热莫攻热，喘生休耗气，精遗不涩泄，明得个中趣，方是医中杰。行医不识气，治法从何据？堪笑道中人，未到知音处。此真知本之言也，学人当知省之。标本类第五章义有所关，当与此篇互阅。）

二、为治之道顺而已矣

（灵枢师传篇）

黄帝曰：余闻先师，有所心藏，弗着于方。余愿闻而藏之，则而行之，上以治民，下以治身，使百姓无病，上下和亲，德泽下流，子孙无忧，传于后世，无有终时，可得闻乎？岐伯曰：远乎哉问也。夫治民与自治，治彼与治此，治小与治大，治国与治家，未有逆而能治之也，夫惟顺而已矣。顺者，非独阴阳脉论气之逆顺也百姓民众皆欲顺其志也。（顺之为用，最是医家肯綮。言不顺则道不行，志不顺则功不成。其有必不可顺者，亦未有不因顺以相成也。呜呼！能卷舒于顺不顺之间者，非通变之士，有未足以与道也。）黄帝曰：顺之奈何？岐伯曰：入国问俗，入家问讳，上堂问礼，临病人问所便。（礼云入国问禁，而此云问俗者，以五方风气有殊，崇尚有异。圣人必因其所宜而为之治，故不曰禁而曰俗也。讳者，忌也。人情有好恶之偏，词色有嫌疑之避。犯之者取憎，取憎则不相合，故入家当问讳。礼者，仪文也。交接有体，进止有度，失之者取轻，取轻则道不重，故上堂当问礼。便者，相宜也。有居处之宜否，有动静之宜否，有阴阳之宜否，有寒热之宜否，有情性之宜否，有气味之宜否，临病患而失其宜，施治必相左矣。故必问病患之所便，是皆取顺之道也。）黄帝曰：便病患奈何？岐伯曰：夫中热消瘅则便寒，寒中之属则便热。（此下皆言治病之所便也。中热者，中有热也。消瘅者，内热为瘅，善饥渴而日消瘦也。凡热在中，则治便于寒，寒在中，则治便于热，是皆所以顺病情也。瘅音丹，又上、去二声。）胃中热则消谷，令人悬心善饥。（消谷者，谷食易消也。悬心者，胃火上炎，心血被烁而悬悬不宁也。胃热消谷，故令人善饥。）脐以上皮热，肠中热则出黄如糜。（脐以上者，胃与小肠之分也。故脐以上皮热者，肠中亦热也。出黄如糜者，以胃中湿热之气，传于小肠所致也。糜，腐烂也。上二节皆热证便寒之类。）脐以下皮寒，胃中寒则腹胀，肠中寒则肠鸣飧泄。（脐以下皮寒者，以肠胃中寒也；胃中寒，则不能运化而为腹胀；肠中寒，则阴气留滞，不能泌别清浊而为肠鸣飧泄。是皆寒证便热之类。飧音孙。水谷不化曰飧泄。）胃中寒肠中热则胀而且泄。（上文言肠中寒者泄，而此言肠中热者泄。所以有热泄寒泄之不同，而热泄谓之肠垢，寒泄谓之鹜溏也。）胃中热肠中寒则疾饥，小腹痛胀。（胃中热则善消谷，故疾饥。肠中寒则阴气聚结不行，故小腹切痛而胀。上二节皆当因其寒热而随所宜以调之者也。）

　　黄帝曰：胃欲寒饮，肠欲热饮，两者相逆，便之奈何？且夫王公大人血食之君，骄恣从欲，轻人而无能禁之，禁之则逆其志，顺之则加其病，便之奈何？治之何先？（胃中热者欲寒饮，肠中寒者欲热饮，缓急之治当有先后。而喜恶之欲难于两从，且以贵人多任性，此顺之所以难，而治之当有法也。从，纵同。）岐伯曰：人之情，莫不恶死而乐生，告之以其败，语之以其善，导之以其所便，开之以其所苦，虽有无道之人，恶有不听者乎？（恶死乐生，人所同也。故以死生之情动之，则好恶之性，未有不可移者，是即前注所谓处顺不顺之间，而因顺相成之意。前恶字去声，后恶字平声。）黄帝曰：治之奈何？岐伯曰：春夏先治其标，后治其本；秋冬先治其本，后治其标。（此言治有一定之法，有难以顺其私欲而可为假借者，故特举标本之治，以言其概耳。如春夏之气达于外，则病亦在外，外者内之标，故先治其标，后治其本。秋冬之气敛于内，则病亦在内，内者外之本。故先治其本，后治其标。一曰：春夏发生，宜先养气以治标。秋冬收藏，宜先固精以治本。亦通。）黄帝曰：便其相逆者奈何？（便其相逆者，谓于不可顺之中，而复有不得、不委曲以便其情者也。）岐伯曰：便此者，饮食衣服，亦欲适寒温，寒无凄怆，暑无出汗。食饮者，热无灼灼，寒无沧沧。寒温中适，故气将持，乃不致邪僻也。（适，当也。此言必不得已，而欲便病患之情者，于便之之中，而但欲得其当也。即如饮食衣服之类，法不宜寒而彼欲寒，但可令其微寒，而勿使至于凄怆。法不宜热，而彼欲热者，但可令其微热，而勿使至于汗出。又如饮食之欲热者，亦不宜灼灼之过，欲寒者，亦不沧沧之甚。寒热适其中和，则元气得以执持，邪僻无由而致，是即用顺之道也。否则治民与自治，治彼与治此，治小与治大，治国与治家，未有逆而能治之也，故曰夫惟顺而已矣。怆音创。凄怆，寒甚凄凉之貌。沧音仓，寒也。僻音匹，不正之谓。）

三、治有缓急方有奇偶

（素问至真要大论）

帝曰：气有多少，病有盛衰，治有缓急，方有大小，愿闻其约奈何？（五运六气，各有太过不及，故曰气有多少。人之疾病，必随气而为盛衰。故治之缓急，方之大小，亦必随其轻重而有要约也。）岐伯曰：气有高下，病有远近，证有中外，治有轻重，适其至所为故也。（岁有司天在泉，则气有高下；经有脏腑上下，则病有远近。在里曰中，在表曰外。缓者治宜轻，急者治宜重也。适其至所为故，言必及于病至之所，而务得其以然之故也。）《大要》曰：君一臣二，奇之制也；君二臣四，偶之制也；君二臣三，奇之制也；君三臣六，偶之制也。（君三之三当作二，误也。大要，古法也。主病之谓君，君当倍用。佐君之谓臣，臣以助之。奇者阳数，即古所谓单方也。偶者阴数，即古所谓复方也。故君一臣二其数三，君二臣三其数五，皆奇之制也；君二臣四其数六，君二臣六其数八，皆偶之制也。奇方属阳而轻，偶方属阴而重。）故曰近者奇之，远者偶之，汗者不以偶，下者不以奇。（近者为上为阳，故用奇方，用其轻而缓也；远者为下为阴，故用偶方，用其重而急也。汗者不以偶，阴沉不能达表也。下者不以奇，阳升不能降下也。旧本云汗者不以奇，下者不以偶，而王太仆注云汗药不以偶方，泄下药不以奇制，是注与本文相反矣。然王注得理，而本文似误，今改从之。按：本节特举奇偶阴阳以分汗下之概，则气味之阴阳，又岂后于奇偶哉？故下文复言之，此其微意，正不止于品数之奇偶，而实以发明方制之义耳，学人当因之以深悟。奇音箕。）补上治上制以缓，补下治下制以急，急则气味浓，缓则气味薄，适其至所，此之谓也。（补上治上制以缓，欲其留布上部也。补下治下制以急，欲其直达下焦也。故欲急者须气味之浓，欲缓者须气味之薄。若制缓方而气味浓，则峻而去速。用急方而气味薄，则柔而不前。惟缓急浓薄得其宜，则适其病至之所，而治得其要矣。）

病所远，而中道气味之者，食而过之，无越其制度也。（言病所有深远，而药必由于胃，设用之无法，则药未及病而中道先受其气味矣。故当以食为节，而使其远近皆达，是过之也；如欲其远者，药在食前，则食催药而致远矣；欲其近者，药在食后，则食隔药而留止矣。由此类推，则服食之疾徐，根稍之升降。以及汤膏丸散各有所宜，故云无越其制度也。）是故平气之道，近而奇偶，制小其服也。远而奇偶，制大其服也。大则数少，小则数多。多则九之，少则二之。（平气之道，平其不平之谓也。如在上为近，在下为远，远者近者，各有阴阳表里之分。故远方近方，亦各有奇偶相兼之法。如方奇而分两隅，方隅而分两奇，皆互用之妙也。故近而奇偶，制小其服，小则数多，而尽于九。盖数多则分两轻，分两轻则性力薄，而仅及近处也。远而奇偶，制大其服，大则数少而止于二，盖少则分两重，分两重则性力专而直达深远也。是皆奇偶兼用之法。若病近而大其制，则药胜于病，是谓诛伐无过。病远而小其制，则药不及病，亦犹风马牛不相及耳。上文云近者奇之，远者偶之，言法之常也。此云近而奇偶，远而奇偶，言用之变也。知变知常，则应变可以无方矣。）奇之不去则偶之，是谓重方。偶之不去，则反佐以取之，所谓寒热温凉，反从其病也。（此示人以圆融通变也。如始也用奇，奇之而病不去。此其必有未合，乃当变而为偶，奇偶迭用，是曰重方，即后世所谓复方也。若偶之而又不去，则当求其微甚真假，而反佐以取之。反佐者，谓药同于病，而顺其性也。如以热治寒，而寒拒热，则反佐以寒而入之。以寒治热而热格寒，则反佐以热而入之。又如寒药热用，借热以行寒，热药寒用，借寒以行热，是皆反佐变通之妙用，盖欲因其势而利导之耳。王太仆曰：夫热与寒背、寒与热违。微小之热，为寒所折，微小之冷，为热所消。甚大寒热，则必能与违性者争雄，能与异气者相格，声不同不相应，气不同不相合。如是则且惮而不敢攻之，攻之则病气与药气抗衡，而自为寒热以开闭固守矣。是以圣人反其佐以同其气，令声气应合，复令寒热参合，使其始同终异，凌润而败，坚刚必折，柔脆同消尔。）

四、气味方制治法逆从

（素问至真要大论　附：病有真假辨）

帝曰：五味阴阳之用何如？岐伯曰：辛甘发散为阳，酸苦涌泄为阴，咸味涌泄为阴，淡味渗泄为阳。六者或收或散，或

缓或急，或燥或润，或软或坚，以所利而行之，调其气使其平
也。（涌，吐也。泄，泻也。渗泄，利小便及通窍也。辛、甘、
酸、苦、咸、淡六者之性：辛主散主润，甘主缓，酸主收主
急，苦主燥主坚，咸主软，淡主渗泄。藏气法时论曰：辛散，
酸收，甘缓，苦坚，咸软。故五味之用，升而轻者为阳，降而
重者为阴，各因其利而行之，则气可调而平矣。涌，如泉涌
也。）帝曰：非调气而得者，治之奈何？有毒无毒，何先何后？
愿闻其道。（非调气，谓病有不因于气而得者也。王太仆曰：
病生之类有四：一者始因气动，而内有所成，谓积聚癥瘕，瘤气
瘿气，结核癫痫之类也。二者因气动而外有所成，谓痈肿疮
疡，疣疥疽痔，掉瘛浮肿，目赤瘭疹，肿痛痒之类也。三者不
因气动而病生于内，谓留饮癖食，饥饱劳损，宿食霍乱，悲恐
喜怒，想慕忧结之类也。四者不因气动而病生于外，谓瘴气贼
魅，虫蛇蛊毒，蜚尸鬼击，冲薄坠堕，风寒暑湿，斫射刺割捶
朴之类也。凡此四类，有独治内而愈者，有兼治内而愈者，有
独治外而愈者，有兼治外而愈者，有先治内后治外而愈者，有
先治外后治内而愈者，有须齐毒而攻击者，有须无毒而调引
者。其于或重或轻，或缓或急，或收或散，或润或燥，或软或
坚，用各有所宜也。）岐伯曰：有毒无毒，所治为主，适大小
为制也。（治之之道，有宜毒者，有不宜毒者，但以所治为主，
求当于病而已。故其方之大小轻重，皆宜因病而为之制也。）
帝曰：请言其制。

岐伯曰：君一臣二，制之小也；君一臣三佐五，制之中
也；君一臣三佐九，制之大也。（君臣佐义见下章。）寒者热
之，热者寒之，治寒以热，（治热以寒，此正治法也。）微者逆
之，甚者从之，（病之微者，如阳病则热，阴病则寒，真形易
见，其病则微。故可逆之，逆即上文之正治也。病之甚者，如
热极反寒，寒极反热，假证难辨，其病则甚。故当从之，从即
下文之反治也。王太仆曰：夫病之微小者，犹人火也，遇草而
焫，得木而燔，可以湿伏，可以水灭，故逆其性气以折之攻
之。病之太甚者，犹龙火也，得湿而焰，遇水而燔，不知其
性，以水折之，适足以光焰诣天，物穷方止矣。识其性者，反

中華藏書

黄帝内经·最新整理珍藏版

常之理，以火逐之，则燔灼自消，焰火扑灭。然逆之，谓以寒攻热，以热攻寒。从之，谓攻以寒热，须从其性用，不必皆同。是以下文曰：逆者正治，从者反治，从少从多，观其事也。此之谓乎。）坚者削之，客者除之，劳者温之，结者散之，留者攻之，燥者濡之，急者缓之，散者收之，损者益之，逸者行之，惊者平之，上之下之，摩之浴之，薄之劫之，开之发之，适事为故。（温之，温养之也；逸者，奔逸溃乱也。行之，行其逆滞也；平之，安之也；上之，吐之也；摩之，按摩之也；薄之，追其隐藏也；劫之，夺其强盛也。适事为故，适当其所事之故也。）

帝曰：何谓逆从？岐伯曰：逆者正治，从者反治，从少从多，观其事也。（以寒治热、以热治寒，逆其病者，谓之正治。以寒治寒，以热治热，从其病者，谓之反治。从少谓一同而二异，从多谓二同而一异，必观其事之轻重，而为之增损。然则宜于全反者，自当尽同无疑矣。愚按：治有逆从者，以病有微甚。病有微甚者，以证有真假也。寒热有真假，虚实亦有真假，真者正治，知之无难，假者反治，乃为难耳。如寒热之真假者，真寒则脉沉而细。或弱而迟，为厥逆，为呕吐，为腹痛，为飧泄下利，为小便清频，即有发热，必欲得衣，此浮热在外而沉寒在内也。真热则脉数有力，滑大而实，为烦燥喘满，为声音壮厉。或大便秘结，或小水赤涩，或发热掀衣，或胀疼热渴。此皆真病，真寒者宜温其寒，真热者直解其热，是当正治者也。至若假寒者，阳证似阴，火极似水也，外虽寒而内则热，脉数而有力。或沉而鼓击，或身寒恶衣，或便热秘结，或烦渴引饮，或肠垢臭秽。此则恶寒非寒，明是热证，所谓热极反兼寒化，亦曰阳盛隔阴也。假热者，阴证似阳，水极似火也，外虽热而内则寒，脉微而弱。或数而虚，或浮大无根，或弦芤断续，身虽炽热而神则静，语虽谵妄而声则微，或虚狂起倒而禁之即止，或蚊迹假斑而浅红细碎，或喜冷水而所用不多，或舌胎面赤而衣被不撤，或小水多利，或大便不结。此则恶热非热，明是寒证，所谓寒极反兼热化，亦曰阴盛隔阳也。此皆假病，假寒者清其内热，内清则浮阴退舍矣。假热者温其真阳，中温则虚火归原矣，是当从治者也。又如虚实之治，实则泻之，虚则补之，此不易之法也。然至虚有盛候，则有假实矣。大实有羸状，则有假虚矣。总之，虚者正气虚也，为色惨形疲，为神衰气怯。或自汗不收，或二便失禁，或梦遗精滑，或呕吐隔塞，或病久攻多，或气短似喘，或劳伤过度，或暴困失志。虽外证似实而脉弱无神者，皆虚证之当补也。实者邪气实也，或外闭于经络，或内结于脏腑，或气壅而不行，或血留而凝滞。必脉病俱盛者，乃实证之当攻也。然而虚实之间，最多疑似，有不可不辨其真耳。如通评虚实论曰：邪气盛则实，精气夺则虚。此虚实之大法也。设有人焉，正已夺而邪方盛者，将顾其正而补之乎？抑先其邪而攻之乎？见有不的，则死生系之，此其所以宜慎也。夫正者本也，邪者标也。若正气既虚，则邪气虽盛，亦不可攻。盖恐邪未去而正先脱，呼吸变生，则措手无及。故治虚邪者，当先顾正气，正气存则不致于害。且补中自有攻意，盖补阴即所以攻热，补阳即所以攻寒，世未有正气复，而邪不退者，亦未有正气竭，而命不倾者。如必不得已，亦当酌量缓急，暂从权宜，从少从多，寓战于守斯可矣，此治虚之道也。若正气无损者，邪气虽微，自不宜补，盖补之则正无与，而邪反盛，适足以借寇兵而资盗粮。故治实证者，当直去其邪，邪去则身安，但法贵精专，便臻速效，此治实之道也。要之，能胜攻者，方是实证，实者可攻，何虑之有？不能胜攻者，便是虚证，气去不返，可不寒心。此邪正之本末，有不可不知也。惟是假虚之证不多见，而假实之证最多也。假寒之证不难治，而假热之治多误也。然实者多热，虚者多寒。如丹溪曰：气有余，便是火，故实能受寒。而余续之曰：气不足，便是寒，故虚能受热。世有不明真假本末，而曰知医者，余则未敢许也。）

帝曰：反治何谓？岐伯曰：热因寒用，寒因热用，塞因塞用，通因通用，必伏其所主而先其所因，其始则同，其终则异，可使破积，可使溃坚，可使气和，可使必已。（此节从王氏及新校正等注云：热因寒用者，如大寒内结。当治以热，然寒甚格热，热不得前，则以热药冷服，下嗌之后，冷体即消，热性便发，情且不违，而致大益，此热因寒用之法也。寒因热用者，如大热在中，以寒攻治则不入，以热攻治则病增。乃以寒药热服，入腹之后，热气即消，寒性遂行，情且协和，而病以减，此寒因热用之法也。如五常政大论云：治热以寒，温而行之。治寒以热，凉而行之。亦寒因热用、热因寒用之义。塞因塞用者，如下气虚乏，中焦气壅，欲散满则更虚其下，欲补下则满甚于中。治不知本，而先攻其满，药入或减，药过依然，气必更虚，病必渐甚。乃不知少服则资壅，多服则宣通，峻补其下以疏启其中，则下虚自实，中满自除，此塞因塞用之法也。通因通用者，如大热内蓄，或大寒内凝，积聚留滞，泻利不止，寒滞者以热下之，热滞者以寒下之，此通因通用之法也。以上四治，必伏其所主者，制病之本也。先其所因者，求病之由也。既得其本而以真治真，以假治假，其始也类治似同，其终也病变则异矣。是为反治之法，故可使破积溃坚，气和而病必已也。塞，入声。）帝曰：善。气调而得者何如？岐伯曰：逆之从之，逆而从之，从而逆之，疏气令调，则其道也。（气调而得者，言气调和而偶感于病。则或因天时，或因意料之外者也。若其治法，亦无过逆从而已。或可逆者，或可从者，或先逆而后从者，或先从而后逆者。但疏其邪气而使之调和，则治道尽矣。）

五、方制君臣上下三品

（素问至真要大论）

帝曰：方制君臣何谓也？岐伯曰：主病之谓君，佐君之谓臣，应臣之谓使，非上下三品之谓也。（主病者，对证之要药也，故谓之君。君者，味数少而分两重，赖之以为主也。佐君者，谓之臣，味数稍多，而分两稍轻，所以匡君之不迨也。应臣者，谓之使，数可出入而分两更轻，所以备通行向异之使也。此则君臣佐使之义，非上下三品如下文善恶殊贯之谓。使，去声。）帝曰：三品何谓？岐伯曰：所以明善恶之殊贯也。（前言方制，言处方之制，故有君臣佐使。此言三品，言药性善恶，故有上中下之殊。神农云：上药为君，主养命以应天。

中药为臣，主养性以应人。下药为佐使，主治病以应地。故在本草经有上中下三品之分，此所谓善恶之殊贯也。）

六、病之中外治有先后

（素问至真要大论　五常政大论）

帝曰：病之中外何如？岐伯曰：从内之外者调其内，从外之内者治其外。（素问至真要大论。从内之外者内为本，从外之内者外为本。但治其本，无不愈矣。）从内之外而盛于外者，先调其内而后治其外；从外之内而盛于内者，先治其外而后调其内。（病虽盛于标，治必先其本。而后可愈，此治病之大法也，故曰治病必求其本。）中外不相及，则治主病。（中外不相及，谓既不从内，又不从外，则但求其见在所主之病而治之。愚按：此篇即三因之义也。如金匮玉函要略曰：千般难，不越三条：一者经络受邪入脏腑，为内所因也。二者四肢九窍血脉相传，壅塞不通，为外皮肤所中也。三者房室金刃虫兽所伤也。故陈无择着三因方曰：有内因，有外因，有不内外因。盖本于仲景之三条，而仲景之论实本诸此耳。，昌震切，病也。）

帝曰：善。病之中外何如？（此下与前本出同篇，但前篇问病之中外。伯答以标本之义，故此复问者，盖欲明阴阳治法之详也。）岐伯曰：调气之方，必别阴阳，定其中外，各守其乡，内者内治，外者外治，微者调之，其次平之，盛者夺之，汗之下之，寒热温凉，衰之以属，随其攸利，（方，法也。阴阳之道，凡病治脉药皆有关系，故必当详别之。中外，表里也。微者调之，谓小寒之气，和之以温，小热之气，和之以凉也。其次平之，谓大寒之气，平之以热，大热之气，平之以寒也。盛者夺之，谓邪之甚者当攻而取之。如甚于外者汗之，甚于内者下之。凡宜寒宜热，宜温宜凉，当各求其属以衰去之，惟随其攸利而已。攸，所也。别，必列切。）谨道如法，万举万全，气血正平，长有天命。（能谨于道而如其法，则举无不当，而天命可以永昌矣。）帝曰：善。

帝曰：病在中而不实不坚、且聚且散奈何？岐伯曰：悉乎哉问也。无积者求其脏，虚则补之，（素问五常政大论。积者有形之病，有积在中，则坚实不散矣。今其不实不坚、且聚且散者，无积可知也。无积而病在中者，脏之虚也。故当随病所在，求其脏而补之，脏气充则病自安矣。）药以祛之，食以随之，行水渍之，和其中外，可使毕已。（药以祛之，去其病也；食以随之，养其气也；行水渍之，通其经也。若是则中外和调，而病可已矣。祛者，非攻击之谓，凡去病者皆可言祛。渍，资四切，浸洗也。）

七、寒之而热取之阴热之而寒取之阳

（素问至真要大论）

帝曰：论言治寒以热，治热以寒，而方士不能废绳墨，而更其道也。有病热者寒之而热，有病寒者热之而寒，二者皆在，新病复起，奈何治？（寒之而热，言治热以寒而热如故。热之而寒，言治寒以热而寒如故。及有以寒治热者，旧热尚在而新寒生。以热攻寒者，旧寒未除而新热起。皆不得不求其详也。）岐伯曰：诸寒之而热者取之阴，热之而寒者取之阳，所谓求其属也。（诸寒之而热者，谓以苦寒治热，而热反增，非火之有余，乃真阴之不足也。阴不足则阳有余而为热，故当取之于阴，谓不宜治火也，只补阴以配其阳，则阴气复而热自退矣。热之而寒者，谓以辛热治寒，而寒反甚，非寒之有余，乃真阳之不足也。阳不足则阴有余而为寒，故当取之于阳，谓不宜攻寒也，但补水中之火，则阳气复而寒自消也。故启玄子注曰：益火之源，以消阴翳。壮水之主，以制阳光。又曰：脏腑之原，有寒热温凉之主。取心者不必齐以热，取肾者不必齐以寒。但益心之阳，寒亦通行，强肾之阴，热之犹可。故或治热以热，治寒以寒，万举万全，孰知其意？此王氏之心得也。然求其所谓益与壮者，即温养阳气，填补真阴也。求其所谓源与主者，即所谓求其属也。属者根本之谓，水火之本，则皆在命门之中耳。）帝曰：善。服寒而反热，服热而反寒，其故何也？岐伯曰：治其王气，是以反也（此承上文而详求其服寒反热、服热反寒之所以然也。治其王气者，谓病有阴阳，气有衰王，不明衰王，则治之反甚。如阳盛阴衰者，阴虚火王也。治之者不知补阴以配阳，而专用苦寒治火之王，岂知苦寒皆沉降，沉降皆亡阴，阴愈亡则火愈盛？故服寒反热者，阴虚不宜降也。又如阳衰阴盛者，气弱生寒也，治之者不知补阳以消阴，而专用辛温治阴之王，岂知辛温多耗散，耗散则亡阳，阳愈亡则寒愈甚？故服热反寒者，阳虚不宜耗也。此无他，皆以专治王气，故其病反如此。又如夏令本热，而伏阴在内，故每多中寒，冬令本寒。而伏阳在内，故每多内热。设不知此而必欲用寒于夏，治火之王，用热于冬，治寒之王，则有中寒隔阳者，服寒反热，中热隔阴者，服热反寒矣。是皆治王之谓，而病之所以反也。春秋同法。）

帝曰：不治王而然者何也？岐伯曰：悉乎哉问也。不治五味属也。夫五味入胃，各归所喜攻，酸先入肝，苦先入心，甘先入脾，辛先入肺，咸先入肾，（此言不因治王，而病不愈者，以五味之属，治有不当也。凡五味必先入胃，而后各归所喜攻之脏。喜攻者，谓五味五脏各有所属也。如九针论曰：病在筋，无食酸。病在气，无食辛。病在骨，无食咸。病在血，无食苦。病在肉，无食甘。犯之者，即所谓不治五味属也。）久而增气，此物化之常也。气增而久，夭之由也。（凡五味之性，各有所入，若味有偏用。则气有偏病，偏用即久，其气必增，此物化之常也。气增而久，则脏有偏胜。脏有偏胜，则必有偏绝矣，此致夭之由也，如生气通天论曰，味过于酸，肝气以津，脾气乃绝，味过于咸，大骨气劳，短肌心气抑之类是也。此篇前言寒热者，言病机也。后言五味者，言药饵也。药饵病机必审其真，设有谬误，鲜不害矣。）

八、邪风之至治之宜早诸变不同治法亦异

（素问阴阳应象大论）

故邪风之至，疾如风雨。（邪风中人，疾速如此。）故善治者治皮毛，（皮毛尚浅，用力少而成功易也。）其次治肌肤，（深于皮毛矣。）其次治筋脉，（深于肌肤矣。）其次治六腑，（深于筋脉矣。）其次治五脏。治五脏者，半死半生也。（深于六腑矣。邪愈深则治愈难，邪及五脏而后治之，必难为力。故

曰上工救其萌芽，下工救其已成。救其已成者，用力多而成功少，吉凶相半矣。缪刺论曰：邪之客于形也，必先舍于皮毛，留而不去，入舍于经脉，内连五脏，散于肠胃，阴阳相感，五脏乃伤。亦言邪自皮毛而至腑脏，与此义同。）故天之邪气，感则害人五脏；水谷之寒热，感则害于六腑；（天之邪气，即风寒暑湿火燥，受于无形者也；喉主天气而通于脏，故感则害人五脏；水谷之寒热，即谷食之气味，受于有形者也；咽主地气而通于腑，故感则害于六腑。）地之湿气，感则害皮肉筋脉。（人之应土者肉也，湿胜则营卫不行，故感则害于皮肉筋脉。）故善用针者，从阴引阳，从阳引阴，以右治左，以左治右，以我知彼，以表知里，以观过与不及之理，见微则过，用之不殆。（善用针者，必察阴阳。阴阳之义，不止一端。如表里也，气血也，经络也，脏腑也，上下左右有分也，时日衰王有辨也。从阴引阳者，病在阳而治其阴也。从阳引阴者，病在阴而治其阳也。以右治左、以左治右者，缪刺之法也。以我知彼者，推己及人也。以表知里者，有无相求也。能因此以观过与不及之理，则几微可见，过失可则，用之可不殆矣。则，度也。）善诊者，察色按脉，先别阴阳；（此下皆言诊法也。诊之一字，所该者广。如下文审清浊，知部分，视喘息，听声音，观权衡规矩，总皆诊法，非独指诊脉为言也，然无非欲辨阴阳耳。前节言针治之阴阳，此言脉色之阴阳，皆医家之最要者。故曰先别阴阳，以见其不可缓也。义详脉色类诸篇。）审清浊，而知部分；（色者神之华，故可望颜察色、审清浊而知部分。如五色篇所言者是也。又仲景金匮要略曰：病患有气色见于面部。鼻头色青，腹中痛苦冷者死。鼻头色微黑者，有水气；色黄者，胸上有寒。色白者，亡血也。设微赤非时者死。又色青为痛，色黑为劳，色赤为风，色黄者便难，色鲜明者有留饮。亦此之谓。）视喘息，听音声，而知所苦；（病苦于中，声发于外，故可视喘息、听音声而知其苦也。如阴阳应象大论曰：肝在音为角，声为呼。心在音为征，声为笑。脾在音为宫，声为歌。肺在音为商，声为哭。肾在音为羽，声为呻。此五脏之音声也。声有不和，必有所病矣。仲景曰：病患语声寂然、喜惊呼者，骨节间病。语声喑喑然不彻者，心膈间病。语声啾啾然细而长者，头中病。又曰：息摇肩者心中坚，息引胸中上气者咳，息张口短气者，肺痿唾沫。又曰：吸而微数，其病在中焦实也，当下之即愈，虚者不治。在上焦者其吸促，在下焦者其吸远，此皆难治。呼吸动摇振振者不治。又曰：设令病患向壁卧，闻师到，不惊起而盻视，若三言三止，脉之咽唾者，此诈病也。设令脉自和处，但言此病大重，须服吐下药，及针灸数十百处，当自愈。师持脉，病患欠者，无病也。脉之呻者，痛也。言迟者，风也。摇头言者，里痛也。行迟者，表强也。坐而伏者，短气也。坐而下一脚者，腰痛也。里实护腹如怀卵者，心痛也。又曰：人病恐怖者，其脉何状？师曰：脉形如循丝累累然，其面白脱色也。又曰：人愧者其脉何类？师曰：脉浮而面色乍白乍赤也。此皆疾病之声色，总之声由气发，气充则声壮，气衰则声怯。故华元化曰：阳候多语，阴证无声；多语者易济，无声者难荣。然则音声不惟知所苦，而且可知死生矣。）观权衡规矩，而知病所主；（权衡规矩，义详脉色类九，但彼以脉言也。然此四者，所包者多，不独在脉。盖权言其重，衡言其轻，规言其圆，矩言其方。能明方圆轻重之理，则知变通之道矣。）按尺寸，观浮沉滑涩，而知病所生以治；（义详脉色类诸篇。）无过以诊，则不失矣。（此诊字应前善诊之诊至此。过，失也。言无失以前诸法，则治亦可以无失矣。）

故曰：病之始起也，可刺而已；其盛，可待衰而已。（此下皆言治法也。凡病之始起者，邪必在经络，故可刺之而已。及其既盛，则必待其盛势衰退而后已。已者，止针止药之谓，即五常政大论所谓十去其八、十去其九之意。）故因其轻而扬之，因其重而减之，因其衰而彰之。（轻者浮于表，故宜扬之。扬者，散也。重者实于内，故宜减之。减者，泻也。衰者气血虚，故宜彰之。彰者，补之益之而使气血复彰也。于此三者，而表里虚实之治尽之矣。）形不足者，温之以气；精不足者，补之以味。（此正言彰之之法，而在于药食之气味也。以形精言，则形为阳、精为阴。以气味言，则气为阳、味为阴。阳者卫外而为固也，阴者藏精而起亟也。故形不足者，阳之衰也，非气不足以达表而温之。精不足者，阴之衰也，非味不足以实中而补之。阳性暖，故曰温；阴性静，故曰补。愚按：本论有云味归形，形食味、气归精、精食气，而此曰形不足者温之以气，精不足者补之以味，义似相反。不知形以精而成，精以气而化，气以味而生，味以气而行。故以阴阳言，则形与气皆阳也，故可以温。味与精皆阴也，故可以补。以清浊言，则味与形皆浊也，故味归形。气与精皆清也，故气归精。然则气不能外乎味，味亦不能外乎气，虽气味有阴阳清浊之分，而实则相须为用者也。）其高者，因而越之；（越，发扬也。谓升散之，吐涌之，可以治其上之表里也。）其下者，引而竭之；（竭，祛除也。谓涤荡之，疏利之，可以治其下之前后也。）中满者，泻之于内；（中满二字，最宜详察，即痞满大实坚之谓，故当泻之于内。若外见浮肿，而胀不在内者，非中满也，妄行攻泻，必至为害。此节之要，最在一中字。）其有邪者，渍形以为汗；（邪在肌表，故当渍形以为汗。渍，浸也，言令其汗出如渍也。如许胤宗用黄慓防风汤数十斛，置于床下以蒸汗，张苗烧地加桃叶于上以蒸汗，或用药煎汤浴洗之，皆渍形之法也。渍，资四切。）其在皮者，汗而发之；（前言有邪者，兼经络而言，言其深也。此言在皮者，言其浅也。均为表证，故皆宜汗。）其慓悍者，按而收之；（慓，急也。悍，猛利也。按，察也。此兼表里而言，凡邪气之急利者，按得其伏，则可收而制之矣。慓，飘、票二音。悍音汗。）其实者，散而泻之。（阳实者宜散之。阴实者宜泻之。）审其阴阳，以别柔刚，（形证有柔刚，脉色有柔刚，气味尤有柔刚。柔者属阴，刚者属阳。知柔刚之化者，知阴阳之妙用矣，故必审而别之。）

阳病治阴，阴病治阳，（阳胜者阴必病，阴胜者阳必病。如至真要大论曰：诸寒之而热者取之阴，热之而寒者取之阳。启玄子曰：壮水之主，以制阳光。益火之源，以消阴翳。皆阳病治阴，阴病治阳之道也。亦上文从阴引阳、从阳引阴之义。）定其血气，各守其乡，（病之或在血分，或在气分。当各察其处，而不可乱也。）血实宜决之，（决，谓泄去其血，如决水之义。）气虚宜掣引之。（掣，甲乙经作掣，挽也。气虚者，无气之渐，无气则死矣，故当挽回其气，而引之使复也。如上气虚者升而举之，下气虚者纳而归之，中气虚者温而补之，是皆掣引之义。）

九、五方病治不同

（素问异法方宜论　全）

黄帝问曰：医之治病也，一病而治各不同，皆愈何也？（治各不同，如下文砭石、毒药、灸焫、九针、导引按跷之类。）岐伯对曰：地势使然也。（地势不同，则气习有异，故治法亦随而不一也。）故东方之域，天地之所始生也，（天地之气，自东而升，为阳生之始。故发生之气始于东方，而在时则为春。）鱼盐之地，海滨傍水。（地不满东南，故东南低下而多水。鱼盐海滨，皆傍水之地利也。）其民食鱼而嗜咸，皆安其处，美其食，（得鱼盐之利，故居安食美。）鱼者使人热中，（鱼，鳞虫也。鱼生水中，水体外阴而内阳，故能热中。然水从寒化，亦脾寒者所忌。）盐者胜血。（食咸者渴，胜血之征也。义详气味类三及疾病类二十五。）故其民皆黑色疏理，其病皆为痈疡。（血弱故黑色疏理，热多故为痈疡。）其治宜砭石，故砭石者亦从东方来。（砭石，石针也，即磁锋之属。山海经曰：高氏之山，有石如玉，可以为针。亦此类也。东方之民疏理而痈疡，其病在肌表，故用砭石，砭石者其治在浅。凡后世所用砭石之法，亦自东方来也。砭音边。）

西方者，金玉之域，沙石之处，天地之所收引也。（地之刚在西方，故多金玉砂石。然天地之气，自西而降。故为天地之收引，而在时则应秋。）其民陵居而多风，水土刚强，（陵居，高处也，故多风。金气肃杀，故水土刚强。）其民不衣而褐荐，其民华食而脂肥，（不衣，不事服饰也。褐，毛布也。荐，草茵也。华，浓浓也，谓酥酪膏肉之类。饮食华浓，故人多脂肥。）故邪不能伤其形体，其病生于内。（水土刚强、饮食肥浓、肌肉充实、肤腠闭密，故邪不能伤其外，而惟饮食男女七情，病多生于内也。）其治宜毒药，故毒药者亦从西方来。（病生于内，故非针灸按导所能治，而宜用毒药也。毒药者，总括药饵而言，凡能除病者，皆可称为毒药。如五常政大论曰，大毒治病十去其六，常毒治病十去其七，小毒治病十去其九之类是也。凡后世所用毒药之法，亦自西方来也。）

北方者，天地所闭藏之域也，（天之阴在北，故其气闭藏，而在时则应冬。）其地高陵居，风寒冰冽。（地高陵居，西北之势也。风寒冰冽，阴气胜也。）其民乐野处而乳食，脏寒生满病。（野处乳食，北人之性，胡地至今犹然。地气寒，乳性亦寒，故令人脏寒。脏寒多滞，故生胀满等病。）其治宜灸焫，故灸焫者亦从北方来。（灸焫，艾灸火灼也，亦火针之属，今北人多用之。故后世所用灸焫之法，亦自北方来也。焫，如瑞切。）

南方者，天地所长养，阳之所盛处也，（天之阳在南，故万物长养，而在时则应夏。）其地下，水土弱，雾露之所聚也。（南方低下而湿，故水土弱而多雾露。）其民嗜酸而食胕，（胕，腐也。物之腐者，如豉胕曲酱之属是也。嗜音示。胕音父。）故其民皆致理而赤色，其病挛痹。（嗜酸者收，食胕者湿，故其民致理而挛痹。挛痹者，湿热盛而病在筋骨也。南方属火，故其色赤致密也。挛，闾员切，又去声。痹音秘。）其治宜微针。故九针者，亦从南方来。（病在经络，故宜用九针。凡后世所用针法，亦自南方来也。）

中央者其地平以湿，天地所以生万物也众。（土体平，土性湿。土王于四方之中，而为万物之母，故其生物也众。）其民食杂而不劳，（四方辐辏，万物所归，故民食杂。土性和缓，故不勤劳也。）故其病多痿厥寒热。（土气通脾而主四肢，故湿滞则为痿，寒热则为厥。中央者，四方之气交相集，故或寒或热也。）其治宜导引按跷，故导引按跷者，亦从中央出也。（导引，谓摇筋骨，动肢节，以行气血也。按，捏按也。跷，即阳跷阴跷之义。盖谓推拿溪谷跷穴以除疾病也。病在肢节，故用此法。凡后世所用导引按摩之法，亦自中州出也。跷音乔，又极虐切。）

故圣人杂合以治，冬得其所宜。故治所以异，而病皆愈者，得病之情，知治之大体也。（杂合五方之治而随机应变，则各得其宜矣。故治法虽异，而病无不愈。知通变之道者，即圣人之能事也。）

十、形志苦乐病治不同

（素问血气形志篇）

形乐志苦，病生于脉，治之以灸刺。（形乐者，身无劳也；志苦者，心多虑也；心主脉，深思过虑则脉病矣。脉病者当治经络，故当随其宜而灸刺之。）形乐志乐，病生于肉，治之以针石。（形乐者逸，志乐者闲。饱食终日，无所运用，多伤于脾，脾主肌肉，故病生焉。肉病者，或为卫气留，或为脓血聚，故当用针石以取之。石，砭石也。）形苦志乐，病生于筋，治之以熨引。（形苦者，身多劳。志乐者，心无虑。劳则伤筋，故病生于筋。熨，以药熨。引，谓导引。熨音郁。）

形苦志苦，病生于咽嗌，治之以甘药。（形苦志苦，必多忧思，忧则伤肺，思则伤脾，脾肺气伤。则虚而不行，气必滞矣。脾肺之脉，上循咽嗌。故病生于咽嗌。如人之悲忧过度，则喉咙哽咽，食饮难进。思虑过度则上焦痞隔，咽中核塞，即其征也。通评虚实论曰：隔则闭绝，上下不通，则暴忧之病也。亦此之谓。病在嗌者，因损于脏。故当以甘药调补之。甘，旧作百，灵枢九针论作甘药者是，今改从之。嗌音益。）形数惊恐，经络不通，病生于不仁，治之以按摩醪药。（惊者气乱，恐者气下，数有惊恐。则气血散乱而经络不通，故病不仁。不仁者，顽痹软弱也，故治宜按摩以导气行血，醪药以养正除邪。醪药，药酒也。经络二字，九针论作筋脉，义亦同。醪音劳）是谓五形志也。（结上文。按：灵枢九针论文有与此同者，俱不重载。）

十一、有毒无毒制方有约必先岁气无伐天和

（素问五常政大论）

帝曰：有毒无毒，服有约乎？（约，度也。禁服篇曰：夫约方者，犹约囊也，囊满而弗约则输泄，方成有药则神与弗俱。）岐伯曰：病有久新，方有大小，有毒无毒，固宜常制矣。

（病重者宜大，病轻者有小，无毒者宜多，有毒者宜少，皆常制之约也。）大毒治病，十去其六，常毒治病，十去其七，小毒治病，十去其八，无毒治病，十去其九。（药性有大毒、常毒、小毒、无毒之分，去病有六分、七分、八分、九分之约者，盖以治病之法，药不及病。则无济于事，药过于病，则反伤其正而生他患矣。故当知约制，而进止有度也。王氏曰：大毒之性烈，其为伤也多。小毒之性和，其为伤也少。常毒之性，减大毒之性一等，加小毒之性一等，所伤可知也。故至约必止之，以待来证尔。然无毒之药，性虽平和，久而多之。则气有偏胜，必有偏绝，久攻之则脏气偏弱。既弱且困，不可长也，故十去其九而止。）谷肉果菜，食养尽之，无使过之，伤其正也。（病已去其八九，而有余未尽者，则当以谷肉果菜饮食之类培养正气而余邪自尽矣。如藏气法时论曰，毒药攻邪，五谷为养、五果为助、五畜为益、五菜为充者是也。然毒药虽有约制，而饮食亦贵得宜，皆不可使之太过，过则反伤其正也。）不尽，行复如法。（如此而犹有未尽，则再行前法以渐除之，宁从乎慎也。）必先岁气，无伐天和，（五运有纪，六气有序，四时有令，阴阳有节，皆岁气也。人气应之以生长收藏，即天和也。设不知岁气变迁，而妄呼寒热，则邪正盛衰无所辨，未免于犯岁气、伐天和矣，夭枉之由，此其为甚。又治其王气义，详本类前七。）无盛盛，无虚虚，而遗人夭殃。（邪气实者复助之，盛其盛矣。正气夺者复攻之，虚其虚矣。不知虚实，妄施攻补。以致盛者愈盛，虚者愈虚，真气日消，则病气日甚，遗人夭殃，医之咎也。）无致邪，无失正，绝人长命。（盛其盛，是致邪也。虚其虚，是失正也。重言之者，所以深戒夫伐天和而绝人长命，以见岁气不可不慎也。）

十二、久病而瘠必养必和

（素问五常政大论）

帝曰：其久病者，有气从不康，病去而瘠奈何？（谓气已顺，而身犹不康，病已去，而形则瘠瘦也。瘠音寂。）岐伯曰：昭乎哉圣人之问也。化不可代，时不可违。（化，造化也。凡造化之道，衰王各有不同。如木从春化，火从夏化，金从秋化，水从冬化，土从四季之化，以及五运六气各有所主，皆不可以相代也，故曰化不可代。人之脏气，亦必随时以为衰王。欲复脏气之亏，不因时气不可也，故曰时不可违。不违时者，如金水根于春夏，木火基于秋冬，脏气皆有化原，设不预为之地。则临时不易于复元，或邪气乘虚再至，虽有神手，无如之何矣。愚按：此节诸注皆谓天地有自然之化，人力不足以代之，故曰化不可代。然则当听之矣，而下文曰养之和之者，又将何所为乎？谓非以人力而赞天工者乎？其说不然也。）夫经络以通，血气以从，复其不足，与众齐同，（疾病既去而不求其复，则元气由衰而瘠矣。）养之和之，静以待时，谨守其气，无使倾移，其形乃彰，生气以长，命曰圣王。（养者，养以气味。和者，和以性情。静以待时者，预有修为，而待时以复也。如阳虚者喜春夏，阴虚者喜秋冬，病在肝者愈于夏，病在心者愈于长夏，病在脾者愈于秋，病在肺者愈于冬，病在肾者愈于春，皆其义也。谨守其气，无使倾移。则固有弗失，日新可期，是即撤消之道，而生气可渐长矣。）故大要曰：无代化，无违时，必养必和，待其来复。此之谓也。帝曰：善。（大要，上古书名。此引古语以明化不可代，时不可失，不可不养，不可不和，以待其来复，未有不复者矣。来复之义，即易之复卦，一阳生于五阴之下，阳气渐回则生意渐长，同此理也。）

十三、妇人重身毒之何如

（素问六元正纪大论）

黄帝问曰：妇人重身，毒之何如？岐伯曰：有故无殒，亦无殒也。（重身，孕妇也。毒之，谓峻利药也。故，如下文大积大聚之故，有是故而用是药，所谓有病则病受之。故孕妇可以无殒，而胎气亦无殒也。殒，伤也。重，平声，殒音允。）帝曰：愿闻其故何谓也？岐伯曰：大积大聚，其可犯也，衰其大半而止，过者死。（身虽孕而有大积大聚，非用毒药不能攻，攻亦无害，故可犯也。然但宜衰其大半，盒饭止药。如上编云大毒治病、十去其六者是也。若或过用，则病未必尽，而胎已受伤，多致死矣。）

十四、揆度奇恒脉色主治

（素问玉版论要篇　全）

黄帝问曰：余闻揆度奇恒，所指不同，用之奈何？（揆度，揣度也。奇恒，异常也。所指不同，有言疾病者、有言脉色者、有言脏腑者、有言阴阳者，详见奇恒会通。度，入声。）岐伯对曰：揆度者，度病之浅深也。奇恒者，言奇病也。（奇病，异常之病也。病而异常，非揣度浅深之详，不易知也。）请言道之至数，五色脉变，揆度奇恒，道在于一。（至数之义，所包者广，如六节藏象、天元纪、至真要、六微旨、五营运、六元正纪等论皆言其义。盖天人之道，有气则有至、有至则有数。人之五色五脉，无非随气以至。故其太过不及，亦皆有至数存焉。能知天地之至数，即可知人之至数。色脉奇恒，其变虽多，其道则一。一者，如下文所谓神而已矣。）神转不回，回则不转，乃失其机。（神者，阴阳之变化也。易曰：知变化之道者，其知神之所为乎。转，营运不息也。回，逆而邪也。神机之用，循环无穷，故在天在人，无不赖之以成化育之功者，皆神转不回也。设其回而不转，则至数逆、生机失矣，故曰神去则机息，又曰失神者亡也。）至数之要，迫近以微，（至数，即神之机也。要在乎机，机在乎神。神机之道，纤毫无间，至精至微，无往不切，故曰迫近以微。）着之玉版，命曰合玉机。（玉机真藏论有此数句，详脉色类十。）

容色见上下左右，各在其要。（天之神机，见于气候。人之神机，见于脉色。凡此上下左右及下文浅深逆从日数之类，皆色脉至数之要，不可不察也。色脉之义，仍当与脉色类三十二、三等章互考。）其色见浅者，汤液主治，十日已。（色浅则病微，故可以汤液主治，而愈亦速也。汤液者，五谷之汤液，盖调养之道，非后世汤药之谓，义见下章。）其见深者，必齐主治，二十一日已。（色深则病深，故当以齐主治，而愈稍迟。齐，剂同，药剂也。汤液醪醴论曰：必齐毒药攻其中。义见后。）其见大深者，醪酒主治，百日已。（色大深者病尤甚，故必以醪酒主治。醪酒，药酒也，如腹中论鸡矢醴之类。）色夭面脱，不治，百日尽已。（色夭面脱者，神气已去，故不可治。百日尽则时更气易，至数尽而已。上节言病已，此言命已也，不可混看。）脉短气绝死，（脉短气绝者，中虚阳脱也，故死。）病温虚甚死。（病温邪有余，虚甚正不足，正不胜邪故死。）

色见上下左右，各在其要，上为逆，下为从。（要，即逆从之要也。五色篇曰：其色上行者病益甚，其色下行如云彻散者，病方已。故上为逆，下为从。义详脉色类三十二。）女子右为逆，左为从；男子左为逆，右为从。（女为阴，右亦为阴。色在右则阴病甚矣，故女以右为逆。男为阳，左亦为阳。色在左则阳病甚矣，故男以左为逆。此虽以色为言，而病之逆从亦犹是也。）易，重阳死，重阴死。（易，变易也。男以右为从而易于左，则阳人阳病，是重阳也。女以左为从，而易于右，则阴人阴病，是重阴也。重阳重阴者，阴阳偏胜也。有偏胜则有偏绝，故不免于死矣。）阴阳反作，治在权衡相夺，（反作，如四气调神论所谓反顺为逆也，逆则病生矣。治在权衡相夺，谓度其轻重，而夺之使平，犹权衡也。作，旧作他，误也，阴阳应象大论曰阴阳反作者是，今改从之。）奇恒事也，揆度事也。（此承上文而言阴阳反作者，即奇恒事也。权衡相夺者，即揆度事也。）

搏脉痹躄，寒热之交。（上文言奇恒之色，此下言奇恒之脉。搏脉者，搏击于手也，为邪盛正衰、阴阳乘乱之脉，故为痹为躄，为或寒或热之交也。痹，顽痹也。躄，足不能行也。躄音碧。）脉孤为消气，虚泄为夺血。（脉孤者，孤阴孤阳也。孤阳者洪大之极，阴气必消。孤阴者微弱之甚，阳气必消，故脉孤为消气也。脉虚兼泄者必亡其阴，阴亡则血虚，故虚泄为夺血也。）孤为逆，虚为从。（孤者偏绝之谓，绝者不可复生，故为逆。虚者不足之谓，不足者犹可补，故曰从。）行奇恒之法，以太阴始。（肺为百脉之朝会，故脉变奇恒之辨，当以太阴始。太阴者，手太阴之气口也。）行所不胜曰逆，逆则死；（行所不胜，克我者也。如以木见金、以金见火之类是也。）行所胜曰从，从则活。（行所胜，我克者也。如以木见土、以土见水之类是也。）　风四时之胜，终而复始，（八风之至，随四时之胜，至数有常，则终而复始。此顺常之令也。）逆行一过。不复可数，论要毕矣。（设或气令失常，逆行一过，是为回则不转，而至数紊乱，无复可以数计矣。过，失也。喻言人之色脉，一有失调，则奇恒反作，变态百出，亦不可以常数计也。此则天人至数之论要，在逆从之间，察其神而毕矣。）

十五、汤液醪醴病为本工为标

（素问汤液醪醴论　全）

黄帝问曰：为五谷汤液及醪醴奈何？（汤液醪醴，皆酒之属。韵义云：醅酒浊酒曰醪。诗诂云：酒之甘浊而不□者曰醴。然则汤液者，其即清酒之类欤。醪音劳。醴音礼。□音济。）岐伯对曰：必以稻米，炊之稻薪，稻米者完，稻薪者坚。（完者其味全。坚者其气锐。）帝曰：何以然？岐伯曰：此得天地之和，高下之宜，故能至完；伐取得时，故能至坚也。（谷之性味中正，功用周全，以其得天地之和，高下之宜，故能至完。完，全也。）

帝曰：上古圣人作汤液醪醴，为而不用何也？岐伯曰：自古圣人之作汤液醪醴者，以为备耳，夫上古作汤液，故为而弗服也。（圣人之作汤液者，先事预防，所以备不虞耳。盖上古之世，道全德盛，性不嗜酒。邪亦弗能害，故但为而弗服也。）中古之世，道德稍衰，邪气时至，服之万全。（道德稍衰，天真或损，则邪能侵之。然犹不失于道，故但服汤液醪醴而可万全矣。）帝曰：今之世不必已何也？（谓治以汤液醪醴，而不能必其病之已也。）岐伯曰：当今之世，必齐毒药攻其中，镵石针艾治其外也。（齐毒药，以毒药为剂也。镵，针也。九针论：一曰镵针。今世道德已衰，疾病已甚，故非毒药不能攻其中，非针艾不能治其外。齐，剂同。镵音惭，锐也。）

帝曰：形弊血尽而功不立者何？（此承上文而言治之如法，以至于形弊血尽，而病犹不愈者何也？）岐伯曰：神不使也。（凡治病之道，攻邪在乎针药，行药在乎神气。故治施于外，则神应于中，使之升则升，使之降则降，是其神之可使也。若以药剂治其内，而脏气不应，针艾治其外而经气不应，此其神气已去，而无可使矣。虽竭力治之，终成虚废已尔，是即所谓不使也。）帝曰：何谓神不使？岐伯曰：针石道也，精神不进，志意不治，故病不可愈。（道，治病之道也。不进不治者，欲其进而不进，欲其治而不治也，故病不可愈。）今精坏神去，荣卫不可复收。何者？嗜欲无穷而忧患不止，精气弛坏，荣泣卫除，故神去之而病不愈也。（肾藏精，精为阴，心藏神，神为阳，精坏神去，则阴阳俱败，表里俱伤，荣卫不可收拾矣。此其故，以今人嗜欲忧患不节，失其所养，故致精气弛坏，荣泣卫除，而无能为力也。荣，营同。泣，涩同。）

帝曰：夫病之始生也，极微极精，必先入结于皮肤。今良工皆称曰：病成名曰逆，则针石不能治，良药不能及也。今良工皆得其法，守其数，亲戚兄弟远近音声日闻于耳，五色日见于目，而病不愈者，亦何暇不早乎？（极微者，言轻浅未深。极精者，言专一未乱。斯时也，治之极易。及其病成，则良工称为逆矣。然良工之治，既云得法而至数弗失，亲戚之闻见极熟而声色无差，宜乎无不速愈者，而顾使其直至于精坏神去，而病不能愈，亦何暇治之不早乎？暇，言慢事也。）岐伯曰：病为本，工为标，标本不得，邪气不服，此之谓也。（病必得医而后愈，故病为本，工为标。然必病与医相得，则情能相浃，才能胜任，庶乎得济而病无不愈？惟是用者未必良，良者未必用，是为标本不相得，不相得，则邪气不能平服，而病之不愈者以此也。又如五脏别论曰：拘于鬼神者，不可与言至德。恶于针石者，不可与言至巧。病不许治者，病必不治，治之无功矣。又如脉色类不失人情详按，皆标本不得之谓。）

帝曰：其有不从毫毛生，而五脏阳已竭也，津液充郭，其魄独居，孤精于内，气耗于外，形不可与衣相保，此四极急而动中，是气拒于内，而形施于外，治之奈何？（不从毫皮生，病生于内也。五脏阳已竭，有阴无阳也。津液，水也。郭，形体胸腹也。胀论曰：夫胸腹，脏腑之郭也。凡阴阳之要，阴无阳不行，水无气不化，故灵兰秘典论曰：气化则能出矣。今阳气既竭，不能通调水道。故津液妄行，充于郭也。魄者阴之属，形虽充而气则去，故其魄独居也。精中无气，则孤精于内。阴内无阳，则气耗于外。三焦闭塞，水道不通，皮肤胀满，身体羸败。故形不可与衣相保也。四肢者诸阳之本，阳气不行。故四极多阴而胀急也。胀由阴滞，以胃中阳气不能制水，而肺肾俱病，喘咳继之，故动中也。此以阴气格拒于内，故水胀形施于外而为是病。）岐伯曰：平治于权衡。（平治之法当如权衡者，欲得其平也。且水胀一证，其本在肾，其标在肺。如五脏阳已竭、魄独居者，其主在肺，肺主气，气须何法以化之？津液充郭，孤精于内。其主在肾，肾主水，水须何法以平之？然肺金生于脾，肾水制于土，故治肿胀者，必求脾肺肾三脏，随盛衰而治得其平，是为权衡之道也。）去宛陈莝，是以微动四极，温衣，缪刺其处，以复其形。开鬼门，洁净府，精以时服，五阳已布，疏涤五脏，故精自生，形自盛，骨肉相保，巨气乃平。帝曰：善。（宛，积也。陈，久也。莝，斩草也。谓去其水气之陈积，欲如斩草而渐除之也。四极，四肢也。微动之，欲其流通而气易行也。温衣，欲助其肌表之阳，而阴凝易散也。然后缪刺之，以左取右，以右取左，而去其大络之留滞也。鬼门，汗空也，肺主皮毛，其藏魄，阴之属也，故曰鬼门。净府，膀胱也，上无入孔而下有出窍，滓秽所不能入，故曰净府。邪在表者散之，在里者化之，故曰开鬼门、洁净府也。水气去则真精服。服，行也。阴邪除则五阳布。五阳，五脏之胃气也。由是精生形盛，骨肉相保，而巨气可平矣。宛，郁同。）

十六、祝由

（素问移精变气论　附祝由鬼神二说）

黄帝问曰：余闻古之治病，惟其移精变气，可祝由而已；今世治病，毒药治其内，针石治其外，或愈或不愈何也？（上古以全德之世，邪不能侵。故凡有疾病，惟用祝由而已，以其病不甚，而治亦易也。王氏曰：移谓移易，变谓变改，皆使邪不伤正，精神复强而内守也。按国朝医术十三科：曰大方脉、曰小方脉、曰妇人、曰伤寒、曰疮疾、曰针灸、曰眼、曰口齿、曰咽喉、曰接骨、曰金镞、曰按摩、曰祝由。今按摩、祝由二科失其传，惟民间尚有之。祝，之救切。）岐伯对曰：往古人居禽兽之间，动作以避寒，阴居以避暑，内无眷慕之累，外无伸宦之形，此恬憺之世，邪不能深入也，故毒药不能治其内，针石不能治其外，故可移精祝由而已。（古人巢居穴处，故居禽兽之间。动作者，阳生而暖。故可避寒。阴居者，就凉远热，故可避暑。伸，屈伸之情。宦，利名之累。内无眷慕，外无趋求，故曰恬憺之世。恬憺则天真完固，气血坚实，邪不能入，故无事于毒药针石，但以祝由即可移易精气而愈其病也。由，病所从生也。故曰祝由。王氏曰：祝说病由，不劳针石而已。）今之世不然，忧患缘其内，苦形伤其外，又失四时之从，逆寒暑之宜，贼风数至，虚邪朝夕，内至五脏骨髓，外伤空窍肌肤，所以小病必甚，大病必死，故祝由不能已也。帝曰：善。（内伤五脏，外逆四时，则表里俱伤，为病必甚。故不能以祝由治之也。数音朔。空，孔同。愚按：祝由者，即符咒禁禳之法，用符以治病，谓非鬼神而何？故《贼风篇》帝曰：其毋所遇邪气，又毋怵惕之所志，卒然而病者，其故何也？唯有因鬼神之事乎？岐伯曰：此亦有故邪留而未发，因而志有所恶。及有所慕，血气内乱，两气相搏。其所从来者微，视之不见，听而不闻，故似鬼神。帝又问曰：其祝而已者，其故何也？岐伯曰：先巫因知百病之胜，先知其病所从生者，可祝而已也。只此数语，而祝由鬼神之道尽之矣，愚请竟其义焉。夫曰似鬼神者，言似是而实非也。曰所恶所慕者，言鬼生于心也。曰知其胜、知其所从生，可祝而已者，言求其致病之由，而释去其心中之鬼也。何也？凡人之七情生于好恶，好恶偏用则气有偏并，有偏并则有胜负而神志易乱，神志既有所偏而邪复居之。则鬼生于心，故有素恶之者则恶者见，素慕之者则慕者见，素疑之者则疑者见，素畏忌之者则畏忌者见，不惟疾病，梦寐亦然。是所谓志有所恶，及有外慕，血气内乱，故似鬼神也。又若神气失守，因而致邪，如补遗刺法等论曰：人虚即神游失守，邪鬼外干，故人病肝虚，又遇厥阴岁气不及，则白尸鬼犯之。人病心虚，又遇二火岁气不及，则黑尸鬼犯之。人病脾虚，又遇太阴岁气不及，则青尸鬼犯之。人病肺虚，又遇阳明岁气不及，则赤尸鬼犯之。人病肾虚，又遇太阳岁气不及，则黄尸鬼犯之。非但尸鬼，凡一切邪犯者，皆是神失守位故也。此言正气虚而邪胜之，故五鬼生焉。是所谓故邪也，亦所谓因知百病之胜也。又如关尹子曰：心蔽吉凶者，灵鬼摄之。心蔽男女者，淫鬼摄之。心蔽幽忧者，沉鬼摄之。心蔽放逸者，狂鬼摄之。心蔽盟诅者，奇鬼摄之。心蔽药饵者，物鬼摄之。此言心有所注，则神有所根据，根据而不正，则邪鬼生矣，是所谓知其病所从生也。既得其本，则治有其法。故察其恶，察其慕，察其胜，察其所从生，则祝无不效矣。如王中阳治一妇，疑其夫有外好，因病失心狂惑，虽投药稍愈，终不脱然。乃阴令人佯言某妇暴死，殊为可怜，患者忻然，由是遂愈。此虽非巫，然亦以法，而去其所恶之谓也。又如韩世良治一女，母子甚是相爱，既嫁而母死，遂思念成疾，诸药罔效。韩曰：此病得之于思，药不易愈，当以术治之，乃赂一巫妇，授以秘语。一日夫谓其妻曰：汝之念母如此，不识彼在地下，亦念汝否？吾当他往，汝盍求巫妇卜之。妻忻诺，遂召巫至，焚香礼拜而母灵降矣。一言一默，宛然其母之生前也。女遂大泣。母叱之曰：勿泣！汝之生命克我，我遂早亡，我之死，皆汝之故。今在阴司，欲报汝仇，汝病恹恹，实我所为。我生则与尔母子，死则与尔寇仇矣。言讫，女改容大怒曰：我因母病，母反害我，我何乐而思之！自是而病愈矣。此去其所慕之谓也。又如阴阳应象大论曰：怒伤肝，悲胜怒。喜伤心，恐胜喜。思伤脾，怒胜思。忧伤肺，喜胜忧。恐伤肾，思胜恐。此因其情志之胜，而更求其胜以制之之法也。又如外台秘要载祝由一科，丹溪谓符水惟膈上热痰，一呷凉水，胃热得之，岂不清快？亦可取效。若内伤涉虚之人，及严冬天寒之时，符水下咽，胃气受伤，反致害者多矣。此因其热而胜以寒也。又如近有患疟者，厌以符物，每多取效何也？盖以疟之轻者，日发一次，多在半表半里少阳胆经。当其邪正相争，迭为胜负之际，但得一厌，则胆气若有所恃，故正胜邪而病退矣。此借其相胜之气，以移易其邪正也。又余尝治一少年姻妇，以热邪乘胃，根据附鬼神，殴骂惊狂，举家恐怖，欲召巫以治，谋之于余。余曰：不必，余能治之。因令人高声先导，首慑其气。余即整容，随而突入。病者褰衣不恭，瞠视相向。余施怒目胜之，面对良久，见其赧生神怯，忽尔潜遁，余益令人索之，惧不敢出。乃进以白虎汤一剂，诸邪悉退。此以威仪胜其亵渎，寒凉胜其邪火也。又治一儒生，以伤寒后金水二脏不足，忽一日正午，对余叹曰：生平业儒，无所欺害，何有白须老者，素服持扇，守余不去者三日矣？意必宿冤所致也，奈之何哉？余笑曰：所持者非白纸扇耶？生惊曰：公亦见乎？余曰：非也。因对以刺法论人神失守五鬼外干之义，且解之曰：君以肺气不足，眼多白花，故见白鬼。若肾水不足者，眼多黑花，当见黑鬼矣。此皆正气不足，神魂不附于体，而外见本脏之色也，亦何冤之有哉？生大喜曰：有是哉妙理也。余之床侧，尚有一黑鬼在。余心虽不惧，而甚恶之，但不堪言耳，今得教可释然矣。遂连进金水两脏之药而愈。此知其病所从生，而微言以释之也。诸如此类，皆鬼从心生，而实非鬼神所为，故曰似鬼神也。然鬼既在心，则诚有难以药石奏效，而非祝由不可者矣。使祝由家能因岐伯之言，而推广其妙，则功无不奏，术无不神，无怪其列于十三科之一，又岂近代惑世诬民者流，所可同日语哉？贼风篇义见疾病类三十一，所当互考。又按：鬼神之谓，虽属渺茫，然易曰：精气为物，游魂为变，是故知鬼神之情状。孔子曰：鬼神之为德，其盛矣乎！然则鬼神之道，其可忽哉。故周官之有大祝者，掌六祝之辞以事鬼神，示祈福祥，求永贞也。注曰：告神之辞曰祝号者，尊其名为美称也。又有男巫者，春招弭以除疾病。注曰：招吉祥，弭祸祟，而疾病可除矣。又有女祝者，掌王后之内祭祀，以时招梗袷禳之事。注曰：招以召祥，梗以御疠，袷以除灾害，禳以弭变异，四者所以除疾殃也。以此观之，则巫祝之用。虽先王大圣未始或废，盖借以宣诚愊，通鬼神而消灾害，实亦先巫祝由之意也。故其法至今流传，如肘瘟、骨鲠、邪祟、神志等疾，间或取效。然必其轻浅小疾，乃可用之。设果内有虚邪，外有实邪，苟舍正大之法而崇尚虚无，鲜不误事。奈何末世奸徒，借神鬼为妖祥，假符祝为欺诳。今之人，既不知祝由之法自有一种当用之处，乃欲动辄赖之，信为实然，致有妄言祸福，而惑乱人心者，有禁止医药而坐失几宜者，有当忌寒凉而误吞符水者，有作为怪诞而荡人神气者，本以治病而适以误病，本以去鬼而适以致鬼，此之为害，未可枚举，其不为奸巫所窃笑者，几希矣。故曰拘于鬼神者，不可与言至德。又曰信巫不信医，一不治也。吁！人生于地，悬命于天。彼鬼神者，以天地之至德，二气之良能，既不得逆天命以祸福私有，又焉得乐谄媚以祝禳免患？尼父曰：获罪于天，无所祷也。又曰：敬鬼神而远之。此则吾心之所谓祝由也。苟有事于斯者，幸鉴余之迂论。运气类四十四章有按当考。）

十七、治之要极无失色脉治之极于一

（素问移精变气论）

帝曰：余欲临病患，观死生，决嫌疑，欲知其要，如日月光，可得闻乎？（如日月光，欲其明显易见也。）岐伯曰：色脉者，上帝之所贵也，先师之所传也。（言明如日月者，无过色脉而已。上帝，上古之帝也。先师，即下文所谓僦贷季也。）上古使僦贷季，理色脉而通神明，合之金木水火土、四时八风六合，不离其常，（理色脉，察内外之精微也。通神明，色脉辨而神明见也。色脉之应，无往不合，如五行之衰王、四时之往来、八风之变、六合之广，消长相根据，无不有常度也。）变化相移，以观其妙，以知其要，欲知其要，则色脉是矣。（五行四时八风之气，迭有盛衰。则变化相移，色脉随之而应，故可以观其妙，知其要。凡人之五脏六腑、百骸九窍，脉必由乎气，气必合乎天。虽其深微难测，而惟于色脉足以察之，故曰欲知其要，则色脉是矣。）色以应日，脉以应月，常求其要，则其要也。（色分五行而明晦是其变，日有十干而阴晴是其变，故色以应日。脉有十二经而虚实是其变，月有十二建而盈缩是其变，故脉以应月。常求色脉之要，则明如日月，而得其变化之要矣。）夫色之变化，以应四时之脉，此上帝之所贵，以合于神明也，所以远死而近生，生道以长，命曰圣王。（上帝贵色脉之应，故能见几察微，合于神明，常远于死，常近于生，生道永昌，此圣王之治身如此。）

中古之治，病至而治之，汤液十日，以去八风五痹之病。十日不已，治以草苏草荄之枝，本末为助，标本已得，邪气乃服。（中古之治病，必病至而后治之。其治也，先以汤液。汤液者，五谷所制而非药也。服之十日，而八风五痹之病可以去矣。使十日不已，则治以草苏草荄之枝。苏，叶也。荄，根也。枝，茎也。根枝相佐，故云本末为助，即后世之煎剂也。病原为本，病变为标，得其标本，邪无不服。此中古之治，虽不若上古之见于未然，而犹未若后世之误也。汤液义见前十五。八风义见运气类三十五。五痹义见疾病类六十七。音该。）暮世之治病也则不然，治不本四时，不知日月，不审逆从，（王氏曰：四时之气各有所在，不本其处而即妄攻，是反古也。四时刺逆从论曰：春气在经脉、夏气在孙络、长夏气在肌肉、秋气在皮肤、冬气在骨髓。工当各随所在，而辟伏其邪尔。不知日月者，谓日有寒温明暗，月有空满亏盈也。八正神明论曰：凡刺之法，必候日月星辰，四时八正之气，气定乃刺之。是故天温日明，则人血淖溢而卫气浮，故血易泻，气易行。天寒日阴，则人血凝泣而卫气沉。月始生，则血气始精，卫气始行。月郭满，则血气盛，肌肉坚。月郭空，则肌肉减，经络虚，卫气去，形独居。是以因天时而调血气也。是故天寒无刺，天温无凝，月生无泻，月满无补，月郭空无治，是谓得时而调之。此之谓也。不审逆从者，谓不审量其病可治与不可治也。愚按：王太仆引经注此，其说虽是，而殊有未尽者。如不本四时，则有不知运气之盛衰，阴阳之消长，故好用温热者，忘天地之赫曦，专用寒凉者，昧主客之流衍，五音皆有宜忌，胡可视为泛常。故五常政大论曰：必先岁气，无伐天和。设不知此而犯之，如抱薪救火，因雪加霜，误人误己而终身不悟者，良可慨矣！如不知日月，王注即以日月为解，然本篇所言者原在色脉，故不知色脉，则心无参伍之妙，诊无表里之明。色脉不合者，孰当舍证以从脉？缓急相碍者，孰当先此而后彼？理趣不明，其妄孰甚，此色脉之参合必不可少，故云日月也。又若不审逆从，则有气色之逆从，如玉版论要曰：色见上下左右，各在其要，上为逆，下为从。女子右为逆，左为从。男子左为逆，右为从。卫气失常篇曰：审察其有余不足而调之，可以知逆顺矣。有四时脉息之逆从，如平人气象论曰：脉有逆从四时，未有脏形，春夏而脉瘦，秋冬而脉浮大，命曰逆四时也。玉机真藏论曰：所谓逆四时者，春得肺脉、夏得肾脉、秋得心脉、冬得脾脉，其至皆悬绝沉涩者，命曰逆四时也。有脉证之逆从，如平人气象论曰：风热而脉静，泄而脱血脉实，病在中脉虚，病在外脉涩坚者，皆难治，命曰反四时也。玉机真藏论曰：病热脉静，泄而脉大，脱血而脉实，病在中脉实坚，病在外脉不实坚者，皆难治也。有治法之逆从，如至真要大论曰：有逆取而得者，有从取而得者。逆，正顺也；若顺，逆也。又曰：微者逆之，甚者从之。又曰：逆者正治，从者反治，从少从多，观其事也。五常政大论曰：强其内守，必同其气，可使平也，假者反之。是皆逆从之道，医所最当潜心者。若不明四时脉证之逆从，则不识死生之理而病必多失。不明论治之逆从，则必至妄投而绝人长命。是乃所谓医杀之耳，此暮世之通弊也，宜详察之。）

病形已成，乃欲微针治其外，汤液治其内，（既不能防于未然，又不能察其见在，心粗见浅，针药乱施也。）粗工凶凶，以为可攻，故病未已，新病复起。（粗工，学不精而庸浅也。凶凶，好自用而孟浪也。若辈者，意其为实而攻之，则假实未去而真虚至。意其为热而寒之，则故热未除而新寒起。是不足以治人，而适足以害人耳。）帝曰：愿闻要道。岐伯曰：治之要极，无失色脉，用之不惑，治之大则。（色脉之与疾病，犹形之与影，声之与应也。故察病之要道，在深明色脉之精微，而不至惑乱，即明如日月之大法也。）逆从到行，标本不得，亡神失国。（逆从到行，反顺为逆也。标本不得，舍本趋末也。故致亡神失国，而身命又可知也。到，倒同。）去故就新，乃得真人。（此戒人以进德修业，无蹈暮世之辙，而因循自弃也。去故者，去其旧习之陋。就新者，进其日新之功。新而又新，则圣贤可以学至，而得真人之道矣。）帝曰：余闻其要于夫子矣，夫子言不离色脉，此余之所知也。岐伯曰：治之极于一。帝曰：何谓一？岐伯曰：一者因得之。（一之为道大矣，万事万物之原也。易曰：天一生水。尧曰：惟精唯一，允执厥中。老子曰：道生一，一生二，二生三，三生万物。又曰：天得一以清，地得一以宁，神得一以灵，谷得一以盈，万物得一以生，侯王得一以为天下贞。孔子曰：吾道一以贯之。释氏曰：万法归一。庄子曰：通于一而万事毕。邵子曰：天向一中分造化。至真要等论曰：知其要者，一言而终，不知其要，流散无穷。此曰治之极于一，其道皆同也。故人能得一，则宇宙在乎手，人能知一，则万化归乎心。一者本也，因者所因也，得其所因，又何所而不得哉。）

帝曰：奈何？岐伯曰：闭户塞牖，系之病者，数问其情，以从其意。（闭户塞牖，系之病者，欲其静而无扰也。然后从容询其情，委曲顺其意。盖必欲得其欢心，则问者不觉烦，病者不知厌，庶可悉其本末之因，而治无误也。愚按：本篇前言治之要极，无失色脉；此言数问其情，以从其意。是亦邪气脏腑病形篇所谓：见其色，知其病，命曰明。按其脉，知其病，命曰神。问其病，知其处，命曰工。故知一则为工，知二则为神，知三则神且明矣。与此意同。若必欲得其致病之本，非于三者而参合求之，终不能无失也。）得神者昌，失神者亡。帝曰：善。（此总结上文而言死生之大本也。天年篇曰：失神者死，得神者生。又本病论亦有此二句，见运气类四十四，俱当互考。）

十八、五过四德

（素问疏五过论　全）

黄帝曰：呜呼远哉！闵闵乎若视深渊，若迎浮云，视深渊尚可测，迎浮云莫知其际。（闵闵，玄远无穷之谓。深渊有底，故可测。浮云无定，故莫知其际。六微旨大论亦有此数句，盖此言医道，彼言天道也。见运气类六。）圣人之术，为万民式，论裁志意，必有法则，循经守数，按循医事，为万民副，故事有五过四德，汝知之乎？（裁，度也。循经之循，因也。按循之循，察也。副，助也。医辨贤愚，愚者误多，故有五过。贤者道全，故有四德。王氏曰：德者，道之用，生之本，故不可不敬慎也。）雷公避席再拜曰：臣年幼小，蒙愚以惑，不闻五过与四德，比类形名，虚引其经，心无所对。（比类形名，公自言虽能比类形证名目，然亦皆虚引经义，而心则未明其深远，故无以对也。）

帝曰：凡未诊病者，必问尝贵后贱，虽不中邪，病从内生，名曰脱营。（尝贵后贱者，其心屈辱，神气不伸，虽不中邪而病生于内。营者，阴气也。营行脉中，心之所主，心志不舒则血无以生，脉日以竭，故为脱营。中，去声。）尝富后贫，名曰失精，五气留连，病有所并。（尝富后贫者，忧煎日切，奉养日廉。故其五脏之精，日加消败，是为失精。精失则气衰，气衰则不运，故为留聚而病有所并矣。）医工诊之，不在脏腑，不变躯形，诊之而疑，不知病名。（如前二病者，求之内证则脏腑无可凭，求之外证，则形躯无所据，诊者不明其故，则未有不疑，而莫识其为何病也。）身体日减，气虚无精，（其病渐深，则体为瘦减；其气日虚，则精无以生。阴阳应象大论曰，气归精，精食气故也。）病深无气，洒洒然时惊。（及其病深，则真气消索，故曰无气。无气则阳虚，故洒然畏寒也。阳虚则神不足，故心怯而惊也。）病深者，以其外耗于卫，内夺于荣。（精气俱损，则表里俱困，故外耗于卫，内夺于荣，此其所以为深也。）良工所失，不知病情，此亦治之一过也。（虽曰良工，而不能察此。则不得其情，焉知其本，此过误之一也。）

凡欲诊病者，必问饮食居处，（饮食有膏粱藜藿之殊，居处有寒温燥湿之异，因常知变，必详问而察之。）暴乐暴苦，始乐后苦，皆伤精气，精气竭绝，形体毁沮。（乐则喜，喜则气缓；苦则悲，悲则气消，故苦乐失常皆伤精气，甚至竭绝，则形体毁沮。沮，坏也。乐音洛。沮，将鱼切。）暴怒伤阴，暴喜伤阳，（怒伤肝，肝藏血，故伤阴；喜伤心，心藏神，故伤阳。）厥气上行，满脉去形。（厥气，逆气也。凡喜怒过度，而伤其精气者，皆能令人气厥逆而上行。气逆于脉，故满脉。

精脱于中，故去形。阴阳应象大论有此四句，见阴阳类一。）愚医治之，不知补泻，不知病情，精华日脱，邪气乃并，此治之二过也。（不明虚实，故不知补泻。不察所因，故不知病情。以致阴阳败竭，故精华日脱。阳脱者邪并于阴，阴脱者邪并于阳，故曰邪气乃并。此愚医之所误，过之二也。）

善为脉者，必以比类奇恒，从容知之，为工而不知道，此诊之不足贵，此治之三过也。（比类，比别例类也。奇恒，异常也。从容，古经篇名，盖法在安详静察也。凡善诊者，必比类相求，故能因阴察阳，因表察里，因正察邪，因此察彼。是以奇恒异常之脉证，皆自从容之法而知之矣。易曰：引而伸之，触类而长之，天下之能事毕矣。其即比类之谓欤。工不知此，何诊之有，此过误之三也。又示从容论曰：脾虚浮似肺，肾小浮似脾，肝急沉散似肾。此皆工之所时乱也，然从容得之。详疾病类九。）

诊有三常，必问贵贱，封君败伤，及欲侯王。（三常，即常贵贱、常贫富、常苦乐之义。封君败伤者，追悔已往。及欲侯王者，妄想将来。皆致病之因。）故贵脱势，虽不中邪，精神内伤，身必败亡。（抑郁不伸，故精神内伤。迷而不达，不亡不已也。）始富后贫，虽不伤邪，皮焦筋屈，痿躄为挛。（忧愁思虑，则心肺俱伤，气血俱损，故为是病。躄音璧，足不能行也。）医不能严，不能动神，外为柔弱，乱至失常，病不能移，则医事不行，此治之四过也。（戒不严，则无以禁其欲；言不切，则无以动其神。又其词色外为柔弱，而委随从顺，任其好恶，则未有不乱而至失其常者。如是，则病不能移，其于医也何有？此过误之四也。）

凡诊者必知终始，有知余绪，切脉问名，当合男女。（必知终始，谓原其始，要其终也。有知余绪，谓察其本，知其末也。切其脉必问其名，欲得其素履之详也。男女有阴阳之殊，脉色有逆顺之别，故必辨男女，而察其所合也。）离绝菀结，忧恐喜怒，五脏空虚，血气离守，工不能知，何术之语。（离者失其亲爱，绝者断其所怀。菀谓思虑抑郁，结谓深情难解。忧则气沉，恐则气怯，喜则气缓，恚则气逆，凡此皆伤其内，故令五脏空虚，血气离守。医不知此，何术之有。菀，郁同。）尝富大伤，斩筋绝脉，身体复行，令泽不息。（大伤，谓甚劳甚苦也。故其筋如斩，脉如绝，以耗伤之过也。虽身体犹能复旧而行，然令泽不息矣。泽，精液也。息，生长也。）故伤败结，留薄归阳，脓积寒炅。（故，旧也。言旧之所伤，有所败结，血气留薄不散，则郁而成热，归于阳分。故脓血蓄积，令人寒炅交作也。炅，居永切，热也。）粗工治之，亟刺阴阳，身体解散，四肢转筋，死日有期，（粗工不知寒热为脓积所生，脓积以劳伤所致，乃治以常法，急刺阴阳，夺而又夺，以致血气复伤。故身体解散，四肢转筋，则死日有期，谓非粗工之误之者耶！亟音棘。）医不能明，不问所发，唯言死日，亦为粗工，此治之五过也。（但知死日，而不知致死者，由于施治之不当，此过误之五也。）

凡此五者，皆受术不通，人事不明也。（不通者，不通于理也。物理不通，焉知人事。以上五条，所不可不知也。）故曰：圣人之治病也，必知天地阴阳，四时经纪；（阴阳气候之变，人身应之，以为消长，此天道之不可不知也。）五脏六腑，雌雄表里，刺灸砭石、毒药所主；（脏腑有雌雄，经络有表里，刺灸石药各有所宜，此脏象之不可不知也。）从容人事，以明经道，贵贱贫富，各异品理，问年少长，勇怯之理；（经道，常道也。不从容于人事，则不知常道，不能知常，焉能知变？人事有不齐，品类有同异，知之则随方就圆。因变而施，此人事之不可不知也。）审于部分，知病本始，八正九候，诊必副矣。（八正，八节之正气也。副，称也。能察形色于分部，则病之本始可知。能察邪正于九候，则脉之顺逆可据，明斯二者，诊必称矣。此色脉之不可不知也。按：本篇详言五过，未明四德，而此四节一言天道，一言脏象，一言人事，一言脉色，即四德也。明此四者，医道全矣，诚缺一不可也。）

治病之道，气内为宝，循求其理，求之不得，过在表里。（气内者，气之在内者也，即元气也。凡治病者，当先求元气之强弱，元气既明，大意见矣。求元气之病而无所得，然后察其过之在表、在里以治之，斯无误也。此下五节，亦皆四德内事。愚按：气有外气，天地之六气也。有内气，人身之元气也。气失其和则为邪气，气得其和则为正气，亦曰真气。但真气所在，其义有三，曰上中下也。上者所受于天，以通呼吸者也。中者生于水谷，以养荣卫者也。下者气化于精，藏于命门，以为三焦之根本者也。故上有气海，曰膻中也，其治在肺。中有水谷气血之海，曰中气也，其治在脾胃。下有气海，曰丹田也，其治在肾。人之所赖，惟此气耳，气聚则生，气散则死，故帝曰气内为宝，此诚最重之辞，医家最切之旨也。即如本篇始末所言，及终始等篇，皆以精气重虚为念。先圣惜人元气至意，于此可见。奈何今之医家，但知见病治病，初不识人根本。凡天下之理，亦焉有根本受伤，而能无败者，伐绝生机，其谁之咎？所以余之治人，既察其邪，必观其正，因而百不失一，存活无算。故于诸章之注，亦必以元气为首务，实本诸此篇，非亿见也。凡心存仁爱者，其毋忽于是焉。又真气义，见疾病类四。）守数据治，无失俞理，能行此术，终身不殆。（此承上文而言表里阴阳，经络脏腑，皆有其数，不可失也。俞理，周身俞穴之理也。殆，危也。）不知俞理，五脏菀热，痈发六腑。（菀，积也。不知俞穴之理，妄施刺灸，则五脏菀积，其热痈乃发于六腑矣。是亦上文故伤败结、留薄归阳之义。）诊病不审，是为失常，谨守此治，与经相明。（若不详加审察，必失经常中正之道。故欲谨守治法者，在求经旨以相明也。经，即下文上经下经之谓。）《上经》《下经》，揆度阴阳，奇恒五中，决以明堂，审于终始，可以横行。（《上经》《下经》，古经名也。病能论曰：上经者，言气之通天。下经者，言病之变化也。揆度，切度之也。奇恒，言奇病也。五中，五内也。明堂，面鼻部位也。终始，灵枢篇名也。凡诊病者，能明上经下经之理，以揆度阴阳，能察奇恒五中之色，而决于明堂，能审脉候针刺之法于终始等篇之义。夫如是则心通一贯，应用不穷，目牛无全，万举万当，斯则高明无敌于天下，故可横行矣。）

十九、四失

（素问征四失论）

黄帝在明堂，雷公侍坐。黄帝曰：夫子所通书受事众多矣，试言得失之意，所以得之，所以失之。（明堂，王者南面以朝诸侯、布政令之所，非前篇明堂之谓。得失之意，言学力功用之何如也？夫音扶。）雷公对曰：循经受业，皆言十全，其时有过失者，愿闻其事解也。（言根据经受学，谓已十全，而用以延医。则时有过失，莫知所以，愿闻其事之解说也。）

帝曰：子年少，智未及邪？将言以杂合邪？（智未及，谓计虑之未周也。言以杂合，谓己无定见，故杂合众说而不能独断也。然则皆言十全者，正以其未全耳。邪，耶同。）夫经脉十二，络脉三百六十五，此皆人之所明知，工之所循用也。（循，根据顺也。此言经络之略，谁不能知？即循经受业之谓耳。）所以不十全者，精神不专，志意不理，外内相失，故时疑殆。（既已循经受业，而犹不能十全者，何也？盖道统之传，载由经籍，圆通运用，妙出吾心。使必欲按图索骥，则后先易辙，未有不失者矣。故精神不能专一者，以中无主而杂合也。志意不分条理者，以心不明而纷乱也。外内相失者，以彼我之神不交，心手之用不应也。故时有疑惑，致乎危殆。孟子曰：梓匠轮舆，能与人规矩，不能使人巧。然则循经受业，徒读父书奚益哉？此过失之解也。）诊不知阴阳逆从之理，此治之一失也。（阴阳逆从之理，脉色证治，无不赖之。不知此者，恶足言诊？此一失也。）

受师不卒，妄作离术，谬言为道，更名自功，妄用砭石，后遗身咎，此治之二失也。（受师不卒者，学业未精，苟且自是也。妄作离术者，不明正道，假借异端也。谬言为道、更名自功者，侈口妄谭，巧立名色以欺人也。及有不宜砭石而妄用者，是不明针灸之理，安得免于灾咎？此二失也。）

不适贫富贵贱之居，坐之薄浓，形之寒温，不适饮食之宜，不别人之勇怯，不知比类，足以自乱，不足以自明，此治之三失也。（适，察其所便也。坐，处也。察贫富贵贱之常，则情志劳佚可知。察处之薄浓，则奉养丰俭可知。察形之寒温，则强弱坚脆、受邪微甚可知。察饮食之宜否，则五味之损益，用药之寒热可知。凡此者，使不能比别例类以求其详。则未免自乱矣，明者固如是乎？此三失也。）

诊病不问其始，忧患饮食之失节，起居之过度，或伤于毒，不先言此，卒持寸口，何病能中？妄言作名，为粗所穷，此治之四失也。（凡诊病之道，必先察其致病之因，而后参合以脉。则其阴阳虚实，显然自明。使不问其始，是不求其本也。又若忧患饮食之失节，内因也。起居之过度，外因也。或伤于毒，不内外因也。不先察其因而卒持寸口，自谓脉神，无待于问。亦焉知真假逆从，脉证原有不合，仓卒一诊，安能尽中病情？心无定见，故妄言作名。误治伤生，损德孰甚，人己皆为所穷，盖粗疏不精所致，此四失也。）

是以世人之语者，驰千里之外。（工之得失，则毁誉之远闻也。）不明尺寸之论，诊无人事治数之道，从容之葆，坐持寸口，诊不中五脉，百病所起，始以自怨，遗师其咎。（人事治数之道，即前篇贵贱贫富守数据治之谓。从容，周详也。葆，韬藏也。知周学富，即从容之葆也。若理数未明而徒持寸口，则五脏之脉且不能中，又焉知百病之所起？是以动多过失，乃始知自怨其无术，而归咎于师传之未尽，岂其然哉？语云：学到知羞处，方知艺不精。今之人多有终身不知羞者，果何如其人也？葆音保。）是故治不能循理，弃术于市，妄治时愈，愚心自得。（市，多人处也。不能循理，焉能济人？人不相信，如弃术于市，言见弃于众人也。然亦有妄施治疗，偶或一愈，愚者不知为侥幸，而忻然信为心得。则未免以非为是，而后人踵其害矣。）呜呼！窈窈冥冥，孰知其道？道之大者，拟于天地，配于四海。（窈窈冥冥，道深玄也。孰当作孰。拟于天地，言高浓之无穷，配于四海，言深广之难测，见不可以易言也。）汝不知道之谕，受以明为晦。（不知道之谕，不得其旨也。失其旨，则未免因辞害意，反因明训而为晦，此医家之大戒也！晦，不明之谓。）